HYGIÈNE INFANTILE

PAR

J.-B. FONSSAGRIVES

ANCIEN PROFESSEUR D'HYGIÈNE ET DE CLINIQUE DES ENFANTS
A LA FACULTÉ DE MÉDECINE DE MONTPELLIER
MEMBRE CORRESPONDANT DE L'ACADÉMIE DE MÉDECINE
OFFICIER DE LA LÉGION D'HONNEUR, ETC.

L'enfant est le père de l'homme.
WORDSWORTH.

Facere mundum de immundo con
semine.

PARIS

ADRIEN DELAHAYE ET ÉMILE LECROSNIER, ÉDITEURS
Place de l'École-de-Médecine

M DCCC LXXXI

LEÇONS

D'HYGIÈNE INFANTILE

3667-82. — CORBEIL. — Typ. et stér. CRÉTÉ.

LEÇONS
D'HYGIÈNE INFANTILE

PAR

J.-B. FONSSAGRIVES

ANCIEN PROFESSEUR D'HYGIÈNE ET DE CLINIQUE DES ENFANTS

A LA FACULTÉ DE MÉDECINE DE MONTPELLIER

MEMBRE CORRESPONDANT DE L'ACADÉMIE DE MÉDECINE

OFFICIER DE LA LÉGION D'HONNEUR, ETC.

L'enfant est le père de l'homme.

WORDSWORTH.

Facere mundum de immundo conceptum semine.

PARIS

ADRIEN DELAHAYE ET ÉMILE LECROSNIER, ÉDITEURS

Place de l'École-de-Médecine

—

M DCCC LXXXII

Tous droits réservés.

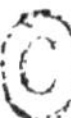

PRÉFACE

Ces leçons sur l'hygiène infantile ont été faites à la Faculté de médecine de Montpellier. On a pensé qu'il serait utile qu'elles fussent conservées, et l'auteur défère, en les publiant aujourd'hui, au désir bienveillant qui lui a souvent été exprimé à ce sujet.

Il leur a conservé, dans la mesure du possible, la forme qu'elles ont revêtue dans son enseignement, mais il les a tenues, avec le plus grand soin, au courant des progrès les plus récents de l'hygiène de l'enfance ; elles expriment donc sa pensée actuelle sur les questions si nombreuses et si graves qu'embrasse cette étude.

Il en a abordé un certain nombre dans une série d'ouvrages de vulgarisation destinés aux familles ; mais si le sujet restait le même, la méthode, la langue, la forme de l'exposition devaient changer, et autant il s'était efforcé d'éviter dans les premiers tout ce qui avait un caractère technique, autant il s'est souvenu ici que, parlant à des médecins, il était affranchi de cette obligation et devait donner à ces leçons le caractère scientifique qui convenait à l'auditoire auquel elles étaient destinées. Il n'y a donc, entre ce livre et ceux qui l'ont précédé, absolument rien de commun que le fond même des idées qui ne pouvait évidemment changer.

Il serait heureux que les élèves qui ont assisté à son cours trouvassent dans ces leçons, avec le souvenir d'une scolarité studieuse, l'écho fidèle d'un enseignement qu'ils ont constamment soutenu de leur assiduité et de leur sympathie.

FONSSAGRIVES.

Kergurionné, 1er Juin 1882.

LEÇONS

SUR

L'HYGIÈNE INFANTILE

PREMIERE LEÇON

Physiologie et spécialisation sexuelle de l'enfance.

SOMMAIRE : Importance de l'hygiène infantile. — La puissance de son action. — Le tempérament des enfants. — Ressemblance de l'enfant et
de la femme. — Le poids du cœur, l'activité circulatoire et la composition du sang dans l'enfance. — La respiration et la température organique. — Energie des actes nutritifs. — Inaptitude à supporter l'abstinence. — Développement du cerveau et de la moelle. — Degré et formes de la proclivité morbide. — Morbidité et mortalité infantiles. —
Fréquence des maladies des divers appareils. — Maladies de l'appareil
digestif, du système nerveux, de la peau, des organes respiratoires, maladies miasmatiques. — Evidence d'un type physiologique, hygide et
morbide propre à chaque sexe, dès l'enfance. — Poids, force musculaire,
modalité respiratoire, mortalité comparative chez les garçons et chez
les filles. — Fréquence proportionnelle, dans les deux sexes, de la chorée,
du rachitisme, de l'hydrocéphalie, de la scrofule, de la coqueluche, du
croup, des convulsions.

MESSIEURS,

Comme je vous l'ai annoncé, nous allons consacrer ce semestre de cours à l'étude de l'hygiène infantile. Je ne vous ai
jamais caché ma prédilection pour cette partie de l'hygiène ;
elle a sa source peut-être dans l'attrait qui nous attache aux
choses que nous avons plus particulièrement étudiées, mais
j'en trouve la justification surtout dans le sentiment profond
que j'ai de son importance. Nulle part ailleurs autant que
quand elle s'occupe des enfants l'hygiène a la conscience de
sa force : elle pétrit en effet une cire molle, susceptible de

toutes les formes, docile à toutes les directions, et les résultats qu'elle obtient ont pour l'avenir un caractère décisif. Si elle a souvent à lutter contre les conséquences d'une hérédité suspecte ou mauvaise, elle est armée d'une puissance considérable pour en conjurer les effets, et elle n'a pas à se débattre contre les faits accomplis qui plus tard viendront contrarier et limiter son action. Le terrain est vierge, la table est rase, et elle peut, en toute liberté, y édifier son programme éducatif. L'enfant est, entre ses mains, la matière du possible ; c'est le bloc de marbre de la fable d'où sortira une statue vivante, belle de formes, harmonieuse de proportions, dans laquelle tout sera agencé et pondéré pour la vigueur et la longévité, ou bien une œuvre difforme, chétive, sans beauté, sans avenir, sans durée. Je vous ai dit souvent qu'une heure d'action de l'hygiène sur l'enfant vaut un jour des efforts qu'elle tentera plus tard pour la conservation de l'adulte et vous n'avez pas paru trouver que cette proposition était exagérée. Que le sentiment de cette puissance souveraine de l'hygiène infantile pénètre solidement dans vos esprits, et les ouvre à l'étude laborieuse, mais utile, qui va faire l'objet de cette série de leçons.

J'aurais peut-être dû, messieurs, prendre (permettez-moi ce jeu de mots apparent) la question *ab ovo* et étudier avec vous l'hygiène pré-puerpérale, mais j'ai rattaché déjà cette étude à celle de l'hygiène gynécologique avec laquelle elle a une afférence plus naturelle (1). Aussi je vous renvoie au souvenir des leçons du dernier semestre et j'ouvre celui-ci par les considérations qui sont relatives à la physiologie et à la spécialisation sexuelle de l'enfance.

Je me propose donc d'étudier avec vous, dans cette première leçon, les conditions physiologiques qui sont propres à l'enfance et dont la notion est indispensable à l'étude de l'hygiène et de la pathologie infantiles, en même temps

(1) L'auteur a l'intention, si le temps lui en est laissé, de publier bientôt ces leçons sur l'*hygiène gynécologique*.

qu'elle justifie leur étude séparée. Cela fait, nous nous occuperons de la spécialisation sexuelle de l'enfance, c'est-à-dire des caractères physiologiques et morbides qui distinguent les deux sexes avant l'époque où la puberté a complété leur dissemblance. En d'autres termes : l'enfant a une physiologie à lui et par suite une hygiène et une pathologie qui lui sont propres — les différences sexuelles sont apparentes dès l'enfance, et le *féminisme* comme le *masculisme* sont accentués dès les premières années de la vie. Telles sont les deux idées que je me propose de développer devant vous.

Existe-t-il un tempérament infantile? Non, sans doute, si l'on entend par là un tempérament qui n'appartient qu'à l'enfant et ne se retrouve pas chez l'adulte ; mais on peut affirmer qu'à cette période de la vie, il y a, à ce point de vue, entre les enfants une homogénéité de formule organique qui va s'affaiblissant de plus en plus à mesure qu'ils s'éloignent de la naissance et qui va aboutir à la diversité des tempéraments classiques. Le tempérament de l'adulte, en un mot, sous ses modalités diverses, part d'une formule infantile qui est sensiblement la même. Le tempérament de l'enfant n'est pas un tempérament pur, mais bien un tempérament mixte qui réunit des traits appartenant à plusieurs. Ce qui domine en lui, c'est le lymphatique et le nerveux, c'est-à-dire les deux tempéraments qui se trouvent réunis chez la femme, de telle sorte qu'on a pu dire, avec une parfaite justesse, qu'à ce point de vue l'enfant est femme, et d'autant plus qu'il est moins rapproché de l'adolescence. Aussi la femme conserve-t-elle toute sa vie quelque chose d'infantile, tandis que le type masculin ne rappelle l'enfant que par les traits les plus généraux. Dans l'enfance, comme dans le sexe féminin, prédominent les caractères du lymphatisme : peau blanche et fine ; cheveux généralement blonds ; rondeur des formes due à une musculature médiocre et à une exubérance du tissu cellulaire ; iris faiblement colorés, même pour les enfants chez lesquels cette membrane doit prendre plus tard une teinte foncée; chairs blanches et molles accusant une sorte de bouffissure générale. Si à ces traits du lymphatisme on ajoute ceux du tempérament nerveux, accusé par une sensibilité vive, une émotivité prompte à entrer en jeu, une vivacité extrême des mouvements et des expressions, une grande mobilité de l'innervation, on aura ainsi esquissé la physionomie d'un tempérament composite qui appartient à la fois à la femme et à l'enfant.

Mais la femme est un être achevé et l'enfant est un être qui se forme, c'est-à-dire qui construit et perfectionne ses organes, et de là chez le second des particularités physiologiques, tout à fait spéciales, qui sont en rapport avec des besoins d'accroissement surajoutés aux besoins de conservation. Des organes temporaires dont l'utilité a trait à la physiologie fœtale, disparaissent ou s'effacent avec les fonctions qu'ils remplissaient; une anatomie en quelque sorte nouvelle s'établit, en même temps que des modifications physiologiques très profondes font de ce passage de la vie intra-utérine à la vie extérieure la crise la plus laborieuse que connaisse l'évolution organique; les proportions de volume et de poids des diverses parties du corps et des viscères entre eux sont différentes de celles de l'âge de stabilité organique, quand elles ne sont pas complètement renversées. C'en est assez de ces quelques considérations générales pour montrer que l'enfance a son autonomie physiologique; et, comme conséquence, sa réceptivité morbide et son hygiène propres.

Mais serrons de plus près cette question et voyons quelles différences séparent chez l'enfant et chez l'adulte les principales fonctions.

La circulation est d'une grande activité dans l'enfance. Cette particularité physiologique s'explique sans doute par l'extrême perméabilité des tissus qui rend le travail du cœur plus facile et lui permet d'accomplir, dans un temps donné, un plus grand nombre de révolutions; mais elle est en rapport surtout avec l'énergie des échanges nutritifs, rendue nécessaire par les besoins de l'accroissement.

Nous ne possédons pas de données sur le poids du cœur dans les différentes périodes de l'enfance eu égard au poids du corps; mais nous savons que, tandis que chez l'adulte le poids moyen du cœur est la 146ᵉ partie du poids du corps, chez le nouveau-né il en est la 120ᵉ partie, ce qui accuse, à cette période de la vie, un cœur proportionnellement plus développé. Il est bien probable que cette comparaison, poursuivie dans les autres périodes, fournirait le même résultat.

L'activité circulatoire est bien plus grande chez l'enfant que chez l'adulte. Elle a pour mesure la fréquence du pouls dans l'état de santé. Bien que les chiffres qui indiquent cette fréquence, aux diverses périodes de l'enfance, aient singulièrement varié suivant les observateurs, la rapidité du pouls est un des traits les plus saillants de la physiologie infantile. L'auscultation obstétricale apprend que le cœur se contracte chez le fœtus environ 140 fois par minute. Suivant Gorham, le pouls, à la naissance, a une vitesse de 130 environ, de 129 à 140 suivant Seux. D'après les recherches de H. Roger il varierait de 80 à 120 dans le cours de la première année; se maintiendrait entre 80 et 100 pendant la première enfance; et entre 80 et 90 pendant la seconde enfance et jusqu'à la puberté. Le pouls de l'enfant, suivant une remarque de cet auteur, est susceptible de monter comparativement plus haut que chez l'adulte, à l'occasion d'un état morbide. C'est ainsi que chez les enfants le pouls peut atteindre jusqu'à 160 et même 200, tandis qu'une augmentation de 30 à 40 pulsations est déjà considérée comme très forte, chez l'adulte. Un caractère du pouls de l'enfant est son *irrégularité normale* mise surtout en évidence par le sommeil.

A cette prédominance de volume et d'activité du cœur correspond sans doute un plus grand développement de l'arbre vasculaire chez l'enfant, si l'on en juge par la vascularité plus grande de ses tissus et par la quantité considérable de sang qu'ils répandent quand on les sectionne. Ce liquide lui-même n'offre pas chez les enfants les mêmes qualités que chez l'adulte. Hayem, étudiant le sang des capillaires du nouveau-né, a constaté qu'il présentait une coloration noire, analogue à celle du sang veineux, pendant les premiers jours de la vie et qu'elle persiste jusqu'au douzième jour environ ; que ses hématies excèdent en grandeur et en petitesse les globules les plus forts et les plus menus du sang de l'adulte ; qu'ils s'endosmosent plus facilement ; que leur nombre est aussi élevé à la naissance, que chez l'adulte ; que plus tard il est plus considérable et peut atteindre 6 millions par millimètre cube (la différence est d'ordinaire de un million au profit du sang de l'enfant); que les globules blancs sont plus abondants à la naissance (ils peuvent arriver au chiffre de 18 millions, tandis qu'il est de 5 millions chez l'adulte), mais qu'ils rentrent, vers le troisième ou le quatrième jour, dans les proportions normales. La composition du sang offre d'ailleurs chez l'enfant cette mobilité qui est l'attribut général de sa physiologie et elle varie en quelque sorte d'un jour à l'autre. Le sang du nouveau-né est d'une densité supérieure à celle de l'adulte ; il contient moins de fibrine et de sels, plus de graisse et de substances extractives.

On ne sait rien encore sur les proportions relatives de l'arbre veineux et de l'arbre artériel chez les enfants. On s'accorde généralement à considérer le système veineux de l'adulte comme étant, au système artériel, dans les proportions de 2 à 1 ; mais on ignore si cette relation est la même chez l'enfant. De même aussi, ce n'est que par induction que l'on admet une prédominance du développement du système lymphatique chez l'enfant en se fondant sur la richesse du lascis d'une même région injectée et sur le volume des ganglions à cette période de la vie ; on sait en effet qu'ils sont plus gros et plus mous chez les enfants, ce qui indique une activité accrue et une perméabilité plus grande.

La respiration, qui entretient avec la circulation des rapports physiologiques étroits, s'accélère ou se ralentit avec
elle. Ce que je vous disais tout à l'heure de l'activité circulatoire chez les enfants vous fait pressentir que chez eux la
respiration est également fréquente. Mignot étudiant le
rhythme respiratoire chez 14 nouveau-nés de 3 à 7 jours a
trouvé un maximum de 48 inspirations et un minimum de 24 ;
la moyenne générale chez 11 enfants dans ces limites d'âge
a été de 37, celle de l'adulte étant, dans l'état de santé, de
24 environ. Depaul a signalé avec raison l'irrégularité extrême de la respiration du nouveau-né. Il l'a rapportée à deux
types : le type costal et le type diaphragmatique ; la respiration costale est celle de la veille et elle peut chez le nouveauné bien portant dépasser 40 ; la respiration diaphragmatique
est celle du sommeil : elle est caractérisée par la lenteur des
inspirations, et l'inégalité de la durée des temps respiratoires. Rapprochez ce fait de ce que je vous ai dit tout à
l'heure de l'*irrégularité normale* de la circulation chez les enfants endormis. Dans la première enfance, la respiration
conserve encore, en partie, les caractères de celle du nouveau-né, mais ils vont s'amoindrissant de plus en plus et elle
se rapproche progressivement de celle de l'adulte.

L'étude de la température normale de l'enfant a fait
l'objet, dans ces dernières années, de travaux importants
parmi lesquels il faut mettre au premier rang les recherches
de H. Roger. Étudiant la température de trente-trois enfants
âgés de un à sept jours et en état parfait de santé, il a trouvé
quatorze fois 37° ; chez onze enfants ce degré était dépassé,
et chez huit il n'était pas atteint ; le maximum a été de 39°,
le minimum de 36°, la moyenne générale de 37°,8. L'activité
respiratoire, en tant au moins qu'elle a pour expression le
nombre d'inspirations, n'a pas paru influer sur la température ; de telle sorte qu'à une respiration lente a parfois cor

respondu une température élevée et réciproquement. Au contraire la température a paru en rapport avec l'activité cardiaque ; ainsi les enfants qui ont dépassé la moyenne de 102 pulsations ont dépassé aussi la moyenne de température de 37°,8, et ceux dont le pouls a été au-dessous de la moyenne de fréquence n'ont pas non plus atteint la moyenne de température. L'influence de la force du nouveau-né, a semblé dans le premier septenaire, commander surtout sa température. Dans une autre série de recherches portant sur vingt-cinq enfants de 4 mois à 14 ans, H. Roger a déterminé la température normale. Pour donner plus de signification au tableau qu'il a dressé à ce sujet, je le partage en groupes d'âges. Au-dessous d'un an, la moyenne de température a été de 37°,18 ; entre un an et six ans, elle a été de 37°,25 ; entre six ans et douze ans, de 37°,4 ; au-dessus de douze, elle a été de 37°,35. Les expériences de Despretz ont fixé à 37°,09 la température de l'adulte de dix-huit à soixante-huit ans ; si l'on adopte cette base de comparaison on trouve pour la température infantile 37°,29, soit 20 centièmes de degré centigrade de plus que chez l'adulte, différence appréciable sans doute, mais qui est moindre que celle que la théorie laissait pressentir. Les enfants ont-ils la même aptitude que l'adulte à conserver sensiblement invariable leur température propre au milieu des fluctuations de la température ambiante ? Les expériences d'Edwards ont montré que les jeunes des mammifères résistent beaucoup moins que les adultes au refroidissement extérieur et que leur température s'abaisse proportionnellement plus vite. Cette action nocive du froid chez les jeunes enfants est d'ailleurs un fait absolument démontré, nous le verrons bientôt.

La nécessité, pour eux, de satisfaire en même temps aux besoins d'une réparation active et d'un accroissement dont la marche est très rapide implique chez les enfants une grande énergie des actes nutritifs, et de là leur inaptitude à supporter longtemps l'abstinence, comme Collard, de Martigny, l'a démontré pour les jeunes animaux, et comme Hippocrate l'a expressément établi en recommandant d'alimenter les enfants : « *Qui crescunt plurimum habent calidi innati, itaque plurimo egent alimento, alioque corpus consumitur.* » Le Père de la médecine a fait remarquer également que les enfants vifs supportent moins bien l'abstinence que les autres, ce qui s'explique par une plus grande dépense organique.

Il est admis, en zootechnie, que la quantité d'aliments nécessaire pour maintenir l'embonpoint n'est pas proportionnelle au poids du corps et que les individus de petite taille consomment, eu égard à leur poids, une quantité plus forte de nourriture. C'est là, pour les enfants, en dehors des nécessités de l'accroissement, une cause de l'énergie de leur appétit qui les porte, dans la seconde enfance, à ingérer une quantité d'aliments suffisante pour un adulte d'un poids double du leur. A cette exagération de l'appétit correspondent des aptitudes digestives singulièrement énergiques et aussi une *nutrilité* puissante, pour me servir du mot par lequel Ch. Robin exprime l'intensité des échanges cellulaires. La désassimilation présente aussi chez l'enfant une activité très grande, et elle peut se mesurer par ce fait que les reins du nouveau-né ont un volume proportionel double de ceux de l'adulte et que la quantité d'urine excrétée par lui, évaluée par Parrot et A. Robin à 150 à 300 grammes par jour, est quadruple au moins, eu égard au poids du corps, de celle qui est rendue journellement par un adulte. Ces observateurs ont évalué à 80 centigrammes environ la quantité d'urée rendue chaque jour par un enfant du poids de 3 850 grammes ; cette quantité va diminuant progressivement à mesure qu'on s'éloigne du jour de la naissance, et au trentième jour elle s'est abaissée de plus de moitié.

De même que l'appareil digestif, l'appareil nerveux, et pour la même raison, est d'une précocité nécessaire dans son développement ; il offre chez l'enfant une prédominance évidente, et sa partie sympathique, destinée à l'innervation des viscères, participe également à cette suractivité. Chez le nouveau-né l'encéphale pèse en moyenne 352 grammes et constitue le huitième du poids du corps, tandis que chez l'adulte son poids, évalué en moyenne à 1 375 grammes, n'est que le 44ᵉ de celui du corps ; en d'autres termes le poids proportionnel du cerveau chez les enfants est 9 fois plus fort. Et cette différence est d'autant plus expressive que le poids du cerveau est lié, dans une certaine mesure, comme l'a montré Parchappe, à la taille, et que les enfants devraient, à ce titre, avoir relativement un encéphale moins volumineux que l'adulte. Nous ne possédons pas encore de données précises relativement au poids proportionnel de la moelle chez l'enfant, mais le rapport du poids de cet organe étant à celui de l'encéphale comme 1 est à 50 chez l'adulte, si nous admettons que cette proportion est la même pour l'enfant nouveau-né, nous arrivons au chiffre de 7 grammes comme exprimant le poids de la moelle. Or, ce chiffre est la 443ᵉ partie du poids moyen du corps du nouveau-né, tandis que le poids de la moelle de l'adulte, évalué en moyenne à 27 grammes, n'est que la 2 222ᵉ partie de son poids. La différence du poids proportionnel de la moelle chez l'adulte et chez le nouveau-né serait donc exprimée par les chiffres 1 et 5. Or, la prédominance du volume étant la mesure assez exacte de la prédominance d'activité, on peut en conclure que le système nerveux, dans son ensemble, est plus développé chez l'enfant, et s'expliquer ainsi comment les caractères du tempérament nerveux, avec les proclivités morbides qui en découlent, se combinent chez lui avec ceux du tempérament lymphatique, dus également à un développement exagéré d'un système organique.

L'enfant ne fonctionne donc pas commme l'adulte ; ce n'est pas un diminutif de celui-ci, un *homunculus*, c'est un type physiologique très tranché, ayant une fonction étrangère à l'adulte, la croissance, et ayant une fonction de moins que lui, la génération.

Mais ce n'est pas seulement en comparant la physiologie normale de l'un à celle de l'autre, qu'on arrive à faire saillir les différences qui les séparent; la physiologie, troublée ou morbide, n'offre pas de moindres dissemblances à ces deux époques de la vie, et le fait seul que l'enfant a une réceptivité spéciale pour les causes de maladies, qu'il subit les unes, élude les autres, imprime une forme particulière aux maladies communes, en présente qui appartiennent exclusivement à cette période de la vie, suffirait à démontrer son autonomie physiologique.

Si l'enfant ne vit pas comme l'adulte, il n'est pas non plus malade comme lui. Ses maladies ne sont pas dans la même proportion; il a, en un mot, sa *morbidité* propre.

Personne ne peut contester la fragilité de la santé chez les enfants, et les médecins savent bien qu'elle leur coûte plus de sollicitude et les astreint à plus de visites que la santé des grandes personnes. Et cette fragilité est d'autant plus grande que les enfants sont plus jeunes. Vous en avez pour mesure l'affligeante mortalité de l'enfance. Buffon en avait déjà indiqué la proportion, et les statistiques modernes n'ont fait que confirmer son assertion. Il meurt 1 enfant sur 5 dans la première année; et au bout de cinq ans, 1 enfant sur 3 surnage seul. Il faut toujours avoir présents à l'esprit ces chiffres dramatiques qui rappellent à l'hygiène et à la médecine infantiles l'importance et l'étendue de leur tâche. Chez l'adulte, la morbidité peut être considérée comme ayant pour expression assez exacte la mortalité. Chez l'enfant la morbidité, c'est-à-dire la *fragilité de la santé*, excède de beaucoup la mortalité, c'est-à-dire la *fragilité de la vie;* de sorte que si la mortalité de l'enfance ne faisait qu'égaler celle de la période de stabilité organique, on pourrait en conclure que l'enfant est plus souvent malade que l'adulte; et à plus forte raison cette conclusion s'impose-t-elle à l'esprit si les chiffres obituaires indiquent pour les diverses périodes de l'enfance une mortalité plus considérable que celle des adultes. Or c'est là un fait que constatent toutes les statistiques. Bertillon, dont vous connaissez le talent pour grouper et manier les chiffres et en exprimer les enseignements qu'ils renferment, a étudié la mortalité aux différents âges pour l'ensemble des populations de la France, de l'Autriche et de la Prusse, et il est arrivé à ce résultat : que la mortalité infantile moyenne, de la naissance à quatorze ans, est de 42 pour 100, tandis que la mortalité de l'adulte (de 14 à 60 ans) est de 11,6 seulement, c'est-à-dire environ quatre fois moindre. Examine-t-on la première année de la vie seulement, la mortalité qui y répond est, en France, de 73 à 74 pour 1000, avec des différences énormes pouvant aller de 50 pour 1000 (Manche) à 136 pour 1000 (Finistère). Ainsi donc, dans la première année, la mortalité infantile excède celle de l'enfance, dans son ensemble, de 36 pour 1000, et elle est sextuple de celle de l'adulte. « Quel triomphe, quelle vraie gloire celle-là, dit ce statisticien, si la science, la civilisation pouvaient ramener les départements à vitalité misérable au taux de la mortalité moyenne de nos bons départements ! Ce serait pour notre pays une épargne annuelle de plus de 52 000 enfants de 0 à 5 ans ; — de plus de 85 000 enfants de 5 à 15 ans. » Cet objectif est certainement permis à l'hygiène et à la médecine, associant leurs efforts : l'une pour conjurer les causes spéciales des maladies qui pèsent sur l'enfance ; l'autre pour atténuer la gravité des maladies qu'on n'a pu prévenir.

Si l'enfant a une fragilité bien plus grande que l'adulte, s'il est plus malade et meurt plus que lui, ses aptitudes morbides sont également différentes au point de vue de la nature des maladies qui l'assaillent. Et ici l'énumération que nous allons aborder ne sera que le corollaire des prémisses physiologiques posées plus haut, et la vérification de cette loi : qu'à la prédominance anatomique et fonctionnelle des appareils est attachée une aptitude plus grande aux troubles morbides.

Les maladies de l'appareil digestif sont extrêmement communes chez les enfants. Ch. West a fourni, à ce propos, une statistique très démonstrative. A Londres, la mortalité de l'adulte étant représentée par 100, ses facteurs proportionnels sont les suivants : maladies du système nerveux 10,4 ; maladies de l'appareil respiratoire 38 ; maladies de l'appareil digestif 7,7. Chez les enfants, de la naissance à quinze ans, les maladies de cet appareil entrent dans la mortalité générale, pour un peu moins du huitième. Si nous le décomposons suivant les périodes de l'enfance, nous trouvons qu'il devient pour les enfants de moins d'un an, 17,5 ; pour les enfants de un à trois ans 12,8 ; pour les enfants de trois à cinq ans (période de repos relatif de la dentition) la mortalité par maladies de cet appareil s'abaisse à 5,5, c'est-à-dire au-dessous de celle de l'adulte ; il en est de même de la période de cinq à dix ans où elle est de 6,5 ; la période de dix à quinze ans présente un accroissement sensible de la mortalité par ce genre de maladies (8,8). Si on n'envisage que la période au-dessous de cinq ans, la mortalité par maladies du système digestif est représentée par 14,1 en moyenne, c'est-à-dire par un chiffre double de celui constaté pour l'adulte.

Quant à la nature des maladies de cet appareil, notons rapidement la fréquence, chez les enfants, des diverses stomatites, et en particulier de la stomatite aphtheuse, du muguet, des indigestions, de la gastrite érythémateuse (rare chez l'adulte) ; du ramollissement gélatiniforme de la muqueuse gastrique ; de l'entérite sous toutes ses formes, et enfin du vomissement, de la flatulence et de la diarrhée, qui ne sont sans doute que des symptômes se rattachant à des maladies diverses, mais qui, par leur fréquence même, accusent la multiplicité des troubles gastriques auxquels l'enfant est en butte. Il faut évidemment faire à la mauvaise alimentation une part très importante dans la production de ces maladies, et l'on doit s'en féliciter, puisque cette part est réductible ; mais il convient cependant de ne pas en exonérer une fragilité primordiale de cet appareil, liée à son activité extrême, qui est telle que l'on a pu dire que l'enfant ne vit en quelque sorte que pour et par son appareil digestif. C'est aussi par lui qu'il meurt le plus souvent.

Les maladies du système nerveux ont, chez les enfants, une fréquence et une gravité qui sont en rapport avec le développement et l'activité de cet appareil organique chez eux. Sur 100 décès d'enfants au-dessous de quinze ans, le cinquième est dû à des maladies de cet ordre. L'encéphalite et la méningite sont communes à cet âge, mais principalement la méningite tuberculeuse qui joue le rôle que l'on sait dans la mortalité infantile. Ch. West, qu'il faut toujours citer quand il s'agit de pathologie des enfants, a dit à ce propos : « Il résulte, des rapports du *Registrar général* que sur 91 225 personnes mortes pendant les années 1842 et 1845 de causes connues, 16 258 durent la mort aux différentes maladies du système nerveux ; et, sur ce dernier nombre 9,350 fois la mort eut lieu dans les cinq premières années de l'existence, ou, en d'autres termes, 57 % des affections mortelles du système nerveux se montrent dans cette période. Même en faisant une large part aux erreurs possibles de la statistique, cette prédominence des maladies du système nerveux dans le premier âge est bien trop remarquable pour passer inaperçue. Le fait est un de ceux qu'on ne peut nier et, bien que nous ne prétendions pas en rendre exactement compte, cependant nous voyons deux considérations qui peuvent, jusqu'à un certain point, servir à l'expliquer. La première est déduite de la connaissance de ce fait que, si un processus morbide s'est une fois établi dans un organe dont le développement est rapide, il marchera avec une rapidité égale. Or, il n'est pas d'organe dans le corps, excepté la matrice après la fécondation, qui éprouve un développement aussi rapide que le cerveau dans la première enfance. Il double de poids dans les deux premières années (je vous lis ce texte sans commentaires,

Messieurs, mais cette proposition n'est pas exacte), et quoiqu'il ne cesse pas absolument de croître, même quand l'âge adulte est atteint, sa croissance est lente et comparativement sans importance après la fin de la septième année. Cet état d'activité du processus nutritif ou végétatif dans le cerveau le rend propre à contracter une maladie sous l'influence de causes qui ne produiraient aucun effet nuisible sur le cerveau d'un adulte. En second lieu, le cerveau du petit enfant est bien plus exposé que celui de l'adulte à devenir malade en raison des variations de circulation beaucoup plus considérables dont il est susceptible à cet âge : la raison n'en est pas difficile à donner. Le crâne de l'adulte est une boîte osseuse complète, et la substance cérébrale présente aux vaisseaux qui la nourrissent un point d'appui comparativement incompressible. Le Dr Burrows a, il est vrai, prouvé que la quantité de sang contenue dans les vaisseaux n'est pas toujours la même, comme quelques-uns l'ont supposé à tort ; pourtant ses variations doivent être nécessairement circonscrites dans des limites beaucoup plus étroites que chez l'enfant dont le crâne, avec ses fontanelles membraneuses et ses sutures non ossifiées, ne s'oppose pas, autant que celui de l'adulte, à l'accès d'une plus grande quantité de sang ; tandis que le cerveau, en raison de sa mollesse, exerce une pression beaucoup plus légère que le fait le parenchyme de cet organe, beaucoup plus résistant que chez l'adulte. Si, chez un enfant, la circulation est troublée, soit par la difficulté du retour du sang veineux, comme pendant un paroxysme de coqueluche, soit par l'augmentation de la pulsation artérielle, comme pendant un accès de fièvre ou la phlegmasie aiguë de quelque organe important, le cerveau se congestionne, et souvent les convulsions indiquent la gravité du trouble de ses fonctions. Les mêmes causes qui exposent le cerveau à une réplétion sanguine surabondante le mettent aussi dans la possibilité de subir une soustraction de sang plus complète que chez l'adulte. Ce fait que vous devez toujours avoir présent à l'esprit en traitant les maladies des enfants, explique comment une déplétion excessive chez les jeunes sujets est suivie d'un ensemble de symptômes beaucoup plus sérieux que chez les adultes. »

Il faut, à mon avis, faire intervenir aussi, pour expliquer cette fragilité si grande du cerveau, la mollesse de sa pulpe qui est en quelque sorte diffluente ; la multiplicité des impressions qui, dans les premières années, vont retentir sur cet organe ; et enfin l'étroitesse des liens de solidarité sympathique qu'il entretient, à cet âge, avec les autres appareils, notamment avec l'appareil digestif.

L'encéphalite, la méningite, sous ses diverses formes d'hydrocéphalie aiguë et de méningite granuleuse, les hémorrhagies méningées, la phlébite et la thrombose des sinus cérébraux, les tubercules du cerveau, sont des maladies qui ne sont pas sans doute spéciales à l'enfant, mais qui se montrent chez lui avec une fréquence plus grande.

Les maladies de la moelle sont également communes chez les enfants ; si l'opinion opposée a longtemps prévalu, c'est qu'on considérait les paralysies infantiles comme purement idiopathiques et sans lésion médullaire antécédente. Les progrès de la clinique et de l'anatomie pathologique les ayant aujourd'hui rapportées à leur cause réelle, la myélite, on peut voir dans leur fréquence, une preuve directe de la fragilité de la moelle dans l'enfance. Il faut sans doute rapporter à une excitabilité exquise de cet organe chez les enfants leur aptitude aux convulsions sous toutes les formes, au tétanos, à la tétanie ou contractures périphériques intermittentes, à l'éclampsie, à l'épilepsie, à la chorée, etc. On peut dire que chez eux les maladies du système nerveux s'accusent plutôt par des troubles de motilité exagérée, amoindrie ou incoordonnée que par des troubles de la sensibilité. C'est en ce sens que Ch. West a pu dire avec raison que le système spinal l'emporte chez les enfants sur le système cérébral, et que la convulsion remplace, à cet âge, le délire de l'âge adulte.

La peau est, chez les enfants, d'une extrême vascularité, elle fonctionne activement chez eux comme organe de dépuration et aussi de respiration complémentaire ; de plus la minceur et la perméabilité de l'épiderme qui la revêt, aussi bien que l'imperfection de l'appareil folliculeux destiné à la lubrifier expliquent la facilité avec laquelle des dermatoses de divers ordres s'y établissent. Les maladies de peau chez les enfants, en dehors des fièvres exanthématiques dans lesquelles l'éruption n'est qu'une localisation d'un processus compliqué, sont presque toujours sécrétantes ; tels l'intertrigo fluent, l'eczéma, l'impétigo. La prédilection de ces gourmes pour les téguments de la tête est un des caractères de la pathologie infantile ; et il est en rapport avec l'extrême vascularité qu'ils présentent à cet âge.

L'activité des sécrétions de la peau, sauf la sécrétion sébacée, qui est au minimum, explique aussi la facilité avec laquelle elles se suppriment, sous l'influence du froid extérieur, et la fréquence, chez les enfants, de ces maladies *à frigore* qui, réunies sous la diversité de leurs formes par le lien d'une étiologie commune, constituent le groupe des affections dites *catarrhales*.

Les maladies de l'appareil respiratoire sont, à cet âge, de beaucoup les plus fréquentes. Celles de l'appareil digestif étant représentées par 14, 1 pour 100 au-dessous de cinq ans et celles du système nerveux par 24, 3, les maladies de l'appareil respiratoire le sont, dans cette période de la vie, par 32, 8. Il est vrai que ce chiffre de 32, 8 est inférieur à celui de 38 qui représente la mortalité centésimale chez l'adulte par le fait des maladies de l'appareil respiratoire ; mais si l'on songe que la phthisie occupe dans l'âge adulte une part prépondérante par le fait de la fréquence de la phthisie pulmonaire, qui est relativement rare chez les enfants, on est conduit à cette conclusion que les autres maladies de l'appareil aérien sont bien autrement fréquentes chez eux que chez l'adulte. Je vous ferai remarquer que, cette défalcation faite, il faut encore tenir compte, dans ces chiffres, de la mortalité minime de la pneumonie à cet âge, et rapporter par conséquent chez les enfants la mortalité par maladies des organes de la respiration à la fréquence de la bronchite, qui est d'ailleurs bien plus grave qu'à un âge plus avancé, et aux maladies du larynx, particulièrement au croup. La coqueluche, qui n'est pas une maladie appartenant exclusivement à l'enfance, mais qui a pour elle une prédilection bien connue, doit aussi, malgré sa bénignité fréquente, être considérée comme pesant d'un certain poids sur la mortalité infantile.

La diathèse tuberculeuse, qui concentre principalement ses manifestations dans le poumon, chez l'adulte, a chez l'enfant, une sphère de diffusion viscérale bien autrement étendue. C'est ainsi que dans l'enfance, la tuberculisation bronchique est trois fois plus fréquente que chez l'adulte; la tuberculisation de la plèvre douze fois plus fréquente; celle des méninges huit fois plus fréquente; celle du cerveau quatre fois plus fréquente. La tuberculisation du foie, de la rate, de l'estomac, du rein, du cœur et du péricarde appartient presque exclusivement à l'enfance. Sur 497 autopsies d'enfants, empruntées à divers auteurs, on a trouvé, de la naissance à quinze ans, 205 fois des tubercules du poumon et 392 fois des tubercules en dehors de la cavité thoracique.

Quant au groupe des maladies miasmatiques ou zymotiques qui constituent de véritables intoxications dont le germe est puisé tantôt au dehors, tantôt dans l'organisme lui-même, la puissance de l'absorption chez les enfants, due au développement de leur système lymphatique et à l'extrême pénétrabilité des surfaces de rapport, explique leur impressionnabilité à ces poisons. Peut-être aussi faut-il, avec Chadwick, tenir compte de l'exiguité de leur taille qui les fait respirer dans les couches d'air inférieures, celles qui sont le plus fortement chargées de miasmes.

On avait longtemps admis que les enfants payaient au miasme paludéen un tribut moins lourd que les adultes. Cette idée n'a pas tenu devant les chiffres. Régy et Dellon, dans un intéressant rapport adressé au Conseil général de l'Hérault sur l'assainissement du littoral de ce département, ont figuré, dans une carte biométrique que je mets sous vos yeux, le coefficient de mortalité des parties saines et des parties marécageuses de ce département, et ils ont montré que le coefficient de la mortalité générale de 0 à 10 ans étant représenté par 31, 2, s'élève à 40, 8 en moyenne pour cinq localités palustres, tandis qu'à côté d'elles, quatre localités non marécageuses ne fournissent qu'un coefficient moyen de 26 seulement. Quoi de plus tristement expressif que ces chiffres! Cette influence délétère des marais sur les enfants s'accuse aussi d'une autre façon. Le coefficient de survivance de 0 à 10 ans étant, pour l'ensemble de la France, de 0,688 s'abaisse à 0,503 et 0,457 pour les deux localités marécageuses de Mauguio et de Vic, et monte jusqu'à 0,810, c'est-à-dire dépasse la moyenne générale, pour Saint-Geniès de Varansal qui est indemne d'influences palustres. Lombard, de Genève, d'un autre côté, a constaté que, dans les pays marécageux, les enfants d'un an à dix ans succombent en plus grand nombre dans la saison chaude. Régy et Dellon ont fait, de plus, la remarque que là où il existait une mortalité plus considérable imputable aux miasmes des marais, on constatait aussi un accroissement notable des morts-nés, comme si le poison palustre avait pour effet de diminuer la viabilité. J'ajouterai que l'enfance modifie les manifestations de cette cause morbide comme elle modifie toutes les autres ; que les types rapprochés sont plus communs chez les enfants que les types à longs intervalles; que chez eux la perniciosité est plus rare, peut-être grâce à l'énergie avec laquelle le poison palustre est éliminé; et enfin que la cachexie d'emblée dans laquelle, comme j'en avais un exemple sous les yeux il y a peu de

jours, l'hydropisie s'établit à la suite d'un petit nombre
d'accès, est plus commune chez les enfants.

Je pourrais parcourir ainsi devant vous tout le cadre
nosologique et vous signaler plus amplement tout ce qu'ont
de spécial, comme entités, comme forme, comme modalités,
les maladies de l'enfance ; mais j'estime que les quelques considérations dans lesquelles je suis entré vous ont démontré
suffisamment ce que je voulais prouver : à savoir qu'une pathologie aussi spéciale, née à l'occasion de causes communes
à tous les âges, ne peut dériver que d'une physiologie non
moins spéciale. Entrer dans plus de développements me semblerait une superfluité et en même temps un empiètement
sur un terrain qui n'est pas celui de ce cours.

Mais l'enfant n'est pas un type physiologique indivisible ; il
se compose d'autant d'êtres superposés qu'il y a de périodes
naturelles dans l'enfance, et, bien que les aptitudes morbides qu'offrent chacune d'elles diffèrent beaucoup moins
que ne diffèrent les aptitudes de l'enfant et de l'adulte,
chacune de ces périodes a vraiment quelque chose de spécial,
sous ce rapport, et qui n'appartient pas aux autres. Cela est
parfaitement évident pour la période de la naissance à deux
ans, c'est-à-dire pour la première enfance, et si ces différences
sont moins tranchées pour les autres, elles n'en existent pas
moins. Chacune a en quelque sorte une pathologie qui lui
est spéciale. C'est ainsi qu'à la première enfance appartiennent
plus particulièrement : les stomatites, le muguet, le ramollissement de l'estomac, l'entérite, la colite, l'éclampsie, le
laryngisme striduleux ; que la seconde enfance, de deux ans
à cinq ans, est la période du rachitisme, du croup, de la
coqueluche, de la méningite granuleuse, des fièvres éruptives,
de la pneumonie qui se substitue, comme fréquence, à la
bronchite de la première période ; et que de dix à quinze
ans, l'épilepsie, la chorée, le rhumatisme, avec ou sans complication cardiaque, la phthisie pulmonaire, etc., prennent
une fréquence relative. Il n'y a sans doute rien d'absolu

sous ce rapport et les frontières un peu artificielles de ces périodes d'âge sont souvent franchies ; mais il n'en n'est pas moins vrai que chacune d'elles a sa physionomie morbide comme elle a sa formule physiologique.

Je vous ai dit en commençant, Messieurs, qu'à cette notion d'une physiologie spéciale à l'enfance je me proposais d'ajouter la démonstration des différences que le sexe de l'enfant introduit dans sa manière d'être hygide et morbide.

La nature n'a pas créé un type unique qui ne se scinde en deux parties qu'à l'époque où s'établissent les fonctions de reproduction ; le petit garçon est *homme* dès sa naissance, si ce n'est avant, et la petite fille est *femme* bien avant que s'achève sa sexualité. Des faits justiciables de l'observation et de la statistique, et des lois mystérieuses qui régissent la collectivité humaine, lois que l'on constate sans les expliquer, montrent nettement que le type masculin et le type féminin sont distincts dès l'origine.

Le fœtus masculin pèse plus que le fœtus féminin. C'est un fait accusé par toutes les statistiques. Celle de Tarnier, qui embrasse tous les accouchements à terme faits pendant seize ans à la Maternité de Paris et porte sur 17 064 nouveau-nés des deux sexes a fourni 3 268 grammes comme poids moyen des garçons et 3 110 grammes comme poids des filles. C'est une différence de 158 grammes au profit des garçons, soit du vingtième de leur poids. Quételet a montré, d'un autre côté, que le nouveau-né du sexe masculin a, en moyenne, 50 centimètres de hauteur et celui du sexe féminin 494 millimètres seulement. Cette différence se maintient pendant toute la croissance, et à vingt-cinq ans la taille moyenne de la femme est de 10 centimètres environ au-dessous de celle de l'homme. Il y a donc, entre les deux sexes, une différence constante, et la taille a, pour chacun d'eux, la fixité qu'elle montre pour des races différentes. Je ne fais que vous indiquer ces caractères sur lesquels nous reviendrons en nous occupant de la croissance. Ainsi il y a, même à la naissance, chez la petite fille et chez le petit garçon, des conditions statiques de volume et de poids qui accusent déjà nettement la spécialité sexuelle du plan sur lequel ils ont été construits.

La physiologie des deux sexes ne dénote pas des différences moins expressives. La force musculaire est moindre en général chez l'enfant du sexe féminin. Quételet, comparant chez une fille et chez un garçon de neuf ans la force manuelle ou de pression, l'a trouvée chez la première de 15 kilogr. et chez le second de 20 kilogr. Cette infériorité musculaire de la petite fille est primordiale, indépendante de toute influence d'éducation et elle semble en rapport avec la destination sociale à laquelle elle est réservée. De même aussi, les fonctions organiques ne s'exécutent-elles pas de la même façon chez les enfants des deux sexes. Le pouls a plus de vitesse chez la petite fille que chez le petit garçon. Cette différence, peu considérable, il est vrai, se maintient pendant toute la vie, et semble absolument indépendante de l'influence génitale puisqu'elle existe avant la puberté, comme après l'âge de cinquante ans. Les physiologistes ont indiqué également, depuis Haller, les différences du mécanisme respiratoire, qui est costo-supérieur pour les petites filles tandis qu'il est costal-inférieur et abdominal pour les petits garçons. La croissance et la dentition sont également plus rapides chez le sexe féminin, destiné à un achèvement plus précoce que l'autre sexe, et la soudure des épiphyses se fait plus tôt chez la femme, comme l'indique l'arrêt presque complet de l'accroissement de sa taille à vingt ans, tandis que l'homme continue à grandir au delà.

Enfin les faits de biologie collective constatés par la statistique accusent eux-mêmes, à leur façon, la différence originelle des deux sexes. Partout il naît moins de filles que de garçons et les chiffres qui expriment cette différence varient très peu, dans quelque milieu ethnique qu'on les recueille. Il y a, en moyenne, 100 naissances féminines contre

105,4 naissances masculines; et cependant on trouve, dans un groupe de population, un excès constant du sexe féminin ; ce dont on se rend compte par l'opposition de la vie aventureuse, semée de périls, que mène l'homme, et de la vie plus régulière, plus sûre, plus calme et plus retirée, de la femme. Cette différence compense, et au delà, les dangers spéciaux auxquels celle-ci est soumise par la maternité. Il faut y voir la preuve que la femme a de meilleurs principes de vie, plus de résistance vitale que l'homme. Cette différence s'accuse par une moindre mortalité du sexe féminin, laquelle apparaît dès la naissance, si ce n'est avant. La prédominance du nombre des morts-nés du sexe masculin est en effet très considérable, et elle continue à se montrer dans les périodes d'âge qui séparent la naissance de la puberté. La femme meurt moins que l'homme, elle a une durée de vie probable plus considérable. La statistique de 1863 attribuait, à la naissance, 33 ans, 8 mois de vie probable à un enfant du sexe masculin, et 37 ans 2 mois à une petite fille ; à un an, cette différence était mesurée par 28 mois ; à cinq ans, par 3 ans et 8 mois, toujours à l'avantage du sexe féminin. De même aussi le sexe féminin recrute-t-il plus de macrobes que l'autre. Comment ne pas tirer de ces faits la conclusion que les deux types physiologiques sont distincts dès le début et que leurs organes sexuels ébauchés ne constituent que la moindre de leurs différences ?

Au reste la proclivité morbide devient ici une pierre de touche d'une réelle signification. La petite fille n'est malade ni dans la même mesure que le petit garçon, ni de la même manière, et si la pratique n'a pas à tenir compte de ces nuances, la thèse que je soutiens devant vous a bien le droit de les faire valoir.

Quelques exemples suffiront pour mettre en relief ces différences.

La chorée n'atteint pas au même degré les deux sexes. Ch. West réunissant des statistiques de Hughes, Rufz et

Wicke à ses propres observations, a constaté que, sur 556 cas de chorée infantile, il y avait 379 filles et 177 garçons. Une statistique de l'Hôpital des Enfants a donné sur 141 cas, 347 garçons et 794 filles. En réunissant ces chiffres, on trouve 1173 enfants du sexe féminin et 524 garçons, ce qui constitue une différence de près du double.

Suivant Steiner, l'hydrocéphalie acquise est plus commune chez les garçons que chez les filles.

Les recherches de Guérin, Marjolin, Dufour, Deschamps les ont conduits à considérer le rachitisme comme beaucoup plus fréquent chez les petites filles que chez les petits garçons, et Marjolin a été jusqu'à avancer que la différence s'accusait par les chiffres de 20 à 1. Il y avait là sans doute de l'exagération; mais, même en en faisant largement la part, la prédisposition des filles au rachitisme ne semble pas contestable.

La tuberculose serait, suivant Rilliet et Barthez, plus commune chez les petits garçons de un à deux ans, moins commune chez eux que chez les filles de trois à cinq ans, et le sexe féminin y disposerait davantage vers la puberté. Une statistique invoquée par Ch. West créerait au contraire aux petites filles, et à toutes les périodes de l'enfance, une immunité relative puisqu'elle partage 497 cas de tuberculisation infantile entre 264 garçons et 233 filles. D'après Fleischmann les tubercules du cerveau sont plus communs chez les garçons que chez les filles. Sur 62 cas, il a trouvé 44 garçons et 18 filles.

Quant à la scrofule, elle paraît plus commune chez les filles, ce qui ce conçoit puisque le lymphatisme, prédisposition à la scrofule, est le tempérament prédominant de la femme et qu'il est naturel qu'il soit déjà plus accusé chez les filles que chez les garçons. La prédominance de la scrofule dans le sexe féminin était admise par Guersant, mais à titre d'impression clinique seulement. Lebert a établi que les manifestations scrofuleuses sont différentes chez les enfants des deux sexes : que les muqueuses, le nez, le cuir chevelu, les yeux reçoivent plus habituellement l'empreinte de la scrofule chez les petites filles, et que les garçons sont plus disposés aux arthrites scrofuleuses, aux abcès et aux ulcères strumeux.

La coqueluche est beaucoup plus commune chez les filles. En rapprochant les chiffres fournis par divers observateurs, j'ai trouvé, sur 446 cas de coqueluche, 309 filles et 241 garçons ; mais par contre, elle paraît plus grave pour les garçons que pour les filles.

Le croup semble plus commun et plus grave dans le sexe masculin ; Steiner, sur 80 cas de croup, a compté 62 garçons et 18 filles ; la diphthérie, au contraire, si l'on s'en rapportait à des statistiques anglaises, serait plus fréquente et plus meurtrière chez les filles.

Il me semble que ces exemples, qu'il serait facile de multiplier, montrent qu'il y a chez les enfants des deux sexes des modalités pathologiques qui les distinguent nettement et ils prouvent suffisamment la justesse de la proposition que j'ai émise au commencement de cette leçon, à savoir : que les deux sexes sont construits sur des types distincts, et que la conformation de l'appareil génital n'est qu'un des traits de leur différenciation sexuelle.

DEUXIÈME LEÇON

Le budget de la vie infantile.

Sommaire. — Le budget de la vie infantile. — La clientèle de l'hygiène du jeune âge. — Son importance numérique. — Proportion des enfants dans les diverses populations de l'Europe. — Natalité absolue et natalité proportionnelle. — Mouvement de la natalité. — Proportion des sexes dans la naissance. — Prédominance masculine absolue. — Conditions qui modifient cette prédominance. — Répartition de la population infantile entre le milieu rural et le milieu urbain. — Comparaison de ces deux milieux dans leur rapport avec la vie infantile. — Répartition des enfants de notre pays dans les diverses catégories sociales. — L'affaiblissement actuel de la natalité en France, et conséquences de ce fait. — La mortalité infantile aux diverses périodes d'âge. — Possibilité de réduire considérablement le tribut excessif que l'enfance paye à la mort. — Les espérances permises à l'hygiène infantile.

Après avoir fait ressortir à vos yeux l'importance du sujet auquel les leçons de ce semestre vont être consacrées, je crois devoir les faire précéder de quelques considérations sur ce que vous me permettrez d'appeler le *budget de la vie infantile*, budget qui a, comme tous les autres, ses recettes, toujours trop exiguës ; ses dépenses, toujours excessives ; mais qui, à l'inverse des budgets politiques, ne saurait prendre l'équilibre pour objectif ; il faut, en effet, pour qu'il prospère, qu'il accroisse incessamment la source de production qui l'alimente et qu'il ne s'arrête jamais dans la voie des économies. Mais c'est assez de figures, entrons dans les réalités, et j'ajouterai, dans les réalités tristes de ce sujet.

La clientèle de l'hygiène infantile n'est pas minime,

comme vous allez le voir : elle embrasse en effet près du tiers de la population ou, en chiffres précis, 321,6 pour 1000, de telle sorte que, si on évalue, avec les statisticiens les plus autorisés, la population générale du globe à 1400 millions d'âmes, elle ne comprend pas moins de 466 millions d'enfants de 0 à quatorze ans. Mais l'Europe est le seul continent pour lequel, à vrai dire, l'hygiène infantile existe (et encore, hélas! à quel état d'insuffisance) ; elle n'offre pas moins de 80 millions d'enfants qu'il s'agit de défendre contre les mille causes de mort dont est semé le chemin difficile qui conduit de la naissance à la puberté. Or la mortalité de cette période de la vie étant, dans son ensemble, de 2 pour 100 ou de 20 pour 1000, la mort enlève, année moyenne, dans ce groupe de la population européenne quelque chose comme 1 600 000 enfants.

Les diverses nations ne possèdent pas la même proportion d'enfants. C'est ainsi que la France a, sur 1000 habitants, 257 enfants ; la Belgique 284 ; la Hollande 310 ; la Suède 313 ; l'Espagne 331 ; l'Angleterre et l'Ecosse 332, la Prusse 348. La France est donc, entre toutes les contrées de l'Europe, celle qui a la moindre proportion infantile et la Prusse celle qui a la plus forte. Notre pays, en prenant 37 millions comme chiffre rond de sa population, n'en a pas moins cependant près de 10 millions d'enfants de 0 à 14 ans. Telle est l'étendue de la tutelle de l'hygiène infantile chez nous : environ 10 millions d'enfants! La mort en enlève le seizième chaque année, soit 600,000 environ et la propre mission de l'hygiène est de réduire cette hécatombe en la ramenant aux pertes inévitables, *unavoidable losses*, comme disent les Anglais.

La vie est une sorte de tonneau des Danaïdes que la natalité remplit d'un côté et que la mortalité vide par l'autre ; augmenter la première n'est pas en la puissance de l'hygiène qui n'a qu'une action fort indirecte sur les source de la fécondité humaine ; mais elle a une puissance réelle pour restreindre dans des limites étendues cet effroyable gaspillage de vie infantile dont l'ignorance, la misère, les préjugés ont la responsabilité entière.

Etudions, Messieurs, le mouvement de la population infantile : ce qu'elle reçoit, et ce qu'elle perd année moyenne, en d'autres termes, sa natalité et sa mortalité.

La *natalité absolue* est celle qui détermine, dans une collectivité quelconque, le chiffre annuel des naissances ; la *natalité relative*, ou proportionelle, envisage le rapport des naissances avec le chiffre de la collectivité, ou avec d'autres faits statistiques tels que le nombre général des décès, le nombre des mariages, la catégorie sociale, les influences de races, de climats, de prospérité, de disette, etc.

Le nombre absolu des naissances, calculé pour la période de 1861 à 1868, dans un groupe de 19 États de l'Europe, a fourni, pour une année, un chiffre de 9 670 547 naissances pour une population d'un peu plus de 270 millions. Cette natalité absolue varie, bien entendu, dans les diverses contrées, suivant leur population. C'est ainsi que la France a, en chiffres ronds, un million de natalité (en 1878 ce chiffre n'a été que de 937 317) ; la Belgique 153 mille ; la Hollande 123 mille ; l'Angleterre 742 mille ; l'Écosse 112 mille ; l'Irlande 146 mille ; la Norwège 53 mille ; la Suède 133 mille ; le Danemark 53 mille ; la Prusse 757 mille ; la Saxe 94 mille ; la Bavière 177 mille ; le Wurtemberg 72 mille ; l'Autriche 748 mille ; la Hongrie 620 mille ; l'Espagne 611 mille, l'Italie 945 mille ; la Grèce 41 mille ; la Russie d'Europe plus de 3 millions.

Si l'on compare la natalité, pour cette période, à celle de la période de 1874 à 1878, on constate que la fécondité de certains de ces États s'est accrue, tel est le cas de l'Angleterre, de l'Autriche, de la Suisse, des Pays-Bas ; qu'elle a diminué dans d'autres États, parmi lesquels on a le regret de trouver la France, en compagnie d'ailleurs de l'Italie, de l'Allemagne, de la Suède.

Quand on met en parallèle ces divers pays au point de

vue de la prolificité, exprimée par le nombre des naissances par groupe de 1000 habitants, on constate que la Russie vient en tête et la France au dernier rang, la première fournissant 50 naissances par 1000 habitants, et la seconde n'en fournissant que 25 ; c'est dire que la fécondité chez nous est la moitié de ce qu'elle est en Russie ; la France est, sous ce rapport, au niveau de l'Irlande dont la fécondité naturelle est entravée d'une manière effroyable par le régime politique et économique auquel ce malheureux pays est soumis. Entre la Russie et la France se présentent : la Hongrie avec 43 naissances ; la Saxe avec 40 ; l'Espagne et la Prusse avec 38 ; l'Italie avec 35 ; l'Angleterre avec 35 ; la Belgique avec 32 ; le Danemark avec 31 ; la Grèce avec 30.

La moyenne de la natalité européenne étant de 38, vous voyez que nous nous tenons fort au-dessous d'elle.

Un second point de vue sous lequel la natalité proportionnelle doit être envisagée est celui qui se rapporte à la proportion des sexes dans la naissance.

Or, un fait bien curieux, qui se reproduit partout avec une remarquable constance, et qui exprime par conséquent une loi, est celui de la supériorité numérique des garçons sur les filles. Je vous ai indiqué l'autre jour cette particularité singulière et je l'ai invoquée comme un des signes de la spécialisation du type primitif des deux sexes dans l'enfance, bien avant que la puberté les ait séparés. Il me paraît opportun de revenir sur cette inégalité numérique des deux sexes. L'ensemble de la natalité d'une année en Europe ayant été représentée par 9 070 547, on a trouvé, sur ce chiffre, 4 957 307, garçons et 4 712 382 filles. C'est donc une prédominance masculine de 244 925. Et pour ne parler que de la France, le rapport des naissances masculines aux naissances féminines y est, en moyenne, de 105 garçons contre 100 filles. Antérieurement à 1861, ce rapport était en France de 106 garçons contre 100 filles. Toute la série des États européens offre le même fait arithmétique : le minimum d'excès des naissances masculines est fourni par la Russie (104 garçons pour 100 filles) et le maximum par la Norwège (109 pour 100). La moyenne générale qui mesure cette proportion en Europe est de 105,8 naissances masculines contre 100 naissances féminines. La différence est donc d'un peu plus du vingtième au profit d'un sexe masculin, et nous nous maintenons, en France, très près de la moyenne.

Quel est le motif de cette inégalité, qui n'a rien de fortuit et se présente avec tous les caractères d'une loi voulue et constante? Il faut, je vous l'ai dit, le chercher, d'une part dans la destination du sexe masculin à des carrières et à des travaux plus aventureux (c'est en particulier la part de la guerre, et le « fabricateur souverain » a maintenu par cet artifice de prévoyance une sorte d'égalité numérique des sexes); d'un autre côté, le sexe féminin possède un degré de vitalité supérieur au nôtre, qui rend sa mortalité moindre à toutes les périodes de la vie, lui assure un excès de longévité, et compense, et au delà, son infériorité numérique à la naissance. Et ce privilège est tel que, malgré les dangers de la maternité physique, le nombre des femmes, dans une population, excède, pour tous les groupes d'âge, celui des hommes.

Mais il découle aussi de cette inégalité sexuelle des naissances un fait de philosophie naturelle sur lequel je veux, en passant, appeler votre attention : tandis que les femelles de tous les animaux connus l'emportent numériquement sur les mâles, l'homme seul, se plaçant ainsi dans une condition qui lui est propre, accuse une prédominance des naissances masculines. Voilà donc une loi mystérieuse qui ne semble avoir été portée que pour lui et qui le sépare des autres animaux. Il n'est peut-être pas sans intérêt de signaler cette exception remarquable, qui n'est d'ailleurs qu'un des moindres caractères du *règne humain*, à une époque où il est de mode de s'exalter comme individu et de s'abaisser comme race (ce qui, au fond, n'impose pas à l'amour-propre un sacrifice trop lourd), et de ne voir dans l'homme qu'un animal d'une

organisation perfectionnée, ayant un lémurien pour an-
cêtre. Quelle nécessité, s'il en était ainsi, d'une dérogation
à une loi aussi générale que celle qui fixe la proportionnalité
réciproque des sexes dans la naissance?

Remarquons aussi que l'excédent des naissances masculines sur les naissances féminines ne varie pas seulement de
pays à pays, mais que, dans la même contrée, le chiffre de
cet excédent est influencé par le milieu. C'est ainsi que le
nombre 6, qui représentait, une année, cet excédent pour
l'ensemble de la population française, devenait 5,6 pour
Paris et le département de la Seine; 5,7 pour l'ensemble des
populations urbaines et 7, 1 pour l'ensemble des populations
rurales. On constate, du reste, que tout ce qui déprime une
population diminue la proportion de ses naissances masculines. Tirons-en cette conclusion que le degré de la prédominance des garçons dans les naissances est, jusqu'à une
certaine limite, un indice de force dans une population. De
même aussi l'illégitimité diminue la prédominance du sexe
masculin dans les naissances. C'est ainsi que Bertillon oppose,
pour les naissances de 1856, en Autriche, les chiffres de
106,1 garçons à 100 filles nés dans le mariage, aux chiffres
de 103,6 à 100 nés hors le mariage. Nous reviendrons
bientôt sur cette douloureuse question de l'illégitimité. Le
même statisticien a fait la remarque que l'ordre de primo-
géniture influe sur la proportion des sexes, dans ce sens que
les premiers-nés du mariage offrent une prédominance
masculine sur les puînés; mais ce fait n'est vrai que pour
les enfants légitimes, il est complètement renversé pour
l'illégitimité. L'âge des époux influence également cette
proportion numérique des naissances des deux sexes, dans
un sens qui a été très diversement déterminé par les statisticiens. Bertillon, qui a apporté dans l'étude de cette question
son talent habituel, a formulé les lois suivantes : 1° les premières années du mariage sont fécondes en garçons et les
dernières sont fécondes en filles; 2° l'âge absolu des époux

et leur âge relatif influencent les sexes ; c'est ainsi que les deux époux, quand ils ont moins de vingt-cinq ans, engendrent plus de garçons que de filles, et l'égalité sexuelle s'établit vers la seizième année du mariage ; à partir de cette époque, les filles dominent ; 3° les mariages tardifs des deux côtés donnent une prédominance féminine ; 4° les femmes qui se marient au-dessus de trente-cinq ans engendrent plus de filles que de garçons ; 5° la même particularité se constate quand le mari est plus jeune que la femme ; 6° les veufs qui se remarient ont des filles plutôt que des garçons (ce fait dépend, comme on le conçoit, uniquement de l'âge) ; 7° le milieu n'est pas sans influence sur la proportion relative des deux sexes : c'est ainsi que la statistique indique, comme je vous le disais tout à l'heure, pour 100 naissances de filles, 107 garçons dans la population rurale, un peu moins de 106 dans la population des villes et 105 seulement dans la population parisienne.

Que conclure de ces faits si curieux ? C'est que la masculinité des naissances semble, chez les individus comme dans les collectivités, accuser des conditions supérieures de vitalité et de vigueur et que les mœurs contribuent, plus qu'on ne le pense, à faire prédominer les naissances masculines sur les naissances féminines. N'en a-t-on pas la preuve dans les produits des conjonctions illicites qui inclinent d'une manière si marquée vers la prédominance féminine ?

Il n'est pas sans intérêt, pour l'étude qui s'ouvre devant nous, de voir comment la population infantile se répartit entre le milieu rural et le milieu urbain ; les conditions qu'y rencontre l'hygiène infantile étant très dissemblables dans chacun d'eux et ses moyens d'action ne pouvant être considérés comme les mêmes dans les deux cas.

Dans un livre que j'ai publié, il y a quelques années, sur l'*Hygiène et l'Assainissement des villes* (1), j'ai cherché à démontrer, à l'encontre des déclamations philosophiques qui repré-

(1) Fonssagrives, *Hygiène et Assainissement des villes*. Paris, 1874.

sentent les villes comme des foyers de double pestilence physique et morale, que ces agglomérations sont dans la destinée
de l'humanité, et ne peuvent nullement être regardées comme
le résultat d'une création artificielle; que la campagne et la
ville ont leur fonction distincte, mais nécessaire; que les
philosophes et les hygiénistes ont dit plus de mal qu'il ne
convient des villes et plus de bien qu'il ne faut des campagnes; mais qu'une proportion doit être gardée entre la population rurale et la population urbaine d'un pays, sous peine
de déchéance.

L'expérience et l'examen de l'état social des différents pays
de l'Europe m'a semblé autoriser cette proposition : que le
rapport de 3 paysans à 1 citadin est celui qui convient le mieux
au rôle réciproque de la ville et de la campagne et à la prospérité d'un État. Comparant, sous ce rapport, les populations
de différentes contrées de l'Europe et considérant, pour
chacune d'elles, comme population rurale, toute agglomóra-
tion de moins de 2 000 âmes, j'ai trouvé qu'en France, la
population des campagnes était représentée en 1861 par
26 667 802 habitants et celle des villes par 10 868 627, ce qui
constitue le rapport de 2,5 paysans pour 1 citadin. En Belgique, ce rapport s'est montré de 3, 3 à 1; en Espagne,
de 10,2; en Prusse, de 6,6; en Suède de 10,5; en Russie
d'Europe, de 12, en Angleterre (Angleterre, Ecosse) de 3,4;
en Irlande, de 6,8. En résumé, les pays de l'Europe qui ont
la proportion la plus forte de paysans se rangent dans l'ordre
suivant : 1° Russie, 2° Suède, 3° Espagne, 4° Irlande, 5° Prusse,
6° Angleterre et Écosse, 7° Belgique, 8° France. On ne saurait
véritablement considérer cette liste comme concordant avec
l'ordre de plus grande civilisation.

Chez nous, le chiffre proportionnel de la population rurale
a baissé constamment en France depuis quarante ans. En
1846, nous avions 3,09 paysans pour 1 citadin (la proportion normale); en 1851, ce chiffre était descendu à 2,66; en
1861, à 2,46; en 1866, à 2,28. A voir l'accroissement qu'ont

pris les populations des grandes villes depuis quinze ans, il est certain que cette proportion a encore baissé, et la population des campagnes n'excède pas beaucoup aujourd'hui le double de celles des villes (en 1876 nous avions 11 971 443 citadins et 24 934 334 campagnards). Le recensement de 1878 pour notre pays a indiqué une population de 36 905 788 habitants ; nous pouvons la considérer comme ayant atteint aujourd'hui 37 millions, comprenant en chiffres ronds 24 millions de paysans et 13 millions de citadins ; à 257 enfants par millier d'habitants, c'est donc 10 909 000 enfants dont le tiers appartient au milieu urbain (3 636 300) et les deux tiers (7 272 600) appartiennent au milieu rural. Or, la superficie de la campagne étant 18 fois plus grande que celle occupée par les villes, on a, par le contraste de ces chiffres, la mesure de l'entassement que subissent les populations des villes. Il s'exprime par ce fait que la densité spécifique de la population en France étant de 70 habitants par kilomètre carré, celle de la campagne est de 50, et celle des agglomérations urbaines de 386. L'entassement dans les villes est donc sept fois et demi plus considérable que dans les campagnes.

Quel est celui de ces deux milieux qui est le plus favorable à la vitalité infantile ? Il semble qu'il n'y ait pas à hésiter, et 9 voix sur 10 donneraient, d'élan, la supériorité à la campagne sur les villes. J'ai été incliné jadis à juger la question dans ce sens ; j'hésite beaucoup aujourd'hui à lui donner cette solution absolue. Le bien et le mal s'entremêlent ici, comme dans toutes les choses humaines : les campagnes ont le bénéfice de l'espace, d'un air plus salubre, d'une vie plus régulière et plus simple ; mais elles ont les dangers d'habitations étroites, malsaines, construites en violation flagrante de toutes les règles de l'hygiène ; l'incurie et l'ignorance, ces deux puissances néfastes, qui coûtent plus à la vie humaine que la guerre, s'y prélassent à leur aise ; les villes ont les avantages d'une culture d'esprit plus avancée, d'une assistance médicale d'ordre supérieur, mais la vie passionnelle et les excès arrivent dans ce milieu à un développement intensif. La balance de ces avantages et de ces inconvénients respectifs établie (les chiffres de morbidité comparative qui lui serviraient de base solide manquent encore), j'estime qu'en France, il ne reste pas grand'chose de la supériorité du milieu rural pour la vie humaine et particulièrement pour la vie infantile, supériorité établie, jusqu'ici, non pas sur les données précises de l'observation, mais qu'un grain de poésie et l'autorité de la tradition ont grandement contribué à faire admettre.

En ce qui concerne les enfants, il semble cependant que le milieu urbain, *dans ses conditions actuelles d'hygiène,* leur vaut moins que le milieu rural. J. Starck a admis que, dans les villes d'Écosse, il meurt, année moyenne, 90 enfants sur 1000 au-dessus de cinq ans, tandis que les campagnes n'en perdent que 39. Le nombre proportionnel des morts-nés dans les campagnes y est également moins élevé que dans les villes. La statistique de 1863 donne 67 morts-nés sur 1 000 conceptions pour le département de la Seine (c'est-à-dire Paris), 44 pour l'ensemble des populations urbaines et 37 pour les populations rurales. Ce fait indique chez les femmes de la campagne, qui continuent cependant jusqu'au terme de leur grossesse à se livrer à leurs rudes travaux, une gestation moins fragile, en même temps qu'elle dénote dans leur fruit une vitalité plus robuste. Veuillez bien remarquer cependant, messieurs, que ces faits statistiques, qui semblent attribuer aux campagnes une irrécusable supériorité, ne sont pas aussi probants qu'ils en ont l'air ; les chiffres qui leur servent de base englobent, en effet, les villes-géantes, les grandes villes et les petites villes qui sont sur une échelle croissante de salubrité. Quand la statistique aura séparé ces groupes urbains les uns des autres et les aura comparés, à titre de réactifs de la vie, au milieu rural, l'impression qui résultera de cette analyse concordera-t-elle avec l'impression d'ensemble fournie aujourd'hui par les chiffres ? On ne saurait le dire, et j'en doute pour mon compte. L'idéal pour l'hygiène infantile me paraît être la petite ville, qui, aux avantages de la vie rurale, joint ceux de la vie urbaine, au point de vue de l'assistance et de la culture de l'esprit. Quant à l'impression de surface qui établit un parallèle entre le petit citadin pâle, maigre, nerveux, étiolé, et le petit campagnard, plastique, coloré, à joues rebondies, et qui en tire une conclusion sceptique à l'endroit de la nécessité de soins assidus pour l'enfant, j'avoue n'en pas faire grand cas. L'incurie est un crible qui laisse passer les débiles et ne garde, par une sélection dont les enfants chétifs n'ont pas à s'applaudir si la race en profite, tout ce qui est débile, « s'essaye à vivre », comme disait J.-J. Rousseau qui affichait pour ces créatures, dont l'hygiène a charge, un dédain philosophique si cruel. Remarquez d'ailleurs que la statistique ne sert nullement de base à cette impression, et que l'esprit a une grande tendance à appuyer ses conclusions sur les faits exceptionnels dont le caractère l'impressionne, par cela même, plus vivement. La salubrité des champs, l'air pur des champs, l'innocence des champs, etc., sont des axiomes en poésie et des réalités contestables en observation.

Un autre point de vue sur lequel je veux aussi appeler votre attention est la répartition des enfants dans les diverses catégories sociales qui établissent entre eux des différences considérables de soins et de bien-être. M. Edmond Judge a publié, à ce propos, une statistique intéressante du nombre et de la condition des enfants en France. Notre pays, sur une population de 36 905 788 habitants, compte 10 651 379 enfants, en donnant à ce mot les limites de la naissance à seize ans. Il divise ce groupe en trois catégories : la première comprenant les enfants favorisés par la fortune ; la seconde les enfants d'une condition ordinaire ; la troisième, les enfants délaissés ou misérables et il assigne à la première le chiffre (hélas ! exigu) de 522 133 ; à la seconde celui de 9 817 585 ; à la dernière celui de 311 661. En d'autres termes, sur 1 000 enfants, 49 sont entrés dans la vie par la porte d'ivoire ; 920 environ sont dans une condition intermédiaire, et 29 sont dans le dénuement et ont besoin d'assistance. Cette armée de la misère sur laquelle la mort s'abat dans une proportion que l'on pressent et que les chiffres mettent dans une tragique évidence se compose : 1° des enfants d'hospices, assistés d'une manière continue ; 2° des enfants assistés temporairement et secourus à domicile ; 3° des enfants assistés accidentellement, qu'ils soient malades, infirmes ou incurables. Si à ce chiffre on ajoute celui de 150 000 indiqué par M. G. Bonjean comme représentant la catégorie des enfants moralement abandonnés, on arrive au nombre indiqué plus haut et qui exprime, dans la population infantile, la part faite au dénuement et à la misère. Et encore combien d'enfants placés par cette statistique dans le groupe des conditions moyennes qui auraient droit à figurer dans celui des délaissés !

Tous les départements ne souffrent pas de ce mal avec la même intensité. Tandis que la moyenne générale de la France est de 29 pour 1 000, le département de la Seine, qui ne présente jamais les faits sociaux que sous une forme excessive, donne une moyenne d'enfants pauvres de 152 pour 1000 ; le département de la Savoie, une moyenne de 8,2 ; celui des Côtes-du-Nord, de 9,9 ; celui des Landes, de 9 ; le Rhône atteint la proportion de 73 ; les Bouches-du-Rhône, celle de 73 ; la Gironde, celle de 44. Deux faits ressortent de cette statistique : c'est que les départements les plus riches ont une proportion plus élevée d'enfants misérables, et que ceux qui ont une prédominance marquée de l'élément urbain sur l'élément rural acusent la misère infantile la plus intense. La Bretagne oppose une moyenne d'enfants assistés de 19 par 1 000, à la moyenne de 22 présentée par la Normandie. Deux explications de ce contraste se présentent à l'esprit : ou l'assistance, dans ces départements favorisés, fonctionne mieux, et recrute, par suite, une clientèle plus nombreuse ; ou le bien-être ne profite qu'à lui-même et s'entoure d'une atmosphère plus intense de misère pour ceux qui n'ont pas place à son banquet. Quoi qu'il en soit, le mal est navrant, et le cœur se serre en songeant que notre pays est encore celui de l'Europe où la misère infantile est le moins intense. L'assistance publique est manifestement impuissante à remplir la lourde tâche qui lui est imposée ; elle n'est d'ailleurs que l'assistance et ne peut être autre chose. Que deviendrait ce peuple de délaissés si la charité arrivait à se décourager et le lui laissait sur les bras ? Mais elle n'y songe pas. Si elle a fort à faire dans les villes, elle a tout à faire dans les campagnes dont la misère est moins bruyante que celle des villes, plus passive, plus stoïque, et n'a pas d'ailleurs à compter sur l'assistance publique dont elle est complètement déshéritée. Quand vous serez aux prises avec cette médecine que l'ignorance et la misère conspirent à rendre presque impossible, vous verrez le peu de place qu'elle laisse à l'hygiène infantile.

Le mouvement numérique des populations est mesuré par l'écart qui existe entre les dépenses et les recettes, c'est-à-dire entre le chiffre des décès et celui des naissances. L'indice annuel d'accroissement de la population en Europe est, en moyenne, de 1 pour 100 ; mais il varie dans une limite étendue pour les diverses contrées qui constituent ce continent ; le minimum est de 0,42 pour 100 et le maximum de 1,50 pour 100. Notre pays a un indice d'accroissement annuel très faible et cependant sa mortalité spécifique est moindre que celle de la plupart des autres États ; mais sa natalité est déplorablement exiguë, et de là ce résultat inquiétant : que la lenteur de l'accroissement numérique de notre population contraste avec la prolificité très grande de pays voisins et particulièrement de l'Allemagne. La natalité absolue en France a constamment baissé depuis 1817, bien que le chiffre absolu de la population se soit montré plus élevé, de recensement en recensement. Dans la période de 1817 à 1831, il y avait 31 naissances par groupe de 1 000 habitants ; de 1832 à 1846, ce chiffre s'était abaissé à 28 ; de 1847 à 1860 il n'a plus été que de 26 ; en 1869 il était de 25,7 ; en 1870 de 25,5 ; en 1878 de 25 seulement, chiffre inférieur à celui du recensement précédent. Cette chute de la natalité française coïncide avec la diminution du nombre des mariages et avec l'amoindrissement progressif de la fécondité matrimoniale. En 1872, il y avait eu en France 352 754 mariages ; ce chiffre s'était abaissé à 321 223 en 1873 ; à 303 113 en 1874 ; la diminution a été progressive, et en 1878 il n'y a eu que 279 650 mariages. C'est une diminution de 41 673 en six ans, et cependant le chiffre absolu de la population s'est accru pendant cette période. Il y a là un péril social qui doit frapper les yeux les moins clairvoyants.

Et si ce n'était pas assez de la diminution des mariages, voilà que leur fécondité suit aussi une progression décroissante. Tandis que 10 mariages produisaient en moyenne 93 enfants, dans la période de 1800 à 1815, ils n'en produisent plus que 30 dans celle de 1861 à 1865. On fait bien remarquer, il est vrai, que cette décroissance semble arrêtée depuis une vingtaine d'années, mais il n'en est pas moins vrai que notre fécondité est médiocre quand on la compare à celle des autres contrées de l'Europe, et en particulier avec celle de l'Allemagne qui, par le malheur des événements, doit plus spécialement appeler notre attention.

Cette comparaison de la fécondité française et de la prolificité allemande est à la fois dramatique et instructive. Il y a là une disproportion menaçante. Nous en avons déjà éprouvé les premiers effets dans la lutte récente où nous avons été accablés sous la supériorité du nombre et d'une organisation militaire préparée et scientifiquement perfectionnée de longue main. Si les Allemands peuvent aujourd'hui, pour faire face à plusieurs ennemis à la fois, mettre sur pied une armée d'un million et demi d'hommes, c'est-à-dire une armée comme on n'en avait pas vu depuis Xerxès, que

sera-ce dans cinquante ans, et ne sont-ils pas fondés à supputer dès à présent le jour où ils déborderont les peuples
voisins et assoieront cette domination universelle que l'Europe pressent et dont elle subit les approches avec une sorte
d'inertie fataliste ?

On a invoqué bien des causes pour expliquer cette différence de prolificité entre les deux peuples, et les Allemands
n'ont pas manqué d'y voir une preuve de la supériorité
morale qu'ils s'attribuent sur nous et qui n'est rien moins
que démontrée. Ils ne se lassent pas, appuyés sur des
chiffres, d'opposer la Germanie s'abandonnant avec une
sereine et pieuse confiance à cette maternité de matrone,
dont elle se vante avec orgueil, à une France calculatrice
et malthusienne, arrêtant volontairement sa fécondité et
comptant avec elle. Qui pourrait le croire sérieusement? Malthus, pas plus qu'Onan, n'est ni français, ni anglais, ni
allemand, ni italien; sa doctrine est ubiquitaire, elle parle
toutes les langues, et cet utilitarisme de l'alcôve qui pose
des limites à la fécondité habite au delà comme en deçà du
Rhin. « *Iliacos intra muros peccatur et extra.* » D'ailleurs la
moralité d'un peuple n'a pas que ce criterium. Les mariages
en Allemagne sont plus féconds que chez nous, c'est incontestable ; mais si l'on constate au delà du Rhin une proportion plus forte de naissances illégitimes, on pourra tout au
plus en conclure que si, chez nos voisins, les mœurs du
mariage valent mieux que chez nous, la moralité générale
y est au contraire sur un niveau inférieur. Or c'est ce qu'enseigne la statistique : la fécondité clandestine en Allemagne
est plus intense que chez nous. Je pourrais, m'armant de la
statistique vengeresse publiée naguère par M. Legoyt, vous
montrer, chiffres en main, que la proportion des crimes, et
notamment des crimes contre les personnes, est plus considérable en Prusse qu'en France. Que devient donc cette
moralité supérieure dont on fatigue depuis dix ans tous les
échos de l'Europe?

La fécondité, fait complexe auquel tout arrive et va re-tentir, relève des mœurs dans une mesure restreinte, si elle est réelle. La race y joue son rôle, mais, non moins qu'elle, la pénurie des ressources ou la richesse. L'intervention de ces deux facteurs me paraît être diamétralement opposée au sens suivant lequel on la juge habituellement. C'est une loi de l'humanité que, dans l'individu, comme dans la race, la fécondité se montre toujours en proportion inverse de la prospérité organique comme de la richesse publique. Un arbre qu'on mutile par la taille produit plus de fruits ; les femelles des animaux (les éleveurs le savent bien) cessent d'être fécondes quand leur embonpoint dépasse une certaine mé-sure ; la fécondité humaine, c'est aussi un fait d'observation, ne s'affranchit pas davantage de la loi qui met dans un rap-port inverse l'énergie nutritive et l'énergie génératrice. De même aussi, par une de ces admirables concordances des lois qui régissent les individus et de celles qui gouvernent ces organismes collectifs que l'on appelle des *nations*, les peuples trop riches, et chez lesquels il y a surabondance de bien-être, refusent à l'espèce ce qu'ils donnent à l'individu et deviennent des peuples inféconds. A moitié chemin des individus et des nations se trouve la famille qui, elle aussi, est d'autant plus prolifique qu'elle est plus pauvre. Quand Montesquieu, s'étonnant de la fécondité des populations du littoral, en cherchait le motif dans un détail de leur nourri-ture, il rapetissait le problème ; la cause réelle en doit être cherchée dans la misère. La besogneuse Prusse éprouva, au contact inattendu du bien-être qu'elle trouva dans nos maisons de paysans, l'étonnement qui frappa jadis les Lom-bards quand ils débordèrent dans les plaines de l'Italie. Elle mettait le doigt, sans s'en douter, sur la cause de notre infé-condité relative.

Doit-on, comme conséquence, maudire la prospérité ma-térielle comme une condition limitative de la fécondité ? Non sans doute, celle-ci ne trouve aucune entrave dans le bien-être, c'est-à-dire dans la satisfaction aisée des besoins naturels et essentiels; peut-être même y trouve-t-elle une cause d'accroissement; mais la richesse, c'est-à-dire la satisfaction facile des besoins artificiels, lui apporte une entrave évidente par ce que, le progrès matériel ne s'accompagnant pas du progrès moral, une porte s'ouvre par laquelle se glisse le malthusianisme. Le *superflu toxique* d'où naissent le raffinement des habitudes, la mollesse, la sensualité atteint du même coup les sources de la vigueur morale et celles de la fécondité. Là est sans doute la cause principale de la faiblesse lamentable de l'indice d'accroissement de notre population, cause d'infériorité dans le présent, menace effroyable pour l'avenir, si l'équilibre entre notre prolificité et celle de la race allemande ne vient pas à se rétablir. Si nous avons du chemin à faire pour en arriver là, nous n'avons pas à nous inquiéter des vaines menaces que Malthus a fulminées contre l'accroissement exagéré de la famille humaine, en posant cette loi, d'une exactitude très controversée, que l'accroissement de la population se faisant suivant une progression géométrique et l'accroissement des subsistances suivant une progression arithmétique, la fécondité, si elle n'est pas endiguée par le *moral-restreint* et le célibat systématique, doit conduire nécessairement le genre humain, dans un avenir peu éloigné, à toutes les horreurs de l'état famélique. Qui ne sait aujourd'hui, parmi les économistes sérieux, que la doctrine malthusienne n'a aucune base logique et que la fameuse loi sur laquelle elle s'appuie est une conception à *priori* qui ne tient aucun compte de ce que peut le travail humain pour accroître les subsistances? La crainte de voir la terre en arriver à une exubérance de population, à une *pléthore humaine* si je puis ainsi dire, ne tient nul compte d'ailleurs des causes limitatives, des obstacles répressifs qui gouvernent la fécondité, et l'homme sera pour longtemps encore misérablement clairsemé sur la terre. D'ailleurs la série des plantes alimentaires nouvelles est loin d'être fermée, et l'introduction, relativement récente, de la pomme de terre, qui a accru d'un quart peut-être les sources de l'alimentation, autorise, à ce propos, de nouvelles espérances. Un gisement de phosphate de chaux naturel ramené des entrailles de la terre à sa surface est pour l'avenir une réserve de blé, et que de ressources de ce genre n'avons-nous pas à conquérir ! L'homme manquera à la terre avant que la terre ne manque à l'homme, et quand on songe que notre France, si incomplètement peuplée, a 70 habitants par kilom. carré, que l'Europe n'en a en moyenne que 31 ; l'Asie que 18 ; l'Afrique que 6 ; l'Amérique que 21 et que l'Océanie n'a qu'un habitant par 2 kilomètres, en d'autres termes que la terre n'a, en moyenne, que 15 habitants par kilomètre carré, on se sent rassuré contre les menaces de Malthus.

Mais si le danger est imaginaire, le conseil qui s'est abrité derrière lui a produit des effets trop réels, et l'on ne saurait douter du mal qu'a réalisé ce funeste sophisme économique qui se proposait modestement de redresser l'*étourderie providentielle*.

Les défenseurs de Malthus l'ont représenté comme un homme bon, candide, animé d'excellentes intentions, véritablement et foncièrement philanthrope. Tant mieux pour lui ; mais que fait à l'humanité la valeur de l'homme quand les idées qu'il répand sont délétères ; et en est-il qui aient, à un plus haut degré, ce caractère que l'idée malthusienne? «S'il est vrai, a dit à ce propos un économiste qu'on ne saurait, sans injustice, taxer de pudibonderie, J. Proudhon, s'il est vrai que la contrainte morale, devenue subitement contrainte physique et résolvant, à sa manière, le problème de la population, soit d'une pratique utile aux gens mariés, cette pratique n'est pas moins utile aux gens non mariés : or, c'est ici le côté immoral de la chose, non prévu par les économistes ; le plaisir étant voulu et recherché pour lui-même sans la conséquence de progéniture, le mariage devient une institution superflue, la famille s'éteint, et avec la famille, la propriété ;

le mouvement économique reste sans solution et la société retourne à l'état barbare. Malthus rend le mariage inaccessible; les économistes physiciens le rendent inutile; les uns et les autres ajoutent au manque de pain le manque d'affection en provoquant la dissolution du lien social. Et voilà ce qu'on appelle prévenir le paupérisme, voilà ce qu'on entend par répression de la misère. Profonds moralistes! profonds politiques! profonds philanthropes! » La loi de Malthus est un sophisme économique et un sophisme impie puisqu'il fait du *Crescite et multiplicamini* une sorte de piège. Mais c'est assez insister sur ce point que je ne pouvais passer sous silence dans une leçon où j'avais à vous parler des entraves qui pèsent sur la fécondité.

La fécondité du mariage en France était en 1864 représentée par 3,1 enfants, et en Prusse par 4, 14; en d'autres termes, 100 mariages donnant chez nous 310 enfants en produisent 414 en Prusse. Admettons un instant, comme vœu plutôt que comme espoir, que la fécondité française s'élève au taux de la fécondité prussienne, nous réalisons, de ce fait, une augmentation d'un sixième de nos naissances, ou plus de 150 000 enfants, et nous voyons notre richesse et notre sécurité s'accroître. Un pays ne mesure pas le chiffre de sa population possible sur la surface, mais bien sur la richesse de son sol et la valeur de son climat, et la France, qui n'a encore que 37 millions d'habitants et qui n'a que 70 habitants par kilomètre carré, ramenée à la densité spécifique de la population de la Belgique, pourrait sans encombrement arriver à une population de 60 millions d'âmes. Le sol accroît sa fécondité à mesure que la race qui l'exploite augmente la sienne, et les menaces du malthusianisme ne se réaliseront jamais. La vie humaine se meut au milieu de tant de causes dépressives qu'il n'y a pas à craindre qu'elle en arrive à une exubérance inquiétante de pullulation. L'*avarice de la procréation* qui pèse si lourdement sur la fécondité des mariages est le grand mal social, l'économie politique le constate ; ce n'est pas elle qui le guérira. En attendant, nous nous mourons, comme nation, de cette lenteur avec laquelle s'accroît la population de notre pays qui, entouré de races plus prolifiques, gagne lentement en nombre absolu, mais perd rapidement en nombre relatif et sera peut-être, avant cent ans, débordé et écrasé par cette fougue de vie qui l'étreint de tous côtés.

Le *budget des recettes* de la vie infantile nous est connu ; voyons maintenant celui des *dépenses*.

Son premier chapitre a trait aux morts-nés. Ce mot embrasse deux catégories d'enfants : ceux qui, arrivés au terme de la viabilité commune, meurent avant l'accouchement ; ceux qui, expulsés vivants, sont morts peu après ; la mortinatalité, telle qu'elle est envisagée par la statistique, confond habituellement ces deux groupes. La proportion des morts-nés par rapport aux naissances varie suivant les pays. C'est ainsi que 1 000 naissances légitimes fournissent en France 32,15 morts-nés ; en Belgique 36,9 ; en Suède 35,25 ; en Danemark 37,85. L'illégitimité accroît dans des proportions considérables ce tribut ; elle le double presque pour la France (62 sur 1 000 au lieu de 32,15). Le milieu rural a moins de morts-nés que le milieu urbain, et aussi bien dans la catégorie des enfants naturels que dans celle des légitimes. Enfin la mortinatalité légitime se recrute plus abondamment dans le sexe masculin que dans le sexe féminin ; c'est l'inverse que l'on constate pour la mortinatalité illégitime, et elle semble progresser constamment ; de 32,5 qu'elle était dans la période 1841-1845, elle s'est élevée en effet à 45,40 dans la période de 1868-1870.

Nous reviendrons bientôt sur cette question douloureuse dans une leçon consacrée spécialement à l'étude de l'illégitimité et de l'abandon.

La mortalité, de la naissance à quinze ans, donne pour les douze États principaux de l'Europe une moyenne annuelle de 583 décès sur 1 000 pour les trois groupes d'âge de 0 à 1 an, de 1 à 5 et de 5 à 15, ce qui fait pour l'ensemble des enfants une mortalité de 96 sur 1 000, ou de près d'un dixième. Cette mortalité proportionnelle est du reste très variable suivant les pays. C'est ainsi qu'en Norwège elle est de 60 enfants sur 1 000 ; en Suède et en Danemark de 62 ; en France de 65 ; en Angleterre de 71 ; en Belgique de 76 ; en Hollande de 85 ; en Bavière de 91 ; en Espagne de 100 ; en Italie de 101 ; en Autriche de 117 ; en Russie de 157. La moyenne européenne de la mortalité infantile par an est donc de 80 par 1000 enfants. Vous remarquerez que la France, si mal classée au point de vue de sa natalité, se relève très honorablement au point de vue de la mortalité infantile : elle occupe en effet le quatrième rang sur cette liste de treize nations, tandis que la Prusse ne vient qu'en huitième ligne ; la Russie est le pays le plus mal partagé, et sa mortalité infantile est à peu de chose près le double de celle qui représente la moyenne pour l'ensemble des États de l'Europe.

Ainsi nous perdons, année moyenne, en France, 65 enfants sur 1 000. Si vous vous rappelez que le chiffre rond des enfants en France est de 10 millions, c'est une hécatombe de 650 000 existences que la mort prélève chaque année sur le jeune âge. Rapprochez ce chiffre de 65 enfants sur 1 000, de celui de 22,8 qui représente la mortalité générale dans notre pays et vous aurez une mesure expressive de la fragilité vitale chez l'enfant.

Si l'on envisage les trois périodes principales de l'enfance : de 0 à 1 an, de 1 an à 5, et de 5 à 15, on trouve que la population européenne perd, en moyenne, sur 1 000 enfants 220 du premier groupe, 40 du second, et 10 du premier. En France le groupe de la naissance à 1 an perd 156 enfants sur 1 000 ; celui de 1 an à 5 ans en perd 34,6 ; celui de 7 à 15, 7,23 seulement ; la mortalité de la première période nfantile est donc 4 fois plus forte que la seconde et

21 fois plus considérable que celle de la troisième. C'est vous dire combien la vie est fragile à ses débuts et avec quelle rapidité elle se raffermit en s'en éloignant. On a calculé que sur 950 840 enfants (produit de la natalité de 1879) 156 220 meurent dans la première année. M. Loua fait remarquer que quelques départements, au lieu de ce taux élevé de 164 pour 1 000, n'ont qu'une mortalité de 100 pour 1 000. Si l'on pouvait ramener le taux de la mortalité de tous les départements à ce taux réduit, on économiserait 64 existences par 1 000 naissances, soit 50 000 environ sur l'ensemble de la natalité annuelle. Ce serait un supplément très opportun à ce maigre chiffre de 98 141 qui a représenté, pour 1878, l'excédent des naissances sur les décès, c'est-à-dire l'accroissement de la population française.

Il n'est pas sans intérêt de déterminer la part qui revient, dans cette mortalité des jeunes enfants, aux principales maladies qui les atteignent. Un médecin belge, M. Meynnes, nous fournit à ce sujet une statistique instructive. Sur 10 223 décès par des affections gastro-intestinales, 4 321 se rapportent à des enfants de moins d'un an, 1 891 à des enfants de 1 an à 5 ans ; sur 5 322 décès par le croup, on a compté 3 200 de 0 à 1 an et 587 de 1 an à 5 ans ; sur 6 731 décès de coqueluche, on a trouvé 3 575 de 0 à 1 an et 2 858 de 1 an à 5 ans ; sur 13 245 décès par convulsions, 9 842 sont fournis par des enfants de moins d'un an, et 2 996 de 1 an à 5 ans ; sur 2 381 décès par variole, on en compte 803 de la naissance à 1 an et 779 de 1 an à 5 ans ; sur 2 947 décès infantiles par rougeole, 1 134 ont été observés dans la première année et 1 473 de la première année à la sixième ; sur 7 058 méningites, 1 806 se rapportent à des enfants de moins d'un an et 2 366 à des enfants de 1 an à 5 ans.

Il résulte d'une statistique de Kuborn que sur 717 décès d'enfants de 0 à 5 ans, les maladies des voies respiratoires ont figuré pour 150 ; les affections gastro-intestinales pour 187 ; les affections tuberculeuses pour 91 ; la faiblesse congéniale et le rachitisme pour 53 ; la coqueluche pour 48 ; les fièvres éruptives pour 116 ; le croup pour 32 ; les convulsions pour 23 ; la syphilis infantile pour 7. En ce qui concerne les seules affections gastro-intestinales, il n'est pas sans intérêt d'opposer au chiffre de 159 décès qui se rapporte à la période de 0 à 1 an, celui de 28 qui se rapporte à la période de 1 à 5 ans. La notion de l'importance du régime dans la première année de la vie ressort d'une manière dramatique de ce contraste.

Je pourrais poursuivre plus loin ces statistiques, mais je m'arrête, craignant d'avoir fatigué votre attention par tant de chiffres. Je me résume : nous avons en France 10 millions d'enfants ; chaque année nous en enlève 650 000 ; la mort fait sa moisson la plus abondante dans la première enfance. Il y a sans doute dans cette mortalité des causes inéluctables, mais elles ne sont pas, tant s'en faut, les plus nombreuses, et il y a là des économies importantes à réaliser. Les leçons qui suivront celle-ci seront consacrées à l'étude des moyens qui peuvent conduire l'hygiène à ce résultat si enviable.

TROISIÈME LEÇON

Fragilité et conservation du nouveau-né.

Sommaire. — Passage critique de la vie fœtale à la vie indépendante. — Mortalité des nouveau-nés dans le premier et le second jour de la vie. — Mortalité néo-infantile du premier mois. — Causes de l'extrême fragilité du nouveau-né. — Complexité de la révolution physiologique qui s'accomplit en lui. — Son impressionnabilité au froid. — Mortalité des enfants naissants, dans ses rapports avec le climat et avec la saison. — Mécanisme de l'action délétère du froid. — Maladies du froid : bronchites, sclérème, trismus *neo-natorum*. — Son rôle dans la production de l'ictère des nouveau-nés. — Etiologie des diverses sortes d'ictère des petits enfants. — Procédés d'incubation infantile. — L'obligation de présenter le nouveauné à l'État civil et les conditions du baptême. — L'inanition comme cause de mortalité infantile. — Le traumatisme ombilical et ses conséquences. — Privation prématurée des soins maternels chez les enfants des ouvrières. — Moyens de restreindre l'absentéisme maternel.

Le nouveau-né est un fœtus qui se fait enfant. Aucune période de la vie n'est aussi critique que celle-là ; et cela se conçoit quand on songe à la révolution physiologique et anatomique si profonde qui opère cette transformation laborieuse, et à la dépendance étroite dans laquelle se trouve le nouveauné par rapport aux soins et au milieu qu'il rencontre. Sa vie est en effet d'une fragilité telle que l'on pourrait dire, sans exagération, qu'elle tend plus, d'elle-même, à s'éteindre qu'à se raffermir. Et de là la proportion considérable des enfants qui meurent peu après l'accouchement, des *faux-mort-nés*, comme les appelle Bertillon, pour les distinguer des *vrais mort-nés* qui ont succombé pendant la vie intra-utérine ou pendant le travail.

Bien que le défaut d'uniformité dans les statistiques qui ont pour but de rechercher les proportions des morts-nés dans une population enlève aux résultats énoncés une partie de leur valeur, on peut cependant arriver ainsi à une appréciation utile des ravages de la mortinatalité post-puerpuérale.

Il résulte d'un tableau comparatif de la mortalité des nouveau-nés, dressé pour le Danemark, la Suède, la Norwège et la Belgique, pour des périodes de temps non concordantes, et embrassant la mortalité des *vrais morts-nés*, qui n'ont pas respiré, et des *faux morts-nés* qui ont vécu quelques heures ou un jour, que, dans ces divers pays, la proportion des vrais morts-nés aux naissances est sensiblement la même, soit de 35,6 sur 1000 naissances ou de 1 sur 28 naissances en moyenne; et que celle des nouveau-nés, morts dans la première journée, est de 9,85 sur 1000, ou environ 1 sur 100. Les morts-nés de la première catégorie seraient donc trois fois plus nombreux que ceux de la seconde. Si l'on étend cette comparaison à la seconde journée de la vie infantile, on voit déjà, à en juger par ce qui se passe en Suède, que, le premier jour franchi, la vitalité infantile s'est déjà singulièrement raffermie, puisque le nombre des faux morts-nés du premier jour étant de 9,33 pour 1000, descend, pour les faux morts-nés du second jour, à 2,32 pour 1000.

Bertillon a calculé ce qu'était, dans les différents pays, ce qu'il appelle ingénieusement la *dîme* ou la mortalité du premier mois de la vie, dans lequel s'accomplissent les modifications profondes qui font du nouveau-né un enfant. En France, sur 1000 enfants nés vivants, 72,5 meurent dans le premier mois; en Suisse, cette mortalité est de 73.5 ; dans le duché de Bade, de 106 ; en Belgique de 58,7 ; en Suède de 49,5 ; en Danemark de 51,1. La moyenne de cette mortalité du premier mois serait donc, pour l'ensemble de ces pays, de 68,5 nouveau-nés sur 1000; en d'autres termes, sur 15 nouveau-nés, il en meurt 1 dans cette période. Si donc nous évaluons à 1 million le nombre annuel des naissances en France (en 1869 il a été de 948 526), la dîme du premier mois ne sera pas représentée par moins de 68 500. Voilà donc le chiffre de la mortalité annuelle des nouveau-nés, de la naissance à un mois, dans notre pays. Quelle hécatombe, et que d'économies à réaliser sur ce chapitre douloureux !

Je vous disais tout à l'heure, Messieurs, que le fœtus traverse, en passant de la vie amniotique à la vie indépendante, une crise extrêmement compliquée et laborieuse qui explique l'excessive fragilité du nouveau-né. Pendant neuf mois, il a reçu du placenta maternel, par voie d'exosmose, les substances dissoutes dans le plasma qui ont dû faire les frais de son entretien, de sa réparation et de son accroissement et qui lui sont arrivées par voie circulatoire, sans opérations digestives intermédiaires, et voilà que, soudain, il va demander à des aliments venus du dehors et exigeant des actes préliminaires complexes, avant d'être assimilés, les matériaux d'entretien qui lui sont nécessaires ; dès lors les vaisseaux spéciaux qui en faisaient, au point de vue nutritif, une sorte de dépendance de l'organisme maternel, la veine ombilicale et les artères ombilicales, n'ayant plus de destination physiologique, vont s'effacer ; la ligature du cordon et l'inflammation ulcérative qui en amènera la chute sont l'occasion d'un traumatisme qui n'est pas toujours inoffensif ; à la respiration placentaire, longtemps niée, mais admise aujourd'hui grâce aux recherches de Zweifel, succède brusquement la véritable respiration, autrement active, et qui fait passer l'oxygène par un appareil spécial pour le mettre au contact du sang ; la température du fœtus, à peine égale à celle de la mère, s'élève, comme Andral l'a montré, au moment de la naissance, et atteint une moyenne de près de 38° (37°,9) ; cette sorte d'orgasme fébrile tombe bientôt, et au bout de 8 à 12 heures, la température n'est plus que de 37°1. Deux modifications profondes surviennent dans le mécanisme circulatoire : l'artère pulmonaire remplace les artères ombilicales; les veines pulmonaires prennent la fonction de la veine ombilicale; les deux sangs se spécialisent dans deux ordres de vaisseaux distincts au lieu du mélange incomplet qui s'en opérait pendant la vie fœtale par l'intermédiaire du canal veineux et du canal artériel, et tous les organes, au lieu d'être inégalement abreuvés par le sang hématosé, rentrent, sous ce rapport, dans des conditions uniformes; les deux oreillettes cessent de communiquer, librement au moins, par le trou de Botal; le sang de l'aorte ne se mélange plus avec celui de l'artère pulmonaire; le nouveau-né passe brusquement d'une température de 38° à une température extérieure qui n'est quelquefois que de 10 à 15°; sa peau, protégée contre l'imbibition et aussi contre le refroidissement par un vernis caséeux et préservée jusque-là de tout contact stimulant par le liquide tiède dans lequel elle baignait, reçoit l'influence excitante de l'air frais et du contact rude des vêtements; la lumière va agir sur cet organisme habitué à l'obscurité, et l'œil, pour imparfait qu'il soit encore, en transmettra l'impression au cerveau; des ondes sonores vont ébranler ses nerfs auditifs que nul bruit n'a jusqu'ici mis en jeu, etc. Que de conditions changées, que de perturbations insolites; quelle vie physiologique nouvelle et y a-t-il lieu de s'étonner que cette transition de la vie intra-utérine à la vie extérieure soit pour les enfants une crise si redoutable?

Sans doute, elle l'est surtout dans les premiers jours, mais cette série de mutations, si elle s'ouvre brusquement, se continue pendant longtemps encore, et le nouveau-né ne devient un enfant que peu à peu et à la longue. Ici il est sans doute difficile, si ce n'est impossible, de fixer la limite de cette métamorphose qui, du reste, ne doit pas avoir la même durée chez tous, mais je me rattache volontiers à l'opinion de Parrot qui, se fondant à la fois sur la pathologie spéciale aux nouveau-nés aussi bien que sur l'achèvement chez eux des principales modifications organiques qui les rendent définitivement aptes à la vie indépendante, fixe à six semaines environ la durée de cette phase transitoire de la vie.

Le nouveau-né est extrêmement impressionnable au froid, et il y a à cela une double raison : l'hématose est encore faible chez lui par le fait de l'imperfection de la fonction respiratoire et il sort d'un milieu d'une température sénégalienne. Aussi le froid lui est-il meurtrier et a-t-il besoin d'une chaleur qui continue, sous une forme atténuée, celle de l'incubation utérine. Les mémorables expériences d'Edwards ont démontré que les jeunes animaux à sang chaud ont un pouvoir thermogénétique d'autant plus faible qu'on les examine, à ce point de vue, à un moment plus rapproché de leur naissance. Éloignant des chiens nouveau-nés de leur mère, par une température atmosphérique de 10 à 20°, et les abandonnant à eux-mêmes pendant une heure ou deux, il constata que leur température baissait progressivement et arrivait à être très peu supérieure à celle du milieu ambiant; ce résultat était atteint au bout de trois ou quatre heures, quoique les sujets mis en expérience fussent vigoureux et eussent déjà tété, et l'on pouvait éloigner l'influence du défaut de nourriture comme cause de refroidissement. Les jeunes animaux qui naissent la peau presque nue, comme le lapin, se refroidissent plus vite que les chiens et surtout les chats dont la peau est, à la naissance, bien garnie de poils ; mais cette condition n'empêche pas ceux-ci d'arriver, en plus de temps, mais avec la même constance. à ce résultat. Au bout de quinze jours, ils se comportent comme l'adulte au point de vue de la conservation de leur température propre. On comprend que le nouveau-né humain ayant une évolution beaucoup plus lente doit, entre les mammifères, avoir besoin beaucoup plus longtemps du secours de la chaleur extérieure. Edwards avait reconnu, du reste, que les animaux qui naissent les yeux fermés ont un pouvoir thermogénétique plus considérable que ceux qui naissent les yeux ouverts, et le nouveau-né humain étant dans cette dernière condition doit se refroidir plus vite. « L'état des yeux, disait à ce propos l'éminent physiologiste, n'a certainement aucun rapport direct avec la production de la chaleur, mais il peut coïncider avec une structure intérieure qui influe sur cette fonction. » Constatons ici une fois de plus combien le nouveau-né, dans l'espèce humaine, a moins de résistance vitale que celui des animaux et garde plus longtemps que lui une étroite dépendance par rapport à l'organisme maternel; il naît embryon, si je puis ainsi dire, et a besoin, comme le petit de la sarigue, que l'incubation se prolonge au-delà de la naissance; les soins et les vêtements y pourvoient et remplacent l'office de la bourse marsupiale.

Au reste, l'influence délétère du froid sur le nouveau-né s'accuse d'une manière expressive par la statistique. Celle-ci nous enseigne en effet que la mortalité des nouveau-nés s'élève d'une manière considérable dans les mois froids de l'année, et que les pays à latitude élevée sont ceux qui, pendant l'hiver, perdent le plus de jeunes enfants. C'est ainsi que la *morti-natalité* (en donnant à ce mot l'acception que je vous indiquais tout à l'heure) n'est pas sensiblement moindre dans le Midi, pendant l'hiver, qu'elle ne l'est pendant l'été et l'automne. Or, si vous songez à la fréquence des affections intestinales graves chez les jeunes enfants pendant la saison chaude des régions méridionales, vous arriverez à admettre que la compensation ne peut s'établir que par le fait d'une action très délétère du froid sur les nouveau-nés. D'après Lombard, cité par Bertillon, sur 1000 décès annuels de 0 à 1 mois, on en compte 390 dans les quatre mois les plus froids de l'année, c'est-à-dire décembre, janvier, février et mars, et 290 seulement dans les mois les plus chauds : juin, juillet, août et septembre. Bertillon indique par les chiffres suivants la répartition saisonnière des décès de 0 à 1 mois pour la France : été 225 ; hiver 269 ;

328 pour les quatre mois les plus chauds ; 336 pour les quatre
mois les plus froids. Marmisse (de Bordeaux) a indiqué sur
1000 décès de 0 à 1 mois dans cette ville, 445, 6 pour l'ensemble des mois de décembre, janvier, février et mars; et 428,8
pour juillet, août, septembre et octobre. Maher, dans sa
consciencieuse statistique médicale de la ville de Roche-
fort, a établi également que, sur 1 200 décès annuels de nouveau-nés, décembre, janvier, février en comptent 505, soit 168
en moyenne, tandis que juillet n'en enregistre à son compte
que 39 seulement, c'est-à-dire quatre fois moins. Il a fait du
reste cette remarque, appuyée également sur des chiffres, que
l'influence délétère du froid sur les nouveau-nés est bien
plus sensible dans le premier que dans le second septénaire
de la vie, ce qui se conçoit et s'explique à merveille.

Les pays à température très froide sont naturellement
ceux où l'hiver menace le plus la vie des nouveau-nés, l'aptitude thermogénétique qui est transmise héréditairement à
ceux-ci par privilège de race, ne pouvant compenser l'influence d'une température glaciale. Et quand une grande
fécondité coïncide avec la rigueur du climat, comme c'est
le cas pour la Russie par exemple, l'hiver passant au crible
un grand nombre de nouveau-nés et n'épargnant que les
plus vigoureux, il en résulte une sélection très favorable à
la vigueur de la race. Aussi ces pays à fécondité très grande
et à mortalité néo-infantile considérable sont-ils ceux dans
lesquels se trouvent le plus grand nombre de centenaires.
C'est ce qu'ont démontré Francis d'Ivernoy et Odier (de
Genève) pour l'Écosse, la Russie, l'Irlande, qui ont le privilège
(payé cher, vous le voyez) de fournir le plus grand nombre
proportionnel d'individus arrivant à cette longévité idéale
que Buffon et après lui Flourens nous ont montré comme
un objectif permis à l'ambition de vivre.

Le froid détermine la mort des nouveau-nés, de deux
façons différentes : par une asphyxie véritable due à une
rigidité contracturale des muscles respirateurs ; par la pro-

duction de maladies spéciales qui ont, au début de la vie, un cachet de léthalité presque nécessaire.

Cette action asphyxique du froid, toutes choses égales d'ailleurs, est d'autant plus à craindre, que les sujets sont plus jeunes et plus débiles. Les enfants nés avant terme, et par conséquent dans un état plus ou moins grand d'imperfection organique, ont plus de peine à résister au froid ; et ceux-là même qui naissent à huit mois, très aptes à vivre s'ils viennent au monde l'été, courent les plus grands dangers s'ils naissent dans la saison rigoureuse. A sept mois, la température extérieure est pour eux une question de vie ou de mort. Les jumeaux sont dans le même cas, et celui qui est le plus faible succombe presque nécessairement si l'accouchement a eu lieu pendant les grands froids. J'ai vu, dans un hiver rigoureux, succomber ainsi deux jumeaux qui étaient dans d'excellentes conditions de viabilité et qu'on eût vraisemblablement conservés dans une saison meilleure.

Alors même que le froid n'éteint pas chez les nouveau-nés une vitalité toujours languissante, il est pour eux une cause provocatrice de maladies diverses. La bronchite ramusculaire des nouveau-nés en dérive souvent, et la bronchite tubaire simple, si habituellement dénuée de dangers quand les enfants ont déjà grandi, constitue déjà un péril sérieux pour les nouveau-nés ; j'en dirai autant du coryza qui, insignifiant par lui-même, oppose à la succion une entrave d'autant plus sérieuse que l'enfant est plus jeune. J'ai vu un nouveau-né contracter, le jour même de sa naissance, aux premiers froids d'octobre, une bronchite qui lui a laissé, en se répétant plusieurs fois pendant la première enfance, une susceptibilité catarrhale que j'ai suivie chez lui jusqu'à l'adolescence confirmée.

Il est une maladie d'une extrême gravité chez les nouveau-nés et qui paraît due surtout à l'influence du froid, je veux parler du sclérème ou endurcissement des nouveau-nés, qui se présente sous la double forme : d'*hydrosclérème*, anasarque véritable, et de *liposclérème* ou endurcissement du tissu graisseux sous-cutané. Valleix a bien cherché à démontrer que ces deux formes de l'endurcissement des nouveau-nés étaient deux maladies différentes; mais si leur anatomo-pathologie est distincte, les conditions étiologiques dans lesquelles elles se produisent, sont identiques. Ce sont, dans les deux cas, des enfants débiles, ou nés avant terme, mal nourris, à développement respiratoire incomplet, qui sont pris d'endurcissement du tissu cellulaire, débutant par petites plaques se montrant de préférence, au début, à la joue ou au menton, ou par points isolés sur les membres ou sur le tronc, et s'étendant de proche en proche en donnant peu à peu à la peau une rénitence tout à fait caractéristique. Dans l'une des formes, le tissu cellulaire est infiltré d'une sérosité, tantôt limpide, tantôt gélatiniforme; dans l'autre, le pannicule graisseux sous-cutané semble hypertrophié, granuleux, endurci, comme composé d'une graisse figée. Dans l'un et l'autre de ces deux cas, les enfants présentent ce que Hervieux a appelé une *algidité progressive:* la respiration et la circulation languissent, ils sont plongés dans une somnolence apoplectique, et s'éteignent doucement du quatrième au cinquième jour. Quelques auteurs avaient fait jouer aux lésions pulmonaires caractérisées par le collapsus des cellules, la carnification, l'induration rouge, le rôle de fait primaire, initial, se subordonnant tous les autres symptômes de la maladie; mais, comme ces lésions ont leur symptomatologie propre et qui diffère de celle de l'endurcissement, on ne saurait admettre qu'elles jouent le rôle de causes; d'ailleurs l'auscultation des enfants atteints d'œdème dur ne révèle aucun signe qui justifie cette manière de voir. La température, dans le sclérème, s'abaisse notablement, et on l'a vue tomber à 30° et même au-dessous (on a noté dans un cas une température rectale de 21°); en même temps le poids du corps, comme l'ont démontré les recherches de Elsnassers, subit une diminution considérable qui peut aller jusqu'à 100 et même 150 grammes par jour. Le sclérème, vous le savez, est presque nécessairement mortel quand il a une certaine intensité ; c'est à peine si, dans les crèches des hôpitaux, on sauve un sixième des enfants qui en sont atteints. Or, il peut être considéré comme une maladie du froid. Billard et Valleix ont admis cette étiologie, et des faits qu'ils ont réunis, il résulte que sur 515 cas de sclérème, 339 se sont montrés pendant les mois froids, de la fin de septembre au commencement d'avril ; c'est la proportion de 100 pour l'hiver à 66 pour l'été. La débilité, le défaut de soins, un allaitement défectueux, n'interviennent que comme prédisposition, en diminuant la résistance au froid. Aussi le sclérème est-il infiniment plus fréquent dans les maternités et dans les hospices que dans les familles.

Un fait singulier et que je dois vous signaler c'est la rareté du sclérème en Angleterre, quoique l'hiver y soit plus rigoureux que chez nous. Cette immunité est si marquée que Ch. West, au commencement d'une de ses leçons sur les maladies des enfants, s'excuse devant son auditoire d'appeler son attention sur une maladie qui ne lui offre guère qu'un intérêt de curiosité. Il faut évidemment, pour expliquer ce résultat, admettre qu'en Angleterre on sait, mieux que chez nous, préserver les nouveau-nés du froid. Il y a là une particularité d'hygiène vestimentaire qu'il importerait d'éclaircir. L'influence du froid extérieur sur la production du sclérème est si positive que Valleix a remarqué la rareté très grande du sclérème chez les nouveau-nés envoyés aux hôpitaux d'enfants par la Maternité, et sa fréquence chez les enfants qui y sont portés directement par les soins de la famille. Cette différence s'explique par les bonnes conditions de température dans lesquelles les premiers effectuent le voyage.

Le sclérème étant une maladie exclusive au nouveau-né et ne se développant guère au delà du douzième jour de la naissance, il faut en conclure que la crise qui transforme l'hématose placentaire en hématose pulmonaire est une condition de chaleur organique insuffisante qui, aggravée par le froid extérieur, peut aboutir à la production du sclérème. De ces deux causes, la dernière est heureusement amovible, et il faut considérer le sclérème comme une de ces causes de mort que l'on peut à la rigueur écarter.

Le trismus des nouveau-nés, ou *mal des mâchoires*, offre cette particularité étiologique remarquable qu'il se manifeste dans les pays chauds comme dans les latitudes élevées et qu'il est presque inconnu aux climats tempérés. La discussion des causes qui le produisent a contribué à faire regarder l'influence de la température comme prépondérante. Cet espèce de paradoxe étiologique qui rapporte à deux conditions opposées : l'extrême chaleur et l'extrême froid, la production d'une même maladie, disparaît quand on songe que dans les climats intertropicaux, comme dans les climats hyperboréens, tout se réduit en réalité à l'influence du froid sur le nouveau-né : du froid positif pour les premiers, du froid relatif pour les seconds. On sait que les nouveau-nés des races colorées sont, dans les pays intertropicaux, plus sujets au trismus que ceux des Européens. Or, quand on a vu, comme je l'ai fait, la façon dont sont traités les premiers qui, à peine recouverts, sont étendus sur le sol, sous des cases très imparfaitement closes, et y subissent sans défense l'action du refroidissement très sensible de l'atmosphère pendant la seconde partie de la nuit, on comprend à merveille que ce froid *relatif* puisse produire les mêmes effets que le froid *positif* des climats du Nord. Ici encore, nous avons bien affaire à une maladie qui appartient à la pathologie spéciale du nouveau-né, car c'est du cinquième au douzième jour que le trismus apparaît, et le troisième jour est l'époque la plus habituelle de son développement. En Islande, le trismus, au dire de Mitchell, constitue plus du tiers de la mortalité générale ; dans la petite île de Westmanno, 64 pour 100 des enfants meurent du tétanos. Aux îles Feroë, il est également endémique et cause de grands ravages parmi les nouveau-nés. Saint-Kilda et la pointe occidentale du Lewis sont les deux seuls points de la Grande-Bretagne où le trismus soit endémique. Dans un mémoire d'Arthur Mitchel, que j'ai traduit jadis, et qui a pour sujet l'influence de la consanguinité matrimoniale sur la santé des descendants, se trouvent de curieux renseignements sur le trismus de Lewis et de Saint-Kilda en Écosse, appelé dans le Lewis *maladie des sept jours* et à Saint-Kilda, *maladie des cinq nuits*. Mitchel attribue la fréquence remarquable du trismus des nouveau-nés dans cette partie de l'Ecosse aux conditions des maisons qui sont mal closes, humides et dépourvues de cheminées.

Le trismus s'est montré quelquefois en Suède; il est assez peu fréquent en Angleterre pour que Ch. West n'en ait observé que quatre cas dans sa longue pratique; en France il est encore plus rare. Je ne prétends pas que le froid produise seul le *trismus neo-natorum*, veuillez bien comprendre ma pensée, mais étant donnée une prédisposition nerveuse spéciale, l'impression exercée sur les nerfs cutanés par l'action du froid ou par des oscillations étendues et brusques de la température semble être la cause qui le produit le plus habituellement.

Beaucoup d'auteurs rattachent également l'ictère des nouveau-nés à l'influence du froid. Ch. West s'est prononcé pour cette étiologie et a fait remarquer, à l'appui de son opinion, que l'ictère ne se montre pas chez les enfants vigoureux, bien nourris et qui ont été mis à l'abri du froid; que les cas de jaunisse néo-infantile sont très rares dans la maison d'accouchements de Dublin où l'on prend les précautions les plus minutieuses pour préserver du froid les nouveau-nés. «Les enfants, remarque-t-il, chez lesquels la jaunisse est la plus fréquente sont ceux qui naissent avant terme et faibles; et chez aucun, elle n'est aussi fréquente et aussi intense que chez les petits enfants affectés d'induration du tissu cellulaire, chez lesquels la coloration jaune est assez foncée pour se montrer dans le sérum qui infiltre le tissu cellulaire et qui s'est épanché dans les cavités de la poitrine ou de l'abdomen. L'interruption des fonctions de la peau et une grande faiblesse de celles des poumons sont les signes caractéristiques principaux de cette affection ; et dans beaucoup de cas aussi, il y a persistance d'une partie de la circulation fœtale et le sang circule à travers des canaux qui devraient être fermés depuis le moment de la naissance. Ces faits semblent donner de la consistance à l'opinion soutenue par beaucoup d'écrivains d'une grande autorité que la jaunisse des jeunes enfants n'est pas due à des causes résidant primitivement dans le foie, mais plutôt à un défaut de respiration et à un accomplissement imparfait des fonctions de la peau, dont le trouble hépatique et la jaunisse persistante ne sont que les effets. A mesure que les fonctions respiratoire et cutanée croîtront en activité, ce qu'elles ne tarderont pas à faire si la cause de leur trouble n'est que légère et temporaire, la jaunisse disparaîtra d'elle-même. Il faut faire bien attention, pendant son existence, à ne pas exposer l'enfant à se refroidir. »

Cette étiologie de l'ictère, maladie complexe du nouveau-né, est évidemment trop étroite. Il peut dériver, dans un bon nombre de cas, de cette cause, mais le plus ordinairement, la teinte ictérique des nouveau-nés me semble due non pas à une extravasation des principes colorants de la bile, mais bien à la matière colorante du sang qui, à la faveur de l'état congestif de la peau, imprègne celle-ci, en état d'ecchymose générale, de la coloration qui accompagne la résorption des suffusions sanguines cutanées ; il faut aussi admettre la possibilité d'un ictère par épaississement de la bile qui ne peut arriver au duodénum et stagne dans la vésicule et les canaux biliaires ; d'une oblitération possible du canal cholédoque ; enfin l'ictère malin, typhique, décrit par Campbell, puis par Trousseau, paraît dû à une véritable intoxication par résorption de la bile qui, altérée d'une façon qu'on n'a pu déterminer jusqu'ici, produit un véritable empoisonnement. Évidemment une pathogénie aussi complexe ne saurait faire supposer que le froid est le seul élément étiologique qui agisse pour produire l'ictère des nouveau-nés, mais on ne saurait méconnaître cependant son importance.

Les moyens de soustraire les petits enfants aux dangers du froid sont de deux ordres : les uns relèvent de la vigilance privée et des soins domestiques, les autres sont de nature administrative et religieuse.

L'engouement pour le système d'éducation physique inauguré chez les Spartiates qui plongeaient, dit-on, leurs nouveau-nés dans les eaux froides de l'Eurotas, a pu seul inspirer le conseil de soumettre les enfants qui viennent de naître à la pratique rigoureuse des ablutions froides. Galien a fait justice de cette absurdité meurtrière dans les termes suivants : « Laissons, dit-il, aux Sarmates, aux Germains, nations septentrionales, aux ours et aux lions, l'usage de plonger leurs enfants nouveau-nés au sein des eaux glacées : ce n'est point pour elles que j'écris. » L'hygiène, qui écrit aujourd'hui pour tout le monde, même pour les Germains, déconseille formellement cette pratique, l'Eurotas fût-il remplacé par le moyen terme d'une éponge imbibée d'eau froide. C'est de l'eau chaude qu'il leur faut d'abord, puis de l'eau froide quand leur appareil respiratoire fonctionnera dans toute son activité. Une température minimum de 16 à 18° doit être maintenue pendant les premiers jours, quelle que soit la saison, et s'ils sont débiles, nés avant terme ou jumeaux, il faut employer des moyens de caléfaction artificielle. Le bain de 30 à 35° ranime très souvent les enfants languissants, et il faut, en les sortant de l'eau, et après les avoir rapidement asséchés avec un morceau de laine moelleuse, les entourer, à nu, d'une feuille d'ouate de coton qui sera maintenue par leurs langes.

Il est une pratique très vicieuse que j'ai vu souvent

employer pendant l'hiver et que vous devrez déconseiller,
c'est de placer le berceau devant le feu et au ras du sol;
le nouveau-né baigne dans la couche d'air glacé qui vient
du dehors, appelée par l'action aspiratrice du foyer, et il se
refroidit. Mieux vaut le couvrir chaudement et élever suffisamment la température de la chambre. Denucé, de Bordeaux, a imaginé un berceau incubateur en zinc, à double
fond, dans lequel circule un courant d'eau chaude, et qui
maintient les nouveau-nés à une température uniforme.
Un entonnoir est placé à la partie supérieure, au point de
soudure des deux enveloppes, et sert à l'introduction de
l'eau, un robinet d'extraction ménagé en bas permet de
retirer une partie de l'eau pour la remplacer par de l'eau
chaude. Une couverture de laine enveloppe le berceau et
empêche la déperdition du calorique; un thermomètre maintenu dans le berceau permet d'en apprécier la température.
L'expérience a appris qu'il suffit de retirer du double fond
un demi-litre d'eau toutes les six heures et de le remplacer
par un demi-litre d'eau bouillante pour avoir une température constante. Ce serait sans doute un soin inutile, quand
il s'agit d'enfants de force ordinaire, mais bien des enfants
débiles et qui respirent mal trouveraient leur salut dans
l'usage d'un berceau de cette nature. Malheureusement il ne
s'improvise pas, et il n'est pas accessible à tous. Je propose de
le remplacer par un berceau ordinaire dont le treillis serait
obturé par un remplissage de ouate ou d'étoupe, qu'on en-
velopperait, au dehors, d'une couverture épaisse de laine, qui
recevrait en dedans une peau de mouton sur laquelle s'éta-
lerait une nouvelle couverture qu'un tissu de caoutchouc
garantirait des souillures. L'enfant enveloppé d'une feuille
d'ouate et recouvert de plusieurs enveloppes moelleuses et
légères de laine serait placé dans cette sorte de *marmite
norwégienne* et y conserverait suffisamment sa chaleur;
quelques bouteilles de grès, pleines d'eau chaude, convenablement enveloppées et éloignées de l'enfant pour le ga-

rantir de toute brûlure, seraient d'ailleurs le complément de ce berceau incubateur qu'il serait facile d'improviser partout.

L'obligation de présenter les enfants à l'état-civil dans les trois jours qui suivent l'accouchement peut, pendant l'hiver, être pour les enfants débiles ou nés avant terme une cause de mort par refroidissement. Les jurisconsultes ont longuement discuté la question de savoir si le texte de cet article laisse à l'administration une latitude suffisante pour exonérer les familles de l'obligation de transporter les enfants à l'état civil ou si son abrogation par une loi est nécessaire. La première doctrine semble prévaloir, et beaucoup de municipalités sont déjà entrées dans voie. L'arrêté du 29 décembre 1869 rendu sur l'initiative de M. Pinard, alors ministre de l'Intérieur, a donné, en ce qui concerne Paris, satisfaction à ce vœu itérativement formulé du reste, par les conseils d'hygiène et par des pétitions au Sénat, et l'on ne saurait oublier, à ce propos, la part active qu'a prise M. Loir à la réalisation de ce progrès. Les lois des 20 septembre et 19 décembre 1792 laissent d'ailleurs aux municipalités le droit de ne pas exiger la présentation de l'enfant à l'état-civil, sur l'exhibition d'un certificat de médecin constatant qu'il y aurait danger à transporter le nouveauné. Il est grandement à désirer que cette mesure conservatrice se généralise. J'ai demandé, comme moyen terme conciliant tous les intérêts, et je ne saurais trop insister sur cette proposition, que la municipalité, là où elle exige la présentation de l'enfant, délivrât aux familles qui ne peuvent faire cette dépense, un cachet de gratuité pour une course de fiacre et que la salle des constatations fût close et convenablement chauffée. Ce serait, dans une ville importante, une dépense minime et parfaitement justifiée. D'ailleurs cette mesure ne s'appliquerait qu'aux mois d'hiver et serait par conséquent peu dispendieuse.

La question du baptême, en ce qui concerne les dangers du froid pour le nouveau-né, est connexe de celle de la déclaration à l'état-civil. Ce sacrement peut, en ce qui concerne sa partie essentielle, l'ondoiement, dans des circonstances particulières, être donné à domicile par un prêtre de la paroisse; il serait sans doute désirable que l'exception devienne la règle pour les mois d'hiver; mais l'insuffisance du clergé paroissial, et peut-être aussi la crainte d'un abus qui ne manquerait certainement pas de se produire, sont des difficultés qu'on ne saurait méconnaître. La présentation à l'état-civil et le baptême se faisant successivement, le transport en voiture, que j'indiquais tout à l'heure comme un moyen de tout concilier, servirait à la fois pour la mairie et pour l'église. Je ne saurais trop insister, à ce propos, sur la nécessité de placer et de disposer les baptistères de façon à ce qu'ils soient, autant que possible, garantis contre l'accès du vent et du froid, et de n'employer pendant l'hiver que de l'eau chaude pour l'affusion sacramentelle. Les rhumes ont en effet, pour les nouveau-nés, une gravité exceptionnelle, et le coryza lui-même, si inoffensif d'ordinaire, devient souvent une entrave dangereuse à l'allaitement, ainsi que je vous l'ai déjà indiqué.

L'inanition est autrement grave chez le nouveau-né que chez l'enfant et pour plusieurs raisons : d'abord parce que ne pouvant développer qu'une faible chaleur organique, à cause de l'imperfection de son appareil respiratoire, il tend à l'algidité dès que son alimentation est insuffisante ; en second lieu parce qu'il n'a d'autre expression de ses besoins que le dépérissement et que ce signe ne devient apparent que quand le danger presse et en est arrivé souvent à un point où il ne peut plus être conjuré. Si les nouveau-nés qui sont livrés aux sévices et à l'exploitation de l'industrie nourricière succombent dans une proportion qui dépasse tragiquement celle des enfants nourris dans la famille, il faut, dans ce résultat douloureux, faire une part très large à l'inanition par nourriture insuffisante ou vicieuse. Les décès de nouveau-nés sous la rubrique *d'entérite* et de *débilité* doivent, en grande partie, être attribués à cette cause. Dans une statistique de Houzé de l'Aulnoit, de Lille, sur 401 nouveau-nés morts dans le premier mois, 329 ont été enlevés par des affections intestinales ou ont succombé dans un état de débilité. Un relevé de Gibert, de Marseille, indique que dans cette ville, pendant une période de trois ans, le chiffre des nouveau-nés qui ont succombé à des maladies du tube digestif a été de 667, soit pour chaque année 222, et que les décès imputables à cette cause ont figuré pour les deux tiers dans la mortalité générale. Je ne fais qu'appeler en ce moment votre attention sur le rôle effroyable que joue dans la mortalité néo-infantile l'alimentation vicieuse, me réservant de revenir bientôt sur cette question.

Le traumatisme ombilical est, chez le nouveau-né, une autre source de dangers. Lorain, et après lui Trousseau, ont ingénieusement rapproché le traumatisme ombilical des nouveau-nés du traumatisme placentaire de sa mère ; dans l'un et l'autre cas, il y a une plaie suppurante qui constitue une porte ouverte aux miasmes et aux contages, comme le sont les plaies des blessés. « Or, dit Trousseau, que voyons-nous survenir chez les blessés? Des phlébites, des abcès métastatiques, des pleurésies suppurées, des érysipèles. Chez les femmes en couches, ce sont des accidents analogues, avec cette différence que, chez elles, la péritonite est la lésion la plus fréquente, et cela se conçoit puisque, par le fait de l'accouchement, la membrane séreuse abdominale a été mise directement en cause; à plus forte raison, l'utérus et ses annexes, plus directement encore intéressés, sont-ils aussi le plus ordinairement les premiers malades. De même que, chez la femme, la plaie placentaire sera l'occasion des accidents, de même la plaie ombilicale deviendra, chez le nouveau-né, le point de départ des mêmes accidents. L'analogie pathologique sera d'autant plus grande que l'enfant, à sa naissance, représente un rameau détaché d'un tronc, qui, pendant un certain temps, semble vivre de la vie de l'arbre qui l'a fourni ; on peut le comparer à ces marcottes qui ne se développeront elles-mêmes qu'à partir du moment où elles auront pris racine. Dans ces conditions, le nouveau-né, comme ces boutures, ne s'alimente pas encore entièrement de sa propre sève, du sang qu'il ne fera que plus tard ; il garde les aptitudes de l'organisme maternel dont il est à peine séparé, et lès maladies qu'il contractera sous les mêmes influences prendront l'expression qu'elles présenteront aussi chez la femme. »

Qu'on adopte ou non cette vue ingénieuse de l'esprit qui rend commune à la mère et au nouveau-né l'influence morbigène de la puerpéralité, on ne peut qu'être frappé de ce fait que l'érysipèle et la phlébite des enfants naissants sont, comme la fièvre puerpérale de la mère, infiniment plus communs dans les hôpitaux que dans la famille, qu'ils y prennent dans ce dernier milieu un degré insolite de gravité ; et que les épidémies de fièvre puerpérale coïncident souvent avec les épidémies d'érysipèle des nouveau-nés.

Tout nouveau-né atteint d'érysipèle est presque fatalement perdu, si celui-ci survient dans le premier mois de la vie. Cet érysipèle est ambulant, il peut se terminer par gangrène ; il a les caractères, non pas de l'érysipèle de cause externe, mais de l'érysipèle infectieux de l'adulte, celui qui, vous le savez, pardonne si rarement.

Quand on songe qu'une plaie accidentelle qui évolue dans un milieu encombré et méphitique, comme l'est trop souvent l'atmosphère des salles d'hôpitaux, un vésicatoire même, sont des voies ouvertes à l'introduction de germes morbides, on ne comprendrait guère que la plaie ombilicale, malgré sa petite étendue, qui est encore assez considérable si on la compare à la surface totale du corps du nouveau-né (pour l'adulte elle équivaudrait à une surface suppurante de 7 à 8 centimètres d'étendue) puisse être considérée comme insignifiante. Et de là la conclusion que, dans les hôpitaux, il convient, de traiter cette plaie par l'occlusion et les antiseptiques.

Le travail inflammatoire qui doit aboutir à la séparation du cordon après sa ligature peut être chez le nouveau-né le point de départ de certains accidents. Trousseau a signalé la phlébite des veines ombilicales se propageant à la veine porte, et quelquefois même la péritonite, comme des conséquences possibles de l'inflammation ulcérative qui sépare le cordon, si surtout les nouveau-nés sont dans un milieu à fièvre puerpérale. Je ne parle pas de l'ulcération de mauvaise nature, et persistante, de la plaie ombilicale qui semble quelquefois, comme Valette (de Lyon) l'a observé, se montrer à l'état épidémique et qui amène souvent la mort ; des excroissances polypiformes de l'ombilic signalées par Farrège ; ni des fistules ombilicales, qu'elles soient stercorales ou urinaires, parce que ces lésions, assez rares d'ailleurs, ressortissent à la chirurgie. Mais j'en ai dit assez, je le suppose, pour montrer qu'il n'y a pas de petites choses en fait de médecine des nouveau-nés, et que la ligature du cordon et les pansements consécutifs à sa séparation doivent être l'objet des soins les plus attentifs.

Mais il est une cause de mortalité néo-infantile qui domine toutes les autres par son importance et qui, étrangère aux familles aisées, sévit cruellement sur la population ouvrière dans les centres industriels : je veux parler de la privation des soins maternels par les nécessités pressantes du labeur quotidien. Ici les documents abondent et démontrent cette influence pernicieuse du retour prématuré des mères dans les usines. La mortalité beaucoup plus considérable des jeunes enfants dans les pays manufacturiers que dans les districts agricoles peut être rapportée en partie à cette cause. La différence peut aller jusqu'au triple, et cependant les femmes des campagnes ont moins l'intelligence des soins que réclament les nouveau-nés. Rapporter cette supériorité aux seules conditions de l'air est inacceptable, il faut y voir surtout la conséquence d'un allaitement maternel plus fréquent, et surtout de travaux qui n'éloignent pas la mère de son enfant.

L'*absentéisme maternel* est, dans les villes industrielles, le fléau de l'hygiène des nouveau-nés, et les œuvres de charité individuelle, comme les institutions de bienfaisance, doivent avoir pour objectif de rapprocher la mère de son enfant, au moins pendant les premiers mois. Les crèches, institution excellente en elle-même, ne reçoivent pas les enfants qui ont dépassé deux ans, mais ne reconnaissent pas de limite d'âge inférieure. Il serait très désirable, à mon avis, qu'elles n'admissent pas de nouveau-nés ayant moins de trois mois, à la condition, bien entendu, qu'une assistance à domicile, vigilante et bien organisée, pourvût aux besoins les plus pressants de l'enfant et de sa mère pendant cette période. Il y aurait, à cela, un avantage d'autant plus réel que le transport à la crèche le matin, et le retour à la maison le soir s'opèrent aux deux moments les plus froids de la journée, et que les capelines et autres vêtements chauds que les crèches prêtent aux mères dans ce but n'empêchent pas l'enfant, si impressionnable au froid dans les premiers temps de sa vie, de souffrir des rigueurs de la saison et de respirer un air glacé, condition aggressive pour ses poumons.

Mais il faut que le nouveau-né ait les soins de sa mère, et l'atelier la lui enlèverait au détriment de sa sécurité si la charité n'y pourvoyait pas. C'est ce qu'ont admirablement compris de grands industriels, au premier rang desquels il faut placer M. Jean Dolfus qui, frappé de la mortalité considérable des nouveau-nés de ses ouvrières, en rechercha la cause et crut pouvoir l'attribuer à ce qu'ils étaient privés prématurément des soins maternels. Il organisa donc dans son personnel une caisse qui lui permit d'éloigner de l'atelier, grâce à des subventions, les femmes récemment accouchées, pendant une période de près de deux mois, et il vit, grâce à cette mesure, intelligente autant que philanthropique, la mortalité des enfants tomber de 38 à 28 et même à 24 °/₀.

L'*Association des femmes en couches de Mulhouse*, dont M. Joseph Lefort a démontré les avantages dans une brochure très bien faite sur la mortalité des nouveau-nés, accorde un subside de 18 francs par quinzaine aux accouchées faisant partie de l'association, et pendant trois quinzaines consécutives, sous la condition du prélèvement de 15 centimes par semaine sur les ouvrières de 18 à 45 ans ; en cas de mort de la mère, ce secours est attribué à l'enfant ; les filles-mères sont secourues comme les femmes mariées et une surveillance attentive met à l'abri des abus. Les mères qui cessent de nourrir, sans que la nécessité en ait été constatée par un médecin, perdent tout droit à ce subside ; il en est de même de celles qui reprennent leur travail avant la limite fixée ; les femmes qui continuent à allaiter leur enfant, et qui, dans son intérêt, ne retournent plus à l'atelier au bout des six semaines réglementaires, continuent à faire partie de l'Association sous la condition de verser à sa caisse une prime de 30 centimes par semaine.

M. J. Lefort demande avec raison que cette œuvre excellente se généralise, et estime, à en juger par les résultats déjà obtenus depuis plus de vingt ans qu'elle fonctionne à Mulhouse et dans d'autres centres industriels de l'Alsace, qu'il n'est plus possible de douter de son efficacité : « Le succès des caisses de secours, dit-il, est d'autant moins douteux que cette institution n'a aucun inconvénient et présente au contraire des avantages considérables. Non seulement elle est en effet un excellent moyen de diminuer la mortalité infantile, mais elle offre un intérêt sérieux pour le patron. Avec le secours garanti pour l'accouchement, les femmes restant chez elles à se soigner, recevant la visite gratuite, et toujours utile, du médecin et de la sage-femme, et vivant en repos pendant un certain temps, voient leur santé devenir meilleure ; elles se rétablissent plus facilement et plus vite et évitent des infirmités précoces ; par suite, à leur retour, elles travaillent mieux, plus fructueusement et, comme le prouve l'expérience faite à Mulhouse, la production s'en ressent. L'industriel a, de la sorte, des ouvrières mieux portantes, plus laborieuses, plus capables d'un labeur soutenu et par conséquent produisant davantage; plus tard, il trouve dans les enfants nés de ses ouvriers des employés plus robustes et plus vigoureux. Ce n'est pas tout encore : en adoptant le système mulhousien, le patron montre qu'il s'intéresse à ses ouvrières ; il contribue à les rendre plus fixes, plus sédentaires, à les attacher à son établissement. De son côté, la mère-ouvrière, assurée de ne pas perdre sa place et d'être secourue, sachant gré de cette intervention, se considère, ainsi qu'on l'a bien vu en Alsace, comme liée dans une certaine mesure; dès lors, les rapports du chef d'industrie avec les personnes qu'il emploie s'améliorent d'autant plus que les femmes, en recevant les subsides de la caisse alimentée par ses cotisations, n'ont point à rougir et ne peuvent considérer le secours comme une aumône. »

Évidemment c'est là une œuvre secourable et intelligente et qui ne saurait trouver trop d'imitateurs. Dans les villes où le travail n'est pas condensé dans des usines considérables et où cependant il y a beaucoup d'ouvriers, et partant de misère, la charité privée a organisé, en beaucoup d'endroits, des sociétés maternelles qui fournissent des layettes, garantissent des soins de médecin et pourvoient aux plus pressants besoins de l'accouchée et de son enfant. Elles doivent aussi mettre dans leur programme les mesures qui sont de nature à favoriser l'allaitement maternel et à assurer autant que possible au nouveau-né les soins de sa mère.

J'espère, Messieurs, avoir fait passer dans votre esprit et dans votre cœur, car ils sont solidaires dans cette question, d'une part, l'impression que cette énorme mortalité infantile n'est pas un fait fatal, inéluctable, auquel on soit contraint de se résigner; et, d'une autre part, la résolution bien arrêtée de vous mettre dès que vous ferez de la médecine, à servir généreusement et de tous vos efforts cette grande cause dans laquelle se rencontrent les intérêts de l'humanité et ceux du pays; la dignité de l'hygiène, qui est ou paraîtra toujours un peu responsable de cette hécatombe infantile, ne saurait d'ailleurs s'accommoder de l'état de choses actuel. C'est là une bonne et grande cause, et, j'en suis convaincu, vous la servirez de votre mieux.

QUATRIÈME LEÇON

L'illégitimité et l'abandon

Sommaire : — Entrave apportée à l'essor numérique des populations par l'illégitimité. — Elle est un mal physique autant qu'un mal moral. — Proportion des enfants naturels dans les divers pays de l'Europe. — Relation des enfants naturels aux enfants légitimes en France. — Influence du milieu rural et du milieu urbain. — Rapport de l'intensité de la natalité illégitime avec la mortalité infantile et la vigueur de la race. — Causes de déchéance physique pour les enfants de cette catégorie. — Charges qu'ils imposent à la société et dangers dont ils la menacent. — La recherche de la paternité hors le mariage. — Relation étroite entre l'intensité du célibat et celle de l'illégitimité. — La question des tours. — Conditions misérables de l'allaitement dans les crèches des hospices. — Les sévices de l'industrie nourricière. — Insuffisance de la protection accordée aujourd'hui aux nouveau-nés. — Urgence de pourvoir à cet intérêt.

Nous avons étudié dans notre dernière leçon les conditions générales de fragilité vitale des nouveau-nés, en envisageant ceux-ci dans leur milieu naturel, c'est-à-dire dans la famille ; nous avons maintenant à nous occuper de la *gente dolente* qui, au seuil de la vie, rencontre l'abandon et à laquelle la charité publique sert de mère.

Et tout d'abord, puisque c'est elle qui peuple surtout les crèches des hospices, l'illégitimité se présente au début de cette étude et nous avons à la considérer comme cause de natalité infantile.

Elle est une entrave sensible à l'essor numérique des populations. Montesquieu a dit à ce propos : « Les conjonctions illicites contribuent peu à la propagation de l'espèce. Le père, qui a l'obligation de nourrir et d'élever les enfants, n'y est point fixé, et la mère, à qui l'obligation reste, trouve mille obstacles, par la honte, le remords, la gêne de son sexe, la rigueur des lois ; la plupart du temps elle manque de moyens... Il suit de tout ceci que la continence publique est naturellement jointe à la propagation de l'espèce. »

L'étude de la natalité illégitime offre un intérêt des plus grands parce qu'elle fournit une preuve éclatante de l'étroitesse des liens qui font dépendre, dans un État, la prospérité publique de l'accomplissement des lois morales et réduit à sa valeur l'opinion qui ne voit dans le mariage qu'une formalité, respectable sans doute par son antiquité, mais qui est d'institution humaine et qui n'importe que médiocrement au bonheur des sociétés, un lien conventionnel, résoluble par la volonté des contractants et dont un état social plus avancé finira par s'affranchir un jour.

L'illégitimité est un mal physique autant qu'un mal moral, et les chiffres le prouvent surabondamment. Nous le montrerons tout à l'heure, mais étudions auparavant l'intensité de ce fléau.

Appelons *intensité de la natalité illégitime*, le nombre d'enfants naturels sur 100 naissances. On prend quelquefois pour expression de l'illégitimité le nombre d'enfants naturels produit par 100 habitants d'un pays, mais la première de ces deux mesures est préférable parce qu'elle abstrait les différences nationales de fécondité.

Or, on constate qu'il y a en Europe un maximum de 21,5 naissances naturelles sur 100 naissances et un minimum de 1,26. La moyenne européenne de l'illégitimité est représentée par 6,52 pour 100. En d'autres termes, il y a en Europe, en moyenne, plus de 15 naissances hors le mariage sur 100. Remarquons que la race allemande n'a pas, dans cette liste, un rang bien honorable ; la Bavière, le Wurtemberg, la Saxe, l'Autriche, en occupent en effet la tête, et la Prusse ne vient pas très loin après elles. Si l'on prend la moyenne de l'illégitimité dans les pays de race germaine et qu'on l'oppose à la même moyenne pour les trois grands pays de race latine : France, Italie, Espagne, on trouve pour les premiers une natalité illégitime représentée par 15 pour 100, et pour les seconds par 6,11 seulement. Où donc est cette moralité allemande dont il a été fait tant de bruit dans ces dernières années et qui, s'affirmant bien haut, était par cela même suspecte?

Mais examinons cette proportion en ce qui nous concerne. Pendant la période de douze ans qui s'est écoulée de 1859 à 1872 nous avons eu, en France, une moyenne annuelle de 73 573 naissances naturelles, c'est-à-dire 7,41 enfants naturels sur 100 naissances. Un fait consolant est la diminution progressive, mais peu sensible, il est vrai, de la proportion de l'illégitimité. Si, en effet, nous partageons les deux périodes de 1861 à 1879 en deux groupes de dix années, nous trouvons que dans le premier (de 1861 à 1870) cette proportion a été de 7,58, tandis que dans le second elle a été de 7,56. Il n'y a certainement pas à se targuer beaucoup d'une différence aussi minime, mais il y a tant de mauvaises choses dont le niveau monte constamment à notre époque : la criminalité, le suicide, l'alcoolisme, l'aliénation, par exemple, qu'il faut se féliciter de voir l'illégitimité tendre à demeurer stationnaire.

La statistique accuse d'une manière expressive l'influence des milieux sur l'illégitimité. C'est ainsi qu'une moyenne de six années a fourni pour le département de la Seine (lisez Paris) 25,71 naissances naturelles sur 100, c'est-à-dire plus du quart, ou le maximum observé en Europe ; cette proportion n'a été que de 11,55 pour l'ensemble des populations urbaines en France, et de 4,36 seulement pour l'ensemble des populations rurales de notre pays. C'est dire qu'il y a, à la campagne, 6 fois moins de naissances naturelles qu'à Paris, et près de 3 fois moins que dans les villes.

Sans doute, il y a à faire une certaine part, dans ce résultat, à la moralité des campagnes, moralité qui, malheureusement moindre qu'on ne le croit, est encore cependant inconstestablement supérieure à celle des villes, et aussi au frein qu'oppose aux relations irrégulières la vie dans une petite localité où nul désordre ne passe inapercu ; mais il ne faut pas oublier non plus que beaucoup de grossesses rurales viennent aboutir aux villes où la clandestinité trouve un abri et des ressources. Paris peut être considéré, sous ce rapport, comme un refuge pour la France entière, et c'est sans doute (sans vouloir l'innocenter par ailleurs) à cette cause qu'est due son effrayante surcharge de natalité illégitime. Chaque ville un peu importante joue, par rapport aux campagnes avoisinantes, ce rôle d'attraction exercé par Paris pour les grossesses clandestines sur l'ensemble des campagnes et des villes.

Les divers départements diffèrent, du reste, beaucoup les uns des autres au point de vue de l'intensité de l'illégitimité, Les tableaux dressés par Bertillon accusent le minimum pour les Basses-Alpes qui ont moins de 2 naissances naturelles sur 100 naissances, et, en dehors de la Seine, un maximum de 14,1 pour le département du Rhône. Les départements à villes très populeuses et à populations industrielles sont ceux où l'illégitimité atteint son chiffre le plus élevé ; Il est, en effet, de 12,2 pour la Seine-Inférieure, de 10,8 pour la Gironde, de 10,5 par les Bouches-du-Rhône.

L'illégitimité et le célibat sont deux faits sociaux liés l'un à l'autre par un rapport d'effet à cause. S'il en est ainsi, la statistique doit accuser une plus grande proportion d'enfants naturels dans les pays qui se marient le moins. C'est ce que l'on constate en effet pour quelques contrées de l'Europe : c'est ainsi que la Russie qui a la plus grande intensité matrimoniale (10 habitants mariés sur 100, la moyenne générale de l'Europe étant de 8,6) n'a que 15 enfants naturels sur 10,000 habitants ; tandis que les autres pays de l'Europe en

ont, en moyenne, 25. Sans doute cette relation ne ressort pas
toujours aussi évidente des chiffres, mais la connaissance de
l'état de nos mœurs ne permet pas de douter qu'elle existe.
On peut affirmer que le pays qui aura, engagé dans le mariage, le plus grand chiffre de sa population mariable, c'est-
à-dire comprise, pour les deux sexes, entre 15 ans et 60 ans,
sera celui que l'illégitimité éprouvera le moins. Or, nous
avons en France 26 millions et demi d'adultes de plus de
quinze ans. Sur ce chiffre, 14 millions et demi sont mariés
et près de 12 millions sont célibataires. Le célibat est donc
un mal social, il est aussi un mal individuel puisque, si
c'était le lieu, il me serait facile de vous démontrer : que les
célibataires vivent moins que les gens mariés ; qu'ils com-
mettent plus de crimes ; qu'ils fournissent un contingent plus
fort à l'aliénation ; qu'ils se suicident plus souvent. Il affaiblit
de plus les populations, non seulement en nombre mais en
qualité ; il sert de véhicule principal au poison syphilitique, altère les mœurs et impose à la société, dans notre seul
pays, la charge de près de 80 mille enfants.

Le célibat est donc mauvais et dangereux. Mais il est deux
sortes de célibat que la passion et le parti pris confondent volontiers et que l'on doit distinguer : le célibat d'égoïsme et le
célibat de sacrifice ; le premier qui a pour mobile la recherche
du plaisir et l'éloignement du devoir ; le second qui a pour
mobile le dévouement à un sentiment ou à une idée.

Ici, je rencontre, sans l'avoir cherchée, cette éternelle
question du célibat religieux, question obscurcie par tant de
sophismes. Je ne l'éluderai pas, car je vous ai habitués à ma
sincérité et je vous rends ce témoignage que, convaincus ou
non, vous avez toujours eu pour des opinions loyales la
déférence qu'elles méritent. On ne nie pas généralement que
ce célibat, élevé dans son but, ne soit fécond et salutaire dans
ses résultats ; mais on lui reproche de préjudicier à l'accroissement numérique de la population. C'est là le grand
argument contre le célibat religieux, argument usé, mais

qu'on rajeunit à tous propos. Examinons-le de près. Il est incontestable que les prêtres, les moines et les religieuses, vivant dans un célibat consenti, sont improductifs pour l'accroissement de la population. Mais quelle est la mesure de ce préjudice? Voilà ce qu'il importe de déterminer pour jugér de la valeur de ces récriminations.

Dans une discussion académique élevée récemment sur le mouvement de la population en France, on a évalué à 142,705 le nombre des personnes qui, en 1861, étaient engagées dans le célibat religieux. Ce nombre, suivant Lagneau, serait de 151,676 et se décomposerait ainsi : 43,577 prêtres séculiers, 17,776 religieux, 90,343 religieuses, ce qui aurait fait, si ces personnes étaient restées dans le monde et s'étaient toutes mariées, 75,838 ménages possibles ; mais suivant la proportion habituelle, la moitié au moins n'auraient pas contracté mariage, ce qui réduit ce chiffre à 37,919 ménages. Au taux de 3,08 enfants par ménage, il reste 115,000 enfants pour vingt ans d'activité procréatrice, ou 5,755 naissances de moins chaque année (et je suppose que pendant ces vingt ans ces unions ne seront pas dissoutes par la mort), ce qui, au taux de la natalité moyenne, donne 1 enfant environ sur 160 enlevé à la population par le célibat religieux. Et encore combien payeraient leur tribut à la mort ! Remarquez aussi que je n'ai pas fait intervenir dans ce calcul la stérilité matrimoniale qui prive d'enfants un ménage sur sept, et réduit par conséquent d'un septième encore le chiffre d'enfants que le célibat religieux refuse à la population.

Voilà vraiment une belle affaire, et de quoi justifier une entreprise sur la liberté des vocations ! Car enfin, il faut être juste, on ne se met pas hors la loi parce qu'on veut consacrer sa vie à prier ou à se dévouer aux pauvres. Si on exige que les célibataires de cette nature se marient, il faut exiger la même chose des autres célibataires dont les motifs ne sont certainement pas plus respectables, et si on décrète le mariage obligatoire et ecclésiastique, il faut décréter en même temps le mariage obligatoire et laïque. Quant au mariage gratuit, il viendra quand il pourra. C'est ainsi que menés par la passion, le parti pris et l'*à priori* philosophique, les meilleurs esprits vont à l'absurde et, ce qui est plus grave, à l'injuste. L'homme est libre de se marier; il est libre de ne pas se marier, et toute loi qui viendra limiter cette liberté sera inique et vexatoire; je n'en veux pas, au nom de la liberté et de la dignité humaines, pour le célibataire de plaisir, j'ai bien le droit de n'en pas vouloir pour le célibat de sacrifice. D'ailleurs la société humaine est autre chose qu'un haras; l'homme n'est pas seulement producteur d'enfants, il est producteur aussi de bons exemples et de bonnes œuvres, et n'est-ce pas quelque chose pour la société que de lui donner des leçons d'austérité, d'empire sur soi-même, de dévouement aux autres? Et puis les célibataires religieux ont leurs enfants qu'ils recueillent dans la progéniture abandonnée par le célibat libertin, et ceux-là qui l'ont vu aux prises avec la tâche de défendre contre la mort cette chétive descendance savent que cette paternité d'adoption compense pour la population la paternité réelle à laquelle ont renoncé les célibataires religieux. Il faudrait pourtant bien renoncer à ces redites qui sont usées et qui n'abusent plus que les esprits faibles ou prévenus. Il en est de cet argument comme de celui qui est invoqué pour soumettre les prêtres au service militaire. Le préjudice, causé à l'armée d'un côté, n'est pas plus sérieux que celui qui est causé de l'autre à la population. Dans les deux cas, la passion apparaît et la sincérité fait défaut.

L'intensité de la natalité illégitime est un mal, d'abord parce qu'elle accuse une déchéance pour les mœurs et puis ensuite parce qu'elle crée une race débile, mal conformée, singulièrement disposée aux maladies constitutionnelles, à la scrofule, à la phthisie, à l'idiotisme, à l'épilepsie, apportant de plus dans la vie une hérédité morale et intellectuelle souvent reprochable, élevée anormalement en dehors de la famille, faisant peser sur la société des charges auxquelles elle ne peut se refuser mais qui sont excessives, et menaçant de plus sa sécurité en grossissant le nombre de ces existences sans racines et sans fonction qui sont poussées naturellement vers l'improductivité et le désordre.

Mais l'illégitimité est aussi une cause d'affaiblissement numérique pour les populations en élevant considérablement le chiffre de la mortinatalité. Si l'on compare en effet la mortalité infantile de 0 à 1 mois dans deux groupes d'enfants, les uns nés dans le mariage, les autres hors le mariage, on voit que l'illégitimité crée pour les enfants qui en procèdent des chances de vie misérable et raccourcie. La mortalité des uns dans le premier mois est de 4,02 pour 100 naissances ; elle est de 7,59 pour les autres, c'est-à-dire près du double. D'un autre côté, les morts-nés illégitimes sont deux fois plus nombreux que les morts-nés qui procèdent du mariage. En 1871, sur 59,067 enfants naturels en France, nous en avons perdu 4,425 ; au taux de la mortalité des nouveau-nés dans le mariage, cette perte n'aurait été que de 2,371 seulement ; la différence, soit 2,054, est donc une perte sèche à porter au compte de l'illégitimité ; et ce calcul, remarquez-le, est basé sur l'année où : par le fait des mobilisations, des événements de guerre, les naissances illégitimes se sont certainement ralenties comme l'ont fait les naissances légitimes ; les autres années, interrogées à ce point vue, accuseraient, du fait de l'illégitimité, un préjudice encore plus considérable.

Et je ne parle ici que des morts-nés ; si l'on suivait les enfants naturels dans la première année, si on calculait pour chaque mois les probabilités de vie qui leur reviennent, on constaterait une fragilité bien autrement plus grande pour les enfants naturels que pour les enfants légitimes. Ces calculs ont appris en effet que la mortalité des enfants légitimes étant représentée par 1, celle des enfants naturels est, pour la première semaine, 1,68 ; celle de la deuxième semaine 2,38 ; celle de la deuxième quinzaine 2,61 ; celle des cinq mois suivants, 2,12 ; enfin celle des six derniers mois 1,75. La mortalité de la première année pour les enfants légitimes étant 1, celle des enfants naturels est 1,92. L'écart de la mortalité entre les deux catégories d'enfants est surtout considérable dans les trois premières semaines, et c'est la seconde quinzaine qui est la plus critique pour la vie des enfants naturels, tandis que c'est la première pour les enfants nés dans le mariage.

Si l'illégitimité imprime à la vie des conditions d'une fragilité primordiale qui se traduit par plus d'avortements et une mortalité plus grande des nouveau-nés, il ne faut pas croire que les enfants naturels qui ont éludé ce double danger présentent plus tard des conditions de vigueur et de résistance semblables à celles des enfants issus du mariage. Il n'en est rien : ils portent en général toute leur vie le poids de leur mauvaise hérédité et des soins défectueux ou insuffisants qu'il ont reçus pendant la première année. On n'a qu'à jeter un coup d'œil d'ensemble sur la population chétive qui peuple les hospices consacrés à cette catégorie d'enfants pour recueillir une impression qui ne dispense pas des chiffres, mais qui peut suffire, en attendant ceux-ci. Quant on poursuivra, la statistique en main, l'examen comparatif de la mortalité des deux catégories d'enfants, on trouvera certainement, au bout de chaque période, un déficit plus considérable pour les enfants naturels ; de même, si on établit un jour un parallèle analogue pour la mortalité spéciale par nature de maladies, surtout de celles qui synthétisent en quelque sorte les conséquences d'une hérédité et d'une hygiène également mauvaises, il n'est pas douteux que les enfants naturels n'accusent une proclivité morbide exagérée.

Et comment pourrait-il en être autrement ? Issus du désordre ou de la misère, et souvent de ces deux facteurs réunis, et par conséquent de parents entachés d'affaiblissement organique ; conçus et portés dans une clandestinité qui est la source d'un trouble moral et souvent une provocation à des tentatives d'avortement qui retentissent sur eux avant leur naissance ; enfantés, comme ils avaient été procréés, dans de mauvaises conditions ; privés de soins ; condamnés généralement aux sévices d'une alimentation artificielle mal conduite ; livrés, dans les cas les plus heureux, à des nourrices d'occasion, ils ne peuvent évidemment puiser dans ce concours de circonstances mauvaises que des chances bien médiocres de vitalité.

Mais ce n'est pas tout : l'illégitimité ne préjudicie pas seulement à la société en entravant l'essor numérique de la population, elle fait encore peser sur elle des charges onéreuses, et l'encombre d'enfants à aptitudes trop souvent vicieuses et qui, privés de l'influence correctrice de la famille, et d'une bonne éducation, ne lui promettent pas pour l'avenir, un appoint bien utile de forces intellectuelles et morales. Les statistiques judiciaires sont là, d'ailleurs, pour démontrer ce que deviennent un grand nombre de ces malheureux enfants.

L'illégitimité est donc un mal à tous les points de vue ; et ici encore éclate dans toute son évidence cette grande loi préétablie qui donne toujours au bien moral le bien physique comme descendance et qui veut, par contre, que le mal moral n'engendre jamais le bien physique. J'ai cherché des dérogations à cette loi, je n'en ai pas vu jusqu'ici. Si l'on croit en trouver parfois, c'est qu'on n'envisage que les conséquences immédiates du mal moral ; mais que l'on en poursuive suffisamment les effets et on arrive toujours à en vérifier l'exactitude. En ce qui concerne l'illégitimité, le mal physique suit, sans intermédiaires, le mal moral.

Rien n'est donc plus naturel que de chercher à limiter le fléau de l'illégitimité, et la recherche de ce moyen restrictif a singulièrement exercé l'imagination des économistes.

On a proposé de faire de l'enfantement illégitime un délit et de le punir. C'est simplement inique. Eh quoi ! la mal-

heureuse qui a, pour atténuer sa faute, l'excuse de l'entraînement, souvent de la misère, qui la payera de son honneur,
peut-être de sa vie, et sur qui pèseront d'une manière exclusive les charges et les risques de l'illégitimité, serait punie
alors que l'instigateur de cette faute commune, celui qui en
a quelquefois seul la responsabilité morale, se réfugierait dans
une impunité commode ! Quoi de plus absurde et de plus
injuste qu'une jurisprudence semblable, et qui songerait
jamais à l'appliquer ? La poursuite de la maternité illégitime
ne peut venir qu'après celle de la paternité clandestine, et la
seconde mériterait certainement une pénalité double de la
première.

Que faut-il donc penser de la recherche de la paternité ?
J'entends la paternité hors le mariage, car l'adage juridique :
« *is pater est quem nuptiæ demonstrant* » est, on peut le dire,
une nécessité sociale. Tout enfant conçu dans le mariage a
pour père le mari ; mais tout enfant conçu hors le mariage
ayant droit à un père et ne pouvant le rechercher lui-même,
il est naturel que la société, qui est son tuteur légal, se charge
de ce soin. C'est là la conclusion à laquelle est arrivé
M. Dewinck dans un rapport lu le 21 mars 1875 à la Société
internationale d'économie sociale. Dans le projet élaboré par
lui, sur la déclaration faite au maire de sa commune par
une fille séduite et devenue enceinte, il serait nommé par
ce magistrat un curateur à l'enfant à naître ; ce curateur
deviendrait le tuteur de l'enfant et poursuivrait en son nom
la recherche de la paternité. « L'objection du scandale, dit à
ce propos M. Ph. Serré dans un travail remarquable sur
l'article 340 du Code civil, est usée et amène une réponse
topique, à ce point évidente qu'elle est tombée dans le lieu
commun : le scandale est dans la violation de la loi morale,
il n'est pas dans la répression ; la répression est exemplaire,
loin d'être démoralisatrice. L'argument du scandale, si on
devait s'y arrêter, paralyserait toute justice. Tous les jours
des procès civils en séparation de corps ou en désaveu de

paternité et des poursuites criminelles pour attentat aux mœurs amènent la divulgation de faits déplorables. A-t-on jamais pensé à élever, en pareille matière, la fin de non recevoir du scandale ? Il y a quelque chose de plus contagieux que le mal lui-même et de plus démoralisateur, c'est l'impunité du mal.... Quiconque a transmis la vie à un être humain lui doit la subsistance et l'éducation, l'assistance morale et l'assistance corporelle. Tout au moins, et ne pût-il que cela, il lui doit l'aveu et la reconnaissance publique de sa paternité. Le déni de paternité est, entre tous les dénis de justice, le plus impie et le plus dénaturé. Les conditions de moralité actuelle et antérieure des filles-mères seraient d'ailleurs toujours un élément qu'on interrogerait dans ces recherches et qui pourraient jeter sur elles une lumière souvent décisive. Au reste, comme l'a très bien fait remarquer M. Dewinck, la loi, pour prévenir des abus, doit stipuler en faveur de la fille séduite, qui est toujours entachée de complicité, un minimum d'avantages et s'occuper presque entièrement du sort de l'enfant qui, lui, est innocent et sur lequel doivent se porter principalement toutes les sollicitudes de la loi. Dans ces limites, la recherche de la paternité clandestine est naturelle, elle est juste et l'on ne saurait invoquer contre elle les difficultés dont elle est entourée dans l'application. Sans doute, elle échouera souvent ; mais le fait qu'elle est susceptible d'être poursuivie sera, à lui seul, un frein d'une certaine efficacité. Espérons qu'un jour viendra où elle sera inscrite dans nos Codes, non pas avec une forme *répressive*, ce qui répugnerait à nos mœurs, mais avec une forme *réparatrice*, ce qui est le minimnm de la justice. »

La grave question des tours se présente ici et nous allons l'étudier, sinon dans tous ses détails, au moins sous ses aspects les plus importants. L'utilité des tours est fort controversée. Sans doute le sentiment qui a inspiré leur fondation est des plus respectables et la discussion ne peut avoir d'autre terrain que celui de leur efficacité pour diminuer la mortalité des nouveau-nés, sans accroître l'illégitimité par les facilités qu'ils lui offrent.

L'influence du christianisme qui a substitué à la loi païenne, si rude aux faibles, une sollicitude ardente pour eux, a inspiré en faveur des enfants abandonnés des prodiges de charité; mais ils sont restés tout à fait isolés et individuels jusqu'au milieu du XVIIe siècle, c'est-à-dire jusqu'à l'époque où saint Vincent de Paul a organisé l'assistance de ces malheureux enfants en lui donnant la seule base qui puisse la rendre vraiment efficace, c'est-à-dire l'esprit chrétien de dévouement et d'abnégation.

La loi du 20 juin 1793, qui a créé pour chaque municipalité un tour, ou lieu de dépôt pour les nouveau-nés, s'inspirait sans doute d'intentions philanthropiques, mais elle offrait à la débauche, au désordre et à la désertion des devoirs, des facilités qui n'ont pas tardé à produire leurs fruits. Le but de la création des tours était, en affranchissant les filles-mères des suggestions de la honte et du désespoir, de diminuer le nombre des expositions et des infanticides. Or, la statistique a montré que les tours faisaient monter parallèlement le niveau de l'illégitimité et celui de l'abandon. Écoutons ses enseignements à ce propos : « Peu d'années après l'ouverture des tours, en vertu d'un décret de 1811, a dit un économiste, le nombre sans cesse croissant des enfants mis à la charge des départements et des communes appelait déjà la sérieuse attention du gouvernement. En effet, le nombre des enfants trouvés et abandonnés qui était en 1719 de 55 700, s'élevait déjà en 1815 à 84 500, en 1818 à 97 900, en 1825 à 111 400, en 1831 à 127 600 et en 1833 à près de 131 008... Il est curieux de voir, par les faits, l'action puissante de la présence d'un tour sur l'abandon des enfants. On a souvent cité l'exemple de Mayence, où il n'y eut, jusqu'en 1811, que deux ou trois enfants exposés par an; après l'établissement du tour, ce nombre s'éleva à 150; puis en 1815, le tour est supprimé et immédiatement le nombre des expositions est réduit de nouveau à 2 ou 3. En 1838, le tour de Paris ne fut surveillé que durant quelques mois, mais l'opinion publique le croyait *fermé* ou surveillé; dans cette même année, le nombre des enfants mis au tour ne fut que de 41; on finit par apprendre que le tour existe toujours et qu'il est libre, et en 1839, le nombre des enfants qu'on y expose est de 294; en 1844, ce nombre est de 698. Dans le département du Nord, qui a longtemps possédé cinq tours, le nombre des réceptions annuelles était de plus de 700; les tours ont été successivement surveillés de 1840 à 1843, et en 1845, le nombre des enfants reçus n'était plus que de 11. »

Au reste la pression de l'expérience a redressé cette philanthropie fourvoyée, et les tours, déjà singulièrement réduits, auront bientôt disparu. Objectera-t-on que les avortements, les infanticides et les expositions meurtrières s'accroîtront, les faits sont là pour démontrer que, en ce qui concerne les expositions, cette crainte ne s'est pas réalisée. Là où les tours ont disparu, il y a eu moins d'enfants exposés et moins d'affaires d'infanticides parce que sans doute la débauche, plus inquiète de ses conséquences, s'est donné une carrière moins libre. Terme et Monfalcon ont soutenu, les preuves statistiques en main, qu'un groupe de départements où le tour florit a offert plus d'infanticides qu'un groupe égal d'autres départements où il avait été supprimé. Nous nous rallions pleinement à la doctrine de M. de Gérando qui affirme que les motifs qui poussent à l'infanticide ne sont en rien influencés par l'existence ou la non-existence des tours. Se réfugie-t-on derrière cette explication que l'avortement provoqué a dû remplacer l'infanticide et l'exposition, et que son intensité échappe à toute constatation, je répondrai que les filles-mères qui ont à cacher une grossesse clandestine et dans la pensée desquelles est entré le projet criminel d'un avortement, ne s'en laisseront vraisemblablement pas détourner par la possibilité de se débarrasser sur un hospice du soin d'élever leur enfant. Et d'ailleurs, en favorisant ainsi la natalité clandestine, ne prive-t-on pas l'enfant d'un état civil qui, pour douloureux qu'il soit, peut, dans certains cas, avoir son prix pour lui?

Les partisans convaincus de l'utilité des tours ne pourraient nier du reste les abus flagrants auxquels ils donnaient lieu : des enfants légitimes (1 dixième environ) y étaient déposés. En veut-on une preuve? Sur 258 enfants réclamés en six ans à l'hospice de Rouen, il y avait 122 enfants légitimes ; dans l'arrondissement de Dieppe, sur 536 enfants réclamés, 318 étaient légitimes. Ces chiffres invoqués par M. de Gérando sont singulièrement expressifs. Ainsi donc, il n'aurait fallu qu'une mauvaise impulsion des parents ou leur mort pour que tant d'enfants nés dans le mariage eussent été à jamais les victimes de cette suppression d'état. Enfin des filles-mères qui auraient fait des efforts honorables pour élever leur enfant, étaient sollicitées ainsi à s'en débarrasser. Il y a d'ailleurs à réglementer le désordre par des institutions publiques, les intentions fussent-elles excellentes, ce danger, moral de voir la philanthropie revêtir les apparences fausses, mais désobligeantes, d'une sorte de connivence par indulgence exagérée et d'atténuer ainsi le sentiment de réprobation publique qui doit s'y attacher. « Il est toujours fâcheux, pour la morale publique, a dit à ce propos M. de Gérando, de frapper les regards de la foule par la présence d'un genre d'asiles semblable à celui des hospices d'enfants, de faire supposer que le nombre des enfants délaissés est considérable, de familiariser l'opinion avec l'idée d'un crime si contraire à la nature. » La société doit évidemment adopter les malheureuses créatures que la famille abandonne, les entourer de vigilance et de sollicitude ; elle y est obligée par humanité, elle y a aussi son intérêt, car c'est le moyen d'atténuer les dangers que l'illégitimité lui fait courir ; mais elle ferait fausse route en favorisant la clandestinité et l'abandon. Au reste le tour, qu'un économiste anglais, lord Brougham, appelait « la meilleure petite machine de démoralisation que l'on pût inventer », et qu'un autre écrivain, M. Remarle, définissait avec non moins d'énergie une *machine à suppression d'état*, s'en va rapidement, et il ne restera bientôt plus de lui que le souvenir d'une tentative généreuse mais imprévoyante. Que les hospices ouvrent largement leurs portes aux nouveau-nés que l'abandon et la misère leur confient, c'est de nécessité et de devoir ; mais que les tours cessent d'être une prime offerte à l'inconduite, si ce n'est à la spéculation. C'est ce que la prudence et le souci des mœurs imposent absolument. Au reste, la législation actuelle en laissant facultatifs le rétablissement, le maintien ou la suppression des tours, semble avoir compté sur leur disparition progressive par le fait du sentiment, de plus en plus général, de leur inefficacité ou de leurs dangers, et il n'y a qu'à laisser cette évolution s'accomplir spontanément pour qu'elle aboutisse à sa fin naturelle, c'est-à-dire à la suppression du tour *libre*.

M. le comte Siméon, dans le rapport qu'il a lu en 1856 au Sénat sur l'organisation du service des enfants confiés à l'Assistance publique, a fait ressortir l'énorme mortalité des enfants déposés au tour, et a opposé aux 140 cas d'infanticides légaux, les 2 200 décès qui constituent l'excédent de la mortalité des enfants nés au tour, sur la mortalité générale des nouveau-nés. Cet argument n'est pas, au point de vue spécial qui nous occupe, dénué de valeur.

En résumant ma pensée sur cette grave et difficile question des tours qui a divisé et qui divise encore tant d'esprits généreux, je dirai que le secret de ces divergences est surtout dans la confusion des tours fermés ou clandestins et des tours ouverts ou surveillés ; les premiers sont incontestablement une incitation à la débauche et au délaissement des enfants, non pas seulement de ceux qui naissent hors le mariage, mais même des enfants légitimes ; et que la pensée qu'ils peuvent diminuer l'infanticide ou l'exposition qui est, comme le disait un père de l'Église, Lactance, une forme de l'infanticide : « *Tam nefarium est exponere quam necare* », est en opposition avec les données de l'expérience.

Les crèches des hospices qui ont recueilli des enfants trouvés ont tout d'abord à pourvoir à leur allaitement, et l'industrie nourricière s'en empare. Il y a un immense intérêt à ce que les enfants soient pourvus d'une nourrice sans retard, mais malheureusement des lenteurs administratives, et aussi la difficulté du recrutement des nourrices condamnent les enfants pendant huit, quinze jours, et quelquefois plus, aux hasards de l'alimentation artificielle en attendant le départ pour la campagne où ils doivent être nourris. Ce qui meurt de ces petits enfants, presque toujours chétifs d'ailleurs, on le comprend aisément. J'ai vu quelquefois deux et trois nouveau-nés se suspendre pendant cette période au sein de la même nourrice, dont le lait et la moralité se valaient, et attendre dans ces conditions misérables, l'époque *régulière* où la voiture de nourrissage les emportait ; heureux ceux qui naissaient près de cette date, malheureux ceux qui en étaient éloignés ! Le plus souvent, le biberon les soumettait à une épreuve préliminaire que complétait une nouvelle nourrice. Aussi l'atrophie infantile, l'entérite et le muguet se prélassaient-ils dans ces crèches et la mort y trouvait une grasse pâture. Voilà déjà un premier et immense danger. Il est aggravé par les conditions du transport qui, dans la saison rigoureuse, exposent les nouveau-nés à cette influence du froid que je vous disais, l'autre jour, être si meurtrière pour eux. Mais ces deux épreuves ne sont rien auprès des sévices de l'industrie nourricière, un troisième et redoutable crible à travers lequel passent les nouveau-nés qui n'ont pas le privilège d'une résistance vitale particulière.

Vous avez eu certainement, Messieurs, les échos de cette douloureuse statistique dont les éléments ont été produits et discutés partout depuis une vingtaine d'années : dans la presse médicale et politique, dans les brochures et les livres, devant les Académies et les Sociétés protectrices de l'enfance. Des médecins ont consacré leurs efforts et leur zèle à cette croisade en faveur des nouveau-nés, et parmi eux, M. Brochard occupe certainement le premier rang, pour l'ardeur avec laquelle il s'est occupé de cette question, a sollicité l'émotion publique à son sujet et a préparé les solutions administratives qui sont de nature à diminuer l'intensité d'un mal dont il a fait ressortir l'étendue avec une rare et persévérante énergie. Une brochure publiée par lui en 1871, sous ce titre dont la vivacité ne me déplaît pas : « *Les Nourrissons, les Enfants-trouvés et les animaux* », met dans un contraste expressif la sollicitude que l'on montre pour l'élève des animaux et l'abandon véritablement douloureux qui attend les nouveau-nés envoyés en nourrice à la campagne. Il trace de leur condition le tableau suivant : « Privés de toute surveillance médicale, ces enfants n'ont pour unique appui que la protection, toujours *illusoire*, du maire de la commune dans laquelle le hasard les a placés. Aussi se passe-t-il, dans la courte existence de ces petits malheureux, des faits que je croirais impossibles si je n'en avais été plus d'une fois témoin. Un grand nombre de ces enfants succombent faute de soins, faute de nourriture, meurent brûlés ou victimes des plus cruels accidents. L'arrivée des nourrissons dans les communes rurales n'est bien souvent connue du maire que par leur inscription sur le registre des actes de décès de ces communes. Cette inscription se fait rarement attendre et, presque toujours, elle a lieu avant que les nouveau-venus aient eu la moindre visite. Aussi les substitutions, les suppressions d'enfants sont-elles plus fréquentes qu'on ne le croit généralement. Cette idée devrait même faire trembler toutes les mères qui envoient un enfant en nourrice et qui, toute leur vie peut-être, embrasseront un enfant qui ne leur a jamais appartenu. Ces faits, je l'affirme, sont loin d'être rares. Que de fois, j'ai vu, au cœur de l'hiver et par une neige épaisse, de malheureux nourrissons sortir inanimés d'un wagon de troisième classe et mourir peu d'instants après! Pourquoi, en présence de semblables accidents, ne pas interdire aux Compagnies de faire voyager les nouveau-nés dans des compartiments non chauffés? Si, au lieu de visiter les fermes, le médecin pénètre dans les chaumières, à la place de ces beaux animaux que, tout à l'heure, il admirait, il trouvera deux, trois nourrissons pâles, maigres, étiolés, à la figure de cire. Ces malheureux sont là qui crient, qui meurent de faim ou de soif. « Ce n'est rien, dit la nourrice si on l'interroge, c'est un petit Parisien qui crie… la mort le tourmente. » L'infortuné nourrisson n'a pas d'autre oraison funèbre. Le lendemain une autre victime le remplace... Les nourrissons vivent, meurent dans les campagnes sans que personne s'en occupe. S'il succombent, s'ils meurent de faim, de misère, s'ils sont brûlés, les nourrices peuvent être parfaitement tranquilles, personne ne recherchera les causes de leur mort, car *les décès dans les communes rurales ne sont jamais vérifiés.* »

Alors même que ce tableau semblerait un peu rembruni, on ne peut s'empêcher de reconnaître, quand on a quelque expérience de ce qui se passe à la campagne, que les traits essentiels en sont rigoureusement vrais et qu'il y a là un mal profond qui ne saurait trop appeler la sollicitude de la loi et de l'administration. Sans aucun doute, les nouveau-nés assistés sont placés sous la tutelle et la surveillance d'inspecteurs, mais ceux-ci sont loin, le rayon de leur juridiction est étendu et une foule de sévices leur échappent forcément. Ce qui ne saurait tromper du reste, c'est l'effrayante mortalité de cette catégorie d'enfants. Brochard établit, par des chiffres, qu'en 1871, dans le département d'Eure-et-Loir, la mortalité de ces enfants a été de 90 pour 100. Dans d'autres départements, elle est de 78, 87. Dans les plus favorisés, elle est le triple de celle des enfants autochthones. On a fait pour Paris cette statistique, douloureuse autant qu'instructive, que la moitié des enfants qui naissent chaque année dans cette ville sont envoyés en nourrice à la campagne et que le chiffre de leur mortalité est de 51, 68 pour 100, tandis que celle des enfants appartenant aux localités vers lesquelles ils émigrent n'est que de 19, 9 pour 100. L'enquête administrative qui a été faite à ce propos indique, pour la mortalité des pupilles des hôpitaux de Paris, le chiffre de 36 pour 100; pour celle des enfants placés par les petits bureaux, 42 pour 100; pour celle des nourrissons parisiens placés par leur famille, 68 pour 100; ce qui donne, en moyenne, ce beau résultat que 1 enfant sur 2 envoyés en nourrice à la campagne est voué à la mort (en chiffres nets la mortalité est de 48, 8 pour 100).

Certes, Messieurs, je ne suis pas partisan du biberon et je n'ai pas manqué, toutes les fois que j'en ai trouvé l'occasion, de vous dénoncer ses sévices, mais entre deux maux il faut choisir le moindre, et je voudrais que chaque grande ville eût à proximité, dans un point salubre de sa banlieue, un établissement bien organisé en vue de sa destination, une sorte de crèche rurale où les enfants assistés seraient, sous la direction d'un médecin et sous l'œil de l'administration, soumis à la pratique de l'allaitement artificiel méthodique. En évitant l'encombrement, en se procurant toutes les ressources d'un lait pur et d'origine certaine, on arriverait, sans aucun doute, à des résultats bien autrement favorables. L'expérience vaudrait au moins la peine qu'on la fît. Poursuivant cette idée et l'étendant davantage, je ne verrais pas pourquoi des établissements privés, soumis à une surveillance administrative, n'offriraient pas les mêmes avantages aux familles qui ne peuvent garder leurs nouveau-nés à domicile. Il est positif qu'il y a quelque chose à faire et je ne doute pas que dans vingt ans on ne s'étonne de notre résignation actuelle à une situation aussi lamentable. Je terminerai en m'associant à un vœu de M. Brochard : c'est que les fonctions d'inspecteur des enfants assistés ne soient exercées que par des médecins. Qui aura autant qu'eux le souci de ce grand intérêt et la compétence qui, seule, peut permettre de bien remplir une mission pareille? On ne semble pas le croire puisqu'en 1871, sur 87 inspecteurs d'enfants assistés (ce chiffre est dérisoire par son insuffisance), 19 seulement étaient docteurs en médecine. Je ne suppose pas que les choses aient beaucoup changé depuis. On peut être administrateur zélé et intelligent et ne rien entendre aux questions si complexes et si pressantes, que fait surgir l'allaitement des enfants. La raison, si habituellement invoquée, que les inspecteurs s'éclairent des conseils des médecins, n'est pas sérieuse, les circonstances d'une consultation pareille ne se rencontrant guère, au cas où l'on en comprendrait le prix : et d'ailleurs pourquoi deux actions isolées ou divergentes là où une seule suffit ?

Espérons, et je ferme cette leçon par ce vœu, que le bon sens finira par prévaloir, en ce point comme en tant d'autres où son autorité est méconnue, et que ce grand service de l'inspection des enfants assistés, qui n'embrasse pas moins, année moyenne, de 150 000 nouveau-nés dans sa sollicitude, finira enfin par être organisé d'une manière sérieuse et digne du grand intérêt public qui lui est confié.

CINQUIÈME LEÇON

La nourriture du premier âge

Sommaire. — Importance de ce sujet d'hygiène. — Ses divisions. — La
cause de l'allaitement maternel devant les médecins et les philosophes.
— Ce que valent les formules absolues en hygiène. — Bénéfice que
la mère retire de l'allaitement, au point de vue de sa propre santé. —
Avantages qu'il offre au nouveau-né. — Sévices exercés sur les enfants
par les nourrices mercenaires. — Croisade à entreprendre en faveur de
l'allaitement maternel. — Les trois catégories de nourrices, suivant
qu'elles sont au domicile des parents, dans la même ville, ou à la campagne. — L'allaitement artificiel au biberon. — Le biberon comme en-
cas et comme système. — Difficultés de ce mode de nourriture. — Ses
résultats exprimés par la statistique. — L'allaitement animal. — Les
allaitements mixtes : mixte féminin, mixte animal, mixte artificiel.

La façon dont doit être conduite l'alimentation des petits
enfants est certainement une des parties les plus importantes
de l'hygiène de cet âge et cette étude occupera trois de ces
leçons. Dans la première, nous nous occuperons des modes
divers d'allaitement comparés au point de vue de leur valeur ;
dans la seconde, de la technique de l'allaitement ; dans la
troisième, des difficultés et des complications qui viennent
le traverser.

Les médecins, le bon sens et les philosophes, qui ne sont
pas toujours en opposition avec lui, ont si bien et si persévé-
ramment plaidé la cause de l'allaitement maternel qu'il me
paraîtrait superflu, et en quelque sorte banal, d'insister

longuement devant vous sur ses avantages. C'est là, du reste,
une question que j'ai traitée avec développements dans une
série d'ouvrages de vulgarisation sur l'hygiène pédagogique;
aussi, ménager de mon temps comme du vôtre, je vous
demande la permission de vous y renvoyer, espérant que
vous y trouverez quelques arguments utiles pour faire valoir
auprès des familles la supériorité de ce mode d'allaitement (1).

Il est cependant des questions d'hygiène qui ont une
telle importance qu'il ne faut pas craindre d'y revenir à
satiété, d'autant plus que celle-ci serait toujours posée si,
comme on l'affirme, la désertion du devoir de nourrir ses
enfants est une défaillance qui s'accroît à notre époque.
Est-il donc vrai que les femmes de notre temps se dispensent plus aisément qu'autrefois du souci de l'allaitement
maternel? Certainement les conditions affairées de notre
vie actuelle sont bien opposées à la placidité méthodique
des anciennes mœurs qui réservait du temps à tous les
devoirs ; mais la permanence des plaintes des médecins et des
moralistes à toutes les époques, montre que le mal n'est pas
nouveau (2). Si Aulu-Gelle a mis dans la bouche de Favorinus une adjuration si éloquente au sentiment de la responsabilité maternelle; si les républiques anciennes ont cru nécessaire de faire de l'allaitement par la mère une prescription
légale; si César a pu dire que, de son temps, on voyait plus
souvent les femmes avec des perroquets ou des chiens
qu'avec des enfants sur les bras; si J.-J. Rousseau signalait
le peu d'empressement que les femmes du xviiie siècle mettaient à nourrir, c'est apparemment que l'humanité a été
de tout temps ce qu'elle est aujourd'hui et qu'il a fallu
jadis, comme il le faut maintenant, comme il le faudra tou-

(1) *Entretiens familiers sur l'hygiène*, 6ᵉ édit., Paris, 1881.
(2) *Dictionnaire de la santé* ou *Répertoire d'hygiène usuelle à l'usage des
familles et des écoles*. Paris, 1876.

jours, défendre ce devoir contre les entreprises de la mollesse et les suggestions du plaisir.

Je vous parlais tout à l'heure de J.-J. Rousseau; ce philosophe qui a été dur aux hommes de notre profession, à laquelle toutefois il a rendu, à la dernière heure, un hommage éclatant qui ressemblait à un repentir, s'est plaint dans son *Emile* d'une ligue, qui n'a sans doute existé que dans son imagination, entre les médecins et les mères, pour éluder l'obligation de l'allaitement maternel. Ce n'est pas aujourd'hui qu'un pareil reproche pourrait être formulé : nous nous sommes constitués les tuteurs vigilants des intérêts des enfants et la saine émulation qui s'est éveillée à leur profit dans la presse, dans les académies, dans les sociétés protectrices, est assurément une preuve du zèle déployé en leur faveur par la profession médicale. Vous vous associerez, Messieurs, à cette œuvre de propagande pour répandre de plus en plus la pratique de l'allaitement maternel, là où elle est (ce sont les deux conditions) inoffensive pour la mère et fructueuse pour l'enfant; mais vous vous appuierez sur des raisons purement médicales, en leur donnant la forme la plus persuasive, laissant de côté les arguments de pur sentiment qui sont du domaine de la morale et de la poésie; et les injonctions philosophiques dont le caractère absolu répugne à une question de cette nature.

L'art de soumettre les règles générales au contrôle des cas particuliers et de résister à la séduction des formules inflexibles est toute la médecine, et par conséquent toute l'hygiène, et cette question de l'allaitement maternel vous appartient tout entière, parce que seuls vous avez dans l'esprit ce qu'il faut pour la résoudre utilement.

Le sentiment, qui juge en dernier ressort beaucoup plus de questions qu'on n'affecte de le croire, est tout en faveur de l'obligation de l'allaitement maternel. C'est le second acte de la maternité physique : après le sang, le lait; mais le sang passe de la mère à l'enfant sans qu'elle en ait la conscience et par une nécessité physiologique ; le lait au contraire se donne par un élan volontaire, et j'ajouterai par un sacrifice consenti, car l'allaitement, compris de haut, comporte plus de fatigues, plus de retranchements sur ses goûts, sa liberté, ses plaisirs, que n'en impose la gestation. On n'est mère qu'à demi quand, après avoir porté un enfant, on ne le nourrit pas, et les mères véritables savent seules quelle union étroite le ministère de l'allaitement cimente entre elles et l'enfant qu'elles nourrissent ; les médecins qui pénètrent, quand ils sont observateurs, dans l'intimité des mœurs de la famille, savent aussi combien parfois l'affection se répartit d'une manière inégale et injuste entre les enfants que leur mère a nourris et ceux que, par nécessité ou par défaillance, elle a confiés à des nourrices mercenaires. Puis, à côté de cette question d'ordre tout à fait moral mais qui n'en mérite pas moins considération, vient celle des soins ; de quelque inexpérience qu'on les suppose entourés chez une jeune mère, l'enfant trouve dans une vigilance affectueuse, dans une sollicitude que la tendresse rend clairvoyante, des compensations singulièrement favorables. Ecoutez sur ce point J.-J. Rousseau qui pénètre avec tant de lucidité au fond des questions quand il ne subit pas l'empire du parti-pris et de l'*à priori* philosophique : « L'enfant, a-t-il moins besoin, dit-il, des soins d'une mère que de sa mamelle ? D'autres femmes, des bêtes même, peuvent lui donner le lait qu'elle lui refuse ; *la sollicitude maternelle ne se supplée point.* » Voilà un mot que je voudrais voir écrit sur tous les berceaux ; il rappellerait aux mères qui allaitent qu'elles n'ont pas fait tout ce qu'elles doivent quand elles ont donné le sein ; et aux mères qui ne peuvent allaiter qu'elles doivent, comme compensation à ce devoir dont elles sont dispensées, un redoublement de sollicitude et de vigilance. Une sorte de diminution de l'instinct maternel est la conséquence de l'allaitement mercenaire ; il produit de plus un déplacement de l'affection que l'enfant porte à sa mère. En cette matière comme en toute autre chose, on reçoit à proportion de ce qu'on donne; et si l'on aime moins les enfants qu'on ne nourrit pas, on s'expose, au moins dans les premières années, à se voir préférer une nourrice. Le lycée n'est pas loin de vous et vous vous rappelez sans doute ce mot de Phèdre dans une de ses fables : « *Mater est quæ lactavit, non quæ genuit.* » Traduisez-le et répétez-le à satiété dans les familles.

Ainsi donc, quand la mère est dans des conditions ordinaires de santé, l'obligation de l'allaitement est très étroite, et c'est une mauvaise campagne qu'entreprennent autour d'elle, pour l'en détourner, une tendresse mal inspirée et une sollicitude à courte vue. Le mieux serait de remettre cette décision au médecin et de s'incliner devant son arrêt quand il l'a formulé après réflexion. Vous verrez plus tard si cette ligne de conduite, qui est la seule rationnelle, est la plus suivie. On consultera tout le monde excepté vous, ce qui, bien entendu, n'allégera pas d'un brin votre responsabilité.

Les arguments physiques qui militent en faveur de l'allaitement maternel sont nombreux; ils se partagent naturellement en deux groupes : ceux relatifs aux avantages que la mère retire de l'allaitement, ceux qu'il assure à l'enfant.

Je serai bref sur les premiers; je vous rappellerai seulement que la lactation entre dans le concert des fonctions de génération, et que la supprimer c'est constituer la femme récemment accouchée dans un état anormal qui, le bon sens l'indique, ne saurait certainement être indifférent pour sa santé. Et je n'invoque pas ici le danger de ces *aberrations du lait* dont une physiologie fort imparfaite et un humorisme quelque peu grossier, ont jadis édifié le tableau. Le mémoire publié par Lagrezie en 1805 est le manifeste le plus complet du procès fait, au point de vue de la santé des femmes, à l'absence de l'allaitement : des inflammations et des engorgements de l'appareil utéro-ovarien, des anasarques, des oph-

thalmies rebelles, des leucorrhées, des dermatoses, la fièvre
miliaire, la phlegmasia alba-dolens, etc., sont, suivant cet auteur, autant de conséquences possibles d'un allaitement empêché. Je n'ai pas besoin de prévenir votre esprit contre de
parcilles exagérations ; mais ne vous semble-t-il pas, cependant, comme à moi, que le défaut de contrefluxion mammaire peut très bien modifier les phénomènes de l'involution
utérine après l'accouchement, laisser la matrice plus engor-
gée qu'elle ne l'est dans les circonstances opposées, et que
les maladies de l'utérus doivent trouver dans cette condition
l'occasion de se développer?

Au reste, les gynécologistes les plus autorisés : Scanzoni,
Churchill, Nonat, Courty, etc., ont tous admis que l'abstention
de l'allaitement peut disposer aux maladies utérines. Ver-
riet-Litardière a publié, en 1874, seize observations qui inclinent l'esprit dans ce sens, et Decaisne a également rappelé
avec opportunité le danger qu'il y a de rompre, en n'allaitant pas, la chaîne naturelle qui lie la lactation à la grossesse
et à la puerpéralité.

D'ailleurs l'appareil utéro-ovarien se repose pendant la
période de l'allaitement, et ce repos est double puisque, dans
la grande majorité des cas, les menstrues font défaut,
et puis aussi parce que les chances d'une grossesse nouvelle sont improbables. Nous savons tous en effet ce que
deviennent chez les jeunes femmes, des utérus surmenés
par des grossesses trop rapprochées : les engorgements avec
leurs conséquences mécaniques de déplacement ; les métrites
partielles ; les granulations, sont les conséquences habituelles
de cette suractivité imposée à l'utérus. Sans doute l'allaitement a ses fatigues, mais il est nombre de femmes qui ne
les accusent pas et chez lesquelles la santé éprouve pendant
sa durée, un mieux-être inusité. La lactation étant une
étape prévue et naturelle dans la vie d'activité reproductrice, on peut considérer deux grossesses consécutives,
sans repos intermédiaire, comme un fait anormal et qui

ne saurait, par suite, rester inoffensif. Ceci ne peut pas tromper. Il y a plus, on a cité des cas dans lesquels l'allaitement a paru exercer sur l'état de santé de la mère une influence des plus favorables. C'est ainsi que vous trouverez dans Buchan l'histoire d'une femme, hystérique avant et après son mariage, qui avait un accès convulsif au moins une fois par mois; pas un accès ne se produisit pendant les quatorze mois qu'elle allaita son enfant. Les rapports physiologiques des mamelles avec l'utérus, d'où part le signal des accidents hystériformes, et la satisfaction du *sens de l'allaitement*, presque aussi impérieux chez beaucoup de femmes que le sens génésique, expliquent cet apaisement du système nerveux dans ce cas.

Les vraies mères, c'est-à-dire celles qui ont l'appétit de l'allaitement très développé, n'ont pas besoin qu'on évoque à leurs yeux les inconvénients qui menacent la santé d'une femme qui ne nourrit pas; il suffit de leur montrer les périls que court un enfant quand on l'engage dans la voie de l'allaitement mercenaire et à plus forte raison de l'allaitement artificiel. « L'allaitement mercenaire, ai-je dit dans un livre dont je vous demande de vous citer un passage (1), rompt fâcheusement, par rapport à l'enfant, des harmonies fonctionnelles établies par la nature entre sa santé et celle de sa mère. La chimie nous enseigne que le sang et le lait ont une ressemblance frappante de constitution et de composition chimique, et que le second de ces deux liquides offre chez la femme des variations en quelque sorte infinies dans les proportions de ses éléments constitutifs; on pourrait dire exactement : *tel sang tel lait*. Aussi, répugne-t-il de penser que la substitution du sein d'une nourrice à celui d'une mère, apte à l'allaitement, puisse être une chose indifférente. Et je ne parle ici que des qualités matérielles, grossièrement tangibles, qui relèvent de la balance et du mi-

____

(1) *Entretiens familiers sur l'hygiène*, Paris, 6ᵉ édit. 1881.

croscope. Qui nous dit qu'il n'y en a pas de plus intimes encore et dont la santé, ce réactif exquisement délicat, accuse l'influence alors qu'elles échappent à l'analyse ? »

Je le crois fermement et, sans vous entraîner dans les conceptions d'une physiologie un peu mystique à laquelle je répugne comme vous, je considère le lait de la mère comme mieux adapté aux besoins organiques de l'enfant que celui d'une étrangère. Il est plus *en conformité de nature* avec lui, pour me servir d'un mot de Galien, et à qualités égales, il lui vaut mieux par conséquent. Tout compensé, une mère qui a les qualités d'une *nourrice ordinaire* est préférable à une *nourrice de choix* ; j'ai toujours basé mes conseils sur les termes de ce parallèle, je n'ai pas eu à m'en repentir, et je vous engage à vous en tenir à ce programme. Donné a insisté avec beaucoup de raison et de sens pratique sur la nécessité d'abaisser ses exigences quand il s'agit d'allaitement maternel, et de ne pas demander à une mère, pour lui permettre de nourrir son enfant, les apparences luxuriantes d'une nourrice bourguignonne ou flamande. Il a vu, comme moi, et vous en verrez aussi de nombreux exemples, des mères qui ne payaient pas de mine et qui, sans en souffrir elles-mêmes, justifiaient par l'état de leur nourrisson la hardiesse réfléchie qui les avait autorisées à allaiter. « A l'œuvre on connaît l'artisan » c'est-à-dire au nourrisson on connaît la nourrice, et le résultat donne souvent de singuliers et éclatants démentis à la défiance. Ce n'est pas, veuillez bien le croire, que je vous engage à courir, en cette matière, des aventures trop hardies ; mais dans les cas douteux (qui constituent la majorité), essayez sans parti pris, observez et faites un pas en arrière aussitôt que la prudence vous le conseillera. De cette façon vous ne risquerez rien. Sans doute il est plus facile de décréter *a priori* qu'un allaitement n'est pas possible, que de tâtonner laborieusement; mais nous devons chercher non pas nos aises en médecine, mais bien la sécurité des autres.

Je suis donc partisan déclaré de l'allaitement maternel lorsqu'il est simplement possible, et partisan enthousiaste de ce même allaitement quand il s'annonce dans de bonnes conditions.

Une singularité m'a toujours frappé du reste, c'est que les médecins, en conseillant parfois un peu légèrement, les mères en acceptant trop volontiers, la recherche d'une nourrice, n'aient souci que de l'enfant riche qui va profiter de cette pratique, et ne songent guère à l'enfant pauvre qui va en pâtir. Si le lait est jeune (et c'est une condition justement recherchée) la nourrice mercenaire prive prématurément de son lait son propre enfant, et Dieu sait combien peu il surnage d'abandonnés de ce genre! Ce n'est pas une mère qui ne nourrit pas, ce sont deux mères qui tournent le dos à ce devoir : l'une par incitation de la nécessité ou appât du lucre; l'autre par inaptitude physique ou capitulation trop facile. Le mal est double, et le sévice enduré par l'enfant auquel on retire le sein, s'il n'engage pas la conscience, doit au moins éveiller la commisération.

Les républiques anciennes, cet idéal équivoque auquel on songe aujourd'hui à nous ramener grand train, et qui poussaient l'ingérence de l'État dans la famille jusqu'à une limite aussi absurde que vexatoire, avaient décrété l'*allaitement obligatoire*, et attaché à l'abandon de cette pratique des sanctions pénales. Platon avait proposé de créer des laiteries féminines entretenues par la République et assurant à chaque enfant le bénéfice d'un lait sain et suffisant. Les mères donnaient leur lait à la cause commune et s'inquiétaient peu qu'il allât aux lèvres de leur enfant ou à celles d'un autre. Tout y était réglé et la prévoyance universelle de l'État laissait peu de souci à l'industrie maternelle. Les idéologues de nos jours ne songent pas qu'un Platon comtemporain (s'il pouvait y en avoir deux) chercherait certainement ailleurs la solution du problème. L'évolution naturelle de la société humaine la porte à s'affranchir progressivement de la tutelle de l'État; elle ne veut plus de lui que de la sécurité, de la liberté et de bonnes lois. Des législateurs, rétrogradant de vingt-cinq siècles, n'ont pas hésité récemment à proposer de frapper d'une taxe les mères qui se dispensent de nourrir et d'en employer le produit à encourager celles qui remplissent ce devoir. Comme c'est pratique et bien imaginé! Ce retour vers les traditions inquisitoriales et autoritaires de la République de Lycurgue est tout simplement une absurdité et un anachronisme. Platon était de son temps; tâchons donc d'être un peu du nôtre.

Je ne suppose pas que nous en revenions là, et je ne vous cache pas que d'autres moyens de propager l'allaitement maternel me vont mieux. Franklin a fait figurer dans le testament humoristique de Fortuné Richard une somme de *deux milliards* sur laquelle une rente de 30 livres serait allouée aux enfants nourris par leur mère, « sans même en excepter les enfants des riches ». C'est peu pratique, et notre budget, quelque enflé qu'il soit, y passerait presque tout entier; mais cela montre au moins le prix que le philosophe américain attachait à ce que les enfants fussent nourris par leur mère. Comme Fortuné Richard est une fiction, remplaçons cette donation fantastique par une propagande de paroles, de livres, de brochures en faveur de l'allaitement maternel, et abandonnons à elles-mêmes les familles averties et qui ne voudront pas entendre.

Mais trop souvent des conditions reprochables de santé rendent l'allaitement maternel impossible, et forcé que l'on est de s'écarter de ce parti, il faut songer à se pourvoir d'une nourrice ou à recourir aux hasards de l'allaitement artificiel par le biberon.

Un état marqué de débilité congéniale ou acquise est une entrave à l'allaitement maternel, et une raison de chercher une nourrice. La suspicion de tubercules et, à plus forte raison, la tuberculose avérée, sont une contre-indication formelle à nourrir. Il en est de même de l'état hystérique, qui ne promet à l'enfant que des soins capricieux et un lait d'une incessante mobilité de composition. Le désir trop véhément d'allaiter peut même retentir sur la lactation et la compromettre momentanément. « T'adviendra, dit Frère Jean des Entommeures à Panurge, ce qui advient ès nourrices : si elles désirent allicter enfants, elles perdent leur laict. » C'est bien observé, et l'allaitement n'est fructueux que quand il est placide et bien ordonné.

Les nourrices se divisent en trois catégories : les nourrices à domicile, les nourrices en ville, les nourrices à la campagne.

Il va de soi que les premières peuvent seules supporter la comparaison avec un allaitement maternel de valeur médiocre. Bien choisies, bien nourries et bien surveillées, elles offrent la plus grande somme de garanties que l'on puisse demander à l'allaitement mercenaire.

Les nourrices en ville peuvent sans doute être aussi l'objet d'une surveillance relative; mais, mal logées, mal nourries, d'une moralité qui échappe à tout contrôle, exposées à devenir enceintes, elles placent leurs nourrissons dans des conditions habituellement fort médiocres.

Quant aux nourrices qui habitent loin des parents, à la campagne, elles disposent d'une façon effrayante des enfants qu'on leur confie, et la statistique est là pour montrer les néfastes résultats auxquels conduit ce mode d'allaitement mercenaire. Sans doute la campagne est le propre milieu d'un allaitement efficace; mais si l'air de la campagne est sain, la malpropreté, l'incurie, l'ignorance, l'exploitation ne valent rien, tant s'en faut, et l'industrie nourricière, ce n'est pas là du reste son souci, ne fait pas monter le chiffre de la population. Et qu'on n'invoque pas la tutelle, et la surveillance dont on prétend faire profiter ces enfants. La vérité vraie c'est qu'elle est fictive et que les nourrices disposent comme elles l'entendent de la santé et de la vie des enfants qui leur sont confiés.

Vient enfin l'allaitement artificiel, le biberon, la nourrice sèche, « *nutrix assa* », comme l'appelaient les Romains qui pratiquaient ce mode de nourriture des enfants ainsi que nous l'apprennent des textes et la découverte faite par l'abbé Cochet, dans des sépultures gallo-romaines, de biberons en terre rouge mêlés à des ossements d'enfant.

On a dit beaucoup de mal du biberon, et je n'ai pas à me reprocher de l'avoir ménagé pour ma part. Mais je désire qu'il soit bien établi dans votre esprit que si j'en incrimine l'abus, c'est-à-dire l'emploi dans des cas où on pourrait s'en dispenser, je le considère comme une ressource, précaire sans doute puisqu'il faut l'entourer de précautions assidues, mais précieuse dans une foule de cas.

Je propose à vos préférences dans l'ordre suivant les divers modes de nourriture des enfants : 1º l'allaitement maternel, sous les conditions déjà exprimées; 2º l'allaitement par une nourrice au domicile maternel; 3º le biberon conduit par une femme expérimentée; 4º la nourrice en ville; 5º la nourrice à la campagne, loin de la famille.

Vous voyez que je ne mets pas le biberon en trop mauvais rang; mais à la condition, je le répète, qu'il soit manié avec intelligence et sous la direction compétente d'un médecin. Le mot d'allaitement *artificiel* indique seul que l'on est sur un terrain semé de difficultés, qu'on ne peut tourner qu'à force de soins et de savoir pratiques. Dans certains pays, il y a des femmes qui font métier de nourrir au biberon et qui ont acquis; c'est incontestable, une certaine expérience de cet engin; mais combien d'idées fausses, de pratiques absurdes, de préjugés, ne mêlent-elles pas au lait qu'elles donnent au nourrisson ! Le plus sûr et le plus digne serait que la mère fût au courant de cette tâche, car elle seule peut s'en acquitter complètement. Vous savez s'il en est ainsi, et bon nombre de femmes qui savent « comme la Philinte de la Comédie » « comment vont lune, étoile polaire », se trouvent au dépourvu quand elles ont un biberon à la main. Ne pensez-vous pas comme moi, que les jeunes femmes devraient toutes, dès leur entrée en ménage, suivre un enseignement pratique de pédagogie et se préparer à ce premier office de la maternité : à l'allaitement naturel ou artificiel de leurs enfants. « L'art le plus humble s'apprend, s'écriait un ancien, et la science d'être mère ne semble pas valoir la peine qu'on s'en occupe. » Les choses ont-elles beaucoup changé depuis?

Le biberon, réservé pour les cas où l'on ne peut faire autrement que d'y recourir, n'est ni bon, ni mauvais en lui-même, et s'il s'entend tous les jours accoler l'épithète de *meurtrier*, c'est parce qu'on l'emploie sans mesure, sans opportunité, sans discernement et surtout sans l'intelligence des soins qu'il réclame. Le biberon est un *en-cas* utile, c'est un *système* déplorable. Là me semble être la vérité pratique.

Et la difficulté de ce mode d'allaitement se conçoit. On met un enfant au sein, et si le lait est bon, tout se passe régulièrement et de la même façon à chaque repas; il n'y a pas d'inconvénient; avec le biberon, au contraire, il faut tenir compte de l'instrument en lui-même; de la qualité, si variable, du lait; de sa température qui n'est pas deux fois de suite la même; de la façon fantaisiste dont sont faits les coupages. Comment veut-on que les organes digestifs, si délicats, du nouveau-né, se tirent des épreuves que leur ménage l'oubli de quelques-unes des conditions de ce programme complexe? Je sais bien qu'on le simplifie étrangement, mais aux dépens de la sécurité. Et de là vient que le biberon a un dossier si chargé et si lugubre.

Vous rappellerai-je à ce propos la statistique, citée partout, de l'abbé Gaillard, aumônier de l'Hôpital général de Tours qui, en 1838, accusait une mortalité de 80 p. 100 chez les enfants trouvés; celle de Brochard qui a dénoncé avec énergie et persévérance les sévices de l'industrie nourricière; de Beaugrand, qui réunissant 4,305 décès d'enfants entre zéro et cinq ans, a trouvé que 1 801, ou 1 sur 17, pouvaient être rapportés à des entérites dont la diarrhée est le symptôme. Il a constaté que ces 1 801 décès se sont répartis ainsi suivant les âges : de zéro à un mois, 650 ; de un mois à trois mois, 283 ; de trois mois à un an, 497 ; de un an à deux ans 329 ; et de deux à cinq ans 82 seulement. Cette disproportion ne permet pas d'absoudre un mauvais allaitement et, subsidiairement, le biberon, d'une grande responsabilité dans ce résultat néfaste. La mortalité de la première année, dans cette statistique, étant représentée par 1 430 décès, on a, sur ce chiffre, eu des renseignements sur la façon dont 1 289 de ces enfants avaient été nourris : 498 avaient été allaités complétement ; 596 n'avaient connu que le biberon ; 108 avaient eu successivement le sein et le biberon ; 87 avaient été sevrés prématurément. Beaugrand en conclut au danger du biberon. C'est trop absolu, il faudrait dire du *biberon mal conduit*. D'ailleurs il faut distinguer ici le biberon inauguré dès la naissance et le biberon employé consécutivement à des essais infructueux d'allaitement maternel ou mercenaire. Or, dans ce cas, qui est de beaucoup le plus commun, les enfants n'abordent le biberon que malingres, chétifs, en proie quelquefois à la diarrhée, et le biberon qui n'est pas toujours clément pour ces *petits échappés de la famine*, comme Levret les appelait énergiquement, endosse toute la responsabilité de leur mort, ce qui n'est pas juste. Il faut donc comparer, pour être juste, les résultats de l'allaitement au biberon inauguré dès la naissance à ceux de l'allaitement féminin. Une statistique de Winckel est fort instructive sous ce rapport. Pesant comparativement 93 enfants nés à terme, dont 78 nourris par leur mère et 15 nourris au lait de vache, il constata que tous perdaient le même poids, les deux ou trois premiers jours ; mais à partir du troisième jour, l'accroissement de poids fut rapide chez les 78 enfants allaités, tandis que les 15 enfants au biberon étaient, au dixième jour, en déficit léger sur le poids initial.

On sait que le Conseil municipal de Paris a adopté en 1880, sur le rapport de M. Thulié, le projet de créer une nourricerie dans les dépendances de l'Hôpital des Enfants assistés, nourricerie à laquelle seraient annexées des étables contenant des femelles laitières (chèvres, vaches, juments, ânesses, chiennes (?). Ce projet a rencontré des enthousiastes et des détracteurs, et on lui a reproché de mettre en parallèle, et sur le même niveau, le biberon et le sein. A mon avis, on n'a pas assez fait attention à la nature de la clientèle que recrutera cette nourricerie ; et j'estime, pour mon compte, que si cet établissement est bien doté et bien conduit, il conservera un très grand nombre d'enfants qui sont confiés aujourd'hui à des nourrices de hasard ou dont le biberon s'approvisionne de lait reprochable. Il ne faut pas juger cette question d'une manière abstraite et doctrinale, mais d'une manière concrète et pratique, en vue des nécessités particulières auxquelles elle s'applique.

Je vous dirai dans ma prochaine leçon, qui sera consacrée à la technique de l'allaitement, par quelles règles, quels soins, quelles précautions on peut, sinon éluder, du moins toujours atténuer les difficultés de l'allaitement artificiel.

Tels sont les types de l'allaitement, mais dans les cas particuliers on peut les associer les uns aux autres, deux par deux, et l'on a alors les allaitements mixtes. Nous en distinguerons plusieurs espèces : 1° l'allaitement *mixte féminin* dans lequel une nourrice vient en aide à une mère qui n'a ni assez de lait, ni assez de force pour pouvoir nourrir seule ; 2° l'allaitement *mixte animal* qui invoque l'aide d'un lait fourni par une femelle laitière ; 3° l'allaitement *mixte artificiel* dans lequel l'enfant est moitié au sein, moitié au biberon.

Ce sont là des expédients qui permettent de composer, d'une manière temporaire ou définitive, avec les difficultés et les complications de l'allaitement normal ; ils ont dans bien des cas leur utilité, mais ils ne doivent jamais être érigés en systèmes.

J'ai obtenu de bons résultats de l'adjonction au lait de la mère, du lait d'une bonne nourrice venant à certaines heures apporter à l'enfant un supplément d'alimentation qui lui était nécessaire. Il faut, bien entendu, dans ce cas, tâcher de mettre aussi peu d'écart que possible entre l'âge des deux laits ; cependant j'ai vu, il y a peu de temps, un enfant de quelques semaines s'accomoder très bien d'un lait supplémentaire de cinq mois. C'est une pratique qui permet de gagner du temps dans les cas difficiles où l'allaitement maternel ne marche pas à souhait au début, et je la considère comme précieuse parce qu'elle permet de prolonger l'épreuve et rend souvent possible un allaitement maternel qu'on eût été tenté d'interrompre.

Il a été de mode, à une certaine époque, de présenter, une ou deux fois par jour, les enfants au pis d'une femelle laitière, particulièrement d'une chèvre dont les trayons s'adaptent assez bien à cet office et dont la réputation de nourrice est due peut-être à la fable d'Amalthée et de Jupiter. Malheureusement le lait de chèvre est un de ceux qui s'écartent le plus de la composition du lait de femme : il est, en effet, riche en beurre et pauvre en lactose, et ce n'est pas un enfant naissant qui s'accommodera d'un pareil régime. Jupiter s'est bien tiré de cette épreuve, paraît-il, mais tous les nouveau-nés n'ont pas l'estomac robuste du maître de l'Olympe, et je vous engage à demander plutôt au lait de jument ou d'ânesse un substitutif au lait féminin. Ce mode d'allaitement convient spécialement aux enfants syphilitiques, mais je ne saurais véritablement, je le répète, lui attribuer la moindre supériorité sur le biberon quand celui-ci est approvisionné de bon lait et manié avec méthode et intelligence.

Vient enfin l'association du sein et du biberon ; elle vaut mieux certainement que le biberon seul, mais elle exige, pour réussir, que la partie artificielle de cet allaitement soit conduite avec une prudence extrême et une entente approfondie du maniement du biberon. J'ai vu, il y a quelque temps, un enfant nouveau-né pris d'entérite et de muguet parce que la nourrice sèche qui le gardait la nuit n'avait pas coupé le lait de vache qu'elle lui donnait d'une quantité suffisante d'eau. Et cependant cet essai se faisait à la campagne; la vache laitière avait été choisie entre vingt et le lait était changé chaque fois que l'enfant prenait le biberon. Quelles circonstances plus favorables auraient pù être réunies !

SIXIÈME LEÇON

La nourriture du premier âge

(*Suite*)

Sommaire. — La technique de l'allaitement. — Elle ne s'improvise pas
et n'est pas affaire d'inspiration et d'instinct, mais de savoir. — Technique de l'allaitement maternel. — Au bout de combien de temps faut-il
donner le sein? — Rôle du colostrum. — Intervalles des tétées. —
Modes de présentation du sein. — Régime et genre de vie de la nourrice-mère. — Interdictions alimentaires. — Continence. — Vêtements.
— Aliments additionnels. — Leur nature. — Technique de l'allaitement
mercenaire. — Choix d'une nourrice. — Programme des conditions à
rechercher. — Régime des nourrices. — Examen personnel et examen
du lait. — Pesées du nourrisson. — Examen des selles. — Signes d'un
allaitement qui ne réussit pas. — Diarrhée, aphthes, muguet. — Technique de l'allaitement artificiel. — Choix du lait de biberon. — Lait de
femme, de vache, d'ânesse, de jument. — Choix du biberon. —
Accidents produits par les biberons mal tenus.

Le choix du mode de nourriture a été arrêté, en se guidant sur les considérations que je vous ai exposées dans la
leçon précédente, nous avons maintenant à nous occuper de
la technique de l'allaitement.

Les arts les plus humbles en apparence ne sont pas toujours les plus aisés à pratiquer, et l'art de l'allaitement
en est la preuve. L'instinct, quoiqu'on en pense, n'apprend
pas grand'chose en cette matière, et il a besoin d'être
conduit par la raison, j'entends la raison éclairée par
l'expérience que l'on a acquise ou par l'expérience d'autrui. Ce que l'on sait en cette matière, il faut l'apprendre
aux autres, et ce qu'on ne sait pas il faut s'empresser de l'ac-

quérir. Je ne crois faire tort à personne en affirmant que beaucoup de médecins, d'ailleurs fort instruits, n'appliquent pas assez leur esprit aux questions si complexes, et souvent si difficiles, qui se rattachent à la pratique de l'allaitement, et qu'ils en délèguent trop volontiers la solution aux familles. Le médecin est un peu comme le préteur « *de minimis non sat curat* ». Je voudrais vous inspirer le goût de ces petits détails qui font, en somme, les grands résultats ; aussi ne trouverez-vous pas mauvais que je traite cette question d'hygiène pédagogique dans tous ses points et par le menu.

Il est inutile de revenir sur ce que je vous ai dit dans l'une des dernières leçons sur la préférence à accorder à tel ou tel des modes d'allaitement. Je suppose votre choix arrêté, et j'ai seulement à vous dire comment l'allaitement doit être conduit.

Plaçons-nous en premier lieu dans l'hypothèse du meilleur et du plus naturel des allaitements : de l'allaitement maternel.

Il y a lieu tout d'abord de se demander si le nouveau-né doit être mis au sein immédiatement ou s'il ne convient pas d'attendre plus ou moins. Une pratique, que rien ne justifie, mais qui est très suivie, veut que l'enfant ne tète que dix ou douze heures après sa naissance. On s'appuie sur deux raisons : 1° la nécessité de laisser la mère se reposer des fatigues du travail ; 2° l'absence de lait dans les premières heures qui suivent l'accouchement. La première a été invoquée par Désessartz qui a écrit sur l'éducation physique des enfants des pages si sensées auxquelles J.-J. Rousseau a emprunté largement pour la rédaction de son premier livre de l'*Émile*. C'est évidemment exagéré ; et je crois qu'il suffit de quelques heures. Dès que la perturbation physiologique violente qu'a éprouvée l'organisme maternel est calmée, que le visage est détendu, l'œil bon, le pouls et la chaleur revenus à leur rhythme normal, on peut, sans inconvénient

aucun, présenter l'enfant. Quant au peu de lait qu'il trouvera et à son caractère inachevé, c'est bénéfice de nature ;
le nouveau-né n'a pas besoin d'être fortement nourri pendant les douze premières heures et il se contente très bien,
quand on attend une nourrice, de quelques cuillerées d'eau
sucrée ou blanchie légèrement avec du lait. Le colostrum
lui est un médicament utile pour précipiter l'évacuation
du méconium. Ne voyons-nous pas d'ailleurs les jeunes des
animaux se suspendre d'instinct, dès leur naissance, aux
trayons de leur mère, et n'est-ce pas là un enseignement
qui a sa valeur? Attendre deux ou trois jours, comme on le
fait quelquefois, est une pratique injustifiable, et l'eau de
gruau que l'on donne dans ces cas ne vaut pas le lait maternel, quelque pauvre qu'on le suppose. Il y a d'ailleurs
utilité à stimuler et à exercer immédiatement l'instinct de
la succion chez le nouveau-né, d'autant plus que le mamelon, qui est quelquefois, chez les primipares, très peu saillant, s'allonge et peut plus facilement ensuite être saisi
et maintenu par l'enfant, et que l'excitation produite par
ce contact accélère la sécrétion du lait.

La fièvre de lait étant passée et la lactation établie régulièrement, quel intervalle faut-il mettre entre les repas
de l'enfant? Il ne faut pas croire que son régime n'ait pas
besoin d'être réglé aussi méthodiquement que celui de
l'adulte, et c'est un spectacle pitoyable que de voir des
nourrissons que l'on fait téter à chaque cri, sans régularité
et sans mesure, et qui sont, en quelque sorte, pendus en
permanence, nuit et jour, au sein dont ils ont fait leur
oreiller de prédilection, et dont la chaleur leur plaît d'ailleurs singulièrement. De là des digestions imparfaites, des
coliques, des selles vertes, des cris; de là aussi une privation, pour la mère, de ce sommeil réglé sans lequel il n'y a
pas de bonnes nourrices. Pye Henry Chavasse, dans un
bon petit manuel d'allaitement maternel dont je vous
recommande la lecture, veut qu'on donne à téter à l'enfant

toutes les heures et demie dans le premier mois ; toutes les deux heures dans le second ; en augmentant graduellement l'intervalle à mesure que l'enfant devient plus âgé, jusqu'à ce qu'on le lui donne environ toutes les quatre heures. Je compléterai cette recommandation en ajoutant que l'enfant ne devrait jamais être mis au sein la nuit, c'est-à-dire de onze heures à cinq heures du matin. Dans les deux premiers mois, on peut lui faire prendre au milieu de cet intervalle, un peu de lait coupé. Ce repos est très favorable à sa mère qui, dormant mieux, lui rend ce bon office sous forme de lait meilleur et plus nourrissant. L'entourage de la jeune mère fera bien, pour obtenir ce résultat, de faire violence à sa tendresse et d'exiger que l'enfant, si l'on peut le confier la nuit à quelqu'un d'absolument sûr, ne couche pas dans sa chambre. On dit que le nourrisson « *sent le lait* ». C'est affaire d'instinct plus que d'odorat ; mais le fait n'est pas invraisemblable ; ce qu'il y a de plus vraisemblable encore, c'est que la mère ne résisterait pas à ses sollicitations impérieuses exprimées par des cris. J'ai vu des familles dans lesquelles, d'après mes instructions, le service de l'allaitement était réglé de cette manière, et tout le monde s'en trouvait bien. Écoutez à ce sujet un vieil auteur dont les conseils n'en ont pas moins leur prix, Ch. White : « Il faut régler l'enfant en sorte qu'il ne tète pas à chaque instant, et qu'il dorme pendant la nuit plusieurs heures de suite sans demander le sein. Pour le régler ainsi, il faut s'y prendre de bonne heure et au plus tard après avoir laissé passer les douze ou quinze premiers jours qui suivent l'accouchement. » — C'est un peu tard à mon avis. Je continue cette citation : « Alors il suffira qu'il tète de deux heures en deux heures, et pour l'amener à ce point, la mère ne cèdera pas à ses premiers cris. Elle connaîtra d'ailleurs aisément les bornes qu'il faudra mettre à sa résistance. Les premiers jours, elle lui présentera le sein plus souvent, mais ensuite elle rendra les intervalles plus longs ; l'enfant s'y fera insensiblement et il contractera par degrés l'habitude de ne téter que toutes les deux heures, ou même plus rarement. Elle se conduira avec le même ménagement pour le priver du sein pendant la nuit, et en le lui donnant pour la dernière fois à minuit, elle parviendra à goûter un sommeil tranquille et non interrompu jusqu'à cinq ou six heures du matin. Il est vrai que ce dernier point sera un peu plus dificile à gagner, parce que l'enfant criera beaucoup les premières fois. Mais, en ne le satisfaisant pas, ce qui exigera de la part de la mère, un peu de courage, il se calmera bientôt, d'autant plus qu'il ne sera pas tourmenté par un besoin réel; et, après quelques épreuves semblables, il sera paisible et il dormira cinq ou six heures de suite. L'exemple des femmes qui ont exécuté le plan que nous proposons ici prouve qu'il n'est pas impraticable; et en effet, toutes celles qui voudront le suivre, obtiendront le même succès. L'on voit donc par là que leurs fatigues seront beaucoup diminuées, que leurs peines seront bien allégées, et que les maris n'auront plus de raisons pour empêcher leurs épouses de nourrir; car leur objection la plus sérieuse vient de la nécessité prétendue de donner à téter à l'enfant pendant la nuit, ce qui les empêche de reposer et de goûter le sommeil dont ils ont besoin après les travaux du jour. » C'est là le langage du bon sens et de l'expérience.

Quant à la façon dont le sein doit être présenté à l'enfant, aux artifices divers à l'aide desquels on l'excite à le prendre quand il appartient à la catégorie de ces paresseux avant l'heure qui s'endorment sur le sein dès qu'ils ont tiré quelques gorgées de lait, à l'attitude réciproque de l'enfant et de la mère, il y a là un savoir-faire instinctif autant que gracieux, et qui n'a guère besoin qu'on l'apprenne.

Ce n'est pas cependant qu'il n'y ait encore place, en cette matière, à quelques conseils de la part du médecin.

Les nouveau-nés ont, de bonne heure, leurs petites manies et presque toujours ils préfèrent un sein à l'autre.

Cette particularité s'explique quelquefois par l'adaptation plus facile d'un des mamelons à la bouche, mais surtout par l'attitude que l'on donne à l'enfant et qui ne lui est pas également commode des deux côtés. Vogel a fait cette remarque intéressante, et bien connue des nourrices, que les enfants prennent plus volontiers le sein gauche, et que celui-ci, stimulé par une succion plus énergique, sécrète plus de lait que l'autre. Il explique ce fait par la pression que le foie exerce sur l'estomac de l'enfant quand il est couché sur le côté gauche et qui lui cause un certain malaise. Cet auteur recommande à la mère, quand elle donne le sein droit, de placer les jambes du nourrisson sous son bras droit, de façon à éviter cet inconvénient. J'ai vu souvent des mères inexpérimentées placer le nourrisson de telle façon qu'il était présenté de face au sein, d'où résultait une obturation des narines qui le forçait à abandonner le mamelon pour respirer ; on obvie à cet inconvénient, qui est commun dans la forme dite *sphérique* du sein, en saisissant cet organe avec la main au-dessus du mamelon et en l'amenant ainsi mécaniquement à l'état piriforme ; le nez est dégagé et l'enfant tète à merveille. La coquetterie des mères qui leur fait redouter l'épatement disgracieux du nez, conséquence possible pour l'enfant d'une présentation vicieuse du sein, leur est d'ailleurs un stimulant à écouter cet avis.

La solidarité étroite qui liait, avant la naissance, la santé de la mère à celle de son enfant se continue encore, quoique moins intime, quand elle l'allaite ; il faut qu'elle se pénètre de la pensée qu'elle se doit à lui pendant cette seconde phase de sa maternité tout autant que pendant la première. Une mère qui nourrit doit donc régler sa vie tout entière en vue de cette fonction, importante autant que délicate, et lui faire tous les sacrifices de goûts et de plaisirs qu'elle lui impose. « *On ne sert pas bien le monde et son enfant.* » Il faut choisir entre ces deux maîtres, tous deux fort impérieux. Écoutez ce que disait Desessartz à ce sujet : « Je ne vous parle point, écrivait-il à l'Émilie supposée à laquelle il adressait de si sages conseils, je ne vous parle pas des spectacles, des bals, des fêtes. Ces amusements ne sont pas moins funestes aux enfants qu'aux nourrices. La bonne santé, la gaîté, les caresses du nourrisson, voilà les spectacles, les bals, les fêtes d'une bonne mère. » Oui sans doute, mais un trop petit nombre savent s'en contenter et les avertissements, en cette matière, ne sont pas de trop.

Il ne faut pas toutefois accabler les jeunes femmes qui nourrissent d'interdictions trop rigoureuses. Il faut demander le nécessaire et se montrer de bonne composition pour le reste. La formule est celle-ci : la santé de la mère appartient au nourrisson, — il faut qu'elle se fasse, par une vie tranquille, par de bonnes digestions et un sommeil de longue durée, un sang qui communique au lait ses propriétés salutaires, — elle doit éviter les occasions qui mettent en branle une émotivité nerveuse dont le retentissement sur la santé de son enfant serait inévitable. *A cela près* (ceci a l'air d'une concession équivoque qui rappelle les interdictions multiples de Beaumarchais) elle peut vivre comme elle l'entend.

Le dogmatisme de l'entourage des nourrices, en matière de régime alimentaire, est autrement intolérant que celui des médecins, et il fulmine *ex cathedra*, contre une foule d'aliments, des interdictions qui rappellent au médecin la baguette que le docteur Pedro Recio de Aguero, de Tirtea Fuera étendait sur la plupart des mets du malheureux gouverneur de Barataria. — Cet aliment donne du lait, celui-ci en retire; tel est échauffant, tel autre est venteux. — Il faut répéter aux nourrices qu'elles ne doivent compter que sur une bonne santé pour avoir de bon lait et que tout aliment qui leur profite et qu'elles digèrent est bon pour elles et pour leur nourrisson.

Quant aux boissons qui paraissent donner du lait, ce sont celles qui introduisent beaucoup d'eau dans l'organisme (le cidre et la bière sont dans ce cas) : les seins se gonflent en effet sous leur influence ; mais les globules et le sucre n'augmentent pas, ils sont simplement plus dilués. Qui ignore que cette action réputée *galactogène* des boissons abondantes est connue et exploitée, au détriment des acheteurs, pour les vaches laitières dont on gonfle ainsi les pis avant de les envoyer au marché? Je crois qu'en fait de boissons, il n'est qu'une interdiction à formuler : c'est celle des spiritueux, même sous la forme dissimulée des liqueurs. L'enfant est en effet, vous le savez, très impressionnable à l'alcool, autant peut-être qu'à l'opium (qui ressemble tant à l'alcool comme médicament et comme poison), et il n'a que faire de cette stimulation qui lui arriverait par le lait.

Quant aux vêtements de la femme qui nourrit, les règles de cette partie de l'hygiène sont celles qui conviennent à la grossesse : elle doit être encore *incincta*, c'est-à-dire affranchie de toute compression sur la poitrine. Ses seins s'en trouveront bien et sa respiration aussi bien que ses digestions se feront plus librement et mieux.

La question de la nécessité de la continence pour les femmes qui allaitent est des plus délicates. Laurent Joubert nous a dévoilé à ce sujet, avec une intrépidité naïve, les enseignements de son expérience la plus intime, et il conseille dans son livre sur les *Erreurs populaires au faict de la médecine* de ne pas formuler sur ce point de défenses trop rigoureuses. Sans aucun doute l'enfant n'a rien à gagner à l'ébranlement nerveux qui accompagne les rapports sexuels ; et à ne prendre conseil que de son intérêt, la continence devrait être conseillée, d'autant plus qu'une grossesse possible, si elle est rare à raison de la suspension habituelle des menstrues pendant l'allaitement, peut venir compliquer ou entraver cette fonction. Mais il y a des inconvénients de plus d'une sorte à formuler des interdictions aussi absolues et on a cité des femmes que l'absence de satisfaction du sens génésique faisait tomber dans un état d'éréthisme nerveux évidemment peu profitable à leur lait. Ce sont là des cas as-

surément bien exceptionnels, et d'une manière générale on
ne peut que conseiller à la mère qui allaite de déserter la
chambre conjugale pour la *nursery*. Mais cette question est
d'ordre moral autant que physique et la solution en appartient aux intéressés bien plus encore qu'au médecin.

A quel âge et de quelle façon faut-il faire intervenir les aliments additionnels pendant le cours de l'allaitement? Voilà
une question pratique qui est fort diversement résolue. Je
dois tout d'abord prémunir votre esprit contre la possibilité
d'adopter ici une règle de conduite unique. Tant que l'enfant prospère et que la mère ne pâtit pas, il faut maintenir
le premier au régime exclusif du sein. Mais si l'enfant étant
en bon état, la mère accuse quelque fatigue, il faut, les
cinq premiers mois écoulés, lui venir en aide par des aliments additionnels. Dans les conditions les plus favorables
des deux côtés, il convient d'attendre, comme limite, le huitième ou le neuvième mois. A cette époque, en effet, la dentition est commencée, et on ne complique pas, par un changement de régime, le travail d'évolution qui se fait du côté de
l'appareil digestif et qui concorde harmoniquement avec le
travail dentaire. Si l'on ne croit pas pouvoir attendre jusqu'à cette limite, il faut commencer à donner des aliments
vers le cinquième mois pour que le tube digestif de l'enfant
y soit habitué au moment où la crise de la première dentition se produira. N'oubliez pas que donner au nourrisson
autre chose que le lait de sa mère, c'est un *demi-sevrage* et
qu'il y a là quelque chose de moins critique sans doute que
le sevrage réel, mais qui y ressemble un peu.

On ne s'embarrasse guère de tout cela dans la pratique et
vous rencontrerez à chaque pas des mères qui se font gloire
de donner à manger à des enfants de six semaines. Un bon
nombre résistent, c'est incontestable, et j'ai vu de très beaux
enfants présentés à l'appui de ce paradoxe hygiénique ; mais
on ne montre que ceux qui surnagent et on les remarque,
tandis que ceux que la bouillie prématurée a envoyés « peupler

le rivage des ombres » ne sont pas là pour protester. A quoi ne résistent pas *exceptionnellement* les enfants? J'ai vu un nourrisson passer, dans un village, d'une nourrice à l'autre, chacune lui faisant, à tour de rôle, l'aumône du superflu de son lait, et du cidre lui fournissait le complément de sa nourriture; il était en réalité très beau. Qu'on aille donc tenter une aventure pareille sur un groupe d'enfants bien observés, et l'on verra le beau résultat! Le *nil inultum permanet*, en fait d'infractions à l'hygiène, est d'une vérité absolue, et il faut bien qu'il en soit ainsi.

Il conviendrait donc, dans un allaitement régulier, d'adopter pour limite de l'institution d'un régime mixte soit le sixième mois que fixait Ch. White, soit le neuvième mois, c'est-à-dire de se régler, comme on le fait pour le sevrage, sur l'état de la dentition et non pas sur une date arbitraire.

Le moment est venu d'ajouter des aliments au lait maternel, et de choisir ces aliments. Comme il ne peut être question d'aliments solides et qu'on veut soustraire l'enfant à l'usage exclusif des liquides, on ne rencontre, bien entendu, que la forme pâteuse des soupes et des bouillies. Et ici le choix est large. Pye Henry Chavasse a inscrit dans son petit livre seize formules de bouillies propres à être données comme premier aliment. Il y a luxe évidemment et je ne vous signalerai, d'après lui, que les trois suivantes qui conviennent à tous les cas et à toutes les situations :

1° On fait cuire de la mie de pain au four, de façon à ce qu'elle soit très légèrement caramélisée et on en fait, à l'eau ou au lait, avec addition d'un peu de sucre, une bouillie d'autant plus claire que l'enfant est plus jeune.

2° On peut se servir de farine torréfiée de la même façon, comme l'a recommandé J.-J. Rousseau, et ajouter au froment un tiers de farine d'avoine, dans le cas où l'enfant a de la constipation.

3° L'eau panée préparée avec de la mie de pain bouillie pendant deux heures et additionnée d'un peu de sucre, avec ou sans lait, remplit très bien cet office de transition du sein à la nourriture du sevrage.

J'ajouterai que la bouillie de semoule au lait, l'arrow-root, le tapioka, le gluten, les biscottes de Bruxelles, etc., peuvent servir utilement à la confection de ce premier aliment. J'estime qu'il doit être préparé exclusivement au lait jusqu'au dixième mois et que les fécules ne doivent être animalisées au bouillon qu'à partir de cette époque, et encore ne faut-il donner aux enfants qu'un seul potage au gras par jour.

On a dit beaucoup de mal des bouillies en hygiène pédagogique, et J.-J. Rousseau s'en est montré le détracteur passionné. Il y a bouillies et bouillies, comme il y a fagots et fagots; il y a surtout mille façons de se servir de cet aliment qui, employé avec opportunité et mesure, joue dans l'alimentation de la première enfance un rôle des plus utiles. Défiez-vous, du reste, de tous les jugements d'ensemble; ils enveloppent des distinctions méconnues et, par cela même, ils sont faux.

Les œufs, sous forme de lait de poule, constituent aussi un aliment de transition dont je ne saurais trop vous signaler les avantages et qui reste, je ne sais pourquoi, confiné, moitié comme aliment, moitié comme médicament domestique, dans le régime des adultes.

Nous en arrivons à l'allaitement mercenaire ou par une nourrice. On s'écarte déjà de l'ordre de la nature et la surveillance doit être, dès lors, plus attentive et plus assidue. Je ne dirai pas aux familles de bien choisir une nourrice, mais de la *faire bien choisir* par celui qui a compétence pour ce choix et qui peut en prendre la responsabilité, c'est-à-dire par le médecin. Vous saurez bientôt si celui-ci est appelé habituellement à inspirer un choix qui est cependant d'une réelle gravité. Les familles se munissent elles-mêmes légèrement, sans informations sérieuses, d'après des apparences extérieures souvent trompeuses, à l'aveuglette en un mot, et Dieu sait ce que les nourrices mercenaires introduisent tous les jours dans les familles de mœurs équivoques et de santé reprochable! Quelquefois on va demander une nourrice à un bureau privé, et dans le petit nombre de villes qui disposent de cette institution si utile, à un bureau municipal. Tel est celui fondé à Paris le 24 juillet 1869 et ressortissant aujourd'hui à la *Direction de l'Assistance publique*. Il n'est pas nécessaire de faire remarquer la supériorité des garanties offertes par ces bureaux municipaux sur les bureaux privés, créés et recrutés par la spéculation ; ce n'est que dans les premiers qui sont loyalement administrés et soumis à une surveillance efficace, que l'on trouve des garanties sérieuses. Brochard, qui a tant fait pour dénoncer aux familles et à l'administration les sévices de l'industrie nourricière, nous a donné la mesure de cette différence en établissant que dans l'arrondissement de Nogent-le-Rotrou, la mortalité des enfants confiés à des nourrices provenant du bureau municipal étant de 12 p. 100 dans la première année, celle des enfants allaités par des nourrices sortant de bureaux privés atteignait 42 p. 100. Et l'on comprendrait mal qu'il en fût autrement. C'est donc là un service d'hygiène publique dont toutes les villes importantes devraient se munir en lui donnant des proportions en rapport avec leurs ressources.

J'ai tracé ailleurs de la nourrice-type un portrait idéal auquel je n'ai pas grand'chose à changer aujourd'hui. « Elle doit avoir de vingt à trente ans ; plus jeune elle aurait moins d'expérience des soins dont a besoin un enfant, et plus âgée, elle aurait moins d'aptitude à l'allaitement. « *Ætas optima laudari solet a vigesimo quinto ad trigesimum ætatis annum* » a dit Van Swieten. Aetius voulait que la nourrice n'eût pas moins de 20 ans et pas plus de 40. On peut accepter la première limite ; la seconde est manifestement trop reculée. Il convient qu'elle en soit, autant que possible, à son second ou à son troisième enfant pour qu'elle ait plus d'expérience, pour que la sécrétion lactée soit plus énergique, et pour que le mamelon ait une bonne conformation. Sa santé, interrogée chez elle, dans son ascendance et dans ses enfants, accusée par des proportions heureuses; le coloris du teint; la blancheur mate des dents, leur intégrité, doit ne laisser rien à désirer. La couleur brune des cheveux est une condition favorable, mais elle doit être en harmonie avec celle de la peau; des cheveux noirs avec une peau très fine, blanche et rosée sont en effet assez souvent la livrée du lymphatisme et de la scrofule. Cette diathèse se rencontre très souvent dans le Midi avec des cheveux de jais, une peau très brune, un teint mat, et j'ai cru remarquer que ce n'était pas, tant s'en faut, sa forme la plus bénigne. Sa constitution doit être saine et vigoureuse, son tempérament lymphatico-sanguin, sa santé exempte de toute tare héréditaire et personnelle. Son lait doit être abondant, d'une qualité éprouvée par l'examen microscopique, d'un âge qui ne s'éloigne pas de plus de quatre ou cinq mois de celui de l'enfant, et il faut exiger du sein et du mamelon une conformation telle que le nourrisson s'y attache aisément et en tire sans trop d'efforts l'aliment qui lui est destiné. « Son caractère enjoué, son humeur égale, sa sobriété, sa docilité aux conseils, son attachement à ses devoirs, sa patience, son goût pour les enfants, sa propreté scrupuleuse, ses bonnes mœurs, complètent enfin ce phénix que la théorie se propose et que la pratique poursuit en vain. S'il est des nourrices de ce genre, il en est peu : « *rara avis in terris* », et il faut savoir se contenter de moins. En cette matière, comme en toutes choses, une qualité a presque toujours un inconvénient corrélatif comme contrepoids : la gaîté est une menace d'étourderie; les avantages extérieurs deviennent un danger; l'intelligence, un penchant à l'indocilité et une excitation à prendre les rênes du gouvernement de la santé de l'enfant; l'état de mariage, une menace d'interruption forcée de l'allaitement. Les nourrices qui n'offrent pas cette dernière garantie, les filles-mères, recherchées dans beaucoup de famille avec une sorte de préférence, sont sans doute plus exclusivement attachées à l'enfant qu'on leur confie; mais en dehors d'une répugnance très légitime, quelles conditions équivoques de santé et de conduite! Il convient de ne pas porter trop haut ses exigences, c'est-à-dire de se montrer inébranlable pour les choses essentielles, mais de composition facile pour le reste. Au reste, il y a plus ou moins d'urgence, le choix s'exerce entre un plus ou moins grand nombre de nourrices, et tout cela modifie naturellement les exigences (1). »

Les qualités personnelles de la nourrice ainsi soumises à l'épreuve d'une enquête très minutieuse, il faut examiner son lait. L'aspect extérieur de celui-ci, sa couleur d'un blanc mat, son aptitude à laisser sur l'ongle une trace blanche, suivant un mode d'expertise familier qui a sa valeur, sont des indices utiles, mais ils ne suffisent pas; ce n'est pas trop d'une analyse minutieuse pour le grand intérêt que l'on poursuit. Le lait examiné au lactoscope de Donné doit marquer au moins 20, ce qui correspond à peu près à 23 grammes de beurre par litre; il doit avoir une densité approchant de 1035; ses globules examinés au microscope doivent être nombreux, homogènes de grandeur et ne pas être mélangés de corps granuleux. Le procédé de numération des globules du sang imaginé par Malassez et Hayem a été appliqué par Bouchut aux globules du lait. Il a trouvé, sur 158 nourrices, que le chiffre de ces globules variait de 200 000 à 500 000 par centimètre cube; il a même établi entre le nombre des globules, la densité et la richesse butyreuse du lait, une relation telle que 110 250 globules correspondent à une densité de 1022 et à 24 grammes de beurre par litre, et 370 000 globules à une densité de 1030 et à 34 grammes de beurre. Cela est minutieux sans doute, mais conduit à une précision qui a bien sa valeur; d'ailleurs les procédés de numération des éléments figurés des liquides sont en réalité moins longs et moins laborieux qu'il ne semblerait au pre-

(1) Voy. *Entretiens familiers sur l'hygiène*. 6e édition. Paris, 1881.

mier abord. Je ne saurais trop vous répéter que si les moyens
physico-chimiques d'expertise sont importants, l'état de l'enfant juge leur valeur en dernier ressort et constituera toujours le moins faillible des réactifs; mais il intervient tard,
quand on est engagé dans un allaitement, et il ne faut l'interroger que quand les autres moyens d'information ont
fourni des présomptions favorables à la réussite de l'essai
qu'on va tenter.

Nulle nourrice ne doit être admise dans une famille sans
avoir subi un examen médical attentif. Il doit porter non
seulement sur les qualités de constitution, de tempérament
et de santé que je viens de vous indiquer, mais il faut aussi
qu'il embrasse les plus petits détails. On doit examiner le
cuir chevelu pour constater l'absence de toute maladie parasitaire; explorer les engorgements ganglionnaires ou les
cicatrices scrofuleuses qui pourraient exister au cou; rechercher, si elle n'a pas eu la variole, la présence de stigmates de vaccin d'un aspect rassurant, et dans le cas où elle
n'aurait pas été revaccinée, s'apprêter à la soumettre à cette
pratique quand son nourrisson sera vacciné lui-même; savoir si elle a eu déjà la rougeole ou la scarlatine, condition
favorable parce qu'elle crée à l'enfant, pendant ces épidémies
éruptives, de précieuses chances d'immunité; la poitrine
doit être percutée et auscultée avec soin; la gorge et la
peau examinées attentivement; et si l'évidence qu'elle n'offre
rien de syphilitique ne s'impose pas à l'esprit on doit exiger
un examen direct des parties génitales. Tout cela est minutieux sans doute, mais la sécurité des familles est à ce prix.

La nourrice choisie, il faut lui tracer le genre de vie qui
lui convient le mieux et qui convient le mieux à son nourrisson, ce qui est tout un. Ce genre de vie est celui qui la
rapproche le plus de ses habitudes antérieures. Or, il est
difficile de faire entendre raison, sous ce rapport, aux nourrices, décidées qu'elles sont, quand elles entrent dans une
famille aisée, à se dédommager des privations auxquelles

l'exiguité de leurs ressources les a condamnées jusque-là. Aussi, quand on les laisse faire, se gorgent-elles d'aliments surabondants et d'une richesse inusitée, et en arrivent-elles, par une série d'indigestions, de surcharges gastriques en permanence, de furoncles, à un état de santé très inférieur à celui qu'elles avaient chez elles. J.-J. Rousseau a insisté avec beaucoup de raison sur l'inconvénient qu'il y a à changer ainsi brusquement le régime des nourrices de la campagne qui, d'ordinaire, surtout dans certaines provinces, en Bretagne par exemple, ne boivent guère que de l'eau, se nourrissent de pain bis, de lait, de beurre, de soupe, ne mangent de viandes qu'à de très rares intervalles et qui, nonobstant, grâce sans doute à l'énergie de leur estomac et à leur vie en plein air, font avec cette nourriture si chétive en apparence, des nourrissons vigoureux. Mais ce philosophe, pressé qu'il était toujours d'abuser d'une idée juste et de verser dans le paradoxe, voulait que les nourrices fussent mises à un régime exclusivement végétal. Ce conseil est évidemment aussi peu justifié, dans ce qu'il a d'absolu, que difficile à faire accepter: tout ce qu'on peut dire, c'est qu'il faut leur ménager cette transition d'habitudes et les engager à plus de sobriété dès qu'elles éprouvent quelques symptômes de surcharge gastrique ou que le nourrisson présente un malaise imputable à la richesse exagérée du lait de sa nourrice. Dans toutes ces questions, il faut avoir constamment les principes devant les yeux et se tenir (on y est bien forcé) à une certaine distance de leur stricte application. En posant ses conditions à l'entrée de la nourrice on arrive parfois à ses fins, par une augmentation de ses gages. Consulté récemment sur le régime d'une nourrice de la campagne qui entrait dans une famille où elle devait trouver une nourriture abondante et choisie, j'ai conseillé de lui imposer la condition de manger à la table de la ferme; elle l'a acceptée et sa santé aussi bien que celle de son nourrisson sont des meilleures. Cela est facile à la campagne, je le sais, et

malaisé en ville où la table des domestiques s'approvisionne
des reliefs de celle des maîtres; mais même dans cette dernière condition, on peut s'opposer, dans une certaine mesure,
aux excès gastronomiques des nourrices.

La campagne est favorable à l'allaitement pour une nourrice mercenaire quand celle-ci provient d'une ville; il lui
est doublement avantageux quand il s'agit d'une campa-
gnarde qui se retrouve dans son milieu et y rencontre l'air,
la nourriture et le genre de vie qui lui sont familiers. Toutes
les fois donc que la famille peut se transporter à la campagne elle doit s'empresser de le faire. C'est le propre milieu
de l'allaitement, car la mère y vit affranchie de l'impôt
que les relations du monde prélèvent sur son temps
et peut mieux surveiller la nourrice et l'enfant qu'elle lui
confie.

Eût-on en effet la rare fortune d'avoir trouvé cette nourrice idéale dont je vous faisais tout à l'heure le portrait,
encore faut-il la surveiller de très près pour éluder les conséquences de sa négligence, de son incurie, de son indocilité, de ses préjugés. Un ancien a dit : « L'œil du maître
engraisse le cheval. » Que ne peut-on attendre pour le nourrisson de l'œil d'une mère à qui la tendresse inquiète donne
une clairvoyance si pénétrante ? Et c'est surtout dans les
villes que cette surveillance ne doit pas désarmer un instant.
Les promenades dans lesquelles peuvent se nouer des relations
inopportunes, où les distractions de toute sorte sont une incitation à ne pas s'occuper de l'enfant, où d'ailleurs la nourrice peut être circonvenue par des tentatives d'embauchage
qui laissent souvent les familles au dépourvu, les promenades, dis-je, sont l'endroit où cette surveillance est la plus
nécessaire, et les femmes, qui ont besoin d'air et de soleil
comme leurs enfants, feront bien de s'y trouver souvent,
d'y arriver à l'improviste et de surveiller ce qui s'y passe,
sans en avoir l'air.

Ce que j'ai dit tout à l'heure du régime de l'enfant nourri

par sa mère s'applique complètement à celui qui est confié à une nourrice et je n'ai pas à y insister.

L'état de l'enfant est le criterium souverain d'un bon ou d'un mauvais allaitement ; c'est un réactif univoque et qu'il faut interroger incessamment. En dehors des données, rassurantes ou inquiétantes, que fournissent l'examen général du nourrisson, le degré de fermeté de ses chairs, le coloris de son teint, sa placidité ou ses cris, il est deux signes décisifs indiquant qu'il est bien ou mal nourri : je veux parler des pesées et de la nature de ses selles.

L'éducation physique de la première enfance doit être conduite la balance en main, et il est bien regrettable qu'on néglige autant cette source si précieuse d'informations. Je ne manque jamais, pour mon compte, d'y recourir, et dans le *Livret maternel pour prendre des notes sur la santé des enfants* que j'ai publié, il y a quelques années, et qui, sans épigramme et sans reproche, s'est autant répandu aux États-Unis qu'il a peu réussi en France, j'ai réservé une page pour l'indication, mensuelle ou hebdomadaire, des pesées des nouveau-nés (1).

Une simple balance, comme il y en a dans tous les ménages ; cinq minutes toutes les semaines, et voilà que des *à peu près* fournis par un coup d'œil toujours faillible sont remplacés par des résultats précis. Quand l'allaitement marche à merveille, sans accident et sans encombre, la balance fournit des renseignements déjà pleins d'intérêt, et 500 de ces livrets bien tenus fixeraient à la longue sur une foule de points de l'histoire de l'accroissement infantile ; en effet dès qu'il survient quelque dificulté, quelque indisposition de la nourrice ou de l'enfant, on est dans le vague, et faute de cette boussole on ne sait que faire. Les pesées sont surtout indispensables quand on traverse cette période anxieuse où un change-

(1) *Livret maternel pour prendre des notes sur la santé des enfants* (un livret pour chaque sexe). Paris 1870.

ment de mode d'allaitement ou simplement de nourrice s'agite dans les conseils de la famille ou dans l'esprit du médecin. Il n'y a pas à en douter : *on perd chaque année un grand nombre d'enfants parce qu'on a négligé de les peser* et parce qu'un dépérissement insidieux a trompé la vigilance. La balance a deux avantages : elle permet d'apprécier, comme N. Guillot a eu le mérite de l'indiquer le premier, le poids de chaque tétée, d'où il est facile de déduire celui de la quantité totale de lait prise par le nourrisson dans les vingt-quatre heures; en second lieu, elle renseigne sur les fluctuations de la prospérité nutritive de l'enfant. Bouchand qui a abordé ce genre de recherches, a établi que le nourrisson prend, à chaque tétée : le premier jour 3 grammes de lait; le second 15 grammes ; le troisième 40; le quatrième 55 grammes; que cette quantité s'élève à 60, à 80 grammes pendant les premiers mois et à 100, à 130 grammes après cinq mois. Si l'on suppose 10 tétées par jour dans la première période, on a les chiffres de 30, 150, 400 grammes de lait, et admettant 8 tétées ensuite, le nourrisson prend de 1 mois à cinq mois 600 à 800 grammes de lait et après cinq mois de 800 à 1000 grammes de lait. Ces chiffres, pour approximatifs et sujets à varier qu'ils soient, n'en sont pas moins intéressants et fixent les idées.

La pesée du nourrisson, avant et après la tétée, permet de reconnaître les cas où l'enfant fait la mimique de la succion et ne tète pas. On peut du reste s'en assurer d'une autre façon en appliquant l'embout d'un très petit stéthoscope sur les côtés du cou ou à la nuque le long de la tige rachidienne et l'on perçoit nettement le bruit de la déglutition et le susurrus du lait qui traverse l'œsophage.

Nous ne connaissons pas encore d'une manière nette les lois de l'accroissement du poids dans les premiers mois de la vie chez un enfant bien portant et bien nourri ; ce serait là cependant une base indispensable pour donner aux pesées des enfants dont la santé et l'accroissement se font mal une signification précieuse en hygiène et en thérapeutique. Bouchand nous a fourni toutefois, à ce sujet, quelques données utiles qui conduiraient à admettre que le nouveau-né perd dans les trois premiers jours un peu de son poids initial, mais qu'il le récupère rapidement, de telle sorte qu'il l'a repris au septième jour. Il augmente ensuite dans une progression que Jacquemier évalue, pour les premiers mois, à 130 ou 160 grammes chaque semaine; après le cinquième mois la progression hebdomadaire serait seulement de 90 à 120 grammes. J'ai eu sous les yeux une petite fille qui, née petite mais vivace, a diminué sensiblement de poids le premier mois sous l'influence de tentatives avortées d'allaitement maternel et qu'il a fallu remettre à une nourrice qui l'a fait prospérer.

Je ne saurais donc, messieurs, vous trop recommander de faire dans les familles une propagande active en faveur de l'usage hebdomadaire de la balance. Je ne souscris en rien au jugement porté sur ce moyen par Jacquemier qui déclare « qu'il répond plutôt à un goût d'observation qu'à un besoin pratique ». Les deux intérêts se réunissent pour donner du prix à ces recherches, desquelles peuvent surgir des lumières d'une singulière utilité. Bouchand affirme que tout enfant qui, après le septième jour, n'a pas repris son poids initial, est un enfant mal nourri et menacé. N'est-ce pas quelque chose qu'un indice pareil, et combien d'autres données pratiques ne fournira pas plus tard la balance quand les essais de ce genre se seront multipliés? Dans les classes ignorantes (et quelles classes ne le sont pas en matière d'hygiène pédagogique?) il s'attache, à la pratique de peser les enfants, une singulière réprobation que vous aurez souvent à dissiper: « elle leur porte malheur », dit-on couramment. La lumière ne porte jamais malheur; tout maléfice vient de la routine et de l'ignorance.

Le second critérium de la valeur d'un allaitement est la nature des selles. Il faut interroger d'une manière perma-

nente ce *caput mortuum* de la digestion qui en dit plus, et
avec plus d'autorité, que toutes les autres informations. Un
enfant allaité doit avoir, par vingt-quatre heures, trois ou
quatre selles de consistance pultacée, homogènes, de couleur
gomme-gutte, ressemblant à des œufs brouillés ; elles ne
tachent que la partie des langes qu'elles touchent et n'ont
pas, à leur périphérie, un cercle étendu d'infiltration aqueuse ; elles conservent cette coloration par l'exposition à l'air
et par leur mélange avec l'urine. Un enfant qui a de ces
selles est un enfant bien nourri, qui crie peu, qui grossit
convenablement, qui, en un mot, a une bonne nourrice. Dès
que l'alimentation pèche, soit par le fait d'une maladie du
nourrisson qui s'achemine vers cet état d'inanition lente et
insidieuse que Parrot a qualifié du nom d'*athrepsie*, soit par le
fait d'un lait mauvais ou insuffisant, soit enfin sous l'influence
de ces deux causes réunies, la nature des selles change :
elles prennent une teinte vert-épinard, ressemblant aux selles
provoquées par le mercure (*calomel-stools* des médecins anglais), hachées, non homogènes, séreuses, mélangées de
stries ou de plaques vertes, plus nombreuses, mais moins
abondantes et d'une excrétion difficile accusée par les efforts
visibles de l'enfant, l'expression anxieuse de sa petite figure
qui se contracte et qui rougit. Des fragments de caséum in-
digérés se retrouvent dans ces selles, et échappent, en quelques point, à l'imbibition verdâtre, de telle sorte qu'on les
reconnaît aisément à leur couleur. Ce n'est pas, à proprement
parler, de la diarrhée, mais quelque chose qui ressemble
plutôt aux selles de ce qu'on a appelé la *dysenteria incruenta*,
et de la dysenterie bilieuse des pays chauds. Quelquefois les
selles sont jaunes au moment de leur excrétion et virent
au vert, soit spontanément, soit sous l'influence du contact
de l'urine ou de l'air. Je considère ces selles de *dyspepsie
laiteuse* comme liées à un trouble sécrétoire du foie qui fait
dominer la biliverdine ou pigment biliaire vert aux dépens
de la bilifulvine, et je crois que les sécrétions propres de

l'intestin ne contribuent guère à les former. Il serait intéressant d'essayer la réaction de ces selles par le papier de
tournesol pour apprécier le rôle que l'acescence joue dans
leur production. Jusqu'ici la chimie pathologique ne s'est
pas occupée de ces excrétions spéciales et nous ne connaissons, comme contribution à cette étude, qu'une analyse de
la bile chez dix enfants athrepsiés, due à Albert Robin,
et dont les résultats ont été communiqués à la Société de
biologie dans sa séance du 3 février 1877. Ce liquide avait un
aspect louche, une consistance visqueuse, une odeur nul'e,
une couleur jaune dans 5 cas, verte dans 4, rouge dans
1 cas; la réaction était neutre dans 8 cas, alcaline dans les
2 autres; il n'y avait pas de sucre, pas d'urée. Ce qui me
semble plaider en faveur de cette idée que les selles vertes
persistantes sont de nature dysentérique et liées à un trouble
fonctionnel du foie, c'est ce fait, bien constaté, que l'ipéca et
le calomel, qui modifient énergiquement la sécrétion biliaire, sont aussi des moyens puissants pour changer la
nature de ces selles et les ramener à l'état diarrhéique,
étape intermédiaire qu'elles doivent traverser avant de reprendre l'aspect normal. Un autre fait démontre que ces
selles vertes ne sont pas liées à une lésion intestinale, c'est
quelquefois leur très longue persistance sans que l'enfant
paraisse en souffrir. On m'a montré un nourrisson qui n'a
eu que des selles vertes pendant les quatre premiers mois
de sa vie quoiqu'il eût une bonne nourrice, et qui cependant
a prospéré. Mais c'est là une exception. La règle générale
c'est que les enfants dont les selles ont ce caractère, maigrissent, prennent cet aspect terne, caractéristique, que revêt
la peau des enfants qui souffrent, ont des *cris de coliques* auxquels les mères ne se méprennent pas, et vont de mal en pis
si on n'y porte remède. Le mot *diarrhée infantile* enveloppe
bien des choses différentes, et l'étude des flux intestinaux
chez les enfants est encore un sujet presque neuf malgré la
multiplicité des travaux qu'ils ont suscités.

L'intertrigo du siège, cette source si cruelle de souffrances pour les petits enfants, se lie très habituellement, comme tous les cliniciens voués à la médecine infantile l'ont remarqué, à un allaitement mal réussi. Sans doute il est des enfants dont la peau est extrêmement *tendre*, comme disent les mères, dont tous les plis rougissent, quelque soin qu'on y mette : ceux du cou, comme ceux du coude, comme ceux des aines, et cela peut être le signe d'une herpétisme héréditaire ; mais cet intertrigo dépend aussi de la persistance des selles vertes et ne disparaît qu'avec elles. Quand nous nous occuperons de l'hygiène de la peau chez les enfants, je vous dirai par quels soins on peut atténuer cet accident qui prive le nourrisson de sommeil, l'agite, le fait crier et conspire, par cette dépense nerveuse, avec une alimentation insuffisante, pour le faire dépérir.

Je vous signalerai incidemment une autre cause d'intertrigo qui n'est pas indiquée par les auteurs, c'est celui qui dépend, chez un enfant bien nourri, de l'absence d'un régime réglé. L'enfant qui tète trop souvent n'est pas seulement exposé aux indigestions, mais il a une véritable polyurie, dont les nourrices connaissent bien la cause. La sécrétion urinaire, vous le savez, est plus active, proportion gardée du poids du corps, chez l'enfant que chez l'adulte ; stimulée par une alimentation liquide surabondante, elle atteint une telle abondance que les nourrissons, quelque soin qu'on y mette, sont toujours mouillés, et un intertrigo tenace et douloureux s'établit ou se perpétue sous cette influence.

Vient enfin le muguet, cette maladie parasitaire qui ne développe, à ce titre, ses épiphytes que sur des organismes appauvris, et qui revêt dans les hôpitaux une gravité si effroyable tandis que, dans la pratique ordinaire, on en vient assez habituellement à bout. Le secret de la différence du pronostic dans les deux milieux tient simplement non pas à la gravité du muguet en lui-même, mais bien à ce que l'on a moins de ressources dans les hôpitaux pour changer à temps, un allaitement qui ne réussit pas.

Vous le voyez, messieurs, le diagnostic d'un allaitement défectueux, n'est rien moins que malaisé, quand on y met quelque sagacité et quelque attention. Et de quel prix n'est pas la vigilance dans ce rapport! Ovide disait que la médecine vaut par le temps « *tempore medicina valet* »; l'hygiène, qui est l'un des aspects de la médecine, ne s'affranchit pas davantage de la domination de ce facteur. Il faut voir vite, surtout dans la médecine des enfants, et se décider promptement. La vie de ces petits êtres est au bout d'une méconnaissance du danger qui les menace et d'une temporisation intempestive.

Nous en sommes arrivés dans cette étude à la manœuvre du biberon, c'est-à-dire à la pratique de l'alimentation artificielle. Les considérations qui s'y rattachent concernent le lait et l'appareil de succion.

Le lait de femme, s'il était possible de s'en procurer une quantité assez considérable pour satisfaire aux besoins d'un allaitement artificiel, serait sans doute le plus naturel et le meilleur. Mais là où on trouverait ce lait, il vaudrait mieux le prendre à sa source organique. Cependant ce mode d'allaitement peut rendre de grands services quand il s'agit d'un enfant syphilitique, et qu'on ne veut pas prendre la responsabilité de faire courir à une nourrice, en fût-elle même prévenue, les chances d'une contamination vénérienne. Mais une nourrice débarrassée de son lait par des moyens mécaniques, par la pression, ou par l'action aspiratoire d'une ventouse terminée en tube de caoutchouc ne le conserverait pas longtemps; il faut, en effet, pour que la lactation continue d'une manière normale, que le mamelon soit stimulé par la succion du nourrisson. La nourrice à qui l'on demanderait cet office devrait donc continuer à allaiter son enfant, et l'on comprend qu'un lait ainsi partagé serait insuffisant, si ce n'est dans les premiers jours. On pourrait, il est vrai, y suppléer en mettant deux nourrices à contribution ; mais quelle complication dans la pratique !

Le lait de femme étant le type dont il faut se rapprocher le plus possible quand on se décide à l'allaitement artificiel, qu'il soit inauguré dès le début (ce qui est déplorable) ou au bout de quelques mois, il est utile de vous rappeler quelle est sa composition comparée à celles des autres laits usuels.

Je vous ai proposé, dans la partie de ce cours qui a eu pour objet l'étude des aliments, de diviser en trois catégories les différentes sortes de laits qui sont les plus usuelles : 1° *les laits gras* (lait de chèvre, de vache) caractérisés par leur richesse en beurre qui peut arriver quelquefois, pour le lait de chèvre, à 75 grammes par litre, et par une richesse moyenne en caséum et en sucre ; 2° *les laits caséeux* (lait de chèvre, de brebis) caractérisés par l'abondance du principe coagulable ; 3° *les laits maigres et sucrés* (laits de femme, d'ânesse, de jument, de bufflesse) qui contiennent une forte proportion de lactose, peu de beurre, beaucoup d'albumine et une proportion assez considérable de sels.

Le lait de femme est plus sujet encore à varier dans sa composition que celui des animaux à raison de la mobilité de sa santé, de son impressionnabilité nerveuse et du défaut d'uniformité de son alimentation ; il ne faut donc accepter les chiffres qui représentent les proportions de ses éléments constitutifs qu'avec une extrême réserve. Becquerel et Vernois ont trouvé 26 grammes de beurre par litre, en moyenne, mais des analyses ont fourni quelquefois 56 grammes (ce lait était plus gras que le bon lait de vache) et d'autres n'ont indiqué que 6 grammes environ. La quantité moyenne de lactose est de 40 à 45 grammes ; celles des matières protéiques (caséum et albumine), de 28 grammes ; celle des sels, 4^{gr}, 4 ; celle de l'eau, 878 ; celle des matériaux solides est par conséquent de 120.

Si le lait d'ânesse est le plus sucré (il contient par litre

61 environ de lactose), c'est le moins gras (15 grammes), le moins riche en caséine (18 grammes), le plus aqueux (905 grammes d'eau par litre).

Le lait de jument, qui s'en rapproche beaucoup, est cependant plus pauvre en beurre, mais il est moins séreux et ne contient guère que 896 d'eau contre 103 de matériaux solides.

C'est vous dire que c'est dans cette catégorie de laits qu'il faudrait chercher un substitutif au lait féminin. Il y a longtemps que je recommande le lait d'ânesse, dans ce cas, aux familles ; et dans le Midi, où la foi dans les vertus thérapeutiques du lait d'ânesse s'est conservée traditionnellement et où des éleveurs font commerce du lait de cette femelle laitière, rien ne serait plus aisé que de s'en approvisionner et de l'avoir deux à trois fois par jour au moment de la traite. Van Helmont a fait ressortir les avantages du lait d'ânesse et le préférait même au lait de femme. Je n'ai pas évidemment la pensée de défendre cette étrange proposition. Ch. West a insisté sur les avantages de ce lait qui est, quoi qu'on en ait dit, un pauvre médicament et qui peut devenir un aliment précieux pour suppléer le lait féminin quand on ne peut procurer à l'enfant les bénéfices de celui-ci. « Chez l'ânesse, dit-il, les principes constituants solides du lait son à peu près les mêmes que chez la femme... Malheureusement sa cherté est un obstacle très fréquent à son emploi, et nous force à avoir recours au lait de vache que l'on se procure avec tant de facilité. Mais si le prix est un obstacle à l'usage permanent du lait d'ânesse, il est pourtant à souhaiter, quand un petit enfant ne peut pas être allaité au sein, qu'on puisse lui fournir du lait d'ânesse pendant les quatre ou cinq premières semaines, époque à laquelle les premiers dangers de l'élevage à la main sont passés. Le défaut de matière grasse dans le lait d'ânesse peut être corrigé, comme on l'a conseillé, par l'addition d'environ un vingtième de crème. Il n'est pas aussi facile de neutraliser son action purgative, et bien que le conseil donné par sir Henry Marsh, de le chauffer jusqu'à la température de 100, réussisse quelquefois à faire disparaître cette propriété, l'expérience que j'ai faite est loin d'avoir été toujours couronnée de succès. Dans ces cas, pourtant, l'addition au lait d'un quart d'eau de chaux suffira, en général, à arrêter toute tendance à la diarrhée. »

Le lait de jument a sensiblement les mêmes propriétés que le lait d'ânesse et peut rendre les mêmes services dans les pays où il est abondant. Consulté, il y a quelque temps, par dépêche, par une dame de Transylvanie qui, ne pouvant nourrir son enfant, répugnait invinciblement à le confier à une nourrice, je n'ai pas hésité à lui conseiller de recourir au lait de cavale qui abonde dans la propriété qu'elle habite.

Le lait de chèvre, et à plus forte raison celui de brebis, ne sauraient, à raison de leur richesse en beurre et en caséine, convenir pour les premiers temps de l'allaitement artificiel. Si l'on était contraint d'y recourir, il faudrait les amener, par le coupage avec de l'eau, aux conditions de densité du lait de femme, c'est-à-dire à 1030 environ.

Le lait de vache est le plus usuel, le plus facile à se procurer, celui qui domine l'alimentation artificielle des enfants. Sa densité est de 1032 ; il contient de 35 à 40 grammes de beurre par litre ; 50 environ de sucre de lait, 41 de caséine, 874 d'eau et par conséquent 126 de matériaux solides. Coulier conseille, pour faire avec le lait de vache un lait rapproché de celui de la femme, d'ajouter à 593 grammes de lait de vache, 407 grammes d'eau (environ 1 partie et demie de lait pour 1 partie d'eau) et d'additionner ce mélange de crème fraîche pour le ramener à la richesse butyreuse du lait de femme, et de phosphate de chaux. La formule qu'il conseille est la suivante :

Lait de vache non écrémé...... .... 600 gr.
Crème fraîche..., ...··· 13
Sucre de lait ....,.... 15
Phosphate de chaux porphyrisé ou précipité................,..... 1,5
Eau........................ 339,5

Cette formule est bonne à connaître, car si elle n'a pas la prétention d'imiter complètement le lait de femme, elle vaut certainement mieux que le lait de vache tel qu'il est retiré des trayons. Et qu'on n'invoque pas une complication de soins dont la pratique ne s'accommoderait pas ; il n'y a pas lieu de faire intervenir la balance. Il serait facile d'avoir deux mesures de fer blanc, l'une contenant 600 grammes de lait, l'autre 300 grammes d'eau ; on ajouterait dans le mélange une cuillerée à bouche de crème, les deux tiers d'une cuillerée de sucre de lait, une pincée de phosphate de chaux et l'aliment de l'enfant serait préparé pour sa journée, en beaucoup moins de temps que je n'en ai mis à décrire cette préparation. J'ai toujours été frappé de l'avantage qu'il y aurait à remplacer, dans le régime de l'enfant, le sucre ordinaire par le sucre de lait qui s'obtient en abondance et partout, et j'ai été heureux de me rencontrer avec Coulier dans cette pensée, si naturelle et qui aurait dû se présenter depuis longtemps à l'esprit des médecins qui s'occupent particulièrement de pédotrophie.

Inutile d'ajouter que le lait doit (et cela est possible à la campagne) être emprunté à une même vache, choisie avec soin et reconnue bien portante et bonne laitière, et qu'il faut ne le présenter à l'enfant qu'à la température organique, c'est-à-dire à 38°. Le thermomètre peut intervenir dans le principe, mais quand on aura pris l'habitude de rapporter la sensation du doigt trempé dans le lait ou celle de la joue sur laquelle on appose le biberon au moment de s'en servir, à cette indication thermométrique, on pourra se passer de l'instrument. J'ai souvent interrogé la physionomie des nourrissons quand on leur présente un liquide qui s'écarte de la température organique ; ils trahissent par une grimace expressive, surtout quand le liquide est trop frais, la sensation désagréable qu'ils éprouvent. Un bon procédé que je recommande aux nourrices sèches, et qui du reste est bien connu d'elles, c'est de placer le biberon sous leurs couvertures, et de s'en servir quand il s'est mis en équilibre de température avec le corps. Il est sans doute de quelques degrés au-dessous de la chaleur organique, mais l'enfant n'en souffre pas.

Vient la question de l'appareil de lactation destiné à remplacer le sein. On pourrait faire un musée en réunissant les formes, variées presque à l'infini, des biberons qui ont été successivement imaginés ; quelques-uns de ces appareils sont devenus en quelque sorte populaires : tels le biberon Darbot, le biberon Breton, le biberon Leplanquais, le biberon Charrière. Celui auquel je me suis arrêté, après comparaison, est le biberon Robert dont les divers organes sont bien combinés pour l'office qu'on en attend. Lorsqu'on se sert d'un de ces appareils il faut songer au danger possible d'une intoxication saturnine du nourrisson, comme on en a cité des exemples, pour les bouts en caoutchouc vulcanisé qui contiennent des quantités notables de plomb, et quelquefois des quantités énormes, comme l'a signalé le Dr Eulenberg qui en a trouvé renfermant 18 pour 100 de carbonate de plomb, et aussi aux inconvénients des montures en plomb ou en étain plombifère. Beaugrand a observé un empoisonnement grave dû à cette dernière cause. Une propreté minutieuse est d'ailleurs indispensable, et ces appareils doivent être nettoyés chaque fois qu'on s'en est servi. Les bouts en caoutchouc noir peuvent remplacer les bouts en ivoire ramolli, en liège, en tétine de vache qui ont l'inconvénient d'être fragiles et exigent un renouvellement fréquent.

Quand on ne peut se procurer un de ces appareils, il faut y suppléer par une fiole à médecine dans le long goulot de laquelle on introduit, à frottement, une éponge allongée et fine plongeant aisément dans le liquide par une de ses extrémités et destinée par l'autre à être saisie par les lèvres de l'enfant. L'éponge est retirée après chaque repas ; elle est lavée avec soin dans de l'eau fraîche jusqu'à ce qu'elle ne la blanchisse plus et on la garde immergée dans un verre d'eau froide pour qu'elle conserve toute sa fraîcheur et sa mollesse. Au moment de s'en servir, il faut la passer à l'eau chaude pour que l'enfant n'éprouve pas une sensation désagréable et pour que les premières gorgées de lait qu'il aspire ne se refroidissent pas au contact de l'éponge. On peut, si l'on veut, et pour plus de précautions, la fixer par un fil fort au goulot de la bouteille, mais cette précaution est assez superflue. Avec un assortiment de fioles et d'éponges, on est ainsi outillé pour tout un élevage.

L'attirail de nuit pour ce mode de nourriture se compose : 1° d'une veilleuse ; celles en fer blanc avec vitre en corne sont les plus commodes parce qu'elles éclairent mieux que les veilleuses en porcelaine sans cependant donner trop de lumière ; la veilleuse est surmontée d'un vase en fer blanc plein d'eau et dans lequel on chauffe au bain-marie une fiole à moitié remplie d'eau sucrée au sucre de lait ; 2° d'un verre d'eau froide contenant des éponges de rechange ; 3° d'un vase de lait éloigné de la veilleuse ; 4° d'un approvisionnement d'eau très légèrement sucrée au sucre de lait, destinée à remplacer celle que l'enfant consommera.

Quand le nourrisson se réveille (et si l'heure de son repas est d'ailleurs arrivée), on fait, avec l'eau chauffée au bain-marie et le lait froid, le mélange qu'il doit boire, et en remplaçant l'eau consommée, on remet les choses dans l'état primitif.

Il faut se régler, non pas judaïquement mais approximativement, sur les données que je vous ai indiquées relativement au nombre des repas et aux quantités de lait à permettre à l'enfant suivant son âge. Les infractions à l'hygiène sont ici d'une autre portée que quand il s'agit d'allaitement maternel ; on est en effet à côté de la nature ; le terrain sur lequel on marche est semé de chausses-trappes, et il faut, si l'on veut réussir, que le lait du biberon soit assaisonné de vigilance, de soins intelligents et d'un grand esprit de méthode. A cette condition, mais elle est expresse, on peut, dans un bon nombre de cas, mener à très bonne fin cette tâche délicate.

Je vous signalerai avec insistance la nécessité d'une propreté vigilante quand on nourrit les enfants au biberon : l'appareil doit être soigneusement lavé à plusieurs reprises chaque jour, et le bout du biberon doit être immergé en permanence dans l'eau froide pendant qu'on ne se sert pas de l'appareil. Si l'on n'observe ces précautions, le lait peut aigrir et les nourrissons sont exposés à être atteints d'aphthes, de stomatite et de muguet. H. Fauvel a constaté récemment, en examinant des biberons provenant d'une crèche, qu'ils exhalaient une odeur fétide et que le tube en caoutchouc et son ampoule terminale étaient remplis de lait caillé entremêlé de touffes de cryptogames, dans lesquelles le microscope a reconnu la présence de nombreuses cellules ovoïdes. L'éveil était donné, une visite des crèches fut prescrite et, sur 31 biberons envoyés au Laboratoire municipal de Paris, pour y être examinés, 28 contenaient des champignons de cette nature dans leurs diverses parties. C'est probablement à des biberons mal tenus que Rosen de Rosenstein a pu adresser le reproche de produire des aphthes quand on donne au nouveau-né la mauvaise habitude de s'endormir avec le bout du biberon dans la bouche. Il y a là en effet une double cause d'irritation pour la muqueuse.

C'est surtout dans ce mode d'allaitement qu'il faut recourir assidûment à la balance, surveiller la nature des évacuations et attacher de l'importance au moindre dérangement des fonctions digestives. Il n'y a pas, en effet, quand on s'est engagé dans cette voie, d'aventures inutiles à courir. On ne me range certainement pas au nombre des partisans enthousiastes du biberon, mais je suis bien obligé de reconnaître que si ce mode d'allaitement est si vivement incriminé par l'hygiène, c'est qu'il est difficile à pratiquer, exige une surveillance et des soins assidus et ne réussit qu'à la condition d'être conduit avec méthode et intelligence. Sous cette double condition, il devient souvent une ressource précieuse, et il peut parfois balancer les avantages d'un bon allaitement mercenaire.

SEPTIÈME LEÇON

Nourriture du premier âge.

(Suite)

Sommaire. — Complications et difficultés de l'allaitement. — Influence du tempérament de la nourrice, de sa concordance ou de sa discordance avec celui du nourrisson. — La menstruation pendant l'allaitement. — Grossesse survenant dans le cours de l'allaitement. — Son influence sur le fœtus et sur le nourrisson. — Action passionnelle de la nourrice sur l'enfant. — Ce qu'il faut penser de la transmissibilité des dispositions morales. — Maladies du sein (poil, gerçures, abcès) comme entraves à l'allaitement. — Maladies aiguës, fébriles de la nourrice. — Maladies contagieuses. — Fièvres éruptives. — Gale. — Phthisie pulmonaire. — Passage des médicaments et des poisons de la nourrice au nourrisson. — Influence du plomb et de l'alcool. — Transmission de la syphilis. — Agalaxie. — Incompatibilité de certains laits et de certains nourrissons. — Succion difficile.

L'allaitement ne s'accomplit pas toujours, bien s'en faut, dans des conditions absolument régulières : des états physiologiques ou morbides divers viennent souvent le traverser et posent au praticien des questions auxquelles il doit se tenir prêt à répondre. C'est à leur examen que cette leçon va être consacrée.

L'influence du tempérament et de la constitution de la nourrice ; celle de la menstruation et de la grossesse ; le retentissement sur l'enfant de ses habitudes morales et de ses impressions accidentelles, tel est le cadre dans lequel nous pouvons renfermer cette étude. Elle concerne, bien entendu, à la fois l'allaitement maternel et l'allaitement délégué, par nécessité, à une nourrice.

Je vous ai dit, en vous traçant ce portrait idéal de la nourrice dont la théorie réunit si aisément les traits mais que la pratique ne rencontre guère, qu'il fallait tenir un compte attentif de son tempérament, mais que l'on peut trouver dans chacun des types de formule organique, admis et décrits par les auteurs, des femmes également aptes à conduire à bonne fin la tâche délicate de l'allaitement. Quand on a le choix libre, le tempérament sanguin est certainement celui qui offre les garanties les plus heureuses : garanties de bonne santé, et partant de bonne composition du lait; et aussi, dans une certaine mesure, garantie d'humeur facile, de caractère gai et expansif, ce qui n'est nullement à dédaigner. Le tempérament lymphatique est souvent la livrée d'une constitution délicate, la signature d'un lait pauvre et séreux, et parfois aussi d'une tare diathésique cachée. Le tempérament nerveux exclut trop habituellement la triple stabilité de la santé, de la composition du lait et de l'humeur pour qu'il ne faille pas l'éviter. Mais les tempéraments *purs*, classiques, ne se trouvent guère que dans les livres ; la nature les mélange dans des combinaisons infinies, au gré des courants multiples de l'hérédité, et le lymphatique et le nerveux, croisés de sanguin, constituent pour une nourrice, des formules de tempérament excellentes, et au delà desquelles il ne faut pas chercher mieux.

Sans aucun doute le tempérament ne se transmet pas, comme on le croit, avec le lait, mais il imprime aux qualités de celui-ci et au régime, plus ou moins régulier, de l'allaitement des modifications dont on est bien obligé de tenir compte. Il répugnerait du reste, d'admettre, la balance affirmât-elle le contraire, que le lait d'une femme lymphatique est absolument semblable à celui d'une femme de tempérament sanguin ou nerveux, alors même que l'analyse a constaté que les proportions de leurs éléments constitutifs sont *chimiquement* les mêmes. Nous ne savons le tout de rien, et la chimie, malgré ses progrès, ne peut élever d'autre prétention que de faire l'analyse morte du lait. Elle nous montre bien les proportions réciproques des éléments qu'elle isole, mais la formule suivant laquelle la vie les groupe et les anime est au-dessus de sa portée. Cette chimie vivante, dont nous ne sommes pas sur le point de percer le secret, n'a qu'un réactif, mais il est d'une merveilleuse sensibilité : c'est le nourrisson, qui prospère quelquefois là où, de par l'analyse, il devrait pâtir, et pâtit là où il devrait prospérer. En dehors, bien entendu, des cas absolument tranchés, la qualité d'un lait s'apprécie à l'usage, suivant le sens dans lequel il incline la vie de l'enfant : ici, vers la santé ; là, vers la misère physiologique. Que de fois ne rencontrerez-vous pas, dans le cours de votre pratique, des nourrices délicates ayant au sein de beaux nourrissons, et des nourrices plantureuses se tirant médiocrement de leur tâche. Et je prends, bien entendu, comme base de ce contraste, deux enfants de souche et de vigueur qui se valent sensiblement. Ce n'est certes pas une raison pour ne pas préférer les nourrices vigoureuses aux nourrices malingres ; mais c'en est une pour ne pas se montrer trop exigeant en fait de constitution et de tempérament quand il s'agit de l'allaitement maternel qui a, en lui-même, tant d'avantages.

Faut-il croiser les tempéraments dans l'allaitement comme on les croise dans le mariage ? C'est là une conception ingénieuse mais qui ne paraît reposer sur rien de réel, ou du moins de démontré.

Une autre question, qui est connexe de celle-ci, ou plutôt qui en est la contre-partie, est de déterminer le degré d'avantages d'une similitude de tempérament entre la nourrice et l'enfant. Tous les philosophes, et la plupart des médecins, ont mis au premier rang des conditions favorables qu'offre l'allaitement maternel l'avantage d'offrir à l'enfant un lait plus « en conformité de nature avec lui », comme disait Galien, et, partant, d'une élaboration plus facile et plus fructueuse. On peut traiter de haut cette idée, mais quand on songe qu'il y a dans toutes les opérations de la nature une entente merveilleusement sage des moyens les plus propres à réaliser les fins conservatrices qu'elle poursuit, on hésite à regarder cette opinion comme mystique et surannée. On ne saurait, ce me semble, contester, sous prétexte d'abus des vues naturistiques, que le lait d'une mère bien portante vaut mieux pour son enfant que celui d'une nourrice merce-naire. C'est là une vraisemblance qui, si l'observation la changeait en un fait, conduirait plutôt à rechercher dans une nourrice une ressemblance qu'un contraste de tempérament avec l'enfant qu'on lui confie.

La menstruation se suspend, dans la grande majorité des cas, pendant la durée de l'allaitement, et son rétablissement ne peut être considéré que comme désavantageux : d'abord parce que des règles qui reparaissent sont l'indice et la cause d'une lactation faible; en second lieu, parce que la mens-truation expose à une grossesse qui est très inopportune au point de vue des intérêts de l'enfant.

Mais on a pensé que les inconvénients de cette menstrua-tion anormale ne se bornaient pas à cela et qu'elle pouvait retentir fâcheusement sur la santé et la constitution de l'en-fant. C'est ainsi qu'on a considéré le lait d'une nourrice réglée, comme susceptible de produire le lymphatisme; Fox a même avancé que c'était une cause puissante de dévelop-pement du rachitisme, et que les lésions osseuses semblaient en proportion avec le nombre des périodes menstruelles sur-venues pendant l'allaitement et avec la somme des jours qu'elles avaient duré. Mais le rachitisme, qui survient même pendant la vie fœtale, a une étiologie trop complexe et encore trop indéterminée pour qu'on puisse faire jouer à cette cause, assez rare en somme, un rôle bien important. Je dois dire que peu de médecins de notre époque adoptent l'opinion de van Swiethen qui considérait le rétablissement des règles comme n'influençant en rien le nourrisson. Il dit à ce propos : « *Bona fide affirmare possum nunquam, sub datis conditionibus, aliquid damni observasse si lactantes menstruantis nutricis ubera ducerent.* »

Ce n'est pas là l'opinion générale. Raciborski a institué à ce sujet, en 1843, des expériences qu'il serait bien intéressant de reprendre et de compléter. Ayant examiné le lait de sept nourrices menstruées, dans l'intervalle de leurs règles et pendant l'éruption de celles-ci, au point de vue de la densité du lait, de sa réaction, de sa richesse butyreuse, il a comparé les résultats obtenus avec ceux qui lui étaient fournis par l'examen du lait de nourrices ordinaires, et enfin il a examiné comparativement les nourrissons de ces deux groupes. L'examen chimique du lait des nourrices, dans ces deux conditions, ne lui a pas offert de dissemblances bien nettes ; mais il a constaté qu'au moment des règles, le lait devenait bleuâtre, plus séreux, moins riche en crème. Sa conclusion a été que, jusqu'à présent, on ne pouvait faire de la menstruation d'une nourrice une cause d'inaptitude à l'allaitement. C'est trop absolu, à mon avis; il est bien peu de femmes pour lesquelles les périodes menstruelles ne constituent pas une crise maladive : leurs préludes sont douloureux; et pendant leur durée, il se manifeste un état d'éréthisme nerveux, quasi-hystériforme. La solidarité si étroite qui existe entre la santé de l'enfant et de sa nourrice ne permet pas de considérer cette crise comme indifférente pour lui, et la contrefluxion physiologique que la menstruation opère vers l'utérus aux dépens des seins ne saurait non plus lui être avantageuse. D'ailleurs les faits sont là, plus éloquents que toute induction, pour attester que l'enfant souffre pendant que sa nourrice a ses mois: il pâlit souvent, devient grognon, crie davantage, présente parfois des troubles digestifs, et cet état est assez expressif pour mettre les familles sur la voie de la cause qui les produit et pour provoquer une enquête. Sans doute, si l'enfant continue à prospérer malgré cette condition défavorable, ce

serait une faute de changer son mode d'allaitement; mais s'il
ne vient pas bien, il ne faut pas hésiter à prendre ce parti.
Je ne saurais, en tous cas, vous conseiller l'indifférence de
van Swiethen qui, je viens de vous le dire, ne voyait même
pas d'intérêt à interroger une nourrice, au moment où on la
prend, sur le fait de la persistance ou de l'absence de ses règles.
Bien au contraire, vous devez vous enquérir soigneusement
de ce détail au moment où l'allaitement commence, engager
les familles à une surveillance particulière sur ce point, et demander aux résultats de l'allaitement, assidûment interrogés,
un conseil que vous ne sauriez utilement puiser ailleurs.

Si la menstruation des nourrices est un inconvénient et
peut-être un danger, à plus forte raison faut-il redouter une
grossesse, d'autant plus que, pendant les premiers temps de
celle-ci, son existence ne se révèle souvent que par des
signes obscurs et que la diminution du lait peut être attribuée à des causes d'autre nature. Sans doute l'enfant peut
n'en pas souffrir beaucoup, au moins pendant les premiers
mois; mais l'observation montre que le lait diminue toujours
sous l'influence de la gestation, et que ses qualités sont
altérées : il devient plus pauvre ; il s'établit au profit de l'enfant qui se développe dans l'utérus et au détriment de celui
qui est suspendu au sein, une sorte de régression du lait à
l'état qu'il offre peu après l'accouchement; et elle se prononce d'autant plus que la gestation avance davantage, de
sorte que l'enfant est de moins en moins nourri à mesure
que ses besoins alimentaires s'accroissent ; et de là, d'ordinaire, un état de dépérissement qui est un indice et un péril.
Trousseau ne voyait à une grossesse pendant l'allaitement
d'autre inconvénient que celui d'une nourriture insuffisante
et il pensait qu'on peut y suppléer par du lait additionnel.
Je n'en crois rien et j'estime que la grossesse, dès qu'elle est
reconnue, commande un changement de nourriture. On peut
voir, comme Jacquemier en a fait la remarque, des nourrissons qui ont tété pendant une grande partie de la grossesse

ne souffrir en rien de cette épreuve; mais ce sont là des faits qui frappent l'esprit par leur caractère exceptionnel et qui, en réalité, se perdent dans le nombre immense des faits contraires. Les preuves de zootechnie sont là, du reste, pour démontrer que le lait des femelles laitières subit, peu après la conception, des modifications de quantité et de qualité qui deviennent d'autant plus marquées qu'on s'éloigne de ce moment. Il faut donc avoir cet écueil présent à l'esprit, en présence de troubles indéterminés de la santé de la nourrice ou de l'enfant, admettre la possibilité d'une grossesse, et quand celle-ci est certaine, prendre un parti.

Il est d'ailleurs, dans cette question, un aspect qui a de l'intérêt et qui ne semble pas avoir suffisamment fixé l'attention. On ne s'est préoccupé que du nourrisson et pas assez du fœtus. Il me paraît bien probable que la diversion fluxionnaire entretenue par l'allaitement vers les seins ne doit être en rien profitable à celui-ci, et il serait intéressant de rechercher si les enfants provenant d'une grossesse ainsi traversée pendant une partie de sa durée par un allaitement intempestif ne sont pas, à la naissance, plus petits et plus chétifs que les autres. Il y a lutte en sens inverse entre le nourrisson et le fœtus : le sein donne moins au premier, le placenta donne moins au second et, des deux côtés, le préjudice ne me semble pas douteux. C'est certainement en se laissant aller à un paralogisme que van Swiethen a nié les inconvénients de la grossesse de la nourrice sur l'enfant qu'elle allaite. « On croit généralement, dit-il, que l'allaitement est préjudiciable au produit de la conception, mais si la femme peut nourrir deux et même trois enfants dans les grossesses multiples, pourquoi ne pourrait-elle pas faire simultanément les frais de l'allaitement d'un enfant et de la nourriture d'un embryon ? J'ai vu une femme qui, au moment où elle était prise des douleurs de l'enfantement, présentait le sein à son nourrisson d'un an et lui disait, en riant, de dire adieu à sa bouteille qui désormais appartenait à son

frère. Comme je manifestais mon étonnement, elle me dit :
« c'est la sixième fois que cela m'arrive » ; elle mit peu après
au monde un enfant sain, robuste et l'allaita heureusement.
Est-ce ainsi que les choses se passent dans la majorité des cas ?
Je n'en crois rien. L'esprit pénétrant des anciens avait saisi
cette incompatibilité entre la grossesse et l'allaitement,
et dans les républiques grecques où la loi pénétrait, par
un abus que je ne défends pas, dans l'intimité de la vie
des citoyens, les mères qui devenaient enceintes, étaient
obligées, de retirer le sein à leur enfant et de lui donner *deux* nourrices, obligation qui n'avait d'autre but sans
doute que de consacrer, par un signe expressif, la supériorité
de l'allaitement maternel sur l'allaitement mercenaire.

Par quelles voies mystérieuses s'exerce le retentissement,
sur l'enfant, des passions qui agitent l'âme de sa nourrice ?
On ne le sait pas plus qu'on ne sait comment le fœtus reçoit
le contre-coup des impressions maternelles, et cependant le
fait n'est mis en doute par personne. Vous avez pu constater, il y a peu de jours, dans ma clinique des enfants, un
fait très démonstratif à cet égard. Une nourrice allaitait un
enfant dans des conditions normales; cet enfant est pris,
entre mes deux visites, d'une attaque violente d'éclampsie.
La religieuse de la crèche me donne l'explication de ce fait
en m'apprenant que la nourrice avait reçu, le matin même,
la visite d'un créancier très pressant et qu'elle avait eu, à la
suite d'une altercation, une crise de nerfs. L'enfant mis inconsidérément au sein alors que l'orage nerveux n'était
pas encore calmé, devint éclamptique quelques heures après.
Albinus, cité par Rosen de Rosenstein, a rapporté le fait
d'un nourrisson qui, mis au sein pendant le paroxysme d'une
colère violente de sa mère, fut pris immédiatement d'hémorrhagie par la plupart des muqueuses et ne tarda pas à
succomber. Le dernier de ces auteurs a vu, dans les mêmes
conditions, un enfant pris d'un état lipothymique d'où l'on
eut beaucoup de peine à le retirer. Richard, de Nancy, a rap-

porté, d'après Berlyns, le cas d'un enfant qui, mis au sein après une violente colère de sa mère, fut frappé immédiatement d'une hémiplégie; celui d'un autre nourrisson qui mourut brusquement à la suite d'une violente émotion ressentie par sa nourrice, etc. Van Swiethen a formellement admis cette influence : « *Certa enim observata docuerunt subito convulsos fuisse infantes si ira furentis vel metu fere enuctæ nutricis ubera ducerent* » Steiner a constaté que sous l'influence des émotions d'une nourrice, son lait devient séreux, peu sucré, analogue au petit lait; que du dévoiement, des vomissements et des convulsions peuvent se manifester, à cette occasion, chez l'enfant. Il est bien rare — j'en avais un exemple sous les yeux, il y a peu de jours — qu'un enfant ne pâtisse pas, à un degré quelconque, d'un accès d'humeur ou du chagrin de sa nourrice. Le moins qui en résulte pour lui, c'est d'accuser par un état grognon, des cris inusités, de l'insomnie, la solidarité qui existe entre son système nerveux et celui de sa nourrice. Au reste, quand on songe à la manière si vive dont les diverses sécrétions : salives, larmes, urine, bile, sont influencées par les mouvements de l'âme, on jugerait étonnant que le lait seul fût affranchi de cette dépendance. Et ce ne sont pas seulement les passions tristes qui la mettent en jeu; une joie immodérée, si elle survient d'une manière inopinée, peut produire des effets analogues.

La conclusion pratique à tirer de ces faits c'est qu'il faut attacher au caractère, à l'humeur d'une nourrice, aux conditions heureuses ou malheureuses dans lesquelles elle vit, une importance très sérieuse, et que le seul fait d'une impressionnabilité extrême, mise en jeu par les vicissitudes d'une vie traversée, constitue pour elle une inaptitude formelle à nourrir. En tout cas, il convient, quand elle vient de traverser un orage passionnel, d'attendre qu'il se soit calmé depuis plusieurs heures avant de présenter l'enfant au sein. Rosen de Rosenstein conseille même, dans ce cas, aux mères de se faire vider le sein par la succion ou par une ventouse, afin que les enfants trouvent un lait élaboré dans des conditions de calme du système nerveux.

Une opinion très accréditée dans le monde des mères attribue à la nourrice le pouvoir de transmettre au nourrisson, en même temps que son lait, ses propres habitudes ou inclinations morales. Les érudits la confirment par des textes qui n'ont pas en hygiène force d'autorité : ils rappellent que Suétone a attribué l'intempérance de Tibère aux libations trop fréquentes de sa nourrice ; que les mœurs violentes et répréhensibles de Romulus et de Remus leur avaient été infusées par le lait de leur nourrice Laurentia, surnommée la Louve à raison de ses désordres ; qu'Aulu-Gelle, qui a fait parler au philosophe Favorinus un langage si sensé et si éloquent sur l'allaitement maternel, invoque comme argument la transmissibilité des penchants de la nourrice à l'enfant. Tout cela est poétique, mais tout cela me paraît de pure imagination. Le lait nourrit peu ou beaucoup, bien ou mal ; mais il ne peut rien au delà, et il est sans influence sur la formation des mœurs et des caractères. Ce n'est pas le lait de Blanche de Castille, mais sa vertu et ses enseignements, qui ont préparé la sainteté de Louis IX. Un enfant peut être nourri par une tigresse d'Hyrcanie sans être féroce, par une vache sans être placide, par une chèvre sans être indocile et capricant, par une ânesse sans être menacé de déchéance intellectuelle. Les mœurs d'une nourrice sont une garantie de conduite régulière, de dévouement à ses devoirs, de bons soins pour l'enfant, d'éloignement des inconvénients d'une grossesse clandestine et des périls d'une contamination syphilitique, mais c'est là tout, et c'est bien assez pour attacher du prix à cette condition et pour ne prendre une fille-mère pour nourrice que quand on ne peut pas faire autrement. Je suis tout à fait de l'avis de Désormeaux qui ne voit dans cette transmission des mœurs et du caractère, quand elle se constate, qu'un effet de l'imitation. Et ce qui confirme cette pensée c'est que la ressemblance morale des enfants avec leur nourrice a surtout frappé les anciens chez lesquels l'allaitement, se prolongeant plusieurs années, fournissait à cette action morale de la nourrice sur la formation du caractère de l'enfant le temps de se produire dans une mesure très limitée sans doute, mais réelle.

A côté des conditions physiologiques qui troublent la régularité de l'allaitement nous devons placer les conditions morbides. Les maladies de la nourrice sont locales ou générales.

Les premières siègent sur le sein et peuvent empêcher l'allaitement d'une manière temporaire ou définitive.

L'engorgement ou *poil*, quand il est partiel, n'est souvent qu'une entrave momentanée ; mais, comme il conduit souvent aux extravasations de lait par rupture des conduits galactophores et à des abcès consécutifs, c'est toujours une menace assez sérieuse, d'autant plus que la précaution de ne faire téter l'enfant que d'un côté, ne met pas le sein malade au repos, la montée du lait se produisant dans les deux seins à l'occasion de la succion opérée sur l'un d'eux. L'abcès, ou les abcès multiples, une fois formés, l'allaitement devient douloureux et sans profit, et il faut se tenir prêt à en modifier les conditions.

Mais ce sont surtout les gerçures du mamelon qui conduisent fréquemment à cette nécessité. Il y a entre les gerçures et les fissures qui se rencontrent aux points de jonction des muqueuses et de la peau : à la commissure labiale, à l'anus, à la fourchette vulvaire, une analogie qui n'a pas été assez remarquée. Dans ces points, une simple éraillure suscite des douleurs violentes, à caractère névralgique, et qui sont en disproportion avec leur cause apparente ; de plus leur tenacité est notoire. Les primipares y sont plus disposées que les femmes qui ont eu plusieurs enfants, et surtout celles dont le mamelon, incomplètement formé, est, par ce fait même, exposé à des tiraillements plus énergiques et plus prolongés. Les nourrices qui ont constamment l'enfant au sein y sont plus expo-

sées que celles qui, prenant en même temps son intérêt et le
leur propre, règlent sagement son régime. On a cru que les
aphthes de l'enfant pouvaient se communiquer au mamelon,
et que l'érosion était, dans ce cas, précédée d'une vésicule,
mais cette opinion n'est pas généralement acceptée. Toutefois l'état d'acescence dans lequel sont les liquides de la
bouche chez un enfant atteint de stomatite aphtheuse peuvent très bien ne pas être sans influence sur la production
des gerçures. Les femmes nerveuses tombent quelquefois
dans un véritable état de cachexie sous l'influence des douleurs violentes qu'elles provoquent et qui sont ramenées par
la succion de l'enfant, comme l'est la douleur atroce de la
fissure anale par l'exonération : elles maigrissent, la fièvre
s'allume, la nutrition décline, et l'insomnie achève, dans
les cas graves et tenaces, de les rendre absolument inaptes
à nourrir, au moins du côté où siègent les gerçures. Les
lotions astringentes, la cautérisation de la fissure au nitrate
d'argent ou à l'alcoolé de benjoin, pratique conseillée par
Bourdel et dont j'ai constaté l'efficacité sont, en y joignant
la précaution de se servir d'un bout de sein pour prévenir le
contact immédiat des lèvres de l'enfant et de la gerçure, des
moyens de temporisation qui sont quelquefois couronnés
d'un succès définitif.

Quant aux engorgements laiteux, ils sont ou généraux ou
lobaires. Dans les premiers cas, ils dépendent d'une poussée
laiteuse en disproportion avec la dépense du lait par le nourrisson, et une succion supplémentaire, secondée par une
diminution du régime de la nourrice, y pourvoit. Dans le
second, la rétention du lait dans les canaux galactophores
distend les parois de ceux-ci, les rend inertes comme il
arrive de tout conduit musculo-membraneux distendu au
delà d'une certaine mesure par le liquide qui le parcourt,
et sous l'influence de la *vis a tergo* causée par l'afflux du
lait en arrière de l'obstacle, il se forme des érosions des
canaux, et une petite quantité de lait s'épanchant dans le

tissu cellulaire ambiant y produit des abcès, par un mécanisme analogue à celui des abcès d'infiltration urineuse à la suite d'une crevasse de l'urèthre. Il y a lieu de s'étonner que cette analogie n'ait pas frappé l'attention jusqu'ici et qu'on n'ait pas songé à cette explication de la formation des abcès du sein pendant la lactation. Il serait intéressant d'analyser le pus de ces abcès et d'y rechercher chimiquement la présence de la lactose. On conçoit très bien qu'une petite quantité de pus mélangé à une grande quantité de lait ne puisse conserver les caractères physiques qui permettraient de le reconnaître à la simple vue. Ces abcès, beaucoup plus communs dans les deux premiers mois de l'allaitement, ne lui sont une entrave que quand ils sont multiples, quand ils siègent au voisinage de l'aréole, et qu'il s'agit de femmes très nerveuses chez lesquelles la douleur amène des troubles généraux d'une certaine intensité. Dans les cas ordinaires, la temporisation, l'affectation provisoire d'un seul sein à l'allaitement et le dégorgement mécanique du sein malade permettent d'éluder cette difficulté. Lorsque, ainsi que cela arrive assez souvent, l'abcès est sous la dépendance d'une ou plusieurs gerçures antécédentes, la possibilité de nourrir reste entièrement subordonnée à la ténacité de celles-ci et à leur retentissement sur la santé générale.

Les maladies générales qui peuvent être une entrave à l'allaitement sont de diverses sortes. Nous envisagerons tout d'abord les maladies aigües, fébriles. Les unes sont contagieuses, au propre sens du mot, comme les fièvres éruptives, et commandent un changement immédiat de nourrice : telles sont la rougeole, la scarlatine, la variole, la varicelle même qui peut transmettre la petite vérole à un enfant non vacciné ; les autres ne sont contagieuses ni par le contact ni par le lait et n'ont d'autre inconvénient que d'altérer, à titre de perturbation, la composition normale du lait. Ces deux cas se présenteront à vous : ou la fièvre est caractérisée dès son début et ne laisse pas de doute sur sa nature ; ou celle-ci est

lente à s'accentuer et le diagnostic est incertain. Dans la
première hypothèse, la conduite à tenir est différente suivant
qu'il s'agit d'une fièvre de courte durée ou d'une maladie
longue. Une fièvre ortiée, une fièvre éphémère, une synoqne
simple par exemple, permettent très bien la continuation de
l'allaitement et je n'ai rien vu qui m'autorisât à penser qu'un
lait fébrile eût dans ce cas d'inconvénient pour l'enfant. Mais
s'agit-il d'une maladie longue, d'une fièvre muqueuse, et à
plus forte raison d'une fièvre typhoïde, il faut, dès que le
diagnostic est établi avec probabilité, s'empresser de soustraire le nourrisson à un allaitement qui compliquerait l'état
de sa mère et deviendrait dangereux pour lui.

Il ne faut pas oublier en effet que l'état fébrile, quand il est
très prolongé, est une cause d'altération du lait. Cette altération est corrélative de celle du sang, qui se modifie profondément, comme on sait, même à l'occasion d'un accès passager : il perd une proportion notable de ses gaz; ses
hématies diminuent de nombre et présentent des altérations
de forme; sa proportion relative d'eau augmente; il contient
plus d'urée, moins de chlorure de sodium, plus de fibrine
dissoute. Comment le lait retiré d'un tel sang par l'action
des acini mammaires ne serait-il pas lui-même profondément modifié? Au reste cette induction est justifiée par
l'examen physique du lait. Becquerel et Vernois ont constaté
que, sous l'influence de la fièvre, le lait devient moins
aqueux, contient plus de matériaux solides, moins de sucre
(la diminution moyenne serait représentée, suivant eux,
par 10, 54 sur 1000), plus de beurre, plus de sels. Sans doute
quelques-uns de ces résultats sont contestables, mais l'impression clinique qui les domine, c'est que le lait d'une fébri-
citante subit des modifications auxquelles l'enfant ne peut
demeurer indifférent. La fièvre persiste-t-elle assez longtemps pour amener une détérioration nutritive sensible, à
raison des dépenses organiques qu'elle implique, le lait est
entraîné dans cette déchéance : il devient pauvre, séreux,

quand la nature, ménagère de ses ressources, ne supprime pas la lactation qui est, comme la menstruation, une fonction surajoutée, et dont elle se débarrasse dans les périodes nécessiteuses. Et dans beaucoup de maladies le lait ne voit pas seulement se modifier les éléments de sa composition normale ; des éléments étrangers : globules pyoïdes sans noyaux, globules de pus nucléifères, hématies, cellules, corps granuleux, corpuscules muqueux, etc., viennent l'altérer.

Quant aux maladies aiguës de courte durée, telles que la bronchite idiopathique, la pneumonie, il ne faut pas se hâter de prendre cette détermination, mais bien composer avec les difficultés de la situation en présentant l'enfant moins souvent au sein, et en lui donnant, comme complément de nourriture, du lait d'ânesse, si on peut s'en procurer, on à défaut de celui-ci, du lait de vache frais, décrémé, et amené par addition d'eau et de lactose aux conditions de densité et de sapidité du lait maternel.

La dysenterie semblerait, d'après deux observations assez probantes dues à Conrad Bruner, susceptible d'influencer vivement le nourrisson et serait, si elle ne se juge pas promptement, une raison de changer de mode de nourriture. Si l'on s'en rapportait à des observations recueillies dans la grande épidémie cholérique de 1832, des mères en proie au choléra ont pu nourrir leur enfant presque jusqu'à la fin de leur vie, sans que celui-ci contractât le choléra. Métivié et Rullier ont entretenu l'Académie de faits de ce genre. Trois femmes atteintes de choléra confirmé, ont pu continuer à allaiter, l'une d'elles jusqu'à deux heures avant sa mort, et les nourrissons sortirent saufs de cette épreuve. Ce sont là des enseignements à recueillir quand ils se présentent, mais je n'ai pas besoin de vous dissuader de courir jamais des aventures pareilles.

Je vous ai parlé tout à l'heure des maladies contagieuses aiguës comme d'une entrave à l'allaitement ; j'ai à vous signaler les maladies parasitaires de la peau comme créant une inaptitude aussi formelle. J'insisterai en particulier sur la gale qui pénètre souvent dans les familles par les nourrices et qui offre quelquefois chez les enfants des difficultés de diagnostic de nature à tromper les médecins les plus expérimentés. Comme il est très peu parlé, dans les auteurs, de la gale chez les enfants, j'entrerai dans quelques détails à ce sujet.

La gale des nouveau-nés est de même nature, de même origine que celle de l'adulte; mais la vitalité exquise et la grande vascularité de la peau donnent aux éruptions provoquées par le sarcopte des caractères complexes que l'on ne retrouve qu'à cet âge. De tous les auteurs modernes qui ont traité des maladies des enfants, Vogel est celui qui, à mon avis, a le mieux décrit la gale de cet âge, et il lui a consacré un chapitre très important de son excellent ouvrage. Mais il a eu tort de nier que les enfants naissants fussent aptes à contracter la gale. J'en ai observé un, il y a vingt ans, qui, ayant été très calme la nuit qui suivit sa naissance, fut remis à une nourrice à domicile atteinte d'une gale partielle et très peu marquée; le nourrisson commença, la nuit suivante, à crier, à s'agiter et à se frotter avec une sorte de fureur contre ses langes. C'était le début d'une gale que je ne reconnus, je le confesse, que deux mois après. La peau de cet enfant était le point de rencontre de tous les types dermatologiques : le pemphygus, le prurigo, se mêlaient à des furoncles et même à des abcès volumineux. L'éruption était d'ailleurs générale et la peau était excoriée dans presque toute son étendue; il n'y avait, notez bien cette particularité, de sommeil que le jour; chaque nuit ramenait invariablement des cris indiscontinus. Il y a des erreurs qui nous instruisent plus que de longues études. Je n'ai plus méconnu la gale des petits enfants depuis cette époque et j'ai rencontré des cliniciens instruits qui, n'ayant pas eu la bonne fortune de reconnaître une fois leur erreur, ont continué à se tromper toujours. Je fus appelé, il y a quelques années, dans une ville de Bretagne pour y voir, en consultation avec un confrère très instruit et très soigneux, un petit garçon de trois ans, qui depuis plus de deux ans, n'avait pas eu une bonne nuit; assez tranquille pendant le jour il devenait irritable vers le soir et dès qu'il était dans son berceau, se mettait à pousser des cris et tombait dans une agitation telle qu'une *gratteuse* en titre, préposée à cet office, était en permanence chaque nuit auprès de lui. Cet enfant était devenu d'une prodigieuse excitabilité. Les traitements les plus divers et les plus actifs avaient été mis en usage; tous les dépuratifs y avaient passé. Je ne doutai pas que ce ne fût un cas de gale méconnue. Je n'en dis rien, bien entendu, à la famille, et j'exposai mon opinion à son médecin, qui se montra incrédule d'abord, mais qui la partagea pleinement lorsque la première friction soufrée, qui avait cependant mécaniquement irrité la peau excoriée, en plus d'un point, eut pour conséquence, la nuit suivante, un sommeil si profond et si inusité que la mère courut au berceau de l'enfant pour s'assurer qu'il n'était pas mort. Inutile de vous dire que tout fut fini à partir de ce moment.

L'examen d'une nourrice au point de vue spécial de la gale, au moment de son admission, est donc une précaution indispensable, et cet examen doit être minutieux parce que, comme l'a montré Bourguignon, il est des cas dans lesquels les sarcoptes sont peu nombreux, n'ont que des migrations nocturnes très restreintes, et ne révèlent par suite leur présence qu'à un œil exercé.

Si la gale est constatée une fois l'allaitement commencé, il faut remplacer la nourrice quand on le peut, ou dans le cas contraire, instituer le traitement extemporané par les frictions et guérir en même temps la nourrice et le nourrisson, résultat que la méthode des frictions obtient facilement en deux jours quand elle est bien conduite. Le savon blanc ordinaire et le cérat soufré remplacent pour le nouveau-né le savon noir et la pommade d'Helmerich.

Les maladies contagieuses du cuir chevelu, la teigne

faveuse et la pelade, si communes dans les classes pauvres
et peu soucieuses de leur santé et de la propreté, doivent
être l'objet d'un examen particulier de la nourrice au
moment de son admission.

Les maladies héréditaires, à diathèse, sont-elles transmissibles par le lait? Une nourrice entachée de scrofule, d'herpétisme, d'arthritisme, de tuberculose, peut-elle transmettre
ces *vices*, comme disaient les anciens, à l'enfant qu'elle
allaite? Certainement, quand il s'agit d'une nourrice mercenaire cette question, quoiqu'elle ne soit pas passible d'une
solution certaine, n'est pas embarrassante au point de vue
pratique, et la présence, constatée, d'une tare diathésique
est une condition formelle d'exclusion. Mais quand la nourrice est la mère, la solution n'est pas aussi simple, si surtout
comme cela arrive si souvent, les traits de la diathèse sont
peu accentués. Dans ce cas, il faut essayer, surveiller l'enfant, et, pour peu qu'il ne vienne pas à souhait, se servir
de ce prétexte et prescrire un changement d'allaitement.
C'était jadis un article de foi qu'il fallait *croiser le lait* au
profit de ces enfants, et je vous avoue que j'incline volontiers vers cette ligne de conduite. A plus forte raison
s'impose-t-elle quand les signes d'une diathèse héréditaire
sont très nets chez la mère et quand aussi, circonstance
importante, la santé du père ne permet pas de supposer une
neutralisation efficace de l'hérédité maternelle.

C'est surtout à propos de la phthisie que cette question de
l'opportunité de conseiller ou d'interdire l'allaitement se
pose journellement dans la pratique. Vous me permettrez
de céder ici à la pente qui porte à s'arrêter avec complaisance
sur les questions qu'on a particulièrement étudiées et de
vous dire quelle est ma pensée sur ce point.

L'allaitement, à mon avis, doit être formellement interdit
non seulement aux femmes dont la phthisie est déclarée (ce
parti s'impose dans ce cas), mais encore à celles qui sont
simplement suspectes de tuberculose, qui ont l'habitus

extérieur de la prédisposition à la phthisie, et dont l'ascendance est incriminable à ce point de vue. C'est bien assez, pour l'avenir de l'enfant, qu'il soit formé d'un sang pareil et qu'il ait fortifié, par ses neuf mois de greffe placentaire, la redoutable prédisposition aux tubercules, sans l'aggraver encore par le commerce suspect d'un allaitement prolongé. En admettant même que le lait d'une mère phthisique ne soit pas directement dangereux pour son enfant, n'est-il pas évident qu'elle ne constituera jamais qu'une nourrice très médiocre? Enfin les intérêts de sa propre santé sont également au jeu. Si Morton a avancé ce fait que des femmes présentant les allures évidentes de la phthisie ont recouvré souvent, en allaitant, toutes les apparences d'une bonne santé, ce sont là des faits exceptionnels et sur lesquels le médecin ne saurait, en aucun cas, s'appuyer pour justifier ses conseils. Ce qu'il faut à un enfant placé dans de pareilles conditions de santé, ce n'est pas seulement une nourrice ordinaire, mais bien une excellente nourrice; et si l'on exclut, à si juste titre, de l'alimentation le lait des vaches atteintes de pommelière, je ne vois pas trop quelles raisons on pourrait invoquer en faveur de l'allaitement maternel dans ces cas. Je ne suis guère partisan, vous le savez, du biberon, mais au cas où une bonne nourrice ne pourrait être trouvée, j'aimerais encore mieux ce mode de nourriture, pour aventureux qu'il soit, que l'allaitement maternel dans de pareilles conditions. Il n'est sans doute pas prouvé que le lait soit le véhicule de la tuberculose, mais son innocuité admise, resteraient encore pour l'enfant les chances d'une contamination par le commerce intime que l'allaitement établit entre lui et sa mère. Je fais allusion à la contagiosité tuberculeuse, qui est sans doute très relative, mais dont la preuve, à mon avis du moins, n'est plus à donner aujourd'hui (1).

(1) Fonssagrives, *Thérapeutique de la phthisie pulmonaire*, 2ᵉ édition. Paris, 1880.

Le passage des médicaments et des poisons par le lait de la nourrice est attesté par mille faits; mais s'il intéresse la conduite de l'allaitement, s'il commande des règles particulières de thérapeutique, spéciales à l'état de maladie des nourrices, il répond à des accidents exceptionnels et qui ne menaçent pas l'allaitement en lui-même. Toutefois certains de ces médicaments, le mercure et l'arsenic, sont des agents de longue portée, qui s'administrent pendant un temps considérable, et dont l'enfant reçoit le contre-coup. Il est des cas où ce retentissement a une intention thérapeutique, comme dans la syphilis infantile, et où il convient de le rechercher, nous aurons bientôt l'occasion d'en parler.

Thomas Dolan a publié récemment d'intéressantes recherches sur le passage des médicaments principaux dans le lait, et sur l'influence qu'en ressent le nourrisson. Ayant donné de la teinture d'aconit à la dose de 2 gouttes chaque demi-heure, jusqu'à 12 gouttes, à une nourrice atteinte de névralgies, il constata que l'enfant n'avait rien éprouvé et que le lait traité par le benzol n'accusait pas la présence de l'aconitine. Il estime cependant qu'il convient de donner l'aconit dans ce cas avec une certaine prudence. La dose était par trop homœopathique. L'ail passe dans le lait qu'il rend odorant et l'enfant refuse le sein. L'arsenic se retrouve aussi dans le lait. Il en est de même de l'essence de copahu dont la présence dans le lait inspire un dégoût visible à l'enfant. La chloral ne paraît pas passer dans le lait. L'huile de ricin donnée à la mère exerce constamment une action purgative sur le nourrisson. Le passage de l'opium et de ses principes dans le lait n'est nullement douteux, et si l'analyse ne le constate pas toujours, l'effet hypnotique accusé par les enfants en est une preuve suffisante. Thomas Dolan a cité le fait d'une dame qui, pour combattre une insomnie opiniâtre, avait l'habitude de prendre le soir une vingtaine de gouttes de teinture d'opium. Interrogée sur l'effet que produisait ce médicament sur son nourrisson, elle affirma que toutes les fois qu'elle prenait de l'opium il dormait la nuit tout entière. Il était du reste pâle et un peu engourdi. Le lait examiné avec soin trahissait la présence de la morphine. La rhubarbe rend le lait amer et purgatif, en même temps que l'acide chryso-phanique le colore en jaune. Le séné purge l'enfant et lui donne des coliques. La scammonée, à des doses de 30 à 50 centigrammes, purge la nourrice et reste sans effets sur l'en-fant. L'essence de térébenthine se retrouve dans le lait, qui est accepté par l'enfant, mais on ne peut en déceler la pré-sence dans les urines de celui-ci. Du reste toutes les essences ou les plantes à huiles essentielles passent dans le lait qui est ainsi rendu médicamenteux. De ces recherches, nous pouvons tirer cette conclusion pratique : que l'enfant peut être influencé par l'opium, les purgatifs et les essences ; que, par suite, les effets somnifère, évacuant, stimulant et anti-spasmodique peuvent être ainsi provoqués indirectement chez lui, s'il en est besoin ; et que quand on administre à une nourrice des médicaments de ces groupes, il faut faire entrer en ligne de compte leur retentissement possible sur la santé de l'enfant.

Parmi les poisons, il en est deux : l'alcool et le plomb, dont l'influence sur le nourrisson doit vous être signalée d'une manière spéciale.

Les intéressantes recherches de Demeaux et Vougier ont montré que les enfants conçus dans un état d'alcoolisme aigu des parents ont une proclivité marquée à l'épilepsie, et l'on sait que ceux qui sont procréés par des alcoolisants de profession sont sujets à l'hydrocéphalie, à l'idiotisme et aux diverses maladies du cerveau. Le lait charriant de l'alcool comme les autres liquides sécrétés, il n'y a rien d'étonnant que ce liquide, absorbé par l'enfant, aille agir sur son cer-veau, si délicat, et y produise des désordres d'une extrême gravité. Au reste, ce n'est pas là une simple hypothèse, elle est justifiée par les faits. Charpentier a cité récemment le fait d'un enfant qui, confié à une nourrice excellente, prospéra à merveille pendant les premières semaines, puis devint chétif, fut couvert d'une éruption impétigineuse et manifestait du malaise par ses cris toutes les fois qu'il laissait le sein ; enfin survint une attaque d'éclampsie. Une enquête permit de constater que la nourrice, dont le lait avait déjà neuf mois, dans le but de le renouveler et de le faire durer, buvait quatre bouteilles de vin par jour, sans ébriété apparente, ce qui semblait indiquer une tolérance conquise par l'habitude des alcooliques. Son régime fut modifié et la santé de l'enfant reprit à vue d'œil. De même aussi Boërhaave a vu un enfant pris d'alcoolisme aigu, à forme convulsive, sous l'influence de libations exagérées que s'était permises sa nourrice, et il attribuait à l'intempérance des femmes qui allaitent l'action la plus pernicieuse sur la santé et la vie des nourrissons. Observant en Hollande, où l'abus des spiritueux est très habituel, il avait eu, à maintes reprises, l'occasion de constater cette influence. Chambon a également insisté, dans son *Traité des maladies des enfants*, sur les dangers que font courir à l'enfant les habitudes d'intempérance de sa nourrice. C'est un chapitre intéressant à ajouter à l'étiologie de l'éclampsie infantile.

Quant au plomb qui porte à l'œuf humain, comme nous l'ont appris les observations de C. Paul, une atteinte des plus graves et qui, en diminuant sa vitalité, devient chez les femmes en état de saturnisme une cause très habituelle d'avortement, il ne saurait être considéré pour les enfants au sein que comme absolument toxique, et l'imprégnation de l'organisme maternel par ce poison constitue une cause formelle d'inaptitude à l'allaitement.

Vient enfin la grosse et difficile question de la transmission de la syphilis de la nourrice à l'enfant. Ici deux cas se présentent : il existe un chancre mammaire, au nombre des lésions multiples de la peau et des muqueuses que peuvent présenter les nourrices infectées, et la contamination de l'enfant est trop certaine pour que la conduite à tenir ne soit pas nettement indiquée ; dans le second cas, de beaucoup le plus fréquent et le plus difficile, le sein est indemne, mais il existe chez la nourrice des signes avérés d'une syphilis constitutionnelle. Le lait est, entre elle et son nourrisson, le seul pont par lequel le virus puisse passer. Faut-il nécessairement le couper ? Sans doute, quand il s'agit d'une nourrice mercenaire, l'hésitation n'est pas possible, car, au cas où elle n'infecterait pas le nourrisson, elle ne lui donnerait qu'un lait pauvre, imparfait et peu propre à faire prospérer sa nutrition, et ce cas rentre dans la catégorie des inaptitudes banales à l'allaitement. Mais quand c'est la mère qui nourrit, la conduite à tenir est loin d'être aussi nettement tracée par les syphiliographes.

Le lait peut-il devenir chez une femme syphilitique, à lui seul, une cause de contamination pour le nourrisson ? Le résultat négatif des essais d'inoculation d'un lait syphilitique est déjà une présomption que ce lait n'est pas contagifère. Le sang d'une syphilitique transmettant en effet par inoculation la vérole, il faut admettre qu'il renferme un contage qui manque au lait. De plus, des observations cliniques nombreuses ont été recueillies qui montrent des enfants allaités avec plein succès par des mères manifestement syphilitiques ; mais on leur a opposé des faits contradictoires, clairsemés il est vrai, montrant des nourrissons infectés par des nourrices syphilitiques, sans lésion mammaire.

Il faut bien reconnaître que la doctrine de Hunter sur ce point, adoptée par Ricord, Cullerier, Profeta, Nonat, Rollet, etc., sans s'imposer à l'esprit avec une pleine évidence, réunit plus de probabilités que celle de Bell, Melchior Robert, Brunelli, etc., qui admet la contagiosité du lait syphilitique ; mais encore ne peut-elle servir de base à une détermination clinique. Les inconvénients du passage de l'allaitement maternel à l'allaitement mercenaire, ou de l'un ou l'autre à l'allaitement artificiel, sont moindres pour l'enfant que le péril, même éventuel et improbable, d'une contamination par le lait ; et comme il s'agit moins de fixer un point de doctrine que de pourvoir à la sécurité de l'enfant, j'estime qu'il faut, dans tous les cas, considérer la syphilis constitutionnelle de la nourrice comme une raison impérieuse pour changer le mode d'allaitement. La garantie d'un traitement antisyphilitique allant, par la lactation, influencer le nouveau-né, n'offre à celui-ci que des chances d'immunité très équivoques, et le soumet à une manœuvre thérapeutique qui ne peut être considérée comme inoffensive.

Il faut donc nourrir l'enfant d'une autre façon, et alors surgit la grave question déontologique de savoir si l'on peut faire courir à une nourrice étrangère les dangers d'une contamination par l'enfant qu'on lui confie et qui, provenant d'une mère infectée, deviendra presque certainement syphilitique au bout de quelques semaines et infectera à son tour sa nourrice. Je n'admets nullement, messieurs, qu'il soit permis de spéculer sur l'ignorance d'une nourrice, ou sur son âpreté au gain, et qu'on ait dégagé sa responsabilité en l'avertissant des risques qu'elle court d'autant plus qu'elle n'en aura jamais la notion exacte. L'allaitement artificiel est ici la seule ressource licite, soit qu'on nourrisse l'enfant, comme l'a conseillé Jacquemier, avec du lait de femme, au moment même de la traite, mais sans présentation de l'enfant au sein, soit qu'on cherche dans les autres laits de la série chimique du lait féminin (lait de jument, d'ânesse) ou dans d'autres laits usuels convenablement étendus, un moyen de suppléer à l'allaitement véritable. « *Primo non nocere, deinde prodesse.* » Toute la déontologie médicale est là.

Telles sont les principales entraves à l'allaitement qui sont le fait de la nourrice. Mais il est deux autres conditions d'inaptitude qu'il est presque puéril d'énoncer, ce sont : l'agalaxie absolue ou relative — l'incompatibilité d'un lait, en apparence suffisant et de bonne qualité, avec la santé de l'enfant.

Il est des femmes qui, de bonne santé et ayant très développé l'appétit maternel de l'allaitement, sont cependant inaptes à nourrir, faute de lait. Cette inaptitude est quelquefois héréditaire; elle peut se reproduire à chaque enfant, ou disparaître à la seconde ou à la troisième couche. Elle ne paraît pas en relation avec l'activité reproductrice. J'ai connu une mère de onze enfants qui n'avait pu, quelque désir qu'elle en eût, en nourrir un seul; l'absence de l'allaitement, en favorisant les conceptions, avait pu jouer un certain rôle dans cette fécondité. On a remarqué aussi que chez quelques primipares, la lactation est normale pendant les premiers mois, puis le lait diminue peu à peu, sans que rien l'explique, et elles doivent bientôt se pourvoir d'une nourrice. Cette sorte d'*agalaxie consécutive* se constate quelquefois sous l'influence d'un changement moral ou physique survenu dans les conditions de la nourrice. C'est ainsi que deux médecins du Forez, Poyet et Commarmond. ont constaté (le premier en a observé six exemples) que l'usage de pain mélangé de farine provenant de seigle ergoté, suspendait souvent la sécrétion lactée chez les nourrices de la campagne. Vient-on à remplacer ce pain par du pain de froment, la lactation se rétablit. Ne perdez pas ce point de vue, messieurs, quand vous exercerez à la campagne, dans une région où le pain de seigle est en usage. Ne peut-on pas aussi en tirer cette induction que l'ergot de seigle serait à essayer dans le cas de galactorrhée?

Les modifications sympathiques de la grossesse qui se produisent aux diverses périodes de celle-ci, du côté des seins, et dont la succession vous est trop familière pour que je doive vous les décrire, sont déjà, par leur régularité et leur accentuation, des indices que la femme pourra nourrir. L'ancien recteur de cette Académie, Donné, a pensé qu'on pouvait arriver, par l'examen du colostrum pendant la grossesse, à la détermination des aptitudes à allaiter. Partant de ce principe « *tel colostrum, tel lait* », il ne considérait comme promettant d'être de bonnes nourrices que les femmes dont les seins fournissent, dans les derniers mois de la grossesse, un colostrum abondant, visqueux et riche en ces stries jaunes qui indiquent un grand nombre de corps granuleux, ces sortes d'embryons des globules du lait. Mais le processus mammaire de la lactation peut être plus ou moins précoce; la puerpéralité peut tirer brusquement les mamelles d'une inertie physiologique apparente, et si l'on se fiait trop à ces données du microscope, on interdirait souvent l'allaitement à des femmes qui sont destinées à s'en acquitter d'une manière convenable. Ici encore, c'est à l'œuvre qu'on connaît l'artisan, et on est toujours à temps, quand on y met du soin et de la surveillance, de prononcer le verdict d'inaptitude à nourrir si l'enfant ne semble pas trouver dans le lait ce qu'il y cherche.

La physique et la chimie ne nous révèlent que les qualités matérielles, grossières du lait, et là où celui-ci accuse au densimètre, au microscope et au crémomètre des qualités satisfaisantes, là où l'analyse a reconnu que les proportions de caséum, de beurre, de lactose, de sels, d'eau, sont normales, tout n'est pas dit; il faut le présenter à un réactif qui a bien sa valeur et sa sensibilité : à l'enfant, qui, sans être ni chimiste ni physicien, montre en prospérant ou en dépérissant qu'un lait lui convient ou lui messied. Vous rencontrerez, messieurs, à chaque instant dans la pratique de ces paradoxes d'hygiène dont vous serez bien obligés de tenir compte. Les qualités d'une nourrice ne doivent pas être envisagées d'une manière abstraite et absolue, mais d'une manière relative et concrète en fonction de l'allaitement de l'enfant qu'on lui présente. Je vous citerai un fait qui vous semblera probant en cette matière. Il y a quelques années, je fus appelé en consultation auprès d'un enfant de quelques mois qui était couvert, de la tête aux pieds, d'un eczéma impétigineux; le pauvre petit être était en quelque sorte sans épiderme; ses langes étaient baignés d'un suintement sanguinolent continuel; les diges-

tions se faisaient médiocrement et le poids n'augmentait
guère. Il était allaité par une nourrice bourguignonne qui
réunissait toutes les conditions d'âge, de santé, de vigueur,
d'abondance et de richesse du lait, un de ces types en un mot
qui réalisent tout ce que l'ambition de l'hygiéniste peut
rêver. L'honorable confrère qui m'avait appelé n'eut, pas
plus que moi, l'idée de courir des aventures en changeant
des conditions aussi parfaites. Nous nous tournâmes donc du
côté des médicaments, et rien ne fut omis depuis les émollients jusqu'aux bains de sublimé. L'état de l'enfant demeu-
rait stationnaire, et partant s'aggravait. En désespoir de cause
et en présence de l'inanité absolue de nos efforts, nous
conseillâmes de changer de nourrice. A partir de ce moment,
l'amélioration se dessina, marcha avec une rapidité ines-
pérée et l'enfant guérit complètement. Et cependant la
seconde nourrice ne valait pas la première ; seulement son
lait, comme on dit dans le langage vulgaire, « allait mieux
à l'enfant ». Tirez de ce fait cette double conclusion : que
l'enfant juge le lait en dernier ressort ; et que, dans l'eczéma
infantile à forme chronique, le changement de lait peut
devenir un moyen héroïque.

Nous venons, messieurs, d'étudier les principales des
influences, d'origine féminine, qui peuvent traverser l'allaitement, cette leçon serait incomplète si nous n'y joignions les
causes d'origine infantile qui le compromettent.

L'instinct de la succion est si énergique chez le nouveau-
né qu'il n'est pas rare, comme vous le savez, que le doigt de
l'accoucheur rencontrant la bouche de l'enfant alors qu'il est
encore contenu dans la matrice, suscite des mouvements de
ce genre. Il y a cependant, et ce cas est heureusement très
rare, des nouveau-nés qui, sans être en état d'engourdissement et paraissant d'une conformation et d'une vitalité
normales, manquent complètement de cet instinct. J'en ai
vu un cas, il y a une vingtaine d'années, aux environs de
Cherbourg ; il m'a été fourni par une petite fille, vigoureuse

en apparence, criant et faisant des mouvements ordinaires,
et qui restait inerte au sein ; la cuiller la laissait également
indifférente, et il fallait l'exciter fortement pour qu'elle arrivât
à déglutir quelques gouttes de lait. Je n'ai pas besoin de vous
dire qu'elle succomba à l'inanition au bout de quelques jours.

La faiblesse des nourrissons ne leur permettant pas d'exercer la mécanique musculaire, complexe et laborieuse,
qu'exige la succion du lait est aussi une entrave à l'allaitement au sein. Il est aussi des enfants dormeurs qui s'assou-
pissent dès qu'ils commencent à téter et ne prennent qu'une
quantité insuffisante de lait. Il faut les stimuler pendant
qu'ils tètent, leur donner quelques cuillerées d'une infusion de
mélisse et éloigner les tetées pour que l'appétit, surexcité chez
eux, les tienne éveillés pendant qu'ils sont au sein. Mais ce
qui est moins exceptionnel, c'est de voir la brièveté du filet,
une brèche de la voûte palatine, une disproportion entre la
bouche de l'enfant et la grosseur du mamelon s'opposer à la
succion. Le coryza des nouveau-nés produit le même effet ;
et, pour le dire en passant, tout coryza est grave à cet âge ;
d'abord parce que c'est là un des premiers symptômes, si ce
n'est le premier, de la syphilis infantile, et aussi parce que le
coryza simple, catarrhal (qui se distingue, du reste, de l'autre par des différences symptomatologiques très tranchées)
s'oppose au passage de l'air pendant que la bouche est
obturée par le mamelon et provoque des efforts infructueux
de succion, des cris, un état demi-asphyxique quand l'enfant
est vorace, enfin de l'inanition quand on le méconnaît. Des
onctions grasses sur le nez sont le procédé curatif habituel
aux nourrices et il réussit dans les cas simples. Il faut, bien
entendu, faire intervenir temporairement la cuiller ou mieux
laisser couler le lait de la nourrice dans la bouche. Bouchut a
conseillé l'introduction d'une petite canule d'argent, courte,
s'arrêtant aux narines, et fixée avec un fil de soie, afin de
maintenir le passage de l'air ; mais il est rare qu'on ait besoin
de recourir à cet artifice.

Dans tous ces cas où la succion se fait mal ou est impossible, les injections nasales de lait imaginées par le Dr Henriette peuvent rendre des services signalés. Ce médecin conseille de coucher l'enfant horizontalement sur les genoux de sa nourrice, et de pousser lentement dans l'une des narines le contenu d'une petite seringue pleine de lait; il suffit d'introduire la canule à quelques lignes de profondeur seulement et d'aller avec une extrême lenteur: le lait arrive dans l'arrière-gorge sans produire ni toux ni engouement et sollicite des mouvements de déglutition ; il y a plus, il n'est pas rare de voir les nouveau-nés, dont l'arrière-bouche est impressionnée par la saveur du lait, exécuter des mouvements de succion sous cette influence. On se sert, autant que possible, du lait de la nourrice, au moment même où il vient d'être trait et on lui conserve sa température normale en maintenant la seringue immergée dans de l'eau tiède. Il n'y a pas de petit procédé en clinique qui ne puisse, l'expérience vous en convaincra plus tard, prendre, à un moment donné, une importance décisive.

HUITIÈME LEÇON

Maladies de l'allaitement et Athrepsie.

Sommaire : Fragilité de l'appareil digestif chez le nouveau-né. — Proportion centésimale des décès par les maladies de cet ordre. — Rôle étiologique prépondérant d'une mauvaise alimentation. — Fréquence des
vomissements. — Erreur populaire qui y voit un présage de prospérité
nutritive. — Rapports des vomissements avec la constipation. — Causes
des vomissements. — La constipation chez les petits enfants. — La
flatulence et les *anti-venteux*. — Les aigreurs. — Causes de l'acescence gastrique. — Relations de cette acescence avec le ramollissement de la muqueuse de l'estomac. — Les diverses sortes de diarrhée
chez les nouveau-nés. — Les diacrises intestinales et les entérites. —
La dysenterie. — Caractères des selles. — Rapports du carreau tuberculeux ou non tuberculeux avec les inflammations chroniques de la muqueuse intestinale. — L'athrepsie et ses diverses périodes. — Identité
de ses symptômes avec ceux de l'inanition. — Le muguet, signe d'athrepsie.

Après avoir étudié les complications et les difficultés de
l'allaitement, il me paraît utile de rappeler à votre esprit la
série des troubles morbides dont il peut être l'occasion,
quand, ainsi que cela arrive trop souvent, il s'accomplit dans
des conditions anormales.

Le nouveau-né, tout entier à la nécessité de construire son
édifice organique, vit pour son appareil digestif, mais c'est
aussi par lui qu'il meurt le plus souvent. Et l'on conçoit
l'extrême susceptibilité d'un appareil qui, placé pendant les
neuf mois de la grossesse dans une inertie fonctionnelle
complète, est appelé brusquement à l'activité, et à une
activité qui prime en quelque sorte celle de tous les autres.

La muqueuse gastro-intestinale qui, pendant la vie utérine, n'a que les fonctions générales des muqueuses et ne sécrète autre chose que du mucus, et encore en petite quantité, prend rapidement une organisation nouvelle en rapport avec les fonctions de dissolution et d'absorption qu'elle est appelée à remplir, et reçoit, par l'intermédiaire de l'allaitement, le contact agressif de stimulants nouveaux. Aussi la fréquence des maladies du tube digestif chez le nouveau-né n'a t-elle rien qui doive surprendre. Tandis que la mort par maladies de cet appareil n'est que 7, 7 pour 100 de la mortalité générale au-dessus de 15 ans, elle s'élève à 17,5 pour 100 au-dessous d'un an et n'est pas moindre de 12,8 pour 100 entre un an et trois ans. Cette fragilité morbide est donc à son maximum pendant la première année; elle décroît ensuite progressivement, mais non pas d'une manière régulière. Cette statistique met aussi en relief l'importance plus grande de la diététique chez les jeunes enfants, puisque le mauvais régime joue, chez eux, dans le développement des maladies de l'estomac et de l'intestin un rôle étiologique prépondérant.

C'est dire toute l'importance que présente chez le nouveau-né l'étude des troubles digestifs qui peuvent être rapportés à une alimentation défectueuse. La dyspepsie, les vomissements, la constipation, la flatulence, l'acescence et la diarrhée sont le premier terme de cette série morbide qui, si elle n'est pas enrayée, conduit nécessairement à cet état mortel de cachexie nutritive que l'on appelait jadis l'*atrophie infantile*, et que l'on désigne plus volontiers aujourd'hui sous le nom d'*athrepsie*. On comprend combien il est urgent, quand on est en présence d'accidents de cette nature, de leur donner leur signification étiologique réelle et de ramener au plus tôt l'allaitement à ses conditions normales.

La dyspepsie est loin d'être l'apanage exclusif de l'âge adulte, et vous la rencontrerez souvent chez les petits enfants. Je ne parle pas de la dyspepsie aiguë, accidentelle.

ou indigestion, qui se produit dans le jeune âge sous l'influence d'un écart de régime, d'un lait trop abondant ou trop riche; d'un ébranlement nerveux subi par la nourrice à un moment rapproché de celui où elle présente le sein; d'aliments additionnels donnés prématurément ou réfractaires à l'action digestive; de la perturbation qui signale le début de presque toutes les maladies des nouveau-nés et va retentir sur l'estomac; je ne veux appeler votre attention que sur la dyspepsie, fixe, constituée, et sur ses relations avec un mauvais allaitement.

La diminution de l'appétit, traduite, si l'enfant est au régime exclusif du sein, par l'amoindrissement de l'instinct de téter; la flatulence générale du ventre ou plus particulièrement celle de la zone supérieure de l'abdomen ; des éructations fréquentes, nidoreuses ou acides; des vomissements répétés; de la constipation ou de la diarrhée (ces deux états alternant d'habitude); des cris, de l'agitation après avoir tété; un amaigrissement plus ou moins marqué, mais toujours réel, annoncent l'état dyspeptique chez les petits enfants. Né presque constamment sous l'influence d'une alimentation mal conduite, il se perpétue avec la cause qui lui a donné naissance et peut, par lui-même et par la diarrhée qui en est l'accompagnement habituel, quand il a duré longtemps, conduire les enfants à l'inanition. Les nouveau-nés se déshabituent, en effet, des aliments plus facilement que les adultes, et quand ils ont refusé le sein pendant deux ou trois jours, cet instinct s'affaiblit chez eux et l'on a quelquefois beaucoup de peine à le réveiller.

Les enfants vomissent avec une extrême facilité et d'autant plus qu'ils sont plus jeunes. On a expliqué ce fait par la direction presque verticale que présente l'estomac chez les nouveau-nés et l'angle très obtus que forme son axe avec celui de l'œsophage, d'où une communication plus directe et plus facile de la cavité de ces deux organes. Quoi qu'il en soit, le fait est incontestable. Et de même que le vomissement ouvre presque toutes les maladies des enfants, — la pleurésie comme la méningite, comme les fièvres éruptives — de même, aussi, annonce-t-il le moindre état de malaise digestif. Un préjugé très enraciné, et que vous aurez souvent à combattre parce qu'il autorise des infractions aux règles d'un allaitement méthodique, considère les vomissements répétés comme un présage de prospérité pour le nourrisson. Le dicton : « *enfant vomissant enfant bien venant* », est d'une justesse contestable. Sans doute, il est des enfants qui vomissent souvent sans maigrir, mais ils prospéreraient encore mieux s'ils ne vomissaient pas. Les vomissements de pure régurgitation se montrent, il est vrai, chez un bon nombre de nouveau-nés que leur voracité, favorisée par une lactation abondante, porte à ingérer plus de lait qu'il ne leur en faut : « *Omne supervacuum pleno de pectore manat* », et il est avéré qu'ils n'en pâtissent pas toujours. Je me demande toutefois si ces vomissements répétés ne peuvent pas créer chez ces enfants une disposition à un mérycisme qui se continuera après le sevrage. Ils ont encore l'inconvénient, comme Hippocrate l'avait noté, de disposer à la constipation. — « Quand les enfants vomissent le lait en abondance, dit-il dans son *Traité sur la dentition*, le ventre va peu ». « *Quibus vero lacteus cibus multus vomitione refunditur, iis alvus sistitur.* » On comprend en effet que l'inversion du mouvement péristaltique doive avoir cette conséquence. Il faut d'ailleurs bien étudier la façon dont s'opèrent ces vomissements pour distinguer les cas où ils sont inoffensifs et négligeables de ceux qui dévoilent un état dyspeptique. Le vomissement de régurgitation survient presque aussitôt que l'enfant a laissé le sein et n'amène que du lait liquide ou simplement grumeleux ; on peut supposer alors qu'il est dû à la simple réaction mécanique des parois de l'estomac, distendu au delà de la mesure. Si un temps assez long s'est écoulé entre le moment où il a tété et celui où il vomit et que, nonobstant, le lait ne soit pas coagulé, on doit supposer qu'il y a insuffisance ou altération du suc gastrique et qu'on a affaire à cet ordre de troubles de la digestion auxquels les Anglais appliquent très justement le nom d'*apepsie*.

Le lait rendu par les vomissements est-il coagulé, il est possible que la dureté du coagulum formé ait amené une réaction expulsive de l'estomac, soit que cette dureté dépende d'une énergie trop grande du suc gastrique, soit qu'elle ait pour cause la nature même du lait. On sait, en particulier, que le caséum du lait de vache est autrement compact que celui du lait de femme qui reste encore floconneux et se sépare, beaucoup moins que le premier, du sérum qui le tient en dissolution. N'est-il pas permis dès lors de supposer que la digestion de ce lait est plus laborieuse pour l'enfant que celui que la nature lui a destiné, et que bon nombre de dyspepsies, avec ou sans diarrhée, n'ont pas d'autre cause chez les enfants nourris au biberon ? Un lait trop gras peut aussi devenir une cause de vomissements par dyspepsie; il en est de même d'un lait *trop fort*, c'est-à-dire en disproportion notable d'âge avec celui du nourrisson. Je vous signalerai aussi comme une cause fréquente de vomissement chez les enfants la gymnastique intempestive à laquelle on les soumet habituellement quand ils viennent de laisser le sein, gymnastique gracieuse qui, sous sa forme la plus modérée, consiste à leur faire escalader, pied à pied, la ceinture de leur nourrice, et qui, pressant son rhythme, transforme quelquefois les babies en une sorte de paume qu'on lance en l'air pour les ressaisir sous les bras. C'est excessif en tout temps, mais c'est inopportun au moment où l'enfant vient de téter. Le précepte salernitain : « *Post prandium sta* » leur est applicable comme aux adultes, et la première phase de leur travail digestif exige un repos absolu.

La constipation des petits enfants est bien plus souvent la

cause que la conséquence de la dyspepsie. Son influence
sur la production des troubles digestifs s'accuse dès la naissance ; vous savez en effet que la rétention anormale du
méconium, ce mélange de mucus, des principes de la bile,
particulièrement de ses matières colorantes, la *biliverdine* et
la biliphéine, dissociées en grains grumeleux, est, chez
le nouveau-né, accompagnée de ballonnement du ventre,
de refus de prendre le sein, et que ces troubles ne s'apai-
sent que quand des minoratifs légers ont mis fin à cet
accident. Le méconium étant évacué en plusieurs fois et
dans un intervalle qui varie de deux à quatre jours, les
évacuations du nouveau-né changent de nature : elles
perdent leur coloration brunâtre, leur viscosité, leur odeur
fade exempte de la fétidité fécale, et, formées alors par un
mélange des sécrétions de l'intestin et de ses glandes annexes
et des résidus du lait, elles prennent les caractères qu'elles
conserveront pendant toute la durée de l'allaitement exclusif. Dans l'état de santé et quand l'alimentation du nouveau-né est normale, ses selles sont homogènes, jaunes,
rappelant la couleur et l'aspect des œufs brouillés, et il
en a, pendant les premiers jours, trois ou quatre par heures ;
deux ou trois les premiers mois ; et une ou deux à partir du
cinquième mois. Un seule selle par jour, chez un enfant au
sein, indique donc un certain état de constipation auquel il
convient de porter remède sous peine de voir les fonctions
du ventre prendre des allures irrégulières et entraîner dans
une déchéance corrélative celles de l'estomac. L'abus des
purgatifs et des lavements est, aussi bien chez les enfants
que chez l'adulte, une cause de constipation ; j'en dirai
autant de l'irrégularité des exonérations. Sans aucun doute,
tant qu'elles sont inconscientes, on n'a pas prise sur elles ;
mais aussitôt que le petit enfant accuse une tendance à
comprendre les sollicitations expulsives, il faut les renouveler aux mêmes heures, de façon à régler les fonctions du
ventre. On y arrive aussi indirectement, avant cette époque,

en mettant de l'ordre dans l'allaitement et en présentant
l'enfant au sein à des heures régulières; ses digestions ayant
une durée sensiblement égale, le besoin d'évacuer se fera
sentir chez lui d'une manière périodique, et l'on pourra ainsi
changer ses langes à heure fixe et prévenir le contact prolongé des évacuations, cause d'irritation de la peau et de
vives souffrances. Cette régularité a d'ailleurs l'avantage
d'en amener une corrélative dans les heures du sommeil, et
et l'on ne saurait trop, à tous ces points de vue, en faire ressortir l'importance.

La nature du lait que prend le nourrisson peut être pour
lui une cause de constipation. C'est ainsi que Nils Rosen de
Rosenstein a rattaché la constipation de beaucoup de petits
enfants mis en nourrice à ce qu'on leur donne un lait trop
âgé et par suite trop *échauffant*. On comprend en effet qu'il
y ait là une cause de surcharge gastrique qui trouble les
fonctions intestinales; mais j'estime qu'un lait trop âgé, c'est-
à-dire trop fort, amène plus souvent la diarrhée que la constipation. Quant à l'opinion vulgaire, très enracinée, qui
considère la constipation de la nourrice comme se transmettant à l'enfant, il n'y a pas lieu évidemment d'y attacher
grand crédit, mais elle est inoffensive et elle porte les nourrices à combattre un état qui n'est pas favorable à leur santé
et qui peut, par suite, retentir indirectement sur le nouveau-né.

La flatulence est l'accompagnement habituel de la dyspepsie des enfants. Vous savez le rôle exagéré que l'on fait
jouer dans les familles aux *vents*, érigés en entité morbide,
comme cause de dérangement de la santé des petits enfants.
Les vents, les glaires et les vers sont le trépied de la médecine domestique. Et cette exagération, comme toutes les
erreurs populaires, n'est que le reflet d'opinions médicales
anciennes qui sont tombées aujourd'hui dans un discrédit
très mérité. Vous me permettrez, ne pouvant que me répéter
sur ce point, de vous rappeler ici ce que j'ai dit, dans un

autre livre, de cette doctrine des vents, si chère aux matrones et aux nourrices, et à laquelle vous vous heurterez plus d'une fois dans la médecine des enfants : « Les médecins des siècles passés ont déchaîné les *vents* et nous recueillons les *tracasseries*. L'opinion vulgaire, reflet fidèle de la leur, fait voyager les vents d'un point à l'autre de l'économie, sans tenir compte des facilités ou des impossibilités anatomiques, et leur attribue les effets les plus dramatiques comme les migrations les plus imaginaires. Dans le monde des mères, les vents ne sont plus effet, mais cause, et une bonne partie des maladies des jeunes enfants leur est attribuée. Y a-t-il lieu de s'en étonner quand nous voyons, en 1803, l'auteur de la *Médecine* maternelle, Alph. Leroy, esprit d'ailleurs médiocrement judicieux, s'exprimer à ce sujet dans les termes suivants : « Chez les enfants, les vents traversent le réseau ouvert de leur économie. On les a vus quelquefois se porter au cerveau et produire des convulsions, surtout lorsqu'il y avait constipation opiniâtre ; c'est surtout chez les enfants renfermés dans des maillots qu'arrivent ces accidents funestes. » Ainsi parlent encore maintenant les nourrices et les mères. S'il ne s'agissait que d'une doctrine erronée, cela ne tirerait pas à conséquence et se perdrait dans le nombre, mais c'est plus sérieux que cela. Des accidents graves, même des convulsions se produisent : on les attribue aux vents ; quelques gaz accumulés dans l'intestin en faisant irruption viennent toujours complaisamment étayer cette théorie, et sur la foi de cette erreur, on administre d'inoffensifs, mais inutiles *anti-venteux*. On poursuit l'ombre de la maladie, et celle-ci mal soignée, s'aggrave et en arrive quelquefois à un point où il n'y a plus rien à faire. Il est plus facile en effet de donner un élixir antiventeux que de remonter par l'analyse à la cause qui produit la flatulence, mais c'est aussi moins efficace. C'est affaire de routine dans le premier cas et de médecine, parfois difficile, dans le second (1). »

La pneumatose gastro-intestinale des petits enfants est la compagne assidue d'un état maladif du tube digestif, de la constipation, de la dyspepsie, des diarrhées de diverse nature, et la marque assurée d'une nourriture mal réussie. Au lieu donc de considérer les coliques de flatulence comme entrant en quelque sorte dans le plan de la physiologie des nouveau-nés, ainsi que font les nourrices, et de leur opposer soit une expectative résignée, soit un arsenal de moyens insignifiants ou dangereux, il faut y voir la preuve d'un régime défectueux et chercher par où il pèche, afin d'y porter remède au plus tôt.

Ce que je viens de vous dire de la flatulence est applicable aux *aigreurs* ou à l'acescence gastrique, si commune chez les petits enfants mal nourris, et qui a été élevée par la médecine populaire au rang d'une entité morbide, quand elle n'est pas considérée par elle comme un fait presque physiologique et auquel il n'y a pas à attacher grande attention.

L'acescence peut sans doute, chez l'enfant comme chez l'adulte, mais dans des cas très rares, dépendre d'une disposition inconnue de l'économie qui se débarrasse, par toutes les surfaces de rapport, d'une génération anormale de produits acides, et dans ces cas il y a acescence cutanée, acescence salivaire, urinaire, acescence des muqueuses en même temps qu'acescence gastrique ; mais le plus souvent la production surabondante des acides est bornée à la muqueuse stomacale ; c'est une véritable dyspepsie acide dont les symptômes sont très variés chez les nouveau-nés et qui s'accompagne de vomissements et de selles présentant quelquefois un degré tel d'acidité que les matières rejetées font effervescence au contact des substances calcaires, de

____

(1) *Le Rôle des mères dans les maladies des enfants* ou *Ce qu'elles doivent faire pour seconder le médecin.* 4e édition. Paris, 1870, p. 50

coliques, de hoquet, d'une toux sèche spéciale qui peut tenir à l'agacement des filets gastriques du nerf vague, réfléchi sur ses filets pulmonaires, et dans quelques cas peut-être d'une acidité du mucus bronchique lui-même. L'haleine des enfants qui ont une dyspepsie acide est aigre, leur muqueuse buccale se recouvre aisément d'aphthes et enfin la suracidité de la salive est, comme je vous l'ai déjà dit, une prédisposition formelle à l'apparition du muguet. L'acescence gastrique chez les enfants s'accompagne souvent de diarrhée, ce dont on se rend compte par la compacité que prend la caséine en se coagulant dans un milieu trop acide et qui, la rendant réfractaire à la dissolution, en fait une sorte de corps étranger qui irrite le tube digestif.

La dyspepsie acide peut sans doute être quelquefois spontanée, comme on le voit dans les dentitions laborieuses, mais le plus souvent elle est créée par un mauvais allaitement, par l'adjonction prématurée d'aliments additionnels et par le mauvais choix de ceux-ci. Je dois vous signaler aussi l'abus du sucre qui y dispose formellement. Une routine déplorable est de sucrer le lait du biberon au delà de la quantité de lactose que contient le lait maternel ; il faut, en cela comme en toute chose, se rapprocher des conditions naturelles, forcé que l'on est de s'écarter de la plus importante de toutes en substituant le biberon au sein.

Quel est le rôle que joue l'acescence gastro-intestinale sur la production du ramollissement de la muqueuse de l'estomac et de l'intestin chez les jeunes enfants ? Vous savez que Hunter et Carswel avaient admis que le ramollissement et les ulcérations que l'on constate assez souvent procèdent d'une sorte de digestion, par le suc gastrique, de la muqueuse qui, abandonnée par la vie, ne peut plus résister à son action dissolvante. D'autres auteurs et en particulier Cruveilhier et Elsässer ont considéré ces lésions comme susceptibles de se produire pendant la vie, soit que l'altération du suc gastrique les détermine, soit qu'elles dépendent d'une fermentation acide des aliments eux-mêmes. Je crois également que les choses peuvent se passer ainsi, mais je partage l'opinion de Bouchut qui considère cette action offensive des liquides du tube digestif sur la muqueuse gastro-intestinale, comme ne se produisant jamais en dehors de maladies de cet appareil ; le ramollissement par acescence est une complication, ce n'est pas une entité morbide. Quoi qu'il en soit, vous attacherez une grande importance à reconnaître de bonne heure l'acescence digestive chez les petits enfants et à la combattre. Je n'y manque jamais pour mon compte, et je maintiens une bouteille d'eau de Vichy en permanence auprès du berceau des enfants dont l'allaitement ne marche pas à souhait, — et à plus forte raison de ceux qui sont nourris au biberon, — et j'ai recours à ce moyen aussitôt qu'apparaît le moindre signe d'acescence. Une cuillerée d'eau de Vichy après chaque tétée me paraît une précaution très utile, et je recommande de la faire prendre très lentement, de manière à ce que cette eau alcaline, agissant sur la muqueuse buccale, prévienne le développement du muguet. Je ne saurais trop vous recommander cette pratique si simple et dont l'utilité me paraît réelle.

La diarrhée est le critérium certain d'un allaitement mal réussi, et c'est par son intermédiaire obligé (qu'elle ouvre la scène ou qu'elle la ferme), que se produit l'affligeante mortalité du premier âge. Sans aucun doute il y a d'autres causes d'entérites qu'une alimentation vicieuse : l'évolution dentaire, le refroidissement, l'habitation dans un milieu insalubre ou encombré peuvent produire des affections intestinales diverses, annoncées par la diarrhée ; mais combien est restreinte l'influence de ces causes diverses, auprès de celle d'un mauvais régime de la première enfance ! Et elle se traduit surtout à deux époques diverses : pendant l'allaitement, au moment du sevrage. Les statistiques sont tristement instructives sous ce rapport. Ch. West réunissant 2,129 cas de flux de ventre chez des enfants de moins de quinze ans, classés par périodes d'âge, a constaté que les diarrhées, entre 6 et 12 mois, constituaient 20 %, ou le cinquième des maladies de ce groupe, et qu'entre 12 et 18 mois (c'est la période de sevrage) cette proportion s'élevait à 26 %. Quelque part que l'on fasse à la prédisposition des jeunes enfants aux maladies intestinales, il n'est pas possible de se soustraire à cette pensée que les diarrhées spontanées sont infiniment plus rares chez eux que les diarrhées provoquées, et d'en conclure que l'hygiène infantile a puissance et mission pour réduire le nombre de celles-ci.

On a proposé beaucoup de divisions des diarrhées des jeunes enfants, et dans cette question la pathologie et l'étiologie appliquée, c'est-à-dire l'hygiène, sont si étroitement mêlées que vous me permettrez d'entrer dans quelques considérations qui ne vous paraîtront pas étrangères à l'objet de ce cours. On peut diviser les diarrhées infantiles en aiguës et chroniques ; le passage des premières aux secondes est affaire de durée, et j'affirmerais volontiers que les diarrhées ne sont jamais chroniques d'emblée à cet âge. Dans le premier groupe, je placerai la diarrhée d'indigestion, la diarrhée d'entérite, la diarrhée dysentérique, aiguë et le *cholera infantilis ;* dans le second, la diarrhée lientérique et celle de la cœco-colite chronique, qui n'est qu'une dysentérie.

La diarrhée d'indigestion est accidentelle et ne laisse pas de traces après elle à moins que, se répétant souvent sous l'influence d'un mauvais régime, elle ne finisse par amener dans les sécrétions et dans l'état anatomique de la muqueuse gastro-intestinale des altérations qui se confondent, à la longue, avec celles de l'entérite chronique.

La diarrhée peut sans doute procéder souvent d'une simple diacrise intestinale, mais celle-ci ne peut durer un certain temps sans que la muqueuse, vascularisée outre mesure pour les besoins de cette hypersécrétion, ne confine à l'inflammation et ne franchisse habituellement la distance qui l'en sépare.

Quand l'entérite est établie, elle s'accuse, en dehors des autres symptômes, par des selles plus liquides et plus abondantes et dont la nature est modifiée : au lieu d'être jaunes et homogènes et de ne pas s'entourer, dans les langes, d'une zone étendue d'infiltration aqueuse, elles sont d'un jaune équivoque, virant souvent au vert, ou même elles sont vertes d'emblée, ou nuancées de jaune et de vert et mélangées de petits amas de caséum indigéré.

L'existence de mucosités mêlées à des selles diffluentes a fait admettre théoriquement une *entéro-colite* aiguë ; elle permet, à mon avis, de localiser le siège de l'irritation dans la seconde moitié de l'intestin grêle. Quant aux selles de la cœco-colite, laquelle n'est qu'une dysenterie, elles ont le caractère glaireux des selles dysentériques ; comme celles-ci, elles sont fréquentes, peu copieuses et leur expulsion est pénible, accompagnée de ténesme ; le sang peut s'y montrer, mais il n'est pas nécessaire pour dénoncer leur caractère dysentérique.

Quant au choléra infantile, je ne saurais souscrire en rien à l'opinion des auteurs qui y voient une entérite ne différant de l'entérite ordinaire que par sa violence et l'étendue de l'inflammation : l'algidité, le collapsus pulmonaire, les vomissements ; la nature spéciale des selles blanches, sans odeur fécale ; un amaigrissement d'une rapidité inouïe donnent à cette maladie la physionomie d'un empoisonnement véritable, dont le principe ne paraît pas être puisé au dehors, mais bien résider dans une altération profonde de la sécrétion biliaire. Plus fréquent, comme l'est le *cholera nostras*, dans les contrées méridionales et pendant la saison chaude, ce flux cholériforme se montre de préférence aux époques d'active poussée des premières dents ou pendant le sevrage, et les enfants nourris au biberon lui payent un tribut autrement rigoureux que ceux qui sont élevés au sein.

L'entérite et la cœco-colite chronique, aboutissants habi-

tuels d'une diarrhée entretenue par un mauvais régime,
s'accompagnent de lésions intestinales : épaississement ou
ramollissement de la muqueuse, érosions épithéliales ou
ulcérations, hypertrophie des cryptes mucipares, œdème
sous-muqueux, etc.

Ces lésions ne peuvent exister longtemps sans que le
travail morbide dont elles sont le siège ne s'étende jusqu'aux ganglions mésentériques par voie des lymphatiques
dont les radicules s'étalent, comme on vous l'a appris, en
deux réseaux, l'un sous-muqueux, ou mieux intra-muqueux,
auquel chaque villosité envoie un chylifère ; l'autre sous-
séreux qui fournit les afférents des ganglions du mésentère.
De là des lymphangites capillaires et des ganglionites qui
nuisent aux fonctions des chylifères si elles ne les entravent
partiellement, de sorte que la nutrition, prise entre une
élaboration intestinale imparfaite et une absorption défectueuse des produits de cette élaboration, ne peut que péri-
cliter rapidement. On a beaucoup discuté sur le fait de
l'existence d'un carreau caractérisé par une simple hyperplasie irritative des ganglions mésentériques. Il ne me paraît
pas contestable, l'analogie et l'anatomie pathologique affirment à la fois sa réalité et sa rareté, tandis que le carreau
scrofuleux et surtout le carreau tuberculeux sont au contraire très communs. Ce carreau inflammatoire dérivé de
l'entérite chronique est, il est vrai (l'existence d'une diathèse antécédente étant admise), une incitation à l'infiltration
des ganglions du mésentère par des produits scrofuleux ou
tuberculeux et ceux-ci se manifestent d'autant plus facilement que les troubles des fonctions intestinales, en dé-
primant la nutrition, ont préparé un terrain favorable à
l'évolution de la tuberculose. C'est ainsi qu'une mauvaise
alimentation peut conduire, par un enchaînement naturel,
au développement de l'adénopathie mésentérique. Ce n'est
pas que je nie que la tuberculisation du mésentère puisse
se développer d'emblée sous l'influence d'un vice héréditaire,

sans l'intermédiaire de l'entérite, mais j'estime que les cas où cette lésion relève d'une épine intestinale sont de beaucoup les plus nombreux.

Le terme obligé de ces troubles digestifs variés, quand ils dépassent la limite d'un accident passager et revêtent des allures chroniques, entretenus qu'ils sont par la persistance de la cause qui les produit et par les lésions de tissu qu'ils ont amenées à la longue, est un état de détérioration organique profonde, presque constamment irrémédiable, une véritable cachexie dont l'étude trouve ici naturellement sa place.

Bien connue et convenablement étudiée par nos devanciers sous le nom expressif d'*atrophie infantile*, cette cachexie (je donne à ce mot l'acception ancienne, c'est-à-dire étymologique, de *malus habitus corporis*) a été, dans ces derniers temps, l'objet de recherches importantes de la part de Parrot qui en a repris et étendu la description sous le nom d'*athrepsie;* lequel tend à entrer dans la langue médicale. La première de ces deux désignations est nosographique, la seconde est étiologique, et, tout en reconnaissant qu'on eût pu se passer de ce néologisme, j'accorde volontiers qu'il a l'avantage de rappeler à l'esprit le rôle prédominant que joue une alimentation défectueuse dans la production du marasme infantile, et par suite, de la puissance qu'a l'hygiène pour le prévenir ou pour en arrêter les progrès.

L'amaigrissement qui, à toutes les périodes de la vie, éveille l'idée d'une déchéance de la santé dont il importe de reconnaître au plus tôt la cause, est chez le nouveau-né un fait doublement anormal et par suite doublement inquiétant. Il doit en effet non seulement réparer les pertes incessantes que le jeu de la vie fait subir à sa substance, mais encore l'accroître rapidement; de sorte que tout arrêt dans la marche ascensionnelle de son poids est un fait grave et qui ne saurait, sans danger, rester longtemps inaperçu. Je n'ai donc pas besoin de revenir sur ce que je vous ai dit de

la nécessité de ne pas vous en tenir, à ce sujet, aux appré-
ciations, nécessairement faillibles, du simple coup d'œil,
mais de remplacer ces données d'à-peu près par celles, autrement précises, que fournissent des pesées comparatives
faites à intervalles rapprochés. C'est là, sans qu'on doive
d'ailleurs négliger les autres sources d'information, le critérium certain de la prospérité ou de la misère nutritives des
petits enfants, et il faut l'interroger assidument.

Chez eux, en effet, tous les changements organiques, soit
dans un sens, soit dans l'autre, s'accomplissent avec une
rapidité que ne connaissent pas les autres âges : ils maigrissent ou reprennent visiblement dans un temps très court, de
quelques jours si ce n'est de quelques heures, et le langage
populaire, qui rencontre souvent des expressions d'une
précision singulière, n'exagère pas en disant que les petits
enfants « coulent à vue d'œil ». On peut s'expliquer ce fait
par l'activité de l'assimilation et de la désassimilation à cet
âge, mais la prédominance, dans leurs tissus, des liquides sur
la trame solide, cause de la bouffissure qui est chez eux un
attribut physiologique, doit rendre bien plus faciles et plus
promptes que chez l'adulte ces oscillations rapides de l'embonpoint.

L'amaigrissement des petits enfants est aigu ou chronique.
Dans le premier cas il dépend soit d'une évacuation exagérée,
soit d'un mouvement fébrile qui active le travail de désassimilation ; dans le second il se rattache à quelque épine morbide
cachée dans la profondeur d'un organe, ou bien (ce qui est le
cas le plus commun) à une alimentation défectueuse. Il faut
que, nous autres hygiénistes, nous nous félicitions de la prédominance de cette dernière cause ; il nous est en effet plus
facile de changer le régime d'un nouveau-né que d'arrêter
l'éclosion d'une maladie imminente ou d'en suspendre le
cours quand elle s'est déclarée.

Parrot, comme je vous le disais tout à l'heure, a englobé
sous la désignation synthétique d'*athrepsie* tous les maras-

mes infantiles qui dérivent d'une nourriture vicieuse. Et celle-ci est l'aboutissant de deux termes liés l'un à l'autre par des rapports réciproques et constants de cause à effet : une mauvaise alimentation, un fonctionnement défectueux des appareils d'élaboration et d'absorption alimentaires. L'impuissance fonctionnelle de l'appareil digestif peut sans doute, dans un bon nombre de cas, dériver d'une cause morbide et conduire l'enfant à l'inanition au milieu de la richesse, si ce n'est de la superfluité alimentaires ; mais au lieu d'être primitive, elle est le plus habituellement consécutive et elle dérive des altérations digestives qu'une nourriture vicieuse a fait surgir.

Dans la pensée de ce pédiâtre distingué, l'athrepsie est une maladie particulière, une entité morbide, au même titre que la coqueluche, la pneumonie, la bronchite. Je ne saurais véritablement souscrire à cette manière de voir. L'athrepsie est de l'inanition progressive, à laquelle concourent, isolément ou de concert, une mauvaise alimentation et une mauvaise élaboration digestive ; et l'on ne peut y voir que l'aboutissement commun d'un grand nombre de conditions de maladies ou de mauvaise hygiène. Je n'enlève rien, en posant cette restriction, au mérite de la consciencieuse monographie qu'il lui a consacrée et dont je vous recommande avec insistance la lecture. Vous y trouverez, en effet, une excellente description des effets de l'alimentation insuffisante chez les jeunes enfants, une analyse sagace des signes auxquels on peut la reconnaître de bonne heure, et surtout vous y puiserez, si vous ne l'avez déjà, le sentiment de l'importance souveraine d'un bon allaitement dans les premiers temps de la vie. Si en effet le nouveau-né *devient* athrepsié de lui-même dans un certain nombre de cas, on le *rend* tel bien plus souvent et l'on peut, en le plaçant dans les conditions d'une alimentation normale, le mettre sûrement à l'abri des dangers que l'athrepsie, ou l'inanition, lui fait courir.

Parrot distingue dans l'évolution de l'athrepsie infantile trois périodes (il vaudrait peut-être mieux dire trois degrés). La première est remplie par des troubles intestinaux qui sont ceux de l'entérite sous ses différentes formes, et de la cœcocolite, avec ou sans réaction sur le système nerveux; dans la seconde la diarrhée persiste et se complique de vomissements, d'abattement des forces, d'altération de la figure, de cris caractéristiques, expression commune du besoin et de la souffrance, d'amaigrissement, d'apparition fréquente du muguet, de tendance au refroidissement; enfin la période ultime, que l'on pourrait appeler la période cachectique et qui est sans ressources, a pour symptômes principaux : des selles persistantes et fétides, le refus de teter, un amaigrissement extrême, de l'algidité, une coloration terne et violacée de la peau, une physionomie souffreteuse et vieillotte, du pemphigus, de l'érythème péri-anal, des ulcérations des talons et des malléolés internes, du coma, des convulsions. A ce degré, comme on le pressent, la mort est imminente. L'auteur fait intervenir, pour expliquer cette généralisation de la scène morbide, qui était primitivement localisée dans l'appareil digestif, une altération consécutive du sang auquel manquent ses éléments de réparation et qu'une hématose, rendue imparfaite par la débilité des mouvements respiratoires et par le collapsus concomitant de portions plus ou moins étendues des poumons, est inapte à revivifier.

Rapprochez, messieurs, de ce tableau dramatique celui de l'inanition tel qu'il a été tracé de main de maître par Chossat et vous jugerez si l'athrepsie est autre chose, en tenant compte, bien entendu, de la rapidité avec laquelle l'inanition marche chez les nouveau-nés et des modifications que lui imprime leur physiologie spéciale. Vous savez que Chossat a démontré expérimentalement que les animaux inanitiés succombent quand ils ont perdu les 4/10es de leur poids initial, que le maximum des pertes se constate au commencement de la privation d'aliments, mais surtout à la fin, et le minimum dans l'intervalle, comme si, pendant un certain temps, il y avait une sorte d'assuétude temporaire à l'abstinence ; que le sang subit une diminution de sa quantité primitive qui peut aller jusqu'aux 6/10es, que sa proportion d'eau augmente notablement tandis qu'au contraire le chiffre de ses globules s'abaisse et peut descendre au-dessous de 100, et même jusqu'à la limite de 87 ; qu'il perd de sa plasticité et accuse une tendance aux extravasations sanguines ; que, comme l'a reconnu Collard de Martigny, la quantité de la lymphe augmente d'abord pour diminuer ensuite graduellement, tandis que sa coagulabilité s'accroît d'une manière sensible ; que la diminution atrophique des organes suit une progression propre à chacun d'eux et qui s'écarte sensiblement, pour quelques-uns, de la marche de l'atténuation générale du corps ; c'est ainsi que l'amaigrissement général étant de 4/10es du poids initial, celui du cœur est de 0,46, celui du poumon de 0,22 seulement, celui de l'estomac de 0,33, celui du canal intestinal de 0,42, celui du foie de 0,52, celui de la rate de 0.71, celui des reins de 0,37, celui du tissu graisseux de 0,93, celui des os de 0,16. Il serait intéressant de comparer ces résultats, qui englobent tous les âges, à ceux que l'on obtiendrait par l'inanition provoquée chez les jeunes des animaux, mais je ne sache pas que rien de semblable ait encore été fait. Le refroidissement des enfants athrepsiés a son analogue dans l'abaissement de la température chez les sujets en état d'inanition. Chossat a trouvé que chez les animaux le refroidissement progressif était de 0°,3 par jour, excepté le dernier jour où il s'accroissait tellement qu'il atteignait 1°,29 par heure et qu'entre le début et la fin de l'inanition la décroissance thermométrique totale était de 16°,3. Le ralentissement de la respiration, la diarrhée colliquative, la tendance à l'ulcération spontanée des tissus, due à la suractivité imprimée par la misère nutritive aux phénomènes de résorption moléculaire sont des traits communs à l'inanition et à l'athrepsie.

Le muguet est le signe le plus expressif, et l'on peut dire aussi le plus grave, de l'inanition des nouveau-nés, aussi entrerai-je, à ce propos, dans quelques développements.

Tous les efforts qui ont été tentés pour faire du muguet une maladie particulière ont échoué devant la banalité de cet épiphénomène qui apparaît dans les conditions les plus diverses d'âge et d'état morbides et qui ne doit être considéré que comme la signature d'un appauvrissement organique arrivé à un degré avancé. Valleix, qui nous a donné une description si précise et si minutieuse du muguet infantile, lui subordonnait tous les symptômes généraux graves qui l'accompagnent chez les nouveau-nés : l'entérite, les vomissements, l'émaciation progressive, le refroidissement; mais cette opinion est inadmissible et il faut ne voir dans le muguet qu'un simple signe d'un état profond d'altération nutritive marchant de front avec les autres symptômes que je viens d'énumérer et se rattachant comme eux à une cachexie avancée. L'*oïdium albicans*, comme les autres parasites du même ordre, ne se développe que sur des organismes appauvris, et son effroyable gravité, principalement dans la chétive population des enfants des hospices, ne réside pas en lui-même, mais bien dans les conditions organiques qu'il révèle. Et cela est tellement vrai que l'on peut prendre le muguet comme la caractéristique de la mortalité par athrepsie. Le nombre des enfants mal nourris qui succombent de ce chef, sans avoir au préalable présenté du muguet, est en effet d'une rareté extrême. Je ne veux pas dire par là, comprenez bien ma pensée, que tout nouveau-né pris de muguet est un nouveau-né mal nourri, puisque un allaitement insuffisant ou mal conduit n'est qu'une des causes nombreuses de l'inanition; mais quand vous verrez le muguet s'établir chez un nouveau-né qui ne présente *primitivement* aucun état morbide déterminé, soyez assurés que la façon dont il est nourri est incriminable. Sans doute aussi, le voisinage d'enfants atteints de muguet peut, par voie de transport parasitaire, provoquer cet accident chez des enfants sains et bien nourris, mais ce muguet primitif est rare, il diffère singulièrement de l'autre, il est sans danger, peu tenace, sans accompagnement de troubles digestifs et il meurt aisément sur place, fourvoyé qu'il est sur un terrain qui ne lui convient pas.

Quand donc vous lirez ces statistiques lamentables de mortalité infantile par le muguet nosocomial, mortalité qui est évaluée par quelques auteurs, par Valleix, entre autres, aux 9/10es des cas, dites-vous bien que le muguet n'a fait que sonner le glas, qu'il n'a pas la responsabilité de la mort de ces enfants et qu'ils sont tous des athrepsiés. La différence si frappante de la gravité du muguet dans les hôpitaux et en ville ne s'explique que d'une seule façon : par la difficulté que l'on a dans les hospices à faire remonter aux nourrissons la pente de l'inanition, et par les ressources dont on dispose au contraire pour les enfants que leur milieu place, sous ce rapport, dans des conditions meilleures. Il n'y a pas à faire intervenir ici l'influence de l'encombrement, du méphitisme des crèches ; c'est affaire d'allaitement bon ou mauvais et pas autre chose. Et ce qui le prouve bien, c'est que le muguet est loin d'être également meurtrier dans les différents hôpitaux et que, suivant la remarque d'Archambault, il est très rare de voir le muguet sévir dans les hospices sur les enfants élevés au sein tandis qu'il s'abat, comme une proie, sur ceux qui sont nourris au biberon. Seux a démontré combien il est moins redoutable dans la population infantile des hospices de Marseille que dans ceux de Paris et a très judicieusement expliqué cette différence par la diversité des conditions dans lesquelles s'opère l'allaitement des nouveau-nés dans ces deux milieux.

On peut établir en fait que tout enfant atteint de muguet, c'est-à-dire aux trois quarts inanitié, s'il est enlevé au sein pour être donné au biberon, est un enfant perdu sans merci. Or, fait-on autre chose dans la plupart des hospices où la difficulté du recrutement de bonnes nourrices, la crainte très chimérique des dangers de la transmission du muguet, de la bouche du nouveau-né au mamelon de celle qui l'allaite, conduisent si habituellement à substituer la nourriture artificielle à l'allaitement? C'est là une pratique pernicieuse au premier chef. Sans doute les spores de l'*oïdium albicans* peuvent être déposés sur le mamelon et y végéter, mais cet accident local est insignifiant, sans retentissement aucun sur la santé générale de la nourrice et il peut d'ailleurs être aisément prévenu soit par l'interposition d'un bout de sein, d'un morceau de baudruche ou plus simplement par des lotions alcalines. Vous savez en effet, et des expériences directes l'ont prouvé, que le champignon du muguet ne se développe que dans un milieu acide, et cela est tellement vrai que l'on a pu expliquer la propension des petits enfants à contracter le muguet par l'état habituel d'acidité de leur muqueuse buccale.

Il serait sans doute très intéressant de rechercher par des pesées successives le point de réduction du volume initial auquel se développe le muguet, qui est toujours précédé d'amaigrissement, et il ne me paraît pas douteux que la relation de ces deux faits ne soit régie par une loi d'une certaine constance.

Les rapports du muguet avec l'entérite qui l'accompagne dans le plus grand nombre des cas sont encore mal déterminés. Trois opinions sont ici en présence : l'une admet que l'entérite n'est qu'un symptôme du muguet; la seconde y voit le résultat d'une propagation, de proche en proche, du muguet de la bouche à la muqueuse intestinale; la dernière enfin considère le muguet et la diarrhée comme deux symptômes qui peuvent n'avoir aucun rapport entre eux où en entretiennent de très directs à la faveur de l'inanition qui est leur lien constant : l'entérite précédant le muguet et favorisant par la cachexie nutritive qu'elle produit à la longue le développement de l'*oïdium albicans*, l'accompagnant ou le suivant et se rattachant comme lui à l'athrepsie. Le lien est tel entre la diarrhée et le muguet que les saisons qui favorisent l'une voient plus spécialement apparaître l'autre. Les statistiques de Billard, de Valleix, de Seux, etc., ont en effet démontré la prédominance du muguet dans les mois chauds de l'année, c'est-à-dire pendant la saison où les maladies intestinales produites par une nourriture vicieuse ou un sevrage mal réussi ont leur maximum de fréquence.

Vous le voyez, l'inanition, qu'elle procède d'une alimentation défectueuse ou mal élaborée, est le danger permanent qui menace les nouveau-nés. L'écarter est affaire d'hygiène bien plutôt que de médicaments, et vous ne sauriez trop appliquer votre esprit à la solution des problèmes difficiles et complexes que soulève la nourriture du premier âge. Levret appelait les petits enfants malingres, souffreteux, en proie à des troubles digestifs permanents, confinant au marasme, athrepsiés, en un mot, des « échappés de la famine ». Hélas ! ceux qui en échappent sont l'infime minorité, et le jour où l'art de nourrir les enfants s'affranchira de l'ignorance de la routine et de l'incurie qui le réduisent aujourd'hui à un empirisme meurtrier est peut-être bien loin de nous.

NEUVIÈME LEÇON

Sevrage et alimentation de la seconde enfance

Sommaire : Caractère critique du sevrage. — Age où le sevrage est opportun.
— Fixation numérique, fixation physiologique. — Intervention des con.
ditions accessoires de saison, de climat. — Sevrage dans ses rapports
avec la dentition. — Reprise de l'allaitement en cas d'accidents de sevrage. — Méthodes du sevrage brusque et du sevrage lent. — Technique du sevrage. — Rapports du sevrage avec les maladies intestinales
et le rachitisme. — Enfants auxquels le sevrage prompt peut être utile.
— Nécessité du lait pour les enfants sevrés. — Régime alimentaire de
la seconde enfance. — Abus des viandes et du dessert, déchéance de la
soupe. — Les pâtisseries. — Le pain sec. — Le vin, le café et le thé
chez les enfants. — Le besoin de réparation suivant l'âge. — Rapports
du sommeil et des repas. — La règle dans le régime des enfants.

Le sevrage est une épreuve critique pour les enfants ; mais
il le devient surtout parce qu'il est trop souvent mal préparé et mal conduit.

Je tiens d'abord à restituer à ce mot son sens véritable :
le sevrage est la privation du *sein*, ce n'est pas, ou du moins
ce ne devrait pas être, la privation de *lait*. C'est là en effet
l'aliment par excellence pour l'enfant, il doit lui être continué
encore pendant plusieurs années, et Hufeland n'a fait que
réagir trop vivement contre la pratique meurtrière de la
suppression à peu près complète du lait dans le régime des
enfants sevrés en soutenant que, jusqu'à dix ans, le lait doit
être un aliment journalier pour eux. D'aliment *exclusif*
pendant les premiers mois, le lait devient aliment *principal*

à partir de ce moment jusqu'au sevrage, et aliment *accessoire*, mais nécessaire, depuis le sevrage jusqu'à l'omnivorité complète.

Il importe, en premier lieu, de déterminer l'âge auquel les enfants doivent être sevrés. Les habitudes nationales ou locales interviennent dans la fixation de la fin de l'allaitement. Il est des pays où l'on nourrit les enfants jusqu'à un an ou quinze mois seulement; d'autres jusqu'à deux ans et demi ou trois ans, suivant ce que le livre des Machabées nous apprend des anciennes mœurs israélites. C'est cette limite que Galien avait indiquée ; elle nous paraît aujourd'hui singulièrement retardée. Celle de neuf mois à un an, adoptée en Angleterre, est certainement trop rapprochée et je ne saurais en rien adhérer à l'opinion de Pye Henry Chavasse qui déclare formellement que, passé ce terme, « le lait fera plus de mal que de bien ». L'allaitement aidé, dans une mesure variable, d'aliments additionnels, me paraît, tout marchant à souhait et cette circonstance donnant une liberté complète, devoir se prolonger jusqu'à quinze mois. Au reste, je m'empresse de vous dire que toute fixation numérique est mauvaise parce qu'elle est rigide et ne peut s'appliquer fructueusement à la diversité des cas qu'elle embrasse. Il est des enfants qu'il faut sevrer à huit mois, à un an, d'autres enfin qu'il faut allaiter jusqu'à dix-huit mois et au delà. C'est nous qui avons fait les divisions du temps et la nature n'a nullement pris l'engagement de s'y plier.

Le sevrage prématuré a des inconvénients que tout le monde connaît; le sevrage retardé en a de moins évidents. On l'a accusé de prédisposer les enfants au lymphatisme et même à la scrofule ; mais je ne saurais dire si c'est là une simple vue de l'esprit ou un fait d'observation ; on l'a accusé aussi d'engourdir l'intelligence et de disposer à l'obtusion de l'esprit ; c'est encore plus hypothétique. Au reste, dans l'état actuel de nos habitudes, les sevrages retardés sont d'une rareté trop grande pour qu'il faille s'occuper beau-

coup de ces incriminations, d'ailleurs très vagues, et vraisemblablement mal fondées.

Nous pouvons rattacher à trois ordres les causes de ces
différences dans l'époque du sevrage : les unes dépendent de
la mère ou de la nourrice; les autres, de l'enfant; les dernières, des conditions de milieu et des circonstances dans
lesquelles doit s'opérer le sevrage.

Si la santé de la mère est bonne; si elle supporte vaillam-
ment les fatigues de l'allaitement; si elle dort et digère bien ; si
elle ne tousse ni ne maigrit, on peut éloigner le sevrage. Mais si
elle est délicate ; si elle s'acquitte péniblement de ses fonctions
de nourrice; si l'allaitement, peu fructueux pour l'enfant,
devient périlleux pour sa mère, c'est une raison pour se
décider de bonne heure au sevrage. Encore, dans ce cas, je
n'admets pas, à moins qu'on ne puisse faire autrement, que
si l'enfant a moins de sept ou huit mois, on se dispense
d'appeler une nourrice au secours de la mère. L'enfant
n'étant pas généralement très prospère dans ces cas difficiles,
on court gros jeu si l'on fait coïncider un sevrage anticipé
avec le travail de la dentition. A dix mois, on peut tenter
l'aventure, mais avec une certaine défiance et en y veillant de
près. L'état de la lactation chez la mère est encore une
raison déterminante : si elle a peu d'énergie, si le lait est peu
abondant, on peut y suppléer pour l'enfant par ce que nous
avons appelé *l'allaitement mixte féminin*, c'est-à-dire en
le présentant une ou deux fois par jour au sein d'une
nourrice vigoureuse, la mère continuant à le nourrir; ou
bien en recourant à la ressource de *l'allaitement mixte artificiel*, le biberon suppléant à l'insuffisance du lait de la
mère. La réapparition des menstrues, nous l'avons vu, n'est
pas une entrave absolue à la continuation de l'allaitement;
mais la grossesse constatée impose le sevrage ou bien, si
l'enfant est trop jeune, la substitution au sein de sa mère
de celui d'une nourrice, ou enfin, ce qui est moins sûr, l'expédient du biberon. Dans les cas où l'allaitement est ainsi tra-

versé, l'appétence que l'enfant manifeste pour une alimentation mixte et le bon parti qu'il en tire, sont des présomptions d'innocuité pour un sevrage un peu hâtif. Il en est de même de la saison et du climat. Personne n'ignore que le sevrage est bien plus périlleux dans le Midi que dans le Nord, parce que, de juin à octobre, on est toujours sous la menace de l'entérite et de la plus grave des affections intestinales, du choléra infantile, qui tue chaque année un si grand nombre d'enfants. L'existence de fortes chaleurs, la prédominance des maladies du ventre dans la constitution médicale régnante sont des raisons de différer, quand cela est possible, à moins que, des hauteurs existant à proximité, on ne puisse opérer le sevrage à une altitude où la température est relativement fraîche.

Mais ce qui fixe rationnellement l'époque du sevrage c'est l'état de la dentition de l'enfant. Trousseau a apporté dans cette question, comme dans toutes celles qu'il a abordées, une sagacité et un sens cliniques remarquables. Il a été sans doute devancé dans cette voie par un professeur de cette École, Baumes, qui, dans son *Traité de la première dentition*, a insisté pour donner comme base à la fixation de l'époque du sevrage, l'état de la dentition. « L'allaitement, écrivait-il en 1806, doit être porté le plus loin possible. Qu'on rejette, si l'on veut, le sentiment de ceux qui pensent qu'un enfant ne saurait être sevré sans danger, avant que sa bouche ne soit munie de seize dents convenablement percées, parce qu'il y a des enfants plus tardifs dans la pousse des dents que d'autres, des enfants dont le tempérament est mou, lent, très fortement lymphatique et muqueux, pour lesquels un allaitement prolongé n'est point salutaire ; mais dans tous les autres cas, c'est une pratique très sage de continuer la nourriture des enfants jusqu'à ce que la dentition soit avancée et qu'on ait l'expérience que ce travail n'est point difficile. Que de maux, que de regrets ne prévient-on point souvent en se conduisant ainsi ! » L'idée était formulée,

Trousseau l'a reprise, développée et lui a donné une forme plus clinique.

Vous savez que c'est généralement vers sept ou huit mois que sortent les premières incisives médianes inférieures; puis viennent les incisives médianes supérieures, les incisives latérales supérieures et les incisives latérales inférieures. L'enfant a alors huit dents et le travail de l'évolution dentaire subit, à ce moment, un certain répit. On a atteint dix mois à un an ; mais, je vous l'ai déjà dit, si tout se passe normalement, l'enfant est encore trop jeune pour qu'on profite de ce repos pour le sevrer. Vient ensuite le groupe des quatre premières petites molaires. Ce groupe sorti, et l'enfant ayant douze dents, il y a entre la douzième dent et la treizième, qui commencera le groupe des canines, un intervalle de deux ou trois mois occupé par un repos complet. Trousseau différait encore le sevrage et attendait que les quatre canines fussent sorties et que l'enfant eût seize dents. C'est alors qu'il conseillait de sevrer. Malheureusement les canines ne sortent guère avant vingt mois, et c'est trop attendre dans la grande majorité des cas. J'estime que ce n'est pas l'intervalle qui sépare la poussée de la quatrième canine de la première grosse molaire qu'il faut choisir; mais, autant que possible, celui qui sépare la douzième dent de la treizième. Cette formule me paraît plus en rapport avec les conditions générales de l'allaitement, et en même temps avec les époques ordinaires d'échéance des groupes dentaires. Mais le principe est là, sauf les détails de l'application, et il doit être respecté. Ce grand clinicien ne voulait, en aucun cas, que l'on sevrât un enfant ayant un nombre impair de dents, ce qui revient à dire, les dents sortant par groupes, qu'il ne faut pas faire coïncider la crise du sevrage avec une période active d'évolution dentaire.

Et l'on comprend l'intérêt de ce précepte : un sevrage mal réussi entraîne en effet, du côté du tube digestif et du côté des centres nerveux, des troubles qui ont une physionomie très analogue à ceux qui signalent une dentition laborieuse. N'est-il pas dès lors rationnel de ne pas soumettre l'enfant à cette double épreuve simultanée?

Mais ne vous attendez pas, messieurs, à rencontrer beaucoup de ces cas où l'éruption des dents se fait dans l'ordre et à l'époque qui leur sont assignés par les livres. Tout est exception en cette matière : vous verrez des incisives incomplètes pousser en même temps que des petites molaires ; quelquefois, mais plus rarement, une canine poindre avant que ces dernières dents soient sorties. Que ferez-vous en présence de ce désordre physiologique, de cette *ataxie dentaire*? Ce que vous pourrez. Ne pouvant choisir pour sevrer l'enfant, le meilleur moment, vous choisirez le moins mauvais, c'est-à-dire celui où il sera relativement prospère, où il paraîtra le moins souffrir; mais surtout vous éloignerez, autant que vous le permettront les circonstances, un sevrage qui sera vraisemblablement laborieux. Le lait de la mère est, pour l'enfant qui fait des dents, le consolateur, le *paraclet* par excellence, et il faut se montrer singulièrement ménager de cette ressource.

Dans le cas où le sevrage a été fait, pour une raison ou pour une autre, un peu prématurément et où l'apparition d'accidents inquiétants fait regretter le parti que l'on a pris, la mère peut, si l'enfant a été détaché du sein depuis peu de temps, rétablir quelquefois la lactation, en apparence supprimée, en l'y présentant de nouveau. Les faits qui prouvent la possibilité de reprendre l'allaitement après une interruption même très prolongée, surabondent. Gubler a réussi après plusieurs mois de sevrage. Trousseau a cité trois observations de ce genre : elles se rapportent à des femmes qui ont pu redonner le sein avec succès à leur enfant sevré depuis un mois, deux mois, quatre mois. A. Meyer a observé un cas où une mère, qui avait été obligée de sevrer son enfant pour cause d'abcès et de gerçures, le remit au sein au bout de quatre mois et vit la lactation recommencer d'une façon régulière. Dans un autre cas, le sevrage datait de six mois, et le résultat fut le même. Dans tous ces cas, la menstruation s'était rétablie, mais était peu abondante. Un médecin américain, Baillau, a même posé en principe, en s'appuyant des faits nombreux de reprise de l'allaitement après trois ou quatre mois, que, dans les cas où la santé de la mère la force à sevrer avant le temps, si elle redevient bien portante on doit toujours essayer de rétablir la lactation. Une observation de Perrin est doublement intéressante parce qu'elle est une preuve que cette tentative peut réussir et parce qu'elle montre l'avantage qu'on en peut tirer. Un enfant s'était sevré de lui-même à cinq mois, à raison d'une stomatie aphtheuse qui rendait la succion pénible. A huit mois, il fut pris d'un choléra infantile qui le mit à deux doigts de la mort ; sa mère lui redonna le sein et le lait revint d'une façon normale. Ces faits sont encourageants et doivent engager à essayer la reprise de l'allaitement quand l'indication en est nettement posée.

Le problème a deux inconnues : le rétablissement de la lactation ; l'acceptation du sein par l'enfant habitué déjà à un autre régime. La pratique seule peut les dégager. L'expérience a, du reste, démontré cette double possibilité, comme je viens de vous le dire tout à l'heure.

L'instinct de téter est vivace chez l'enfant, ainsi que le montre la ténacité de l'habitude de sucer leur doigt chez les enfants prématurément sevrés qui cherchent là un vain simulacre de ce qu'on leur a refusé, et ces observations montrent la possibilité de le réveiller ; il est d'ailleurs entretenu par la succion du biberon. Il convient, dans ces cas, de faire couler du lait dans la bouche de l'enfant, et quand il est suffisamment alléché par cet appât, de le mettre au sein. Si c'est une nourrice étrangère qui reprend cet allaitement, l'expérience doit être faite la nuit ou dans l'obscurité pour que le nourrisson ne s'aperçoive pas de cette substitution de personnes.

Il y a là, vous le voyez, dans les maladies graves qui viennent si souvent compliquer le sevrage et la dentition, une ressource des plus précieuses et qu'il faut invoquer au besoin.

Cette digression terminée, revenons à la technique du sevrage et aux précautions qu'il réclame.

Deux méthodes se trouvent ici en présence : celle du *sevrage brusque* conseillé par Donné ; et celle du *sevrage ménagé et lent*, préféré par Gardien. Je n'ai pas besoin de formuler longuement les raisons qui me font adopter cette dernière. Elle repose en effet sur cette loi du ménagement des habitudes qui créent, suivant la juste expression de Galien, une nature surajoutée (*adventitia natura*) et qui méritent un si grand respect. « Nature, dit Rabelais, ne endure mutations soubdaines sans grande violence. » Celse avait dit avant lui : « *Ergo si quis quid mutare velit, paulatim debebit asuescere.* » « A cette cause, dit aussi Ambroise Paré, si nous voulons changer la manière de vivre accoutumée, peu à peu faut. » Hippocrate enfin a dit à ce propos : « On supporte bien les aliments et les boissons auxquels on est accoutumé, même quand la qualité n'en est pas bonne naturellement, et l'on supporte mal les aliments et les boissons auxquels on n'est pas habitué, même quand la qualité n'en est pas mauvaise. » Mais c'est assez de textes pour défendre une thèse que le bon sens lui seul suffit pleinement à juger. Le sevrage doit donc être amené de loin et conduit lentement ; et ici les intérêts de la nourrice dont le lait diminue progressivement et ceux de l'enfant sont concordants. L'augmentation progressive des aliments additionnels et la diminution du nombre de tétées sont les moyens de ménager la transition d'un régime à l'autre. Si l'enfant a la mauvaise habitude de prendre le sein la nuit, il faut commencer par ne le lui donner que le jour et arriver ensuite à le sevrer totalement. L'idée que la sensualité de l'enfant est irritée quand on ne le fait téter qu'à rares intervalles et qu'on prolonge ainsi, à son détriment, la période de cris et d'agitation qui accompagne le sevrage, n'est pas fondée, la pratique le démontre.

Mais il vient un moment où il faut rompre avec l'allaitement, et divers artifices peuvent être employés avec fruit pour diminuer aux yeux du nourrisson, ou plutôt à son palais, la valeur de ce qu'il va perdre. Le lavage du mamelon avec une macération de *quassia amara* ou une solution de quinine atteint très bien le but et inspire à l'enfant un dégoût utile qui contribue à le détacher du sein. Pas n'est besoin de dire que la vue de sa nourrice doit lui être épargnée, car elle ne manquerait pas de lui inspirer des réminiscences sensuelles qui sont inutiles. Il y avait jadis des *sevreuses* qui faisaient métier d'éloigner les enfants de leur mère et de les plier aux exigences de leur nouveau régime. Les sévices de ces garderies ont été mis en un relief tragique, et l'opération, toujours critique et délicate du sevrage, exige sinon l'intervention, au moins la surveillance maternelles.

On a dit que le sevrage était quelquefois favorable aux enfants et modifiait utilement leur constitution quand elle était entachée de lymphatisme (où trouvera-t-on des enfants qui ne soient pas lymphatiques?). Cette opinion est très accréditée dans le monde des mères et des nourrices. En réalité, le sevrage ne profite qu'aux enfants qui sont mal allaités et ce profit est bien relatif; il constitue, pour le plus grand nombre, une épreuve critique; et ce qui le prouve, c'est qu'il y a une *pathologie du sevrage*.

Les maladies qui la constituent sont celles que provoque une alimentation irrégulière. Ce sont des entérites ou entérocolites, le carreau, le rachitisme.

Ch. West, analysant les conditions d'âge dans lesquelles se sont produits 2,129 cas de flux de ventre chez des enfants, a constaté qu'entre 1 an et 18 mois, ces maladies constituent 26,8 $^0/_0$ de toutes les maladies infantiles, et c'est dans cette période qu'elles jouent, comme fréquence, le rôle principal.

Sans doute les diarrhées de la dentition sont mêlées dans cette statistique à celles du sevrage ; mais il n'en faut pas moins considérer celui-ci comme un facteur étiologique très important des flux de ventre chez les jeunes enfants.

J.-L. Petit considérait le rachitisme comme dû à un sevrage prématuré, et un allaitement de longue durée lui semblait en être le préservatif le plus certain. Cette doctrine étiologique a été reprise et défendue de nos jours par J. Guérin et soutenue également par Trousseau : « En y regardant de près, dit ce clinicien, on reste convaincu que le rachitisme n'est jamais plus commun que chez les enfants sevrés avant que la dentition soit assez avancée, et que l'on nourrit de soupes au pain, de légumes, de viandes même, au lieu de les maintenir au régime lacté qui répond le mieux à leurs aptitudes digestives. » L'âge auquel se montre le plus souvent le rachitisme est en effet une présomption de l'influence du sevrage.

Sur 346 cas, L. Tripier a constaté qu'il s'était développé 176 fois dans le cours de la deuxième année. C'est plus de la moitié des cas. La première année lui en a présenté 98 cas et la troisième année, 35 cas seulement. Je sais bien que ce médecin, distinguant l'âge de l'enfant, au moment où on constate qu'il est rachitique, de celui qu'il avait au moment du début de la maladie, croit, malgré ces chiffres, que le rachitisme se développe plus souvent de 0 à 1 an ; mais il y a tant d'allaitements imparfaits qu'il est permis de croire que si le régime du sein, quand il n'est pas irréprochable, dispose les enfants au rachitisme, à plus forte raison doit-on adresser ce reproche à l'interruption même de l'allaitement.

On ne saurait douter que le sevrage dispose à l'éclampsie infantile quand on songe que les accès convulsifs ont très souvent chez les enfants leur point de départ dans des troubles digestifs. Sans doute la dentition les provoque plus souvent, mais c'est une raison de plus pour éviter de faire concorder le sevrage avec une période active d'évolution dentaire.

Il y a deux préparations au sevrage : l'une éloignée qui consiste dans l'emploi graduel des aliments additionnels, à l'époque que nous avons indiquée ; l'autre prochaine qui a pour but, en éloignant les tétées et en augmentant les aliments, d'habituer le tube digestif de l'enfant et de tâter sa susceptibilité. En ce qui concerne le premier point, c'est un fait reconnu de tout temps que les enfants ont d'autant plus de facilité à se détacher du sein qu'ils y ont été préparés depuis plus longtemps par un régime mixte. « Ceux qui mangent durant qu'ils tètent, a dit Hippocrate, sont sevrés avec moins de peine. » Un aliment de transition qui est excellent est un mélange de lait de vache et de bouillon de bœuf, dégraissé à froid en le passant à travers un linge mouillé ; les enfants l'acceptent très bien et en tirent un bon parti. Pendant toute la période du sevrage, il faut entourer l'enfant de précautions, surveiller avec soin ses selles et se tenir prêt à revenir sur ses pas, si la diarrhée et l'amaigrissement prenaient une certaine intensité ou si une indisposition et, à plus forte raison, une maladie intercurrente éloignaient l'opportunité du sevrage. L'un des grands avantages du sevrage graduel (on ne l'a pas fait assez ressortir) est précisément la possibilité de revenir sur ses pas si l'on s'aperçoit qu'on a fait fausse route et de conserver la ressource de remettre l'enfant au sein quand la marche des choses suggère la nécessité de prendre ce parti.

Le sevrage a, comme l'allaitement, son milieu le plus favorable dans le séjour à la campagne où l'air est meilleur, le lait plus pur, ou la mère, plus libre d'elle-même, peut mieux se consacrer tout entière aux soins que nécessite cette opération délicate.

Voilà le sevrage, rationnel, méthodique, idéal, celui que la déesse *Edulis*, sous le patronage de laquelle les dames romaines plaçaient cette entreprise, regarde d'un œil com-

plaisant. Qu'est le sevrage réel, les trois quarts du temps ?
Une série trop habituelle de casse-cous empiriques, de
pratiques routinières, d'essais capricieux et hâtifs qui font
de cette épreuve pour les enfants débiles un danger réel.
On ne devrait jamais, dans les familles, omettre de recourir
à la direction d'un médecin attentif, qui serait fondé à voir
trois ou quatre fois par semaine les enfants pendant cette
période ; mais on n'y songe pas, on se fie au hasard, à une
expérience fictive et les enfants qui meurent d'un sevrage
mal fait ne se comptent pas.

On s'imagine que le sevrage est terminé quand l'enfant
s'est détaché du sein ; mais son appétence pour le lait maternel
est tombée longtemps avant que l'assuétude au régime
nouveau ne soit conquise. Le sevrage ne dure donc pas
cinq, six ou huit jours, comme on le croit ; la proclivité
morbide dont il est la source se prolonge beaucoup plus
longtemps et les précautions ne doivent pas désarmer en présence d'une tolérance qui peut fléchir tout d'un coup. L'enfant est réellement sevré quand il est complètement fait
à son régime nouveau et il faut au moins deux ou trois mois
pour avoir atteint à ce résultat.

Nous avons maintenant à nous occuper du régime alimentaire de la seconde enfance qui s'étend de la fin de la
première dentition au commencement de la seconde. Entre
le sevrage et la fin de la seconde année, l'enfant, quoique
sevré, doit être maintenu à un régime sinon exclusivement
lacté, du moins basé principalement sur l'usage du lait et
des aliments féculents au lait, et un seul de ces aliments
préparés au bouillon gras, soupe ou bouillie de fécule, doit
lui être donné par jour. On abuse très généralement des
aliments gras pendant le sevrage et beaucoup d'indispositions des enfants en sont la conséquence. Une omnivorité
précoce conduit un grand nombre d'enfants à l'entérite et au
carreau. Il faut donc que nous modérions le zèle inconsidéré des familles qui ont toujours hâte de faire d'un

enfant un « petit homme » et qui croient le fortifier en le mettant au régime gras à outrance.

Il faut surtout se défier de l'usage précoce des viandes, et principalement de celles qui ont une fibre résistante. L'enfant est vorace et, alors même que ses mâchoires sont suffisamment armées, il ne mâche pas ou ne mâche pas suffisamment, et de là une fatigue imposée à l'estomac et la production fréquente d'une diarrhée lientérique dont l'origine s'accuse par la présence dans les selles de morceaux de viande indigérée. Le pain, cet aliment précieux qui forme la base de l'alimentation et pour lequel les enfants accusent une appétence qui ne connaît pas la satiété, est le premier aliment solide qu'il convient de leur donner; d'autant plus qu'il fournit à leurs gencives, habituellement irritées, une sorte d'épithème émollient dont l'action est efficace par sa durée; une croûte de pain est, à mon avis, le meilleur et le plus économique des hochets. Le poisson doit précéder l'usage de la viande proprement dite pour les enfants sevrés. Je ne saurais trop, à ce propos, vous signaler l'avantage de la chair des poissons plats, en particulier de la sole, dont les petits enfants sont très friands et qui leur offre un aliment mou, pulpeux, se passant de la mastication. C'est pour moi, en dehors bien entendu des œufs, le premier aliment du régime animal et je ne manque jamais de le conseiller aux familles.

A partir de deux ans jusqu'à sept, il y a aussi un régime infantile; mais qui en connaît les principes, qui en sent l'importance et qui sait l'imposer aux enfants? La méconnaissance habituelle des règles de l'hygiène alimentaire qui convient à cet âge est une raison de plus pour poser des principes.

.La soupe est l'aliment de transition du régime du sevrage à celui de l'omnivorité, comme les bouillies constituent le passage du régime lacté exclusif à ce régime mitigé par quelques aliments accessoires. L'hygiène ne peut, à ce sujet, que protester contre la déchéance de la soupe dans le régime

des jeunes enfants. C'était jadis la base classique de leur
alimentation ; elle formait le fond substantiel, mais peu
savoureux, de leur nourriture, et par cela même, il n'y
avait point à craindre de les voir s'écarter d'une sobriété
que la monotonie de cet aliment leur rendait peu méritoire.
Les enfants des paysans suivent ce régime et s'en trouvent
bien. La soupe devrait, à mon avis, former la base de la
nourriture des enfants pendant les cinq premières années
de la vie. Il y a dans cet aliment, très varié quoi qu'on en
pense, une gamme assez étendue de formes culinaires pour
que sa monotonie ne soit qu'apparente. L'enfant ainsi
nourri peut aller jusqu'à la limite de son appétit sans qu'il
y ait à le surveiller. Sa voracité habituelle, qui le porte à
s'affranchir du soin laborieux de la mastication, est encore
un argument de plus en faveur du rôle prépondérant que
devrait jouer la soupe dans son régime. J'ai plaidé avec
conviction la cause de cet aliment si sain et si dédaigné
aujourd'hui dans un livre où j'ai parlé aux familles un langage qu'il est peut-être opportun de faire entendre à des
médecins. Permettez-moi donc de vous lire ce passage :
« Un des spectacles qui caresse le plus agréablement l'instinct d'un hygiéniste est la vue de cinq ou six enfants de la
campagne, joufflus et vigoureux, rangés autour d'un nombre
égal d'écuelles d'où déborde une soupe compacte, y intro-
duisant laborieusement leur cuiller, si ce n'est leurs doigts,
et s'escrimant, à qui mieux mieux, contre cet aliment, primitif sans doute, mais si simple, si digestible, si nourrissant, j'oserais dire si honnête. Le potage de luxe fait
aujourd'hui une rude concurrence à cette soupe rustique
avec laquelle on nous a construit cependant jadis des
Bayard et des Duguesclin. Je n'hésite pas à affirmer, dussé-
je amener un sourire sur plus d'une lèvre, que la restauration de la soupe classique dans les mœurs alimentaires des
enfants serait une des réformes hygiéniques les plus considérables de notre époque. »

« Vous savez si elle se prépare; jamais l'abus de l'omnivorité chez les enfants n'a été poussé plus loin qu'aujourd'hui.
Cet abus, plus pernicieux qu'on ne se l'imagine, a sa cause
principale, si ce n'est exclusive, dans le changement absolu
des rapports qui existent aujourd'hui entre l'enfant et la
famille. Jadis il était considéré comme un enfant, et comme
tel il menait une vie à part, et ne figurait à la table commune que quand sa raison était assez développée pour pouvoir converser avec les grands, avec profit et sans danger,
et pour n'avoir rien à craindre des mille aiguillons de la
sensualité. Aujourd'hui l'enfant est à peine sevré qu'il prend
gravement place autour de la table; quelquefois même
soutenu par une serviette qui, l'attachant au dossier de
sa chaise, donne à son buste une rigidité qui lui manque,
il joue son rôle, le plus important sans doute, dans les
incidents du dîner et il exprime à la vue de chaque mets,
et sur une note parfois plus bruyante qu'il ne conviendrait,
des désirs que l'hygiène condamne, mais que la faiblesse
maternelle s'empresse de satisfaire. C'est là un abus réel
et plus gros de dangers qu'il n'en a l'air. Il faut au petit
enfant un repas moins long, une cuisine plus savante
et une nourriture plus uniforme. Songe-t-on en effet à
cette inconséquence flagrante qui permet à un enfant, auquel naguère un aliment exclusif suffisait à peu près jusque là, une succession de mets dont chacun est dix fois
plus complexe qu'il ne conviendrait aux intérêts de son
estomac. Et de là des indigestions incessantes, tantôt
brusques et expressives, tantôt sourdes et incomplètes, mais
amenant une surcharge de l'estomac qui aboutit bientôt à
une maladie ou tout au moins à des indispositions (1). »

Je vous ai souvent dit que je considérais la déchéance de
la soupe et l'introduction du dessert dans l'alimentation des

(1) *Éducation physique des garçons* ou *Avis aux familles et aux instituteurs sur l'art de diriger leur santé et leur développement.* Paris, 1870,
p. 68.

jeunes enfants comme un double échec très sensible pour la santé publique et j'espère n'avoir formulé ni un paradoxe ni une exagération. Si vous êtes de mon avis, entreprenez dans votre pratique une campagne dans ce double sens.

Il me paraît incontestable (je reviens à dessein sur ce point, tant j'y attache d'importance) que, par une exten-sion à l'hygiène infantile d'une exagération qui domine aujourd'hui le régime des adultes, on abuse, à notre époque, de la viande dans l'alimentation des enfants, et l'abus est d'autant plus flagrant que ceux-ci sont plus jeunes. Je ne sais si la génération actuelle est aussi anémique qu'elle le croit et qu'on le lui dit, mais je sais bien que les gens de la classe aisée mangent trop de viande, et que cet abus se réfléchit sur l'enfant qu'on veut fortifier à tout prix, ce à quoi on n'arrive pas toujours, bien au contraire, en le gorgeant de viandes saignantes. Locke voulait que les enfants ne man-geassent pas de viande avant quatre ou cinq ans, et j'estime qu'il avait raison. Je parle, bien entendu, de viande en nature et non pas de soupes animalisées, ce qui est bien différent.

En tout cas, il faut, suivant son conseil, que la viande ne figure qu'à l'un de leurs repas et que les autres soient prin-cipalement composés de soupes maigres, et d'aliments féculents au lait. Il se plaignait avec raison que le pain, cet aliment si goûté des enfants, si savoureux et si sain, ne jouât pas dans leur régime le rôle qui lui appartient. Nos enfants, en France, participent à nos habitudes *artophages*, et le pain leur est donné comme premier aliment solide, aussitôt qu'il n'y a plus à craindre qu'ils n'en détachent des parcelles trop grosses et qu'ils ne déglutiraient pas toujours sans danger. Le philosophe anglais a formulé le principe qu'il ne fallait donner aux enfants qui accusent de l'appétit entre leurs repas réguliers, autre chose que du pain sec qui satisfera le besoin réel et laissera dormir la sensualité. C'est en effet une pierre de touche excellente, et la collation de pain sec qui se fait dans la plupart des collèges vers quatre heures le soir me semble bien entendue. Si les collégiens savaient qu'ils la doivent à l'auteur de l'*Essai sur l'entende-ment humain*, ils lui en garderaient sans doute rancune, mais ce point de vue est le leur et non pas le nôtre.

Il est une friandise multiforme et toujours préjudiciable sous les aspects si variés et si séduisants que lui donne l'industrie, et qu'il faut absolument exclure du régime des enfants. Je veux parler des pâtisseries. Ces aliments d'une complexité équivoque, d'un bariolage de couleurs suspectes, d'une digestibilité souvent difficile, même pour les enfants, ne leur conviennent en rien, et cependant ce sont eux surtout qui soutiennent cet art que l'hygiène infantile a bien le droit de regarder d'un mauvais œil. C'est pitié de voir, dans les boutiques attitrées ou autour des étalages ambulants des promenades, se presser en foule des enfants que la tendresse à courte vue des mères porte à cet abus et qui y prennent, avec les habitudes d'une gourmandise inopportune, le dégoût des aliments sains, mais peu savoureux, qui leur conviennent surtout, c'est-à-dire du pain et de la soupe.

J'ai l'habitude d'une transaction, qui me réussit, entre l'abus que je signale et un rigorisme qui paraît à beaucoup de parents un souvenir de l'éducation à la Cyrus; je conseille de remplacer les pâtisseries par des tartines de pain et de beurre légèrement saupoudrées de sucre blanc, l'enfant s'accommode très bien de cette substitution et ses fonctions digestives s'en accommodent encore mieux.

Voilà sans doute bien des détails infimes et qui peuvent paraître en disproportion avec la hauteur à laquelle on doit s'efforcer de maintenir l'enseignement dans une chaire de Faculté; mais l'hygiène pédagogique a le devoir de descendre dans l'intimité des questions, et rien n'est humble et superflu de ce qui peut contribuer à la conservation des enfants. J'ai d'ailleurs reconnu souvent, à des indices significatifs, que

vous ne vous scandalisiez pas de cette apparente vulgarité
qui vous conduit au cœur même de ces questions pratiques
et votre attention m'a montré d'une manière rassurante que
je vous avais pour complices.

Si l'on abuse des pâtisseries dans le régime des enfants,
on abuse aussi du sucre qui leur sert de passeport. Chez les
enfants au sein auxquels on permet des aliments supplé-
mentaires, l'abus est déjà très marqué, et très souvent
l'acescence gastrique qui les tourmente n'a pas une autre
origine. A partir du sevrage, la formule « *plus de sel que de
sucre* » doit être rigoureusement maintenue, et Dieu sait si
l'on s'en écarte tous les jours. Le sevrage a l'un de ses
moyens et l'un de ses principes dans la substitution graduelle
du sel au sucre. Ce n'est pas seulement un condiment
utile pour exciter l'appétit et rendre les aliments digesti-
bles, il entre aussi dans la statique chimique de l'organisme
pour une part notable, et la zootechnie démontre quelle
influence favorable il exerce sur la nutrition.

J'aurai peu de chose à dire des boissons qui conviennent
aux enfants. Locke avait simplifié cette question en les
mettant à l'eau comme il les avait mis au pain sec. Tout au
plus leur accordait-il de la petite bière dont nos enfants
ne feraient certainement pas grand cas. Quant au vin, il se
rattachait au conseil de Platon qui n'en permettait qu'aux
éphèbes et fixait à dix-huit ans l'âge où l'on peut se permettre cette sensualité. Galien s'est montré moins rigoureux et leur permettait le vin à quatorze ans. Paul d'Egine
les gardait abstèmes jusqu'à vingt et un ans. Hufeland a été
tout aussi impératif sur ce point que Platon et que Galien.
Locke voulait que les enfants restassent complètement abstèmes et il avertit qu'on assure le bonheur de ses enfants
en leur interdisant l'usage du vin. Plût au ciel que ce
grand problème fût d'une solution aussi simple! J.-J. Rousseau et l'hygiéniste Desessartz dont il s'est inspiré, comme
je vous l'ai dit, pour la rédaction de son *Émile*, ne se sont

pas montrés moins *teetotalers*, comme disent les Américains. J'estime que le lait va mieux, jusqu'à cinq ou six ans, aux enfants que le vin et qu'ils peuvent prospérer sans en faire usage. J'ai vu tant d'enfants convenablement nourris par ailleurs, qui, maintenus abstèmes, avaient des joues rebondies, des chairs fermes et un teint rosé, que je ne saurais considérer le vin comme étant *nécessaire* à cet âge. Sans doute, fortement coupé d'eau, il constitue une boisson saine et rafraîchissante, mais le vin pur doit leur être absolument interdit. Il ne faut pas oublier que le système nerveux des enfants est extraordinairement impressionnable (leur susceptibilité aux médicaments qui s'adressent à ce système en est la preuve), et l'on peut se demander si l'usage très général du vin n'accroît pas cette prédominance cérébrale et nerveuse qui est, nous l'avons vu, le trait saillant de leur physiologie. N'est-ce pas d'ailleurs quelque chose pour l'avenir que de leur supprimer un besoin et de faire de ces abstèmes de l'éducation des hommes que l'habitude acquise maintiendra plus aisément dans la sobriété? Enfin, comme dernier point de vue, je ferai remarquer que les enfants qui ne boivent pas de vin conservent pour ce cordial une impressionnabilité qui devient une ressource précieuse dans les cas de débilitation ou de maladie.

En ce qui concerne le thé et le café, ce sont des stimulants nerveux dont les enfants n'ont que faire. Un écrivain humoristique, Balzac, qui a écrit un traité sur les *Excitants modernes*, a dit que, si on donnait du café à ses enfants, on en faisait à vingt ans de « petites machines sèches et rabougries ». C'est exagéré sans doute, mais le jeune âge a plutôt besoin de sédatifs que de stimulants du système nerveux. Et ceci s'applique aussi aux condiments excitants; les enfants auxquels l'appétit ne fait que rarement défaut et qui ont des aptitudes digestives généralement robustes n'ont que faire de cette stimulation. Il est d'ailleurs une considération, pour s'en abstenir, que je n'ai vu indiquer nulle part et à laquelle j'attache, pour mon compte, une grande importance, c'est qu'une nourriture trop épicée peut stimuler le sens génésique chez les enfants et les conduire à ces habitudes vicieuses auxquelles ils sont trop enclins déjà. Rien ne me dit que beaucoup d'enfants qui sont devenus onanistes n'y ont pas été poussés par le régime incendiaire auquel ils sont quelquefois soumis inconsidérément. Saint Jérôme disait à ce propos, en moraliste doublé d'un hygiéniste : « *Vinum et adolescentia duplex incendium voluptatis.* » Cela seul suffirait pour justifier une grande réserve dans l'emploi des excitants à cet âge.

Les éléments du régime qui convient aux enfants étant ainsi déterminés, nous avons maintenant à formuler les règles de ce régime lui-même, c'est-à-dire à indiquer la quantité des aliments à leur permettre, le nombre des repas, l'heure de ces repas, leur rapport avec le sommeil, etc.

Les enfants faisant leur « maison organique » en même temps qu'ils la réparent, ont besoin, eu égard au poids de leur corps, d'une quantité plus considérable d'aliments que les adultes et à plus forte raison que les vieillards. Il y a chez eux une sorte de boulimie de bon aloi qu'il faut respecter. Hippocrate a signalé cette énergie de l'appétit chez les enfants, « surtout chez ceux qui sont vifs, » c'est-à-dire ceux qui dépensent le plus. Ils supportent beaucoup moins facilement l'abstinence, comme l'expérience clinique l'enseigne, et comme le démontrent aussi les épisodes douloureux dans lesquels des hommes de différents âges ont été soumis simultanément aux tortures de l'inanition. Le dramatique épisode de la houillère du bois Monzil relaté par Joseph Soviche, et cité partout, a mis en relief cette diversité d'aptitude suivant les âges, à supporter la privation d'aliment, et le sombre récit du Dante, en faisant succomber au quatrième jour, et le premier, le plus jeune des enfants du comte Ugolin, a respecté cette donnée physiologique. Il faut en déduire, au point de vue de l'hygiène thérapeutique, que, même dans les maladies aiguës, on doit permettre plus d'aliments, proportion gardée des âges, aux enfants qu'aux adultes ; et au point de vue du régime en santé, qu'il faut un peu abandonner les enfants à leur appétit. Mais il faut distinguer ici *l'appétit de la nutrition* que les enfants tiennent de la nature et qui mérite qu'on le respecte, et *l'appétit du palais* que les enfants tiennent d'une éducation molle et sensuelle et qui exige qu'on le tienne en bride. Donner de la soupe et du pain autant qu'en veulent les enfants, et leur mesurer tout le reste, là est la règle salutaire. La condition indispensable, pour qu'elle soit réalisable, c'est, je le répète, de n'admettre les enfants à la table commune que quand ils sont déjà grands. C'est une privation pour tout le monde sans doute, mais leur santé est à ce prix.

Les enfants digèrent plus vite que nous, et le bon sens et l'expérience indiquent qu'ils doivent faire des repas plus rapprochés. Entre le régime du sein qui, dans les deux premiers mois de la vie, comporte huit ou dix repas par vingt-quatre heures, et le régime de l'adulte composé, dans nos habitudes, de trois repas seulement, il y a une échelle de réduction progressive qu'il faut descendre méthodiquement. Un minimum de quatre repas par jour est nécessaire aux enfants, même à ceux qui ont grandi : deux repas fondamentaux, et deux collations qui abrègent l'intervalle des repas et ne compromettent pas, par leur abondance, l'appétit nécessaire pour aborder utilement ceux-ci. L'enfant a faim dès son réveil et « monsieur l'appétit », comme dit Rabelais, le visite au saut du lit ; son premier repas doit donc être très matinal ; quant à son dernier repas, il n'a pas besoin d'être séparé du sommeil par un long intervalle. L'enfant digère très bien en dormant, vos souvenirs de collège vous l'ont démontré suf-. fisamment, je le suppose, et j'approuve la règle qui, dans les collèges et les lycées, place le dernier repas à une heure avancée de la journée. La relation entre les heures des repas et le travail a plus d'importance, et un quart d'heure de récréation avant le réfectoire et trois quarts d'heure de récréation immédiatement après, me paraissent le minimum des exigences de l'hygiène infantile. La digestion est un acte essentiellement organique et qui ne s'accomplit bien que dans un état de repos cérébral à peu près complet.

Il faut de la règle en toute chose ; mais, en matière de régime alimentaire, *pas trop n'en faut*. Montaigne a tracé la limite avec sa sagacité habituelle : « Il faut, dit-il, s'assujettir à la règle, mais non pas s'y asservir. » C'est bien là la mesure. La règle *élastique* est utile ; la règle *judaïque* fait tomber sous la tyrannie despotique, et jusqu'à un certain point nuisible, des habitudes. Un organe qu'on satisfait à heure fixe se mutine comme un enfant, quand une circonstance imprévue ne permet pas de lui donner satisfaction. L'objectif de l'éducation physique des enfants est de les viriliser et de leur donner, sans rien compromettre bien entendu, cet empire sur leurs sens qui est la condition de leur liberté à venir. Il faut que l'enfant s'habitue à devenir *imperiosus sibi*, suivant le programme d'Horace ; il n'y tend pas de lui-même, c'est à l'éducation à l'acheminer vers ce but si enviable.

Je n'ai sans doute pas tout dit, sur cette question du régime de l'enfance, car c'est un sujet en quelque sorte inépuisable dans la diversité infinie de ses détails, mais j'ai posé quelques principes, laissant à votre réflexion le soin de les développer et d'en fixer les applications. Simplicité rustique du régime, besoins abondamment satisfaits, règle élastique, tels sont les trois pivots de l'alimentation de l'enfance quand elle est bien conduite. Je fais, en terminant, le vœu que vous soyez plus écouté que je ne l'ai été moi-même quand vous formulerez ce programme dans les familles.

DIXIÈME LEÇON

La croissance et ses déviations

Sommaire : Durée de la croissance. — Indice annuel d'élongation de la taille. — Périodes de plus grande activité de la croissance. — Ses diversités sexuelles. — Croissance générale et croissance partielle des différentes parties du corps. — Croissance de la tête, du torse, des membres. — Poids moyen du corps aux divers âges. — Poids et croissance des divers organes. — Importance des mensurations et des pesées dans l'éducation physique des enfants. — Irrégularités de la croissance. — Croissance prématurée et tardive. — Croissance exagérée. — Influence des maladies sur la croissance. — Influence des conditions de milieu et d'hygiène. — Rachitisme et croissance. — Croissance inharmonique. — La fièvre de croissance. — Régime des enfants qui grandissent rapidement.

La vie n'a pas de solstice, ou si elle en a un, il a une durée très passagère : croître et décroître, telle est la loi à laquelle elle obéit. Du moment où elle s'est emparée d'un germe fécondé, elle lui imprime une évolution dont la rapidité varie pour chaque espèce, et quand elle a porté l'être à un maximum de développement, de complexité structurale, de perfection physiologique, un mouvement de régression s'en empare et le conduit au terme de toutes choses.

La croissance, premier signe de la vie ébauchée, a accompli son œuvre quand l'édifice organique est fini. Les lois auxquelles elle obéit ne sont certainement pas distinctes de celles qui conservent, car la physiologie a une unité que la maladie elle-même ne rompt pas; mais on comprend que la vie, poursuivant dans la période d'accroissement une double finalité inconsciente, trouve dans cette complexité d'opérations une cause de fragilité. C'est là sans doute le motif principal des formes spéciales de la santé et de la pathologie de l'enfance. Et ce qui tend à le prouver, c'est que les périodes d'activité plus grande dans la croissance sont aussi celles qui passent, à bon droit, pour les plus critiques, c'est-à-dire celles qui sont le plus fécondes en incidents morbides.

L'étude de la croissance, s'appuyant fort heureusement sur des données physiques de mensuration et de poids, a pris dans ces dernières années des allures nouvelles de précision, grâce aux remarquables travaux de Quételet, Pagliani, Ellsnesser, à côté desquels il est juste de rappeler les recherches de Dally, Odier, Bouchut, etc. Nous aurons à chaque instant l'occasion d'appliquer à la physiologie et à l'hygiène de la croissance les données numériques si intéressantes qui ont été fournies par ces divers observateurs.

Il est aujourd'hui, grâce à eux, bien démontré que chaque année qui sépare la naissance de la vingt-unième année, terme habituel de la soudure des épiphyses, et par suite de l'élongation, a son indice spécial de croissance. En tenant pour généraux les résultats obtenus par Quételet en Belgique, on arrive à établir les indices suivants d'accroissement annuel que j'ai consignés dans le tableau que je mets sous vos yeux. Vous y constaterez que la croissance, à un an, est de 198 millimètres; de un à deux ans, elle est de 93; de deux à trois ans, de 73; de trois à quatre ans, de 63; de quatre à cinq ans, de 50; de cinq à six ans, de 69; de six à sept ans, de 42; de sept à huit ans, de 58; de huit à neuf ans, de 55, de dix à onze ans, de 52; de onze à douze ans, de 50; de treize à quatorze ans, de 52; de quatorze à quinze ans, de 44; de quinze à seize ans, de 41; de seize à dix-sept ans, de 40; de dix-sept à dix-huit ans, de 36; de dix-huit à dix-neuf ans, de 25; et de dix-neuf à vingt ans, de 14.

Remarquez que le maximum de cet indice de croissance est à un an et le minimum de dix-neuf à vingt ans, et que la différence qui sépare ce maximum de ce minimum est énorme : 198 millimètres d'un côté et 14 millimètres de l'autre, soit 184 millimètres de différence; en d'autres termes, l'élongation dans la première année est environ treize fois plus rapide que dans la période de dix-neuf à vingt ans. Quelle fougue de croissance que celle qui fait pousser un enfant naissant, dont la taille moyenne n'excède pas 50 centimètres, à plus de 86 centimètres et le conduit ainsi à avoir à trois ans précisément la moitié de la taille définitive ! L'accroissement fœtal qui, parti de zéro, arrive en neuf mois à 50 centimètres, donnerait en douze mois, un quart en plus, soit 63 centimètres; il est encore bien plus rapide, et excède du triple celui de la première année de la vie.

Veuillez bien remarquer dans le tableau que je mets sous vos yeux, qu'après la première année, celle qui accuse la plus grande croissance, est l'année qui sépare 8 de 9 ans; vient ensuite l'intervalle de la première à la deuxième année; puis celui de trois à quatre ans ; celui de cinq à six ans; celui de sept à huit ans, etc. Il y a donc un *repos de croissance*, relativement aux années précédentes, entre quatre et cinq ans, entre six et sept, entre neuf et dix et entre treize et quatorze ans.

Je ne voudrais pas trop rebuter votre attention par des chiffres, mais ceux-ci sont si féconds en enseignements que je me reprocherais de vous en épargner l'aridité. Recherchons quel est l'indice d'accroissement annuel qui correspond aux périodes admises d'une manière classique depuis la naissance jusqu'à l'âge de stabilité de la taille. La période de deux ans qui sépare la naissance de l'achèvement de la première dentition voit la taille s'accroître, en moyenne annuelle, de 14 centimètres ; ce même accroissement est, de deux ans à huit ans, d'un peu moins de 6 centimètres ; de huit ans à quinze ans, il est de 55 millimètres seulement.

Il ne faut sans doute pas attacher à ces chiffres une valeur absolue; des faits particuliers viendraient à chaque instant en infirmer la rigueur; mais ils n'en représentent pas moins la marche assez exacte de l'accroissement aux divers âges.

Les deux sexes offrent, au point de vue de la taille initiale et définitive et de sa progression aux divers âges, des différences notables et que signalent toutes les statistiques. Pour une même race et un même milieu géographique et social, la taille de la petite fille, à la naissance, est, en moyenne, moindre que celle du garçon. Les relevés de Quételet accusent, pour la Belgique, une différence de 14 millimètres à la naissance et de plus de 10 centimètres à l'âge de stabilité au profit du sexe masculin. Les mensurations de Elsnaesser donnent des chiffres un peu différents, mais qui laissent le fait intact.

De même aussi, la rapidité de la croissance ne suit pas la même progression aux âges correspondants pour les deux sexes. Le maximum et le minimum de la croissance se trouvent, pour les filles comme pour les garçons, de la naissance à un an et de dix-neuf à vingt ans; mais la différence de vitesse entre l'accroissement de ces deux années est représentée chez la fille par 24, tandis qu'elle l'est chez les garçons par 13; ce dont on se rend compte par ce fait que la femme ayant un développement plus rapide croît à peine à vingt ans, tandis que l'homme marche encore, à cette époque, vers l'acquisition de sa taille définitive. De trois à quatre ans, on constate, chez la petite fille, ce repos de croissance qui existe de quatre à cinq chez le petit garçon; mais tandis que la croissance se ralentit chez lui pendant la période de neuf à dix ans, elle prend au contraire une activité très grande dans le sexe féminin. Remarquez enfin la faiblesse de l'indice annuel d'accroissement chez les filles à partir de seize ans. Les chiffres 25, 17, 7 et 4 millimètres expriment pour elles la croissance annuelle de 16 à 20 ans; chez les garçons elle est de 16, 17, 18 et 19 millimètres. Tout, dans ces chiffres qui concordent remarquablement avec des impressions généralement consenties, indique chez le sexe féminin une précocité d'accroissement particulière. C'est une preuve, ajoutée à tant d'autres, de la spécialité anatomique et fonctionnelle du type féminin.

Enfin, comme l'a fait observer Quételet, l'accroissement est à peu près terminé chez les femmes à vingt ans, tandis que chez l'homme elle se continue jusqu'à vingt-cinq ans et au delà. Nous voyons en effet dans les tableaux de ce statisticien que la femme acquiert, en moyenne, 2 centimètres de taille de vingt à vingt-cinq ans, tandis que chez l'homme l'accroissement dans cette période est d'environ 7 centimètres. Tout indique donc que la nature précipite ses opérations chez le sexe féminin pour le faire arriver plus promptement à l'état d'achèvement organique et fonctionnel, comme le prouve, du reste, la précocité plus grande de la puberté féminine qui est telle que les lois ont dû en tenir compte dans la fixation de l'âge minimum du mariage.

Vers la puberté, la taille subit une élongation assez rapide dans les deux sexes. Suivant Bowditch, elle croît, en moyenne, de 8 centimètres entre quatorze et quinze ans, tandis qu'entre treize et quatorze ans et entre quinze et seize, cet accroissement n'est mesuré que par 3 centimètres seulement.

L'intervalle qui sépare onze ans de douze ans est marqué aussi, dans la période prépubère, par une croissance rapide, qui atteint 4 centimètres.

La croissance générale du corps, exprimée par la taille, se compose de croissances partielles qui sont, elles aussi, soumises à des lois préétablies, lesquelles n'ont pas été encore suffisamment déterminées et dont le jeu régulier assure la perfection structurale de l'organisme telle que la statuaire grecque l'a rêvée et l'a reproduite dans ses inimitables modèles. Il faudrait faire, pour chaque segment du corps en particulier, ce que l'on a fait pour l'ensemble : fixer leurs dimensions réciproques aux divers âges dans l'état normal, afin de reconnaître les écarts qu'une mauvaise hygiène ou un état maladif peuvent faire surgir dans cet équilibre proportionnel, en tenant compte bien entendu d'un facteur puissant en cette nature : l'hérédité des formes et des dimensions. Cette étude est encore à peine ébauchée ; elle a été cependant abordée par Quételet. Il a fourni sur la croissance comparative du torse, de la tête, des membres supérieurs et inférieurs, aux diverses périodes d'âge, des données qui, pour incomplètes qu'elles soient encore, ont eu le mérite de frayer la voie et de préparer des résultats plus précis. Il a établi que la tête avait, à la naissance, la moitié de ses dimensions définitives, soit 111 millimètres à 0 âge, et 327 millimètres à vingt ans ; le rapport de la taille du nouveau-né du sexe masculin à la taille de l'adulte de vingt ans étant de 1 à 3, on voit quelle prédominance relative de développement offre à la naissance l'extrémité céphalique ; le tronc part de 1 et arrive à 4 ; le membre inférieur part de 1 et arrive à 5 à vingt ans.

Il n'est pas sans intérêt de comparer, aux divers âges, la position qu'occupe l'ombilic sur l'axe qui mesure la hauteur du corps. Chez le nouveau-né, l'ombilic est à vingt-trois millimètres au-dessus du plan horizontal qui partage la taille en deux ; à un an, ce plan passe par l'anneau ombilical ; à partir de cet âge, il s'abaisse de plus en plus par le fait du développement des membres inférieurs et se rapproche du pubis qu'il affleure vers dix-huit ou vingt ans. Ici encore il y a à signaler des différences sexuelles qui sont d'autant plus accentuées qu'on s'éloigne davantage de la naissance pour se rapprocher de la puberté ; c'est ainsi que la ligne de partage des deux moitiés de la taille passe un peu plus haut chez la femme que chez l'homme, à raison de la moindre longueur des membres inférieurs chez la première.

Les données relatives au poids, aux diverses périodes de la croissance, offrent moins d'intérêt que celles de la taille, parce que le poids d'ensemble est seul appréciable, et puis aussi parce que les fluctuations d'un embonpoint toujours mobile introduisent dans les pesées un élément dont on ne peut jamais apprécier la mesure.

Quételet est encore l'auteur qui a fourni sur cette question d'anthropométrie les données les plus intéressantes. Le poids moyen du corps, à la naissance, étant, pour le groupe ethnique sur lequel ont porté ses recherches, de $3^k,100$, s'est élevé à $59^k,500$ grammes à vingt ans, c'est-à-dire est devenu 19 fois plus considérable ; à la fin de la deuxième année, il a presque quadruplé ; à huit ans, il est devenu sept fois plus considérable ; à treize ans il a décuplé. La première année de la vie se solde par une acquisition de 5 kilog. 600 grammes ; la deuxième par une acquisition de 2 kilog. 400 grammes ; de cinq ans à douze ans l'augmentation annuelle atteint à peine 2 kilogrammes ; de douze à dix-sept l'accroissement de poids prend une progression plus rapide et se mesure par une acquisition annuelle moyenne de $3^k,700$ grammes. Odier, cité par Dally dans l'excellent article qu'il a inséré dans le *Dictionnaire encyclopédique* et dont je vous recommande la lecture, a étudié spécialement l'accroissement du poids du nouveau-né dans les douze premiers mois de la vie et a trouvé que le poids initial augmente de 750 grammes le premier mois ; de 700 grammes le second ; de 650 grammes le troisième ; de 600 grammes le quatrième ; de 550 le cinquième ; de 500 le sixième ; de 450 le septième ; de 200 le huitième ; de 550 le neuvième ; de 300 le dixième ; de 250 le onzième ; de 250 le douzième. Dally a calculé que l'augmentation quotidienne de chacun de ces douze mois avait pour maximum 25 grammes (1er mois) et pour minimum 6 grammes (12e mois).

Sans aucun doute, les mensurations et les pesées des organes intérieurs sont des procédés purement nécroscopiques, mais les résultats qu'ils fournissent peuvent jeter un certain jour sur les prédominances fonctionnelles des enfants. L'encéphale dont le poids moyen chez l'adulte de 21 à 30 ans est, suivant Broca et Magner, de 1295 grammes constitue chez lui, en prenant pour poids moyen du corps 60 kilog., la quarante-sixième partie, en poids, de son corps; chez le nouveau-né, l'encéphale pèse 352 grammes et constitue un peu plus de la huitième partie du poids; en d'autres termes, le poids relatif de l'encéphale chez le fœtus à terme est environ huit fois plus élevé que chez l'adulte, comme l'ont établi Hecker et Bulh. Cette prédominance va diminuant à partir de ce moment, mais suivant une progression encore indéterminée. Le foie pèse à la naissance 123 grammes, soit le vingt-troisième du poids du corps; chez l'adulte, son poids est, suivant Sappey, de 2 kilogr. environ, soit la trentième partie du poids total; la rate ne pèse à la naissance que 8 grammes environ; son poids moyen chez l'adulte est de 195 grammes; le rapport au poids total est de 1/650ᵉ pour le premier et de 1/307ᵉ pour le second. Le cœur pèse 20ᵍʳ,2 chez le fœtus à terme, et 260 grammes environ chez l'adulte; il est la 116ᵉ partie du poids du corps chez le premier et la 234ᵉ chez le second; en d'autres termes, l'activité cardiaque du nouveau-né, mesurée par le volume relatif du cœur, est environ double de celle de l'adulte. Les poumons, chez le fœtus à terme qui n'a pas respiré, pèsent suivant Sappey 60 grammes et constituent la 50ᵉ partie du poids du corps; chez l'adulte leur poids moyen est de 1100 grammes, ce qui équivaut au 55ᵉ du poids; les reins équivalent en poids chez le nouveau-né, à la 121ᵉ partie du poids, et chez l'adulte à la 146ᵉ partie. En d'autres termes, le développement relatif du cerveau, du foie, du cœur et des reins, est beaucoup plus considérable chez l'enfant naissant que chez l'adulte; celui des poumons est sensiblement le même, et celui de la rate est moindre chez le premier.

Vous comprenez tout l'intérêt qu'offriraient ces recherches comparatives, poursuivies sur chaque organe aux diverses périodes d'âge et pour les deux sexes, et je ne saurais trop conseiller à ceux d'entre vous qui fréquentent assidument les amphithéâtres de porter ces données au delà du point où elles en sont encore aujourd'hui.

J'ai fait de mon mieux pour répandre dans les familles le goût des mensurations et des pesées d'où jaillissent, à un moment donné, des indications cliniques bien précieuses, et une page de mon *Livret maternel pour prendre des notes sur la santé des enfants* a été consacrée aux indications relatives au poids, une autre à celles qui se rapportent à la taille. J'ai eu la satisfaction de voir bon nombre de familles accepter cette tâche, mais beaucoup n'ont donné à cette idée qu'une approbation platonique. Permettez-moi de vous la recommander à vous qui, pour la plupart, vous ferez une famille en même temps qu'une clientèle ; élevez vos propres enfants à la balance et au mètre, consignez soigneusement les résultats que vous obtiendrez, et ces chiffres, rapprochés un jour les uns des autres, établiront définitivement une foule de points de l'histoire de la croissance qui sont encore obscurs et à peine indiqués.

Mais j'ai hâte de sortir de cette armée de chiffres et de vous ramener sur le terrain de l'hygiène clinique, celle qui, vous le savez, a toutes mes prédilections.

La croissance est sans doute un acte physiologique, mais un acte souvent tumultueux, irrégulier, que troublent diverses conditions d'hygiène ou de maladie, qui peut, par lui-même, susciter certains états morbides, et qui exige, à tous ces points de vue, une surveillance assidue.

La croissance peut être précoce, exagérée ; elle peut être retardée ; se faire par bonds ; elle peut être désharmonique.

La croissance précoce et la croissance tardive ont la signification que nous serons bientôt conduit à attribuer à la dentition offrant ces mêmes anomalies (ce qui n'a pas lieu de surprendre, la dentition n'étant qu'un processus de croissance) : une croissance prématurée est un indice de prédominance nerveuse ou de tuberculose imminente ; une croissance tardive est un indice de rachitisme, quand elle n'est pas l'effet du rachitisme lui-même. Quand on voit la croissance prendre, entre quatre et six ans, des allures d'une rapidité exagérée, il faut redouter le développement d'une méningite tuberculeuse; quand cette élongation anormale apparaît de douze à quinze ans, c'est la phthisie pulmonaire qui est surtout à craindre. Le développement considérable du cerveau dans les cinq premières années de la vie et sa forte vascularité expliquent sans aucun doute cette disposition des tubercules pendant la première enfance à se localiser dans cet organe. Quant à expliquer comment la diathèse tuberculeuse active la formation de couches osseuses nouvelles aux extrémités des os longs, cause principale, sinon exclusive, de l'accroissement en longueur, il faut y renoncer et se contenter de la constatation de ce fait.

Beaucoup de maladies aiguës dans lesquelles, ou à la suite desquelles, la nutrition n'est rien moins que prospère, activent singulièrement la croissance chez les enfants. Bouchut a étudié, à ce point de vue, l'influence de la rougeole, de la scarlatine, de la coqueluche, de la pneumonie, de l'éclampsie, de la méningite, de la fièvre typhoïde et de la fièvre éphémère. Toutes ces maladies ont pour effet d'imprimer à la croissance une poussée quelquefois très rapide. C'est ainsi que, dans un cas de fièvre typhoïde chez un enfant, la taille s'était accrue de $110^{cm},25$ à $113^{cm},25$, soit de 3 centimètres. Les maladies cérébrales ont surtout cette influence accélératrice, et l'accroissement de la taille qu'elles produisent peut quelquefois atteindre 4 centimètres. Cet auteur fait, à ce propos, cette observation très juste : qu'il faut distinguer avec soin l'élongation réelle, c'est-à-dire l'accroissement définitif de la taille, de l'accroissement apparent qui résulte du séjour au lit et tient sans doute au défaut de tassement des cartilages intervertébraux, par suite du décubitus dorsal; il évalue à un tiers environ de l'élongation apparente, observée au moment où le petit malade laisse son lit, l'élongation réelle qui persiste à la suite des maladies aiguës. Vous savez, en effet, que, dans l'état physiologique, la taille mesurée au lit et dans la position verticale peut varier de 1 à 2 centimètres par suite

de l'affaissement des disques intervertébraux ; une autre
cause à laquelle on n'a pas songé intervient aussi, c'est le
défaut de redressement des angles articulaires chez les convalescents par suite de la faiblesse des muscles qui sont chargés de l'opérer.

Une mauvaise alimentation, des conditions d'hygiène défectueuse, diminuant la taille définitive, comme l'ont établi
Quetelet, Corvel, Pagliani, etc., on comprend que la scrofule et
le rachitisme, qui naissent surtout dans ces conditions, soient
des causes de diminution de la croissance. La première
année est celle où le rachitisme se montre surtout ; il est
aussi très commun de 1 à 2 ans ; or, ce sont précisément
les époques de la vie où la croissance se fait avec le plus d'activité. Rappelez-vous en effet ce que je vous ai dit tout à
l'heure de l'activité extrême de l'élongation pendant les deux
premières années ; elle n'est pas moindre de 145 millimètres
en moyenne. Le rachitisme exerçant son influence retarda-
trice dans cette période de poussée rapide, on comprend
très bien que la taille en éprouve un déchet dont elle ne se
relèvera peut-être plus désormais. D'un autre côté, il est bien
démontré que le fémur est, en quelque sorte, le régulateur
de la taille ; or, c'est surtout sur cet os et sur ceux de la
jambe que le rachitisme, ainsi que l'a établi Broca, marque
son empreinte. Ainsi s'explique de la manière la plus satis-
faisante l'exiguité de la taille chez les rachitiques ; de plus,
les os longs subissent sous son influence des inflexions qui
les raccourcissent et en diminuent la longueur.

Le rachitisme est une cause d'arrêt dans la croissance,
mais il est surtout pour elle une cause d'irrégularité. Il
rompt en effet les lois du développement proportionnel
des différentes parties du squelette entre elles : les unes sont
frappées d'arrêt de développement, les autres au contraire
sont le siège d'une exubérance et d'une précocité absolument
anormales, et de là ces formes vicieuses, raccourcies, con-
tournées, ces déviations, ces nouures qui font du rachitisme,

permettez-moi cette expression, une véritable ataxie de
l'ostéogénèse.

L'asymétrie unilatérale du corps peut exister en dehors
de tout rachitisme et par le fait d'une inégalité dans l'activité
de la croissance des deux côtés. Elle peut tenir à une
hypernutrition d'un côté, l'autre s'accroissant d'une manière
normale; à une hypertrophie unilatérale; à une atrophie
d'un côté de l'axe médian et à une hypertrophie de l'autre.
Cette asymétrie peut, dans un certain nombre de cas, être
indépendante de toute lésion appréciable des centres nerveux; et c'est tout au plus si l'on peut hypothétiquement
en faire remonter l'origine à une maladie fœtale. Le point
de départ de cette atrophie unilatérale est vraisemblablement dans le tissu osseux qui entraîne dans sa déchéance
nutritive les muscles et les vaisseaux.

La désharmonie de la croissance, au lieu de siéger d'un
ou d'autre côté du plan médian, porte bien plus souvent
sur des parties du squelette superposées les unes aux autres.
C'est ainsi que le crâne, la cage thoracique et la cavité
pelvienne, les membres eux-mêmes, sont entraînés par
le rachitisme dans des déviations de dimensions et de formes
qui sont rarement isolées, plus souvent réunies deux à deux,
trois à trois et qui impriment, par leurs combinaisons en
quelque sorte infinies, des physionomies si diverses à
l'habitus rachitique : du côté du crâne, développement
inaccoutumé, déformation donnant à la tête une forme
carrée, allongée, ou asymétrique, avec saillie anormale du
front; persistance des fontanelles qui sont quelquefois
élargies; flexibilité des pariétaux et de l'occiput; arrêt de
développement de la face donnant, avec l'ampliation du
crâne, un caractère fœtal à la physionomie ; retard de la dentition; développement incomplet des arcs maxillaires ; — du
côté de la cage thoracique, aplatissement latéral des côtes
avec projection en avant constituant la poitrine en carène ou
breschet d'oiseau; nouures en chapelet au point de rencontre

du cartilage et de la côte; diminution du diamètre transverse de la poitrine et exagération du volume du ventre
par suite de l'exiguité de la circonférence inférieure de la
cage thoracique, et aussi, comme Ch. West l'a fait remarquer,
du développement anormal du foie et de la rate qui sont
souvent, chez les rachitiques, frappés de dégénérescence
amyloïde; — du côté des membres, exagération des courbures normales, nouures des articulations, distorsions. La
colonne vertébrale échappe dans une certaine mesure à
ces déformations du rachitisme, pour une raison opposée à
celle qui y expose surtout le crâne ; son développement en
effet marche avec une réelle lenteur dans les deux premières
années de la vie, et de là une activité nutritive moindre
qui a pour corollaire une proclivité moins grande à subir les
atteintes de la cause générale qui produit le rachitisme.

Une croissance est normale quand, s'accomplissant en
son temps et dans une mesure progressive, elle n'amène
avec elle aucun trouble apparent de la nutrition. La
concordance des mensurations avec les données numériques
de l'accroissement de la taille aux divers âges et la constatation par la balance de l'augmentation, ou tout au moins
du maintien du poids, montrent qu'elle a ce double caractère. Mais il n'en est pas toujours ainsi, tant s'en faut, et
la croissance ne peut se faire avec une certaine rapidité
sans entraîner des troubles physiologiques. La clinique
moderne ne croit plus aux *maladies de croissance* dont la
médecine ancienne avait exagéré la fréquence et multiplié
abusivement les formes. Ne soyons ni du côté des anciens
ni du côté des modernes : *nec veteribus, nec recentioribus,*
comme disait Baglivi, mais restons dans la vérité clinique
et reconnaissons que si la croissance, les dents et les vers
ont constitué jadis dans la pathologie infantile une trilogie
trop absorbante qui se retrouve aujourd'hui dans l'opinion
du vulgaire, il y a à faire, en étiologie, à ces trois causes de
maladies chez les enfants la part qui leur revient incontes-

tablement. La dentition a sa pathologie, et comme elle n'est qu'un phénomène d'évolution, n'y aurait-il pas lieu de s'étonner que la croissance n'eût pas la sienne ? La concordance des troubles que produit la *poussée des dents* avec ceux qui signalent la *poussée de la taille* est d'ailleurs très frappante.

On ne saurait nier la *fièvre dentaire*; on ne saurait davantage nier la *fièvre de croissance*. Beaucoup de fièvres dites éphémères, et même de synoques simples chez les enfants, ne sont, j'en suis convaincu, que des fièvres de poussée, et si on les soumettait, avant et après la fièvre, à des mensurations précises, on arriverait à déterminer la nature réelle de ces mouvements fébriles. A cette fièvre passagère qui a pour résultat une élongation de la taille, il faut opposer l'*hectique de croissance* qui ne se produit que dans les cas où l'accroissement se fait avec une rapidité et dans une mesure insolites et qu'il est extrêmement difficile de séparer, par l'analyse clinique, des autres hectisies. Richard, de Nancy, est, à mon avis, l'auteur qui a le mieux décrit les troubles très variés que la croissance peut produire, et je vous engage à lire le tableau qu'il en a tracé. Il a signalé à ce propos l'amaigrissement général et le ramollissement des chairs de l'enfant; la mollesse et la flaccidité des membres; le relâchement atonique des muscles du visage donnant à la physionomie un cachet d'hébétude; la fatigue avec sensation de courbature au moindre mouvement; l'appétit du repos; une exagération du besoin de dormir qui est telle que des enfants, sevrés déjà depuis longtemps du sommeil diurne, s'y abandonnent instinctivement; des douleurs articulaires indiquant le travail qui se fait du côté des cartilages de conjugaison et le tiraillement que subissent les ligaments articulaires; une faiblesse des sphincters arrivant à ce point que des enfants rompus aux habitudes de propreté cessent de garder leurs urines et s'exonèrent même quelquefois d'une manière inconsciente, etc. Ce tableau auquel j'ajouterai la pâleur du visage, l'état cerné des yeux et l'apparition fréquente de la phthiriase, est certainement, vous le constaterez plus tard, pris dans la nature. Cet hygiéniste a insisté avec beaucoup de raison sur l'état de régression intellectuelle que présentent souvent les enfants qui grandissent trop vite. « L'enfant, dit-il, semble rétrograder et descendre, du degré d'intelligence dont il était en possession, aux puérilités d'un âge plus tendre. J'ai vu une jeune fille de neuf ans dont sa mère faisait déjà sa compagne, se prendre tout à coup de passion pour des jouets de petits enfants, revenir à leurs jeux qu'elle avait dédaignés, et montrer dans ses paroles et dans ses actions un enfantillage qui était loin d'elle depuis long-temps. Sa mère, peu éclairée et d'ailleurs troublée par sa sollicitude maternelle, regardait cette déraison comme un délire et croyait à une affection cérébrale aiguë que l'état du reste de l'organisme démentait. Nous avons eu beaucoup de peine à lui inspirer quelque sécurité. L'événement a justifié nos prévisions et l'enfant, au bout de quelque temps, revint à son état ordinaire après avoir grandi considérablement. C'est une remarque qui ne doit pas échapper à l'attention de ceux qui surveillent les enfants, afin de ne pas les tourmenter par des reproches de paresse. » L'hygiène scolaire doit tenir un compte soigneux de cette influence d'une croissance rapide sur les facultés intellectuelles, en particulier sur la capacité d'attention et la mémoire, pour limiter ses exigences de travail. Cette inaptitude peut se rencontrer, comme je l'ai constaté, chez des enfants qui grandissent beaucoup et en dehors de toute altération appréciable de la santé.

On conçoit que cette hectique de croissance puisse constituer une opportunité à la tuberculose lorsqu'existe le germe héréditaire de celle-ci ; toutes les fois en effet que l'économie traverse une période d'alanguissement, il y a péril pour l'éclosion de ce germe.

Les incurvations de la colonne vertébrale trouvent aussi dans une croissance exagérée une circonstance favorable à leur production, et la désharmonie qui s'établit dans le développement des os, aussi bien que la faiblesse des muscles, entraînant les enfants à des attitudes vicieuses, conspirent à produire ce résultat, ou tout au moins à le préparer. La scoliose, suivant la remarque de Bouvier, est surtout commune de huit à douze ou treize ans, période de croissance rapide, et il considère cette fréquence d'une incurvation latérale de l'épine comme due à un défaut de symétrie dans le développement des deux parties latérales de la vertèbre. Le rachitisme joue d'ailleurs dans la production de la scoliose un rôle qui a été sans doute exagéré, mais qui n'en est pas moins considérable. Quant à la cyphose infantile, c'est la plus rare des déviations rachidiennes à cet âge, et presque toujours elle est imputable au rachitisme. La lordose des enfants est très rare, et on ne la trouve guère chez eux qu'à titre de compensation, à la suite d'un mal de Pott ou d'une cyphose d'une autre région de l'épine.

Les considérations qui précèdent nous ont montré tout le prix qu'il faut attacher à une bonne hygiène de la croissance ; elle est d'autant plus indispensable que celle-ci est plus rapide, plus hâtive et qu'elle trouve les enfants dans des conditions de plus grande débilité. Le rôle que joue le rachitisme dans les déviations de la croissance et l'influence dominante d'une alimentation vicieuse dans sa production montrent tout d'abord avec quel soin il faut surveiller le régime dans ces périodes critiques. La diète grasse est ici particulièrement indiquée pour réparer les brèches subies par la nutrition : l'huile de foie de morue et le lait doivent entrer dans le régime, et ce dernier aliment est d'autant plus nécessaire que l'enfant est plus jeune et que son allaitement a été plus vicieux ou plus incomplet. Le phosphate de chaux lui est aussi très utile : d'abord parce qu'il fournit à l'ostéogénèse un élément indispensable, et puis aussi parce qu'il exerce sur la formation cellulaire une action stimulante qui est très opportune dans ces moments nécessiteux. Les modes d'administration du phosphate de chaux ont été très diversifiés dans ces dernières années et le chlorhydro-phosphate de chaux, le lacto-phosphate de chaux, le lait de vacheries dans lesquelles on sature les femelles laitières de phosphate de chaux, ont été successivement préconisés.

L'aération, la vie au grand air et, si faire se peut, à la campagne, mettent en valeur l'alimentation. Les exercices ne sont utiles qu'à la condition d'être très modérés, autrement ils imposeraient à une nutrition alanguie des sacrifices inopportuns. Ils doivent avoir le caractère passif, et la voiture convient mieux que la marche. La fatigue n'aurait pas seulement pour inconvénient d'épuiser les petits malades quand ils traversent une période de croissance rapide, mais elle mettrait leur cœur, si excitable dans ces moments, en un état d'éréthisme véritable et pourrait être le point de départ d'une hypertrophie de cet organe. Le sommeil auquel les enfants, dans ce cas, sont naturellement enclins, suivant la remarque de Richard de Nancy, ne doit pas leur être mesuré, et pour plusieurs raisons : il économise les forces, les répare, met les muscles dans un état de repos prolongé, et constitue d'ailleurs pour le système nerveux surexcité le plus utile et le plus puissant des sédatifs. A plus forte raison convient-il d'interrompre toute étude, et de mettre le cerveau dans un état complet de repos. Enfin la surveillance des attitudes est, pour les raisons que je vous ai indiquées tout à l'heure, de rigoureuse nécessité, d'autant plus que les enfants que fatigue une crue rapide sont enclins à *s'abandonner*, c'est-à-dire à prendre des positions vicieuses qui, simplement temporaires dans le principe, peuvent à la longue devenir permanentes.

ONZIÈME LEÇON

Dentition et odontaxie.

Sommaire. — La dentition et la croissance. — Périodes d'évolution dentaire. — Ordre d'apparition des groupes de dents. — Importance de cette étude pour le médecin. — Époque d'apparition de la première dent. — Dentition précoce, dentition retardée. — Intervalles de répit entre les divers groupes de la première dentition. — Anomalies qui en troublent l'évolution. — Dentition intermédiaire de quatre à cinq ans. Dentition de renouvellement. — Complications et accidents de l'évolution dentaire. — Troubles digestifs, acescence, toux, dyspnée, éclampsie dentaires. — Hochets, dentifrices, sirops de dentition. — Incision des gencives dans le cas de dentition laborieuse. — Évolution des dents de sagesse. — Arrangement irrégulier des dents et soins relatifs à l'odontaxie. — La carie dentaire chez les enfants.

Cette leçon a deux objets divers : nous étudierons d'abord ce grand phénomène d'évolution organique chez les enfants, dans ses rapports avec les troubles sympathiques qu'il amène, puis nous envisagerons la dentition au point de vue de l'orthomorphie, c'est-à-dire de la régularité, et de la beauté de la physionomie.

La dentition est un phénomène de croissance, et comme tel, elle dure ce que dure la croissance elle-même, c'est-à-dire le quart environ de la vie tout entière. La loi établie par Buffon, et formulée à nouveau plus récemment par Flourens, sur la relation constante qui existe entre la durée de la croissance chez les animaux et leur longévité normale, peut prendre indifféremment pour mesure la soudure des épiphyses et l'achèvement de la dentition, tant ces deux faits d'évolution coïncident l'un avec l'autre. De la cinquième ou sixième semaine de la vie intra-utérine, époque où apparaissent les germes dentaires chez l'embryon humain, jusqu'à la sortie de la dernière grosse molaire, il y a un travail de dentition entremêlé de répits, mais qu'on peut cependant, quoiqu'il ne soit apparent qu'à certaines périodes, considérer comme indiscontinu. On distingue toutefois dans l'évolution dentaire des périodes dont l'échéance, au milieu d'une variabilité physiologique qui ne permet d'établir que des lois très générales, correspond assez bien avec des périodes déterminées de la vie : l'enfant nouveauné a sa dentition ; la seconde enfance a la sienne ; la période prépubère a la sienne également ; enfin l'adolescence voit se poursuivre et s'achever ce travail qui se prolonge même quelquefois par les dents de sagesse au delà de l'époque où le corps a cessé de s'accroître. Cette évolution organique qui aboutit à l'achèvement du système dentaire dure donc de dix-huit à vingt-cinq ans chez l'homme. Toutefois, et pour suivre l'usage établi, nous distinguerons dans la dentition les phases suivantes :

1° *Première dentition* durant de seize à vingt-huit mois et s'étendant de la poussée de la première incisive à la sortie de la vingtième dent. Lorsqu'elle est achevée l'enfant a vingt dents, dites *dents de lait :* à savoir, huit incisives, quatre petites molaires temporaires, quatre canines, quatre molaires définitives ;

2° *Seconde dentition* ou dentition de la seconde enfance, consistant dans la poussée des quatre secondes petites molaires définitives ;

3° *Troisième dentition* ou dentition de renouvellement qui a pour but le remplacement des dents caduques par les dents définitives qui y correspondent ;

4° *Quatrième dentition* ou dentition d'achèvement qui complète les dents par la poussée des quatre dernières grosses molaires dites, à raison de leur sortie tardive, *dents de sagesse*, quoique la sagesse (quand elle vient) soit encore plus tardive qu'elles.

Je ne saurais trop, messieurs, vous engager à bien étudier tout ce qui a trait à l'ordre d'apparition des divers groupes dentaires et à l'âge où ils se montrent le plus habituellement. Il suffit en effet d'une hérésie, articulée en cette matière, pour se faire délivrer par les mères et les nourrices, qui ont étudié à fond et pratiquement ce détail d'évolution organique, un brevet d'ignorance. Nous devons savoir, nous autres médecins, tout ce qu'elles savent, tout ce qu'elles croient savoir (ce qui n'est pas peu) et bien d'autres choses encore. Trousseau, qui appliquait son génie si familier et si persuasif aux petits détails et s'y complaisait avec une prédilection particulière, a signalé aux jeunes praticiens les pièges malicieux et très redoutables que les mères leur tendent quelquefois sur ces questions pour éprouver leur expérience, et sur le danger qu'il y a pour eux à se trouver désarçonnés. Il est d'ailleurs essentiel de connaître l'ordre dans lequel poussent les dents et l'époque d'apparition de chaque groupe dentaire pour se rendre compte cliniquement des malaises divers de l'enfant qui resteraient inexpliqués sans cette notion.

Vous me permettrez donc d'insister minutieusement sur cette question pratique. Et laissez-moi vous dire, en commençant, que les règles en cette matière sont un peu débordées par les exceptions, mais pas au point cependant de perdre toute utilité.

La première dent apparaît d'ordinaire entre le sixième et le neuvième mois. Les conditions individuelles, l'hérédité, la race, le climat, en précipitent ou retardent l'échéance sans aucun doute, mais je ne vous parle ici que des cas les plus habituels. On a cité des enfants qui sont venus au monde avec une ou plusieurs dents. Louis XIV et Mirabeau sont les exemples les plus connus de cette anomalie dentaire, sans oublier, bien entendu, Curius Dentatus qui, au dire de Pline, a dû son surnom à cette singularité. Haller en a observé dix-neuf exemples. Mais ce sont là des cas rares et qui ne rompent pas la règle, pas plus que les faits de dents très tardives, *dentes serotinæ*, qui ont été observés à toutes les périodes de la vie, même chez des gens très âgés. J'ai constaté, pour mon compte, un cas d'éruption dentaire chez un homme de près de quatre-vingts ans; mais tenons-nous-en au domaine des faits ordinaires.

La première dentition, quand tout se passe régulièrement, s'ouvre par les incisives médianes inférieures qui mettent de 5 à 10 jours à pousser; puis apparaissent les incisives médianes supérieures, les incisives latérales supérieures et les incisives latérales inférieures. Il y a à faire ici une remarque : c'est que les incisives latérales inférieures poussent très souvent avec le groupe des premières petites molaires, de telle sorte que les enfants restent avec leurs six incisives pendant un certain temps et sans accuser aucun malaise; mais, dans d'autres cas, le répit s'observe entre la huitième incisive et la première molaire, quand les incisives se sont complétées à huit. Il est assez rare de voir les incisives médianes supérieures sortir avant les incisives correspondantes d'en bas ; quand ce fait se constate, c'est déjà une anomalie et qui peut faire présager une dentition irrégulière. Qu'il y ait six ou huit incisives, c'est-à-dire que les incisives latérales inférieures soient détachées, comme évolution, du groupe des dents similaires, ou poussent avec elles, il y a généralement un repos de deux à trois mois. A son expiration, les petites molaires apparaissent et mettent un ou deux mois à sortir. Survient alors un autre répit de longue durée (quatre à cinq mois) qui sépare la dixième dent de la première canine. L'apparition de celle-ci signale une nouvelle période active de la dentition ; la poussée des canines dure généralement deux ou trois mois ; et quand elles sont sorties, tout rentre dans le repos pendant trois ou quatre mois.

En résumé, les deux répits les plus prolongés dans le travail de l'évolution dentaire sont placés entre la 12ᵉ et la 13ᵉ dent, et entre la 16ᵉ et la 17ᵉ. Ce sont les deux périodes de la dentition les plus favorables pour sevrer les enfants, et Trousseau a, je vous l'ai déjà dit, insisté avec raison pour que l'on substituât à la fixation du sevrage suivant l'âge de l'enfant la fixation suivant l'état de la dentition, ce qui est beaucoup plus rationnel et plus physiologique.

En supposant donc que tout se passe avec une parfaite régularité chez un enfant qui a sa première dent à huit mois et sa vingtième à deux ans, cette période de seize mois se partage entre 178 jours d'évolution dentaire active et 480 jours de repos ; en d'autres termes, il a moins de 3 jours de repos pour un jour de malaise causé par les dents. C'est vous dire combien cette période de la vie de l'enfant est critique et douloureuse. Que dire dès lors des cas, de beaucoup les plus nombreux, où les périodes de poussée dentaire sont plus longues et les répits plus courts ? Je ne crois pas exagérer en affirmant qu'en réalité, chez la plupart des enfants, l'évolution dentaire active, et par conséquent pénible, occupe au moins la moitié de cette période de la vie.

Je ne chercherai même pas à vous indiquer le plus gros des anomalies qui troublent la première dentition : toutes les irrégularités sont possibles, et en se combinant deux à deux, trois à trois, elles engendrent des variétés dont le nombre défie toute description. Vous verrez souvent deux groupes dentaires se mêler, la confusion peut même aller plus loin, et il est des enfants auxquels une canine pousse alors que les incisives sont encore incomplètes et que apparaissent chez eux une ou plusieurs petites molaires. Et quand ce désordre, cette *ataxie dentaire*, n'existe pas, il y a des anomalies considérables dans l'époque du début et de la fin de la première dentition.

J'attache une importance très grande à la régularité de la dentition comme présage d'une bonne santé à venir pour les enfants. Les dentitions précoces et les dentitions tardives sont d'un mauvais présage ; mais, dans une certaine mesure, j'aime encore mieux les secondes. Je vous propose cette formule que je crois exacte : les dentitions prématurées sont un signe de surexcitation nerveuse et de prédisposition cérébrale ; les dentitions tardives sont un indice de rachitisme.

Les vingt premières dents sorties, le travail d'évolution dentaire s'arrête, en apparence du moins ; mais au bout de deux ou trois ans, c'est-à-dire de quatre ans et demi à cinq ans et demi, survient une nouvelle phase dentaire qui aboutit à l'éruption des quatre premières grosses molaires définitives, phase sur laquelle j'appelle d'autant plus volontiers votre attention qu'elle passe souvent inaperçue pour le médecin et pour les familles ; elle est cependant très laborieuse, très longue (j'évalue sa durée à un an au moins), elle s'accompagne de malaise, d'amaigrissement, de phénomènes nerveux indéfinissables qui maintiennent les familles dans un état pénible d'inquiétude ; quelquefois même des accès d'éclampsie se produisent sous l'influence de cette poussée dentaire, et si l'on ne regarde pas la bouche des enfants on les rapporte à toute autre cause. Il y a entre la poussée de ces dents, intermédiaire à la dentition de lait et à la dentition de renouvellement, et celle des dents de sagesse une ressemblance qui m'a toujours frappé sous le double rapport de la lenteur de l'évolution et de la nature des troubles sympathiques qu'elles produisent. J'appelle votre attention sur le rapport très manifeste qui existe entre la poussée laborieuse de ces quatre molaires et le développement de la méningite granuleuse. C'est en effet, vous le savez, entre quatre et six ans que cette redoutable maladie se développe le plus souvent.

Cette dentition de cinq ans est-elle séparée de la dentition de sept ans ou bien en ouvre-t-elle la période, comme Vogel l'a pensé ? Je ferai remarquer au moins qu'il y a entre la sortie de la vingt-quatrième dent et le renouvellement des incisives, une période bien longue et signalée par un repos bien complet. D'ailleurs, j'attache peu d'intérêt à cette question, puisque je considère, je vous l'ai dit, l'évolution dentaire comme une chaîne indiscontinue dont les anneaux sont simplement diversement espacés. Vous pouvez, si vous le voulez, représenter la première dentition par la figure suivante (1) :

```
00 — 0000 —— 00 —— 0000 ———— 0000 ———— 0000
II — IS —— II —— MT ———— C ———— MD
```

Les lignes qui séparent les divers groupes représentent, par leurs longueurs inégales, les diverses durées des périodes de repos.

Vers sept ans, ou plutôt de six à huit ans, débute la troisième dentition dite de remplacement parce qu'elle substitue des dents définitives aux dents de lait qui ont une destination temporaire, c'est-à-dire aux incisives, aux canines et aux premières petites molaires.

Ces dents définitives sortent, comme l'ont démontré Magitot et Legros, d'un bulbe provenant du cordon primitif qui a donné naissance au follicule de la dent caduque de la première dentition, et non pas, comme le pensait Colmann, des débris de l'épithélium de ce cordon.

Il y a en général seize dents à remplacer, et le remplacement se fait dans l'ordre de l'apparition des groupes, c'est-à-dire que les incisives donnent le signal, puis viennent les premières petites molaires, puis les canines, puis les secondes petites molaires. Les molaires de cinq ans étaient permanentes, elles ne se remplacent donc pas; mais elles subissent, comme les quatre molaires qui poussent vers douze ans et portent la dentition à cet âge à vingt-huit dents, une

---

(1) II, incisives inférieures. — IS, incisives supérieures. — MT, molaires temporaires. — C, canines. — MD, molaires définitives.

modification très curieuse qui a été signalée par Cuvier : la couronne de ces molaires définitives devient quadri-tuberculeuse et les molaires de lait, qui offrent la même disposition, sont remplacées par des molaires simplement bituberculeuses. Cette particularité, qui est constante chez les animaux, s'explique par la nécessité de loger dans un espace restreint les dents nouvelles qui, sauf les molaires, sont plus larges que les dents de lait et n'auraient pu trouver place sans cet artifice. Au reste, là comme dans tous les détails de cette merveilleuse machine organique, se retrouve, n'en déplaise aux gens que l'idée de cause finale horripile, l'empreinte de cette sagesse profonde qui a tout prévu. L'enfant avait besoin de dents pour se nourrir après le sevrage, mais ses arcs maxillaires ne pouvaient, à raison de leur exiguité, en recevoir que de petites, inaptes aux efforts vigoureux qu'elles devront exercer plus tard quand il sera devenu absolument omnivore ; il fallait donc qu'il y eût deux dentitions, et celle qui aboutit aux dents définitives ne devait se faire que quand les maxillaires auraient acquis assez de développement pour qu'il y eût place pour toutes. Le hasard est décidément très fort en combinaisons. Qu'en pensez-vous ?

C'est vers l'âge de douze ans, quand les secondes grosses molaires sont sorties, que la troisième dentition est arrivée à son terme, et les mâchoires sont alors garnies de vingt-huit dents, à savoir : huit incisives, quatre canines, et seize molaires. La quatrième dentition, ou celle des dents de sagesse, fait pousser les quatre dernières molaires, et la dentition est ainsi complétée à trente-deux dents.

Ce dernier groupe se montre à des âges très divers : je l'ai vu débuter à seize ou dix-sept ans, tandis que chez d'autres sujets les dents de sagesse n'apparaissent quelquefois que quand l'accroissement est terminé. Leur évolution est très lente, très laborieuse lorsque la branche montante du maxillaire ne fait pas avec le corps de l'os un angle suffisamment ouvert ; car, dans ce cas, la dent, pressée entre les autres molaires et l'apophyse coronoïde, est comme étranglée et ne peut se frayer sa voie.

Il faut généralement de deux à quatre ans aux dernières molaires pour achever leur évolution. Les sujets nerveux, impressionnables, particulièrement les femmes, sont très éprouvés par cette dernière phase de l'évolution dentaire qui produit quelquefois des névralgies, de l'amaigrissement, de l'éréthisme nerveux. Nous reviendrons bientôt sur les particularités qu'offre la poussée de cet ordre de dents.

Ce n'est pas, on le voit, sans peine que l'homme prend possession de son système dentaire complet ; il a encore plus de peine à le perdre qu'à le conquérir, et c'est là pour lui la source de mille misères : *sexcentarum ærumnarum,* comme disaient les anciens.

La dentition est une épreuve critique pour tous les enfants, mais à des degrés divers. Je ne me rappelle guère avoir rencontré d'enfants pour lesquels cette prétendue crise physiologique ne fût une véritable crise morbide. La Sagesse des nations a dit : *bel enfant jusqu'aux dents,* et ce n'est que bien observé. Les animaux, quoique plus rapprochés que nous de l'état de nature, sont fort éprouvés également par la dentition, et les propriétaires de ménageries redoutent cette crise à l'égal des nourrices. D'ailleurs, là où la dentition n'est pas maladie, elle est prédisposition morbide, et c'est bien assez pour la surveiller de près. La première dentition est, cela se conçoit, plus critique que les autres : parce que les enfants sont plus débiles à cause de leur âge, plus enclins aux troubles cérébraux et digestifs, et surtout parce que cette dentition a une rapidité que ne connaissent pas les autres. Veuillez bien songer en effet que les enfants font vingt dents en deux ans, c'est-à-dire poussent à peu près une dent par mois, en moyenne.

Les mères et les nourrices ne manquent pas de rapporter aux dents tous les troubles de la santé qui se constatent chez les enfants pendant la période où s'accomplit la première dentition. C'est une exagération contre laquelle tous les pédiâtres, et en particulier Ch. West, ont réagi avec raison ; mais il n'en est pas moins vrai que c'est un facteur étiologique avec lequel il faut constamment compter. Je ne saurais donc partager l'opinion de Magitot et de Lévêque qui, réagissant comme toujours par une exagération contre une autre exagération, ont cherché à démontrer tout récemment que la dentition n'a pas de pathologie propre et que tous les troubles morbides qu'on lui rapporte sont des maladies communes, sans autre relation avec l'évolution dentaire qu'une pure et simple coïncidence. Les cliniciens voués à l'étude des maladies des enfants auront peine à souscrire à cette manière de voir que je repousse formellement pour mon compte.

La dentition a ses préludes et ils se font souvent sentir vers le troisième ou le quatrième mois : les enfants qui ont été placides jusqu'à ce moment, s'ils ont été bien nourris, deviennent grognons ; ils crient sans motif apparent et par accès ; ils salivent avec abondance ; leur bouche est chaude ; le rebord gingival cesse d'être tranchant dans la région des incisives, il s'aplatit, et quand, au milieu des cris de l'enfant, on introduit le doigt dans sa bouche en pressant un peu sur la gencive, on amène un apaisement tout à fait caractéristique. Les premières dents étant sorties, on s'aperçoit que l'enfant traverse une crise dentaire aux signes suivants : en dehors de ceux d'expression que je viens de vous indiquer, il y a un peu de ptyalisme, du mâchonnement ; les urines sont blanches et la miction est plus fréquente ; il y a de la rougeur unilatérale et mobile des pommettes ; le sommeil est agité et entrecoupé par des soubresauts ; l'enfant « rit aux anges, » suivant une poétique expression vulgaire à laquelle l'observation de Camper et de van-Swieten a donné son sens réel, c'est-à-dire ont, en dormant, un rictus qui simule le rire ; ils toussent d'une toux sèche un peu convulsive, et si la crise dentaire est provoquée par la sortie des dernières dents de lait, il n'est pas rare de voir l'inflamma-

tion de la gencive se propager à l'arrière-gorge et à l'entrée
du larynx, produire un faux accès de laryngisme striduleux
et donner à la toux le timbre pseudo-croupal. Tous les traits
de ce tableau ne se trouvent pas réunis en même temps, ce
qui rendrait le diagnostic trop facile ; mais quand on en constate deux ou trois, cela suffit d'ordinaire pour lever tout embarras.

Jusqu'à présent ces troubles légers ne sont, en quelque
sorte, que des retentissements physiologiques de l'évolution
dentaire sur les diverses fonctions ; mais, cette limite dé-
passée (et elle l'est trop souvent), l'état morbide surgit et la
dentition est compliquée.

Ces complications sont de diverses natures ; je ne ferai
que vous signaler les plus importantes.

Il y a toujours, pendant la poussée des dents, un certain
degré de gingivite et même de stomatite. Le travail organique très actif qui doit aboutir à la poussée des dents appelle un afflux sanguin vers la bouche, et si cette hyperhémie,
qui dépasse toujours le but, ne se dépense pas par une hypersécrétion, c'est-à-dire par le ptyalisme, les gencives restent chaudes, turgescentes et douloureuses, et l'enfant
souffre beaucoup ; aussi les nourrices attachent-elles, à bon
droit, une idée de dentition facile à l'existence d'un flux
salivaire modéré. Jusqu'ici nous sommes sur la frontière de
l'état physiologique et de l'état morbide ; mais elle est étroite,
et elle est très habituellement franchie. Alors se produit une
stomatite plus ou moins intense qui est tantôt simple, tantôt
aphtheuse, tantôt ulcéro-membraneuse. Si l'enfant est chétif,
et cette complication ne se constate guère que dans les
hôpitaux, des désordres graves de la muqueuse peuvent
même se produire à l'occasion de la poussée des dents; mais
ces faits sont heureusement exceptionnels. Ch. West a signalé ces stomatites graves, mais il ne les a jamais vues
amener la mort; elles lui ont paru dans quelques cas susceptibles de prendre une allure chronique.

Les troubles des fonctions digestives sont à peu près constants chez les enfants qui font des dents, même chez ceux pour lesquels cette crise est la plus bénigne ; la diarrhée, quand elle est modérée, devient utile par un mécanisme de contrefluxion sanguine dont les gencives bénéficient ; mais il faut la maintenir dans une limite raisonnable et ne pas partager la béate satisfaction des nourrices qui voient avec sécurité leurs enfants avoir 6 à 10 selles par jour, inaptes qu'elles sont à distinguer une simple diacrise intestinale de la diarrhée d'une entéro-colite, ou d'une dysenterie. Cette confusion est féconde en catastrophes dans les climats chauds et pendant l'été, où les diarrhées négligées conduisent insidieusement au choléra infantile.

Quant aux vomissements et à l'acescence gastrique, ce sont des complications moins fréquentes, et qui exigent rarement l'intervention médicale. Toutefois, quand l'enfant présente en même temps quelques-uns de ces symptômes cérébraux qui constituent la *pseudo-méningite dentaire*, les vomissements, s'ils persistaient, auraient le grave inconvénient d'embarrasser le diagnostic qui démêlerait difficilement leur nature simplement réflexe de leur nature cérébrale.

Un certain degré de toux est l'accompagnement habituel de la dentition. Elle peut être purement nerveuse ou se rattacher à une bronchite concomitante, voire même à une pneumonie de dentition. Un clinicien exercé ne sera pas embarrassé pour lui donner sa signification véritable. L'oppression est constante et elle n'est pas toujours dans la mesure des signes perçus par l'oreille ; elle peut être indépendante de toute bronchite. J'ai connu une famille dans laquelle cette particularité s'est montrée successivement chez les quatre enfants. La poussée de chaque dent était précédée d'une anhélation véritable qui prenait un caractère d'intensité très grande. L'auscultation ne fournissait que des signes négatifs. Chez l'un de ces enfants, cette dyspnée nerveuse se renouvela à toutes les dentitions et même à l'occasion de la poussée des dents de sagesse, laquelle fut prématurée.

La peau accuse elle-même le travail dentaire par de l'érythème, de la roséole, des poussées d'impétigo larvalis, etc. Il y a aussi un retentissement assez habituel de l'évolution des dents sur les yeux. Tavignot a vu de la photophobie, sans injection de l'œil, des conjonctivites, des kératites se développer à l'occasion de la poussée des dents. Les canines, *dentes matribus detestatæ*, sont particulièrement accusées de produire ces ophthalmies dentaires, soit qu'il y ait là un simple fait de solidarité nerveuse entre le nerf maxillaire supérieur et l'ophthalmique, soit que l'inflammation gingivale se communique à la muqueuse du sinus maxillaire, de là à la muqueuse nasale, et de celle-ci à la conjonctive par le canal nasal et le point lacrymal, trajet qui me semble, je l'avoue, un peu long et quelque peu indirect. Il faut signaler aussi, comme pouvant dépendre de l'évolution dentaire, des otites et des otorrhées, l'engorgement des ganglions lymphatiques du cou, etc.

Mais ce sont les accidents du côté des centres nerveux qui éveillent à plus juste titre la sollicitude du médecin. Dans le cas de dentition irrégulière, trop précipitée ou confuse, on voit apparaître des congestions cérébrales, des pseudo-méningites, à forme excitée ou avec dépression comateuse; on admet que ce sont des méningites réelles quand l'enfant en meurt, et des pseudo-méningites quand il échappe. Le diagnostic ne va guère actuellement plus loin comme précision.

L'*éclampsie dentaire* à forme convulsive, et beaucoup plus rarement contracturale, est un accident assez commun dans la première dentition; elle se montre de préférence chez les enfants nerveux, irritables, à tête volumineuse, à intelligence précoce, à caractère mobile, ayant dans leur ascendance des faits d'éréthisme nerveux, d'hystérie, et de prédisposition cérébrale. Ces convulsions peuvent se produire sans avoir toujours les dangers qu'on leur attribue; mais trop souvent aussi elles sont, quand elles se répètent, le prélude d'accidents cérébraux pouvant laisser à leur suite des paralysies ou des troubles de l'intelligence. Elles sont plus communes dans la première dentition, et à l'occasion de la poussée des canines que des autres dents. Cependant la dentition de renouvellement et celle de cinq ans ne sont pas à l'abri de cet accident, même chez des enfants qui n'ont rien présenté de semblable à l'occasion des dents de lait.

La dentition est d'ordinaire plus laborieuse chez les enfants dont la nutrition a souffert par suite d'un mauvais allaitement. Ses complications sont plus à redouter l'été que l'hiver, suivant la remarque très juste d'Hippocrate. « L'hiver, dit-il, tout le reste étant d'ailleurs égal, est la meilleure saison pour la dentition. Quand, durant la dentition, l'hiver survient, l'enfant s'en trouve mieux, pourvu qu'il soit bien soigné. » Il n'en donne pas le motif, mais il est aisé à saisir: c'est que pendant les chaleurs, les entéro-colites, la dysenterie et le choléra infantile sont beaucoup plus à craindre, et le climat de Cos devait, comme tous les climats méridionaux, fournir au Père de la médecine l'occasion trop fréquente d'observer ces accidents. Sans doute on ne choisit pas la saison où se font les dents, mais on peut quelquefois atténuer la chaleur par l'altitude, et c'est une ressource qu'il ne faut pas négliger. Le séjour à la campagne réalise d'ailleurs en petit les bénéfices de ce déplacement, quand il n'est pas possible.

Il est inutile d'ajouter que l'enfant qui fait des dents doit être soumis à une surveillance attentive et que son régime doit être modifié, principalement quand il y a *fièvre dentaire*. S'il est exclusivement nourri au sein, on l'y présente moins souvent ; s'il en est au régime mixte, on lui supprime temporairement les aliments additionnels. Quant au traitement des complications en elles-mêmes, je ne saurais l'aborder ici, les détails qu'il comporte relevant plutôt du cours de thérapeutique. Toutefois je vous dirai quelques mots des

hochets, des sirops de dentition et de la pratique de l'incision des gencives comme moyens de faciliter la sortie des
dents, de calmer le prurit gingival et la douleur, et enfin de
conjurer les complications graves de la dentition.

L'usage des hochets est traditionnel, et les petits Romains
avaient, lorsqu'ils faisaient leurs dents, un engin fort analogue et garni également de *tintinnabula* ou clochettes. Déscs-
sarts a insisté sur l'utilité du hochet dont l'extrémité mousse,
mâchonnée par l'enfant, exerce sur ses gencives une pression
qui le soulage, et dont l'extrémité armée de grelots endort,
par le bruit que l'on fait en l'agitant, l'inquiétude nerveuse
du petit malade. Les hochets d'ivoire valent mieux que les
hochets métalliques. Il faut que l'extrémité en soit mousse
pour prévenir des contacts aggressifs avec les yeux. En
Allemagne on se sert d'un *finger-hut*, ou dé à coudre, fixé
solidement à l'index. Il est nécessaire, pour prévenir tout
accident, que ce dé soit attaché par un lacet au poignet. A
côté de ces hochets se trouve toute la série des hochets im-
provisés : le morceau de racine de guimauve qui joint un
effet émollient à son action mécanique; le hochet de Dés-
essarts, qui consiste en un pinceau de linge trempé dans
une infusion de fleurs de mauve édulcorée avec du miel blanc
ou du sucre, etc. Je n'aurai garde d'oublier le plus simple, mais
non pas le moins efficace des hochets, c'est-à-dire le doigt de
la mère ou de la nourrice qui promené, en pressant, sur le
rebord gingival, calme manifestement la douleur et apaise
l'enfant.

On ajoute souvent à ces frictions une mixture sédative
dont les diverses formules constituent ce que l'on appelle
assez improprement les *sirops de dentition*. Le plus cher et
le plus connu est le sirop de Delabarre, qui n'est, paraît-il,
qu'un mélange de safran, de suc de tamarin, de miel, et de
vin blanc généreux aromatisé avec la teinture de vanille.
On peut remplacer cette mixture par celle de Debout (glycérine anglaise 30 grammes; chloroforme 25 à 50 gout-

tes ; teinture de safran 50 centigrammes à 1 gramme), ou par celle plus simple de Barallier (safran pulvérisé 25 à 50 centigrammes, miel blanc 10 grammes).

La question de l'utilité de l'incision des gencives pour faciliter la sortie des dents et pour remédier aux complications graves de la dentition est encore très controversée. Vous savez que je suis tout à fait acquis à cette pratique dont j'ai éprouvé maintes fois les bons effets et qui ne m'a jamais paru avoir le moindre inconvénient. Vous ne vous étonnerez pas dès lors que j'insiste sur l'utilité de ce moyen à propos duquel j'ai publié un mémoire, il y a une vingtaine d'années. L'expérience plus étendue que j'en ai acquise depuis cette époque n'a fait que me confirmer dans l'excellence de cette pratique, quand elle est employée avec discernement et dans des cas bien déterminés.

Mais nous sommes ici sur la frontière de l'hygiène et de la thérapeutique, et cette excursion hors de notre domaine actuel, qui me semblerait justifiée par son importance pratique, me la ferait franchir.

Une bonne santé fait une dentition régulière et facile. Voilà une proposition qui peut être formulée d'une manière absolue, et comme l'allaitement joue dans la première année de la vie un rôle décisif, la première condition pour éviter à un enfant les orages et les dangers d'une dentition laborieuse est de le bien nourrir. Mais il faut aussi tenir compte de l'hérédité. Vous verrez des familles dans lesquelles tous les enfants sont très éprouvés par la dentition, d'autres où cette crise organique passe presque inaperçue. Cette information qui doit embrasser les ascendants et les frères et les sœurs, s'il y en a, est une raison de redoubler de prudence dans un cas, de se rassurer dans l'autre. La saison dans laquelle les dents sortent est aussi un élément de pronostic de grande importance. On émigre du midi au nord ou du nord au midi pour des raisons moins sérieuses que celle-là, et quand un enfant habite le Midi, que la saison d'été approche et va coïncider avec une dentition que les raisons indiquées plus haut portent à considérer comme devant être difficile, n'hésitez pas à conseiller le déplacement aux familles qui ont de la liberté et de l'argent, ces deux pivots nécessaires de toute hygiène.

La dentition intermédiaire, ou de cinq ans, entretient, je ne saurais trop le répéter, des rapports étroits avec la méningite granuleuse, et c'est une raison pour la surveiller attentivement; mais elle ne commande pas de soins locaux, et il faut se borner, pendant sa durée, à combattre le lymphatisme chez les enfants par les iodiques et les bains de mer et à réparer les dommages de la nutrition par l'huile de foie de morue. Toute période de dentition est une période de croissance active, et il faut, pendant sa durée, surveiller attentivement la nutrition des enfants.

Cette recommandation est encore mieux justifiée pour la dentition de sept ans qui coïncide avec une évolution très rapide et qui doit être surveillée.

Les dents de sagesse surviennent tardivement sans doute et nous pourrions, à la rigueur, ne pas nous en occuper ici ; mais les exemples ne sont pas rares de poussée prématurée de ces dents, de quinze à dix-huit ans (j'ai observé cette particularité chez tous les enfants d'une même famille), et quelques détails sur les accidents qui accompagnent l'évolution de ce dernier groupe dentaire ne vous sembleront pas hors de propos ici. La dent de sagesse, qui vient tard, nous est d'une médiocre utilité et elle ne semble guère ne vous avoir été donnée que dans un pur intérêt de classification. Cette poussée dentaire, qui complète à 32 dents la dentition définitive, ne s'accomplit pas cependant sans peine et sans orages. Il est des jeunes gens que cette évolution des dernières dents jette dans un état de malaise prolongé dont on ne soupçonne pas toujours la cause et qui constitue pour les familles, et quelquefois aussi pour les médecins, une énigme inquiétante. Heydenrich (de Nancy) a eu l'idée de grouper dans un tableau expressif les accidents dont la poussée des dents de sagesse peut être l'occasion. La mâchoire supérieure se tire généralement bien de cette épreuve, ce qui se conçoit, la dent nouvelle ayant de la place et pouvant évoluer plus librement. A la mâchoire inférieure, les choses ne se passent pas aussi simplement. Là, en effet, il faut que la dent trouve sa voie dans un angle osseux inextensible formé par la réunion des branches du maxillaire, et si cet angle n'est pas très ouvert, si les autres dents sont larges et se sont mises trop à leur aise en s'écartant les unes des autres, la place est prise et il faut bien que la dent de sagesse s'accommode du peu qu'il en reste; de là des compressions douloureuses, des déviations de la dent, un développement laborieux et irrégulier pouvant être le point de départ d'accidents nerveux qui sont d'autant plus durables que la dent, contrariée mécaniquement dans son évolution, l'accomplit avec plus de lenteur. Mais la santé générale n'est pas seule en cause et des accidents locaux, parfois d'une réelle gravité, se manifestent souvent : la gencive s'enflamme et son irritation se propage au loin; les amygdales se tuméfient souvent sous cette seule influence; des engorgements des glandes du cou apparaissent, et, ce qui est plus grave, le maxillaire lui-même peut être intéressé et des lésions sérieuses, une ostéite ou une nécrose, se développent. Mais ce n'est pas tout : la dent obligée de se loger comme elle peut dévie souvent, pousse quelquefois en travers, irrite la muqueuse de la joue et, dans des cas heureusement rares, finit par perforer celle-ci; une des conséquences les plus pénibles de cette évolution irrégulière des dents de sagesse est d'amener quelquefois un resserrement spasmodique des mâchoires qui les maintient dans un rapprochement forcé et oppose à l'acte de la mastication une entrave très gênante. On a cité des cas où les désordres ont été jusqu'à déterminer la mort; mais de quoi ne meurt-on pas?

La poussée de ces dents complémentaires offre, au point

de vue des accidents qu'elle peut entraîner, des singularités assez curieuses. Toutes les races, comme le fait remarquer Heydenrich, ne traversent pas de la même façon cette épreuve : la race éthiopienne, dont l'angle facial est moins ouvert, et qui présente, par suite, un certain degré de prognathisme, s'en tire beaucoup mieux, et pour cette simple raison que cette disgrâce physique lui assure un angle obtus de la réunion des deux branches du maxillaire inférieur et ménage par suite aux dents de sagesse d'en bas, de beaucoup les plus redoutables, un large espace dans lequel elles peuvent librement évoluer. La race caucasique paye par la disposition inverse la beauté de son type structural. Si l'angle facial qu'a idéalisé la statuaire grecque avait été pris dans la nature, à quels orages dentaires ses modèles n'auraient-ils pas été exposés ? Phidias ne s'en est pas préoccupé et il a eu raison, ce point de vue n'étant pas le sien. Dans la même race on constaterait, d'après le médecin dont je vous résume les idées, une différence dans la facilité avec laquelle évoluent les dents de sagesse suivant le degré de culture de l'esprit ; leur éruption à la campagne serait très généralement affranchie des orages qui l'accompagnent chez les citadins. Ce qu'il y a de mécanique dans ces accidents doit évidemment se reproduire dans les deux milieux ; mais on comprend que la surexcitation nerveuse, habituelle dans les villes, puisse trouver là une occasion de s'émouvoir et de s'exagérer. Heydenrich croit que les femmes se tirent mieux de cette épreuve que les hommes, et il explique ce fait par le prognathisme relatif qu'offrent les femmes de race caucasique et qui, les faisant un peu déchoir ethnologiquement, les incline vers le type éthiopien. L'explication est désobligeante, et si le fait était réel il serait en désaccord, à mon avis, avec l'émotivité du système nerveux féminin qui le fait vibrer à outrance, à tout propos ; mais mes impressions personnelles sont, sur ce point, opposées avec celles de cet observateur. C'est surtout chez les femmes que la poussée des dents de sagesse est laborieuse au point de nécessiter très habituellement l'intervention du médecin. Tout, je l'ai dit, n'est pas mécanique dans l'origine des troubles que suscite cette phase terminale de l'évolution dentaire, et quand on voit la poussée des autres dents, plus laborieuse généralement chez les filles que chez les garçons, revêtir précisément ce caractère chez les enfants qui accusent une prédominance nerveuse, on est disposé à admettre que cette immunité attribuée au sexe féminin repose sur une observation incomplète. Quoi qu'il en soit, la poussée des dents de sagesse est un acte physiologique qui passe souvent inaperçu et s'accomplit régulièrement et silencieusement ; mais, trop souvent aussi, elle est le prétexte de dérangements sérieux de la santé ou de désordres locaux qui exigent qu'on la surveille et qu'on intervienne, dans quelques cas, avec décision et énergie.

L'hygiène a pour objectif la santé, mais elle doit aussi d'une manière obligatoire, et elle peut le faire sans déroger, songer à la beauté et la garantir, autant qu'il est en elle. Sans doute quand on est bien portant, on est aussi beau qu'on peut l'être, mais en ce qui concerne la denture, cette dépendance n'existe qu'au point de vue de la conservation des dents, et nullement de leur arrangement régulier, de ce que je vous propose d'appeler l'*odontaxie*, de laquelle dépendent et la régularité des arcades dentaires et, dans une large mesure, l'agrément de la physionomie.

Ce n'est pas chose facile, tant s'en faut, que de conseiller efficacement les familles sur la conduite qu'elles ont à tenir à l'époque du renouvellement des dents ; toutes n'ont pas sous la main un dentiste expérimenté et consciencieux, et il faut que le médecin s'habitue à résoudre de lui-même ces problèmes délicats.

Et d'abord une première question se présente. Convient-il d'enlever les dents de lait dès qu'elles manifestent une tendance à tomber, ou bien faut-il en attendre la chute

spontanée ? En général, on intervient trop souvent et trop
tôt; la nature se suffit pleinement à elle-même pour se
débarrasser d'une dent caduque. L'avulsion d'une dent de
lait, non ébranlée, n'est indiquée que dans le cas où une dent
définitive juxtaposée, ne trouvant pas une place suffisante,
tend à basculer et à se placer obliquement, et encore n'y
gagne-t-on pas grand'chose, car la dent qui poussera, plus
large que celle qu'elle remplace, sera nécessairement re-
foulée par sa voisine et, quoi qu'on fasse, la denture sera
défectueuse. D'ailleurs rien n'est plus commun que de voir
persister certaines dents caduques qui demeurent définitives,
faute d'un germe sous-jacent, de sorte que si on a arraché
prématurément cette dent de lait, elle n'est remplacée par
rien et une brèche est la conséquence de cette pratique
irrationnelle. Toutefois, lorsque la saillie de la gencive
semble indiquer que la dent définitive pousse latéralement,
gênée qu'elle est par la dent de lait, il est indiqué d'enlever
celle-ci prématurément. Ce n'est pas dans la largeur des
dents qu'est la cause du mal, mais bien dans le défaut de
longueur suffisante des arcades dentaires, et tout ce que l'on
fait pour donner de la place aux dents, les redresser par des
moyens mécaniques quand elles sont déviées, n'aboutit
qu'à déplacer la déviation. Ce qui importe surtout, c'est la
parfaite régularité des incisives et des canines qui sont
les dents les plus en vue, et il ne faut pas hésiter, quand
elles sont trop serrées, à sacrifier la première petite molaire.
Bourdet a fait à ce sujet, dans un petit livre très judicieux
édité en 1771 et que je vous recommanderais instamment, s'il
n'était devenu assez rare, cette observation : que quand on
enlève la première petite molaire dans un intérêt de régularité, il faut enlever également la petite molaire correspondante du côté opposé, afin que le demi-cercle de la mâchoire
soit symétrique des deux côtés. « Ce demi-cercle, sans cela,
serait, dit-il, plus bombé du côté de la mâchoire où l'on
aurait laissé subsister la petite molaire que du côté opposé,

ce qui défigure cette partie et rend la mâchoire irrégulière et difforme, en ce que les deux grandes incisives, ne se trouvant plus au milieu de la bouche, ne font point le partage égal de la mâchoire. » Cette avulsion de la première petite molaire est également indiquée quand la dent canine, qui se renouvelle très habituellement la dernière, se trouve pressée entre l'incisive latérale et la molaire et n'a pas de place; la molaire étant sacrifiée, l'incisive et la canine suffisent à combler le vide et celui-ci disparaît à peu près complètement. Il ne faut pas attendre pour cette avulsion : elle est indiquée dès que la pointe conique de la canine apparaît et qu'il est évident que la portion évasée de sa couronne n'aura pas de place pour se mettre en ligne, et devra, se portant en avant ou en arrière, faire basculer l'incisive voisine.

Les moyens mécaniques employés pour redresser des dents qui tendent à se présenter par leur bord au lieu d'offrir normalement leur surface, tels que les plaques, les ligatures métalliques, les crochets, sont tout à fait impuissants à atteindre le résultat qu'on se propose. Sans aucun doute on voit les dents se redresser souvent quand on emploie ces moyens, et tout l'honneur leur en est rapporté ; mais ces succès tiennent beaucoup plus au développement progressif de la mâchoire qui permet à des dents déviées de trouver de la place et de revenir en ligne. Lefoulon a eu le mérite d'appeler l'attention sur la nécessité, dans le cas de déviation des dents, de projection des incisives en avant par exemple, de faire coïncider une action mécanique excentrique susceptible d'élargir la mâchoire avec une pression concentrique sur les dents elles-mêmes. Je ne saurais entrer dans les détails de cette méthode qui a fourni de beaux résultats, mais il avait le tort de proscrire absolument l'avulsion d'une molaire qui est souvent une ressource nécessaire.

Quant aux *surdents* qui existent d'habitude au niveau

des incisives latérales et des canines, plus rarement des molaires, et dans l'immense majorité des cas à la mâchoire supérieure, elles proviennent de germes surnuméraires et non pas, comme on le croit, de la persistance des dents de lait dont elles se distinguent aisément. Elles se développent avant les dents définitives, ont une forme qui les rapproche de l'ordre des canines et elles préjudicient à la régularité des traits non seulement en détruisant la symétrie de l'arcade dentaire, mais aussi en soulevant disgracieusement la lèvre supérieure. L'avulsion est, bien entendu, le seul moyen à leur opposer.

Le défaut de concordance des dents des deux rangées est une difformité doublement fâcheuse au point de vue de la physionomie et aussi de la mastication. Dans une conformation régulière, les mâchoires étant au repos, les incisives supérieures recouvrent, dans la moitié environ de leur surface, les incisives d'en bas et la canine inférieure loge sa pointe entre l'incisive latérale supérieure en dedans et la canine supérieure en dehors ; les molaires des deux rangées s'appliquent par toute la surface de leurs couronnes de façon à ce que les tubercules correspondent aux dépressions, et que la coaptation soit complète. Il faut, pour que ce fait se réalise, qu'il y ait harmonie de proportions et de développement entre les deux maxillaires. Très souvent, chez les enfants mal nourris et entachés de quelque peu de rachitisme, la mâchoire supérieure est très étroite, la voûte palatine haute et profonde, et la concordance n'existe pas ; mais le plus habituellement le défaut de correspondance des dents vient de l'acuité de l'angle antérieur de réunion de deux branches du maxillaire inférieur ; quand à cette disposition anatomique se joint une longueur exagérée de ses branches, il existe cette difformité que l'on désigne sous le nom vulgaire de *menton de galoche*. On peut y remédier, en s'y prenant de bonne heure, au moyen d'un levier qui arc-boute par une de ses extrémités sur la face postérieure des incisives et par l'autre extrémité sur le menton lui-même et tend, par une projection du maxillaire supérieur en avant et une rétropulsion du maxillaire inférieur, à corriger cette difformité. J'ai vu des mères utiliser pour cet effet l'action soutenue d'un jeton d'ivoire et arriver à un bon résultat. On a conseillé, dans ce cas, de faire arracher, vers l'âge de sept ans, une petite molaire inférieure de chaque côté; de cette façon la mâchoire supérieure tendra à s'accroître plus que l'inférieure à raison du rapport qui existe entre le développement des arcs dentaires et le nombre des dents qui les garnissent, et la difformité pourra disparaître ou du moins s'atténuer.

La carie n'est pas rare chez les enfants, quoiqu'ils y soient moins enclins que les adultes. Magitot, qui a étudié d'une manière si complète et si scientifique tous les faits qui se rattachent aux maladies des dents, a établi que la carie ne se montre chez les enfants qu'à partir de la troisième ou de la quatrième année; que sa fréquence va en augmentant jusqu'à la fin de la chute de la dernière dent caduque, c'est-à-dire vers douze ans ; et que la carie marche avec plus de rapidité quand elle attaque les dents de lait, et amène leur destruction plus complète. Les petites filles sont-elles plus disposées à la carie dentaire que les petits garçons? La carie d'une dent caduque dispose-t-elle la dent qui la remplace à la même altération? Ce sont là deux points qui n'ont pas été suffisamment étudiés.

Si l'état de la dentition chez l'adulte est une mesure expressive de la valeur de sa constitution et de sa santé, à plus forte raison cet indice favorable est-il significatif chez l'enfant. Je dirai plus, il acquiert une importance plus grande de ce fait que la carie dentaire est beaucoup moins commune chez l'enfant. Magitot a formulé cette proposition : que les groupes de dents dont l'évolution et l'éruption coïncident chez l'enfant avec une période troublée de sa santé sont ceux qui auront dans l'avenir plus de fragilité et seront plus disposés à la carie. En ce qui concerne la carie des dents de lait, cet auteur a constaté que les dents de la mâchoire supérieure se carient plus souvent que celles d'en bas (sur 1000 caries de dents de lait, il en a trouvé 543 pour les dents d'en haut et 457 pour les dents d'en bas). La première molaire inférieure fait seule exception : elle se carie plus souvent que la dent correspondante d'en haut. La dent la plus disposée à la carie chez les enfants est la première molaire ; viennent ensuite la deuxième molaire, l'incisive latérale, l'incisive médiane et enfin la canine dont la carie est quatre fois moins fréquente que celle de la première molaire.

Je n'ai rien à vous dire de l'hygiène des dents chez les enfants, en vue de la préservation de la carie ; elle n'offre rien de spécial, mais j'appelle votre attention sur ce fait que la carie apparaît au moment où l'enfant est devenu complètement omnivore. Cette particularité que les enfants au sein gardent leurs dents intactes ne s'explique-t-elle pas par l'uniformité de température de leur aliment? Cela ne paraît pas improbable quand on songe au rôle considérable que jouent, pour produire la carie, les variations brusques de température éprouvées par les dents sous l'influence du contact des aliments et des boissons.

DOUZIÈME LEÇON

Sommeil et insomnie dans l'enfance.

SOMMAIRE : La nature du sommeil. — Théories diverses qui ont été invoquées pour l'expliquer. — Insuffisance de chacune d'elles. — Le berceau. — Forme et dispositions diverses qu'il présente. — Berceaux pleins; berceaux fixes, berceaux oscillants. — Disposition de la literie du berceau. — Les rideaux de berceau. — Le petit lit des enfants. — La pratique du berçage. — Les attitudes pendant le sommeil. — Quantité de sommeil nécessaire à l'enfant. — Sommeil diurne. — Sommeil nocturne. — Rapports du sommeil avec la digestion. — Le régime somnifère. — Les rêves des enfants. — Terreur nocturne. — L'insomnie comme signe, cause et effet de maladie. — L'incontinence nocturne d'urine ou énurésie. — Son étiologie complexe. — Moyens cohibitifs, méthodes curatives.

Vous savez, messieurs, si le problème de la nature du sommeil a été laborieusement remué, et pourtant ce mystère physiologique est demeuré jusqu'ici à peu près impénétrable. On a successivement invoqué comme causes prochaines du sommeil : l'état de vacuité ou de réplétion, c'est-à-dire l'anémie ou la pléthore des vaisseaux cérébraux ; l'épuisement des cellules cérébrales; leur anesthésie au contact de l'acide carbonique accumulé dans le sang par le ralentissement de la respiration, sans parler des théories moins physiologiques, de la diminution de la chaleur innée (?), de la combinaison, au sein du tissu cérébral, des deux électricités, positive et négative (?) Preyer a lu récemment au *Congrès des naturalistes allemands*, un mémoire dans lequel il a esquissé une nouvelle théorie du sommeil. Voilà, en réalité, à quoi elle

se réduit : le point de départ du sommeil est dans l'épuisement momentané de tous les *organes terminaux* du système
nerveux, et par *organes terminaux* il entend les sens, les
muscles et les cellules cérébrales ; leur activité pendant la
veille les a épuisés, et il faut qu'il se remontent par le repos.
Jusqu'ici rien de bien nouveau ni de contestable assurément.
Mais comment s'éteint l'activité de ces organes épuisés ?
Comment se réveillera-t-elle ? Par la pénurie d'oxygène dans
le premier cas, par la restitution de ce principe vivifiant
dans le second, répond l'auteur. Quand un muscle se contracte, quand la pensée exige de son instrument matériel,
le cerveau, une source plus grande d'efforts et d'activité,
muscles et cerveau reçoivent, dans un temps donné, une plus
grande quantité de sang et, par suite, d'oxygène. Si l'appauvrissement du sang, les grandes hémorrhagies, la respiration
dans un milieu irrespirable, mais non toxique, comme l'azote,
sont des causes de somnolence, c'est uniquement, suivant l'auteur de cette théorie, parce que, dans tous ces cas, le cerveau
ne trouve pas, dans la quantité insuffisante d'oxygène qu'il
reçoit, les matériaux de son activité. L'état de veille, en
accumulant dans le sang des produits d'oxydation, le conduit à des quantités d'oxygène trop minimes pour maintenir
l'activité cérébrale. Ces oxydations accomplies, l'oxygène
incessamment introduit par la respiration redevient suffisant pour stimuler le cerveau et le réveil s'effectue. Nous
voilà donc une théorie chimique du sommeil à côté des
théories mécaniques qui ont été invoquées pour expliquer ce
phénomène mystérieux. Au-dessus des unes et des autres
est la vraie théorie (si elle est peu ambitieuse), celle qui considère le sommeil comme une modalité amoindrie de la vie
du cerveau, un état physiologique particulier qui lui a été
ménagé pour retremper les sources de son activité dans un
repos qu'il ne se serait pas donné à lui-même, et pour lui
épargner les périls d'une usure prématurée. Ne voyons-nous
pas tous les organes soumis impérieusement à la loi du re-

pos ? Les sens doubles ne fonctionnent pas au même moment avec une égale intensité ; les muscles s'endorment après avoir agi ; pourquoi le cerveau, le plus délicat, le plus compliqué, le plus fragile, le plus agissant des organes, échapperait-il à cette loi générale ? Seulement il dort *en une fois* ce que les autres dorment à bâtons rompus, il est tout action ou tout repos, et ce n'est pas merveille qu'un instrument, si haut en hiérarchie, si au-dessus des autres par ses fonctions, n'obéisse pas aux mêmes lois de distribution entre son activité et son repos. Avant comme après la théorie de la désoxygénation cérébrale, le mécanisme du sommeil reste inexpliqué. Galien avouait humblement qu'il n'y avait pas de théorie du sommeil ; il semblait même douter qu'il pût y en avoir jamais, et jusqu'ici la physiologie ne lui a certainement pas donné tort.

Ce qu'est le sommeil dans son essence physiologique, nous ne le savons donc pas plus pour l'enfant que pour l'homme. Mais cela nous importe moins, à vrai dire, que de déterminer les modes et la mesure dans lesquels doit s'accomplir le sommeil chez les enfants pour qu'il conserve son caractère salutaire. Nous aurons donc à étudier successivement la durée utile du sommeil, et les causes de l'insomnie infantile, fait toujours anormal et qui doit, quand il a une certaine ténacité, éveiller la sollicitude du médecin.

Mais occupons-nous d'abord du couchage des enfants et des conditions diverses dans lesquelles il convient qu'ils dorment.

Le berceau est la première demeure de l'homme ; c'est là qu'il subit cette seconde incubation qui est une froide continuation de la première, et qu'il s'essaye à la vie individuelle ; c'est le complément du foyer, le symbole de la perpétuité des générations, le pivot de la vie domestique, le centre des espérances, des joies et des regrets de la famille. Les poètes l'ont entouré d'un charme singulier et l'ont chanté sur tous les tons ; les anciens ont partagé entre lui et le lit nuptial, *lectus genialis*, cette sorte de piété respectueuse avec laquelle ils envisageaient tout ce qui touche à la fécondité humaine. Ces aspects de la question ne sont pas les nôtres, je ne vous y attarderai pas et je vous ramène sans retard au terre à terre de ce sujet.

Les Grecs donnaient des noms divers aux berceaux de leurs enfants : tantôt ils les appelaient σκάφη, à raison de la ressemblance de leur forme avec celle d'un navire; tantôt λίχνον, parce qu'il se servaient d'un van, ou crible, dans la persuasion que ce berceau improvisé était pour l'enfant un gage assuré de richesse. C'est aussi un ordre d'idées analogue qui, à Sparte, faisait, du bouclier inoccupé du père, un berceau pour l'enfant, contraste gracieux en même temps qu'espérance virile. Je dois dire incidemment que le *clipeus* servait d'une façon plus ordinaire aux ablutions du nouveau-né. Admirable simplification de la vie adaptant le même objet à des fins si diverses! Chez les Romains, les mots *cuna, cunabula, cribrum,* exprimaient le même objet.

La forme de ces berceaux était indiquée par leurs noms mêmes. Elle variait beaucoup, et l'on en retrouverait encore aisément tous les types si on les recherchait dans les diverses provinces, notamment à la campagne. Le dessin emprunté par A. Rich à Alstorph, l'érudit auteur d'un traité spécial sur les lits, est constitué par un carré de bois servant de support, monté sur deux V réunis par deux tringles, forme qui rappelle celle des chaises à bascule ou *rocking-chairs* des Américains et qui indique manifestement la destination de ces berceaux à servir au berçage. Cette forme se retrouve encore dans quelques pays. En Bretagne, on se sert, chez les paysans, d'une sorte de tronc de pyramide quadrangulaire renversé dans lequel l'enfant est lacé par des lisières, et qui, monté sur deux arcs en bois, est destiné à recevoir des mouvements d'oscillation latérale. Ces berceaux légers étaient susceptibles d'être portés d'un endroit à l'autre. Bartholin en a figuré un et l'a encadré dans une scène de famille. Au

reste, depuis le panier d'osier du paysan jusqu'à ces berceaux somptueux pour la confection desquels l'art épuise
toutes ses délicatesses et le luxe toutes ses recherches, il y
a une variété, en quelque sorte infinie, de berceaux qui remplirait un musée pédagogique et en présence de laquelle
l'hygiène ne se sent pas complètement désintéressée.

Les berceaux *pleins* sont détestables ; ils emprisonnent dans
un espace étroit et clos les miasmes des déjections, et, pour
peu que les enfants y soient plongés un peu profondément,
ainsi que leur sécurité l'exige, ils y vivent dans une atmosphère
confinée, alors même, ce qui est rare, qu'on les entoure de
la propreté la plus vigilante. Le treillis d'osier, les tringles
ou les colonnettes plus ou moins ornées, conviennent mieux ;
une garniture d'étoffe, susceptible d'être renouvelée quand
elle est souillée, concilie le double intérêt du renouvellement de l'air et de la conservation de la chaleur.

La literie du berceau doit être aussi simple que possible :
une paillasse en balle d'avoine et des coussins de même
nature en font tous les frais. La simplicité de ces accessoires
en rend le renouvellement facile et la propreté y trouve son
profit. Quant aux draps et aux couvertures, il faut songer,
dans leur disposition, à garantir le double intérêt d'une
légèreté très grande et d'un défaut de conductibilité calori-
fique qui permette au nouveau-né de conserver sa chaleur
propre.

La question de l'utilité des rideaux a été controversée ; je
suis d'avis qu'il y a tout avantage à en munir les berceaux ;
l'enfant est garanti par eux contre le froid, contre la lumière,
qui aura pendant quelque temps sur sa vue une influence
agressive, et aussi contre le bruit ; mais ces rideaux doivent
être légers, disposés de façon à retomber sur la tringle qui
les supporte et à disparaître ainsi à un moment donné ;
quant à cette habitude, chère aux jeunes mères, qui consiste
à abriter le berceau du nouveau-né sous l'un de leurs rideaux,
le sentiment la protège, mais l'hygiène l'incrimine ; l'enfant

a besoin en effet d'un autre air que celui qui est souillé par les émanations de l'état puerpéral.

Si j'ajoute que le berceau ne saurait, sans inconvénient, être placé au ras du sol, comme cela se pratique souvent, et qu'il faut, sous peine de faire subir à l'enfant des courants d'air froid ou une humidité malsaine, l'élever par un support à une hauteur de 1 mètre environ ; qu'il convient de le placer, par rapport aux fenêtres ou à une lumière artificielle fixe, de telle façon que l'enfant, n'ayant pas le jour en face, ne prenne pas des habitudes de strabisme, j'aurai épuisé ce que j'avais à vous dire sur ce sujet d'hygiène domestique.

J'ai eu souvent la pensée qu'il serait utile de mêler à la balle d'avoine qui constitue la paillasse des berceaux un cinquième ou un sixième d'un mélange de tan et de charbon, de façon à absorber les gaz des déjections ou à désodorer les liquides et à maintenir ainsi la garniture du berceau dans un état de propreté irréprochable. Ce moyen serait certainement plus sérieux que celui, très en honneur dans certains pays, qui consiste à faire coucher les jeunes enfants débiles ou lymphatiques sur des sommiers d'herbes sèches odorantes (ce qui pourrait ne pas être inoffensif pour eux) ou sur du fucus, dans l'espoir, très chimérique, de les fortifier ou de les soumettre ainsi à des vapeurs iodiques dont on ne conçoit guère le mode de production.

L'enfant a-t-il grandi et doit-il inaugurer sous des proportions réduites, appropriées à sa taille, l'usage du lit ordinaire, le couchage doit s'inspirer encore des règles que je viens de poser, et il ne doit faire aucun emprunt à la sensualité : simplicité, dureté, uniformité du plan de sustentation, absence de lit de plumes, d'édredons et d'oreillers, remplacés par un simple traversin de balle d'avoine ou de crin, couvertures légères, tel doit être le couchage des enfants. Locke a beaucoup insisté sur cette simplification spartiate du petit lit des enfants et il a voulu que les « enfants de condition » fussent traités, à ce point de vue, comme ceux des paysans; mais il n'a pas fait beaucoup de prosélytes, et ici, comme en tant d'autres choses, la recherche du bien-être est en désaccord avec les intérêts de la santé. Les oreillers de plume qui congestionnent la tête en l'emprisonnant dans un creux duveté, ne créent sans doute pas des méningites, mais produisent vers le cerveau un afflux de sang qui peut être une menace ou une complication. Les oreillers à air seraient certainement les meilleurs de tous si l'acquisition n'en était dispendieuse et l'usure rapide. Les fourreaux de traversin et les taies d'oreillers doivent, en tout cas, être de toile et non pas de coton, de façon à maintenir fraîche la tête des enfants.

La question du berçage est connexe de celle du berceau. Les étymologistes font dériver ce dernier mot du latin dégénéré *berciolus*, provenant lui-même de *vertere*, tourner. Si cette étymologie, que je ne garantis pas, bien qu'elle ait pour elle l'autorité de Ménage, est exacte, l'habitude de bercer les enfants ne serait pas nouvelle. Nous savons, du reste, que chez les Romains, bercer était l'office d'une profession qui se recrutait dans les deux sexes. Cette fonction était placée sous l'invocation d'une déesse particulière, *Dea cunina*, qui présidait à tous les soins du berceau et qui avait, de plus, pour mission d'en éloigner les maléfices. Les *berceuses* ont aujourd'hui disparu, et le cérémonial immobile des cours a seul conservé ce fort inutile rouage; mais si les *berceuses en titre* ont été congédiées, les *berceuses bénévoles* peuplent le monde et soumettent, en ses débuts, le roi de la création à des oscillations au moins inutiles.

La pratique du berçage comme moyen de provoquer le sommeil a été, de la part des médecins et des philosophes, l'objet de récriminations très vives qui, comme de raison, ne l'ont pas empêchée de prospérer. Et, en saine raison, on ne voit guère l'avantage de cette habitude. C'est aller loin que de dire avec Underwood : « Il y a dans ce mouvement du berceau une oscillation qui me paraît si naturelle, si agréable, et en même temps si analogue à ce qu'éprouvaient les enfants dans le sein de leur mère, que je crois devoir penser favorablement du berçage. En effet, avant de naître, un enfant flotte suspendu dans un doux fluide, où il est continuellement agité au moindre mouvement et même par la respiration de sa mère lorsqu'elle dort. Mon opinion est ici conforme aux opérations de la nature que je me fais une loi de suivre. » C'est sans doute abuser de l'analogie que voir dans les secousses qu'éprouve l'enfant dans l'utérus quelque chose de semblable au mouvement pendulaire du berçage. D'ailleurs il n'est pas plus prouvé que ces secousses soient utiles au fœtus qu'il n'est démontré que le berçage soit favorable à l'enfant. Brouzet dans son livre, d'ailleurs si judicieux, sur l'*Éducation médicinale des enfants*, s'est constitué également le défenseur du berçage. Il le considère comme une sorte de gymnastique ayant ses avantages. Ce qui est plus certain c'est qu'il crée une habitude tyrannique et dont on peut fort bien se passer. Sans doute un berçage modéré n'a guère d'inconvénients, mais peut-on considérer comme inoffensif ce berçage à toute volée auquel beaucoup de nourrissons sont soumis? Brouzet qui avait certainement de l'indulgence pour cette pratique, reconnaît lui-même que quand elle est immodérée (si elle ne l'est pas aujourd'hui, elle le sera demain), elle peut déterminer des troubles digestifs, des vomissements, un véritable mal de mer ou d'escarpolette en un mot. A quoi bon courir cette aventure?

Quant aux incantations monotones dont les nourrices de nos jours, comme jadis les *cunariæ* de Rome, accompagnent le berçage, elles peuvent aisément s'en isoler et n'ont aucun inconvénient, si ce n'est d'imposer, quand les enfants ne veulent pas dormir autrement, une servitude dont, au début, on n'a pas habituellement soupçonné la rigueur. Il est incontestable que ces mélopées dont le répertoire est si riche et d'une si gracieuse insignifiance ont une grande puissance d'apaisement et de sommeil. Eût-on pris d'ailleurs le parti de s'en abstenir, cette résolution ne tiendrait pas devant la première souffrance, la première maladie, ou la première dent.

Les attitudes que prennent les enfants en dormant, sont affaire d'habitude, et l'éducation en a, par suite, le choix. Le décubitus dorsal chez les petits enfants, a l'inconvénient d'immobiliser, par pression lente, la partie postérieure de la poitrine, de gêner la respiration et de disposer à une hypostase asphyxique. C'est un fait qui a été bien constaté dans les salles de berceaux des hospices et qui a conduit à formuler la règle de ne pas laisser longtemps les enfants dans cette attitude et de la diversifier par le *décubitus latéral alternatif*, qui laisse un côté libre pour les mouvements respiratoires et qui transporte l'activité pulmonaire d'un côté à l'autre. Il y a d'ailleurs un danger particulier attaché au décubitus dorsal chez les petits enfants : c'est celui d'une asphyxie déterminée par le lait régurgité qui, faisant fausse route, peut pénétrer dans le larynx et dans les bronches comme Parrot en a cité plusieurs exemples. D'ailleurs, s'il est entaché de rachitisme, s'il présente ce que l'on a appelé l'*occiput mou*, cette partie du crâne peut, par le fait de ce décubitus, subir une dépression dangereuse. On a de plus, chez les enfants plus grands, accusé le décubitus dorsal de favoriser l'érection et de devenir ainsi une provocation à des habitudes vicieuses. Je ne saurais affirmer qu'il en soit ainsi, le décubitus latéral ayant l'inconvénient de rapprocher les cuisses, d'échauffer les organes génitaux et de produire des contacts d'où peuvent naître des provocations libidineuses. De telle sorte que le décubitus latéral me paraissant préférable pour les très jeunes enfants, je serais disposé, quand ils ont grandi, et quand ils sont à l'âge où l'onanisme peut se produire, à conseiller plutôt le décubitus dorsal. D'autant plus que l'immobilité pendant le sommeil nocturne n'est guère l'attribut des enfants et que les efforts pour leur donner une attitude toujours la même demeurent infructueux.

L'habitude qu'ont les nourrices de prendre les enfants dans leur lit et de s'endormir après leur avoir mis le mamelon dans la bouche offre des dangers qui sont attestés par l'expérience. Rosen de Rosenstein évaluait, de son temps, à sept cents au moins par an, les enfants qui, en Suède, succombaient ainsi étouffés. Lefebvre de Villebrune a rapporté un fait semblable. J'en ai observé deux pour mon compte, et il n'est pas d'année où les *faits divers* des journaux n'en signalent un certain nombre. Le danger n'a pas, du reste, été indiqué d'hier et le Jugement de Salomon en fait mention expresse. « Cette femme, dit la vraie mère, a étouffé son enfant en le couchant avec elle. *Mortuus est autem filius mulieris hujus, nocte dormiens quippe oppressit eum.* » Ce texte de la Bible a été sans doute le point de départ de la sévérité avec laquelle l'Église interdit cette pratique pernicieuse, sur laquelle la vigilance des familles ne saurait être trop appelée, surtout quand elles confient leur enfant à une nourrice mercenaire.

On a beaucoup et longuement disserté sur la dose du sommeil qui convient aux enfants depuis leur naissance jusqu'à l'âge où ils confinent à l'adolescence. L'enfant se charge lui-même de répondre à cette question d'hygiène, et la formule est de l'abandonner au sommeil, en le plaçant dans les meilleures conditions pour que celui-ci ne soit pas troublé, aussi longtemps qu'il veut s'y livrer. Plus il est jeune, plus il a besoin de dormir, et le sommeil presque permanent qui suit, dans les premières semaines, et la prolonge, la torpeur de la vie intra-utérine, est l'indice d'un besoin physiologique. Le cerveau, si vulnérable chez l'enfant, ne résisterait pas aux mille stimulations qui l'assaillent au seuil même de la vie extérieure, s'il ne ménageait pas cette transition par une somnolence instinctive. Le nouveau-né ne se réveille que pour téter et ne digère qu'en dormant. Depaul fait la remarque que les nouveau-nés ont des périodes de sommeil plus longues pendant le jour que pendant la nuit, quoique l'absence d'excitations soit une condition favorable au sommeil. Il s'explique ce fait par l'abaissement de température qui se fait sentir la nuit; je crois qu'il dépend surtout de ce que les nouveau-nés sont changés moins souvent la nuit et ressentent un malaise qui les tient éveillés.

Cette torpeur physiologique est salutaire, mais à la condition qu'elle s'accompagne des signes ordinaires de la santé et du fonctionnement régulier de tous les organes et qu'elle ne soit pas confondue avec l'état soporeux des petits enfants que Berton et Billard ont décrit sous le nom d'*engourdissement des nouveau-nés*, état insidieux qui a des périls que l'on ne peut conjurer qu'en le reconnaissant de bonne heure. Les enfants qui tombent dans cet état soporeux, lequel est tout à fait distinct de celui qui accompagne les affections cérébrales ordinaires et le sclérème, sont généralement faibles et chétifs; mais leur état, dans les premiers jours, ne semble rien faire présager de menaçant. Voici le tableau expressif que Berton a tracé de l'*engourdissement des enfants :* « L'enfant vient au monde, toutes les fonctions de la vie nouvelle dans laquelle il vient d'entrer se sont accomplies et s'accomplissent : il tète, il semble être, il est bien portant; le lait qu'il prend est de bonne qualité et en suffisante quantité. Tout semble aller pour le mieux quand, dans les premiers quinze jours, presque subitement, ou assez promptement du moins, la scène change : il reste comme engourdi; il est dans un état de somnolence ou de coma dont on ne peut le tirer, ou que très imparfaitement ; il ne tète plus, ne peut plus téter, ne crie pas, semble ne pas en avoir la force. Il avale avec difficulté et il faut même, pour cela, qu'on lui entonne, qu'on lui épanche les liquides dans l'arrière-bouche. Les selles sont suspendues, il y a constipation marquée ; la chaleur du corps est faible, les membres sont froids, se refroidissent souvent, se réchauffent difficilement ; le pouls, de 120 à 130, change donc peu ou point sous le rapport du nombre des pulsations, mais il est petit et dépressible. La tête semble assez chaude, plus chaude même que dans l'état normal, surtout vers le sommet, le bord des sutures et des fontanelles qui paraît même plus gros, gonflé. Enfin on observe, de temps à autre, quelques mouvements grimaciers de la face et des renversements d'yeux, entremêlés et irrégulièrement accompagnés de rougeur et de pâleur alternatives de la figure et de vomituritions de matières muqueuses ou albumineuses. Ces symptômes, plus ou moins nuancés, arrivent presque tous à la fois et presque subitement, et vont en s'effaçant de plus en plus à partir du cinquième au dixième jour de leur invasion si le rétablissement doit avoir lieu ; si la vie s'éteint ou doit s'éteindre, ils continuent jusqu'à la mort, laquelle arrive sans autre accident appréciable, et également, d'ordinaire, du cinquième au dixième jour. »

Cet état soporeux des nouveau-nés peut dériver de causes anatomiques très diverses qui n'ont pas été, faute d'autopsies, suffisamment déterminées : imperfection cérébrale ; lenteur ou arrêt dans les modifications circulatoires qui suivent la naissance ; état d'inertie pulmonaire. Il me paraît probable que le ramollissement cérébral, que Parrot a démontré être fréquent chez les nouveau-nés, joue un rôle actif dans la production de cet *engourdissement* dont les conséquences sont habituellement funestes. Quoi qu'il en soit, l'absence de cri, la diminution ou l'effacement de l'instinct de téter, aussi bien que les signes fournis par l'état général ne permettent guère à un médecin de confondre l'*engourdissement* avec le sommeil. Bien qu'on soit privé à cet âge, où le sommeil permanent est normal, des indications que cette fonction cérébrale peut fournir, quand elle se prolonge au delà de la mesure, on doit avoir à la pensée l'aphorisme clinique d'Hippocrate : « *Somnus, vigiliaque, utraque modum excedentia, malum.* » Si je ne devais résister à la pente qui me porte un peu à mêler la thérapeutique à l'hygiène, je vous dirais que l'emploi combiné des stimulations cutanées, de l'incubation, la pratique de la respiration artificielle par la méthode de Sylvester et le café à doses suffisantes me paraissent de nature à combattre cet engourdissement dont les praticiens ont tous rencontré de nombreux exemples.

C'est seulement à partir de six mois que l'hygiène doit intervenir pour régler le sommeil des enfants. A cette époque, la distinction du jour et de la nuit est devenue de plus en plus tranchée et l'enfant, sollicité à la veille par une activité cérébrale accrue et par les mille stimulations du dehors, a besoin que son sommeil diurne soit réglé par l'habitude. Comme il ne saurait encore, à cet âge, rester longtemps sans prendre le sein et comme, dans son propre intérêt autant que dans celui de sa nourrice qui a besoin de sommeil pour faire du lait, il ne pourrait passer sans téter les longues heures d'une nuit pleine, il faut s'arranger de façon à ce qu'il ne demande le sein qu'une fois dans la nuit. Pour arriver à ce résultat, il convient de le lui donner un peu tard le soir et de le lui présenter le matin de très bonne heure. Le nouveau-né, rapproché de la nature comme l'est le paysan, prend volontiers le régime du sommeil de celui-ci, et j'ai remarqué qu'il est naturellement matinal. C'est une tendance qu'il faut favoriser chez lui, sauf à lui permettre, après son repas et sa toilette, un premier sommeil diurne. Le sein est d'ailleurs pour lui l'hypnotique par excellence, et c'est par son intermédiaire que l'on peut lui donner des habitudes régulières de sommeil. L'enfant vit de lait, mais il vit aussi de règle, et son sommeil doit être régulier sous peine d'être compromis. La vie de la campagne qui permet cette régularité n'est pas favorable pour ce seul motif à l'éducation physique des nouveau-nés, mais il joue un grand rôle dans ses avantages.

De même que le petit enfant dort beaucoup, de même aussi il dort partout. Il est un genre de sommeil diurne que je recherche beaucoup, c'est celui qui s'accomplit au grand air, quand le temps le permet. Et comme un repas en courant est pour les enfants singulièrement plus réparateur que celui qui se fait dans une chambre, de même le sommeil dans une atmosphère vive et oxygénée leur est-il plus profitable. Les petites voitures à bras, qui sont entrées si heureusement depuis quelques années dans les habitudes de l'hygiène infantile, sont particulièrement commodes pour ce sommeil en plein air; leur orientation facile permettant de mettre les petits enfants à l'abri d'un vent ou d'un soleil agressifs. Le bercement de la voiture en marche a d'ailleurs, toutes les mères le savent, une singulière efficacité pour amener le sommeil.

A mesure que l'enfant grandit, il se sèvre de lui-même, et peu à peu, du sommeil diurne, et tend de plus en plus à se contenter du sommeil de la nuit qui est autrement profond et autrement réparateur. Mais ce n'est guère que vers l'âge de trois ans que l'enfant peut cesser de dormir pendant le jour, à la condition, bien entendu, de lui conserver l'habitude salutaire de le coucher de bonne heure. Il faut cependant distinguer encore ici. L'hiver, les journées étant courtes, on peut se dispenser de faire dormir les enfants pendant le jour; mais dans l'été, l'usage de la sieste, faite au milieu du jour, est extrêmement favorable à la santé des petits enfants; elle les repose, les rafraîchit et permet d'ailleurs de les coucher plus tard et de les faire bénéficier de la promenade du soir qui les dispose au sommeil. Cette sieste doit, bien entendu, être plus prolongée que chez l'adulte pour lequel elle n'a d'effets salutaires qu'à la condition d'être très courte, et d'être légère, c'est-à-dire d'émousser l'activité cérébrale plutôt que de la suspendre complètement. La méridienne doit pour les enfants, au contraire, être un sommeil complet.

Les enfants digèrent tout et partout; il n'y a donc pas lieu de se préoccuper, comme on le fait pour l'adulte, de l'intervalle à mettre entre les repas et le sommeil. Ils conservent longtemps ce privilège, et nous ne voyons pas que les écoliers qui vont au lit après le repas du soir, en éprouvent le moindre dommage. C'est surtout à eux que s'applique le mot d'Hippocrate : « *In somno motus introvergunt.* » Il semble en effet que le sommeil de la vie cérébrale donne à la vie organique plus de perfection et d'activité.

Le sommeil des enfants est plus paisible et plus profond que celui de l'adulte. Il ne faut cependant négliger aucune des conditions de ce que j'ai appelé le « *régime somnifère* », c'est-à-dire qu'il convient d'éloigner d'eux, par le silence et l'obscurité, toutes les causes de stimulation cérébrale et sensorielle. La *nursery*, rendez-vous très habituel d'une loquacité bruyante et importune, doit donc être surveillée à ce point de vue. Il n'importe pas moins que l'atmosphère y soit pure et que, par suite, l'enfant n'ait pas à partager l'oxygène qu'elle renferme avec un trop grand nombre de personnes. Il est certains travaux domestiques qui doivent en être rigoureusement bannis. Je citerai, en particulier, le repassage. Les petits enfants sont extraordinairement impressionnables aux gaz du charbon et je ne doute pas que bon nombre d'accidents imputés à toute autre cause ne relèvent souvent de celle-ci. La fumée de tabac est également délétère pour eux, et s'ils couchent dans une chambre qui en est imprégnée, ils peuvent subir un empoisonnement nicotique lent qui est d'autant plus à craindre qu'il est moins soupçonné. La fumée des lampes qui fonctionnent mal, sans avoir les mêmes inconvénients, constitue cependant une incommodité qu'il faut leur épargner. J'en dirai autant des parfums dont la coquetterie maternelle est trop prodigue et qui exercent sur le système nerveux, si impressionnable, de l'enfant une action qui n'est pas sans danger. On peut appliquer à une chambre d'enfant ce que Plaute disait des élégantes de son temps : « *E castor, mulier bene olet quæ nihil olet.* » Les odeurs des fleurs et les émanations des fruits mûrs sont dans le même cas. Il faut, du reste, que la chambre d'un enfant soit spacieuse, bien aérée ; que la cheminée y reste

ouverte en permanence pour établir une ventilation naturelle et que la propreté corporelle de sa nourrice, assurée
par des bains fréquents, donne une dernière garantie
pour la pureté de l'air qu'il respire pendant son sommeil.

Voilà le programme idéal; la pratique sait à quelle distance on s'en tient presque toujours, mais au moins convient-il qu'attachant l'importance qu'elles méritent à ces
minuties avec lesquelles cependant on fait la santé ou la
maladie, vous éclairiez les familles sur la nécessité de les
observer. « *De minimis non sat curat* medicus. »

Autant que possible, il convient que les enfants se réveil-
lent d'eux-mêmes, mais encore faut-il quelquefois, pour
ceux qui ont déjà grandi, leur venir en aide. Locke a beaucoup insisté sur les inconvénients de l'ébranlement nerveux
que cause aux enfants un réveil trop brusque. « Il faut, dit-
il, avoir soin de ne pas les éveiller brusquement ou avec un
ton de voix trop fort ou trop perçant, ou en frappant tout
d'un coup leurs oreilles de quelque bruit trop violent : cela
épouvante souvent les enfants et leur fait beaucoup de
mal. Et qu'est-ce qui n'est pas déconcerté, si par quelque
soudaine alarme, il vient à être éveillé tout à coup d'un profond sommeil? Lors donc que vous voulez éveiller un
enfant, commencez par l'appeler d'une voix basse et le
secouer d'une manière fort délicate, afin de le tirer peu à peu
de son assoupissement, en le traitant toujours doucement,
et de fait et de parole, jusqu'à ce qu'il soit tout à fait revenu
à lui-même. Quand il a mis une fois ses habits, vous êtes assuré qu'il est entièrement éveillé. On cause une assez grande
peine à un enfant quand on vient interrompre son sommeil, quelque doucement qu'on le fasse; c'est pourquoi l'on
devrait bien prendre garde de n'y pas joindre quelque autre
action rude et subite qui pût lui donner de l'épouvante. »
Le père de Montaigne, très convaincu de l'intérêt qu'il y a
à ne pas « troubler la cervelle tendre des enfants », éveil-
lait chaque matin le futur auteur des *Essays* aux sons d'une

musique ménagée. Le procédé est peu pratique sans doute, mais l'idée pédagogique qui l'inspirait est certainement judicieuse.

L'enfant rêve dès les premiers mois de sa vie, cela n'est pas douteux; mais il est permis de penser que les conceptions cérébrales qui traversent son sommeil sont peu variées et ne sortent pas du domaine de la sensualité enfantine pour aborder plus tard celui de ses récréations, de ses jeux ou de ses punitions. Le rêve inconscient, en qui la poésie populaire voit une communication grâcieuse avec les anges et dans lequel la médecine, plus réaliste, des matrones lit un signe de tranchées, ne sort sans doute pas de la sphère des faits réflexes. Ce n'est qu'à une période plus avancée de l'enfance, alors que les combinaisons intellectuelles sont plus nombreuses et plus complexes, que les rêves réels se constituent et prennent leurs éléments heurtés dans les péripéties de la vie scolaire ou domestique de l'enfant. Des rêves bruyants et qui se répètent souvent sont l'indice d'un mauvais état des voies digestives, d'une surexcitation intense, et méritent, à ce double titre, l'attention. Le cauchemar n'est pas, quoiqu'on en ait dit, très commun chez les enfants, et il est probable que des accès éclamptiques donnent le change à ce propos. Le sommeil agité qui s'accompagne de mouvements incessants, de grincements de dents est l'indice soit d'un écart de régime, soit du malaise prodromique d'un état de maladie.

Les médecins anglais ont décrit sous le nom de *night-terror*, ou terreur nocturne des enfants, un accident qui a la plus grande analogie avec le cauchemar de l'adulte et peut-être avec celle de ses formes connue sous le nom d'*incubisme*. L'enfant, qui s'est endormi sans présenter rien de particulier, se réveille brusquement, une heure ou deux après, en poussant un cri, en appelant à son secours et présentant tous les signes d'une terreur violente; s'il est assez grand pour rendre compte de ses impressions, il accuse souvent la perception imaginaire d'un objet effrayant, d'un animal qui le poursuit, et reste assis sur son lit, criant et se débattant contre cette hallucination qui peut d'ailleurs avoir un tout autre objet. On parvient à le calmer, et au bout de dix minutes à un quart d'heure, quand l'activité cérébrale est redevenue normale, l'orage se calme et l'enfant s'endort. Il n'a généralement qu'une de ces crises par nuit, et elles se renouvellent à intervalles irréguliers. J'ai observé ces terreurs nocturnes chez des enfants grêles, nerveux, impressionnables, et il ne m'a pas paru, non plus qu'à Ch. West qui en a donné une bonne description, qu'elles eussent aucune signification prodromique. Tout au plus indiquent-elles de l'éréthisme nerveux ou un mauvais état des voies digestives. Un peu de régime, des bains et des antispasmodiques en font justice aisément.

Le cauchemar, ou terreur nocturne des enfants, peut dépendre quelquefois d'une hypertrophie des amygdales accrue par un rhume accidentel. Haward a signalé cette relation. Il a rapporté l'observation d'une enfant de treize ans qui était sujette depuis longtemps au cauchemar, lequel se manifestait chez elle avec une persistance et une intensité très pénibles. Ces attaques revenaient plus particulièrement quand l'enfant était enrhumée. Les amygdales étant très grosses, on procéda à leur excision partielle, et à partir de ce moment, les terreurs nocturnes disparurent. Depuis il eut l'occasion d'observer trois cas semblables. Haward indique comme caractère différentiel de la terreur nocturne qui procède de la dentition ou d'un mauvais état de l'estomac et de celle qui dépend de l'hypertrophie des amygdales : que dans le premier cas, il n'y a qu'un accès par nuit; et que dans le second, il y en a habituellement plusieurs; de plus le cauchemar dû aux amygdales subit constamment l'influence aggravatrice des rhumes, tandis que l'autre n'en éprouve aucune modification. Debacker a présenté récemment à la Faculté de médecine de Paris une très bonne thèse sur les *Hallucinations et les terreurs nocturnes des adolescents et des enfants* et il les rapporte, en partie, à un mauvais état des voies digestives, à la peur des ténèbres et à l'émotivité des enfants mise en jeu par les contes absurdes dont on surexcite leur imagination ; la dentition et les vers intestinaux lui paraissent aussi jouer leur rôle dans l'étiologie de cet accident nerveux et il leur accorde une certaine signification prodromique au point de vue de l'éclampsie infantile, de la méningite granuleuse et de l'idiotie. C'est là un aspect particulier de la question et qui demande à être examiné de plus près. Il fait ressortir, de plus, l'influence de l'imitation sur la production des terreurs nocturnes, chez les enfants qui vivent en commun, comme dans les pensions de jeunes filles, les collèges. Cette étiologie n'a rien que de probable quand on se rappelle le pouvoir de l'imitation pour propager certaines névroses. Il cite, à ce sujet, le fait d'un élève qui, ayant présenté cet accident plusieurs nuits de suite, le répandit dans son dortoir, et cette sorte d'épidémie de *nyctophobie* (je vous propose ce mot qui économise une périphrase) ne cessa que quand on eut disséminé ces enfants.

Un enfant qui ne dort pas est un enfant menacé, et il l'est d'autant plus qu'il est plus jeune. Cette proposition que je vous présente sous forme aphoristique est basée sur les données de l'expérience. Et la gravité de ce signe se mesure à l'intensité normale du sommeil dans l'enfance. Du reste, l'insomnie chez l'enfant est à la fois signe de maladie, effet de maladie et cause de maladie, et il convient de l'envisager sous ce triple rapport après avoir éloigné par une enquête attentive l'intervention d'une cause de malaise physique s'opposant au sommeil, comme font la piqûre d'une épingle, le contact de l'urine avec des parties qui sont le siège de l'exulcération d'un intertrigo, des aggressions parasitiques, une fausse position. Rosen de Rosenstein rapporte à ce propos le fait suivant : « Un enfant de trois mois criait un jour très fort après avoir été emmaillotté ; on lui donna le *spécifique céphalique* de Michaël (probablement une préparation opiacée), mais ses cris redoublèrent. Une jeune dame, qui se trouvait là, dit qu'il fallait le démaillotter ; à peine l'enfant fut-il desserré qu'il se tut. Il avait un bras tourné sous le dos et qui devenait déjà bleu. Un autre dont la garde avait plié un pied sur la jambe en l'arrangeant, se plaignait également par les cris les plus amers ; on le débanda et l'on reconnut la cause de ses plaintes. Heureusement, il n'en fut pas blessé. » Combien de ces sévices dus à l'incurie passent inaperçus ! La règle est de démaillotter un enfant qui pousse des cris dont on ne reconnaît pas le motif et d'éliminer ainsi cette cause possible d'insomnie.

Les maladies cérébrales chez les enfants s'annoncent habituellement par de l'insomnie, et quand celle-ci ne peut s'expliquer, comme je viens de le dire, par des conditions de malaise physique, il faut attacher à ce signe une importance très réelle. Autant, en effet, l'insomnie idiopathique, par éréthisme nerveux, est commune chez l'adulte, et à plus forte raison chez le vieillard, autant elle est rare chez l'enfant ; aussi l'insomnie persistante doit-elle, à cet âge, inspirer de l'inquiétude, et d'autant plus qu'elle s'accompagne d'un amaigrissement plus rapide. Quand elle coïncide avec des grincements de dents inusités, du mâchonnement, et que les paupières, demi-entr'ouvertes lorsque l'enfant s'abandonne à un sommeil agité et interrompu, montrent que le globe de l'œil est convulsé en haut, il faut redouter l'invasion prochaine d'une maladie cérébrale.

Toutes les maladies de l'enfance peuvent être considérées comme des causes d'insomnie : les affections cérébrales dans leur période active, les maladies intestinales d'où partent des stimulations réflexes qui maintiennent le cerveau en éveil, toutes les affections douloureuses, une dentition difficile, etc., produisent l'insomnie.

Si celle-ci est entretenue par des causes artificielles au delà d'une certaine durée, elle crée, par elle-même, des dangers sérieux : les enfants maigrissent ; ils tombent dans un état d'éréthisme nerveux d'autant plus insidieux que l'insomnie est cause d'insomnie, c'est-à-dire se perpétue par elle-même, et l'on ne peut douter que la prédisposition aux maladies cérébrales ne trouve dans cette privation de sommeil une opportunité fâcheuse.

Je ne dois pas omettre de vous indiquer une cause très vulgaire et très fréquente d'insomnie chez les jeunes enfants. Je l'avais observée souvent avant de savoir que Behrends et Braniss l'eussent signalée, et je crois vous rendre service en appelant votre attention sur ce point. Je veux parler de la *toux périodique nocturne des enfants*, dont Behrends a tracé la description suivante qui est très exacte. « L'enfant s'endort tranquillement à l'heure où on le couche, mais vers onze heures ou minuit, il commence à s'agiter et à tousser, quoique sans être parfaitement éveillé. La toux devenant plus forte, il s'éveille, crie et pleure ; la force de la toux va jusqu'à produire des vomissements. Au bout de une, deux ou trois heures passées dans cet état, il se rendort et passe bien le reste de la nuit. La même chose a lieu les nuits suivantes. » Behrends fait de cette toux périodique une toux nerveuse et institue contre elle une médication complexe dans laquelle figurent des émollients, des antispasmodiques, du sulfate de quinine, etc. Je ne conteste pas, sans aucun doute, que la toux périodique ne soit, dans un petit nombre de cas, d'origine nerveuse ; mais j'affirme, avec Braniss, que, le plus souvent, c'est une toux mécanique qui tient à ce que, pendant le sommeil, la déclivité de l'orifice postérieur des fosses nasales amène des mucosités sur l'épiglotte et provoque une toux convulsive. Et ce qui le prouve, c'est la coïncidence fréquente de cette toux spéciale avec le coryza, et sa disparition quand on maintient la tête suffisamment élevée. D'ailleurs vous changerez l'heure de cette périodicité prétendue en changeant l'heure du sommeil et elle se reproduira pendant le sommeil diurne. Inutile de vous dire que les médicaments sont superflus dans ce cas et qu'un oreiller un peu haut est le seul *antispasmodique* qui soit indiqué.

Il faut opposer à l'insomnie des enfants l'état de somnolence maladive dans lequel ils tombent souvent et qu'on a quelque peine à distinguer du sommeil physiologique. Sans parler
de l'*engourdissement* des enfants atteints de débilité congéniale ou de sclérème, on voit souvent un sommeil plus ou
moins comateux s'établir chez eux dans les affections intestinales graves, mais surtout dans les maladies du cerveau.
Ch. West a décrit d'une manière très expressive ce sommeil
trompeur qui se montre souvent chez les enfants atteints de
méningite granuleuse et qui, coïncidant souvent avec une dé-
tente apparente des autres accidents, fait croire à un mieux
qui n'est qu'à la surface et dont le retour des symptômes ne
tardera pas à montrer la fragilité.

Le traitement de l'insomnie infantile repose sur l'analyse
étiologique des causes qui l'entretiennent, et il n'est pas plus
rationnel d'opposer, dans tous les cas, l'opium à l'insomnie
que d'opposer toujours les purgatifs à la constipation.
L'empirique confond là où le clinicien distingue. Cet usage
banal des opiacés est d'autant plus à éviter que les enfants
tolèrent très mal ces préparations et que l'on peut ainsi
remplacer l'insomnie, qui n'a que des inconvénients, par un
narcotisme qui a des dangers. L'impressionnabilité extrême
des enfants à l'action de l'opium est un fait bien établi et
malheureusement attesté par des accidents qui ne se comptent
plus. On a vu des enfants empoisonnés par un cataplasme
laudanisé ; des nouveau-nés plongés par une goutte de laudanum dans une torpeur inquiétante ; des lavements de
pavot ont souvent déterminé chez eux des accidents fâcheux,
si ce n'est mortels. Un usage véritablement coupable qui se
fait de l'opium dans certains pays, en Angleterre notamment,
doit vous être signalé ici : je veux parler de l'emploi de cette
drogue vireuse pour endormir les enfants et se débarrasser de leurs cris. De l'autre côté de la Manche, c'est une pratique courante, dans les classes ouvrières, de faire, des enfants,
de petits Thériakis au maillot. Leurs mères leur administrent,

au moment où elles partent pour l'usine, du laudanum, du sirop de pavots blancs, mais surtout l'une ou l'autre de deux drogues très populaires à Londres dans les classes inférieures et qui portent les noms de *Godfrey's Cordial* et de *Dalby's Carminative*. Dans l'enquête parlementaire qui a été faite en 1845 sur l'état des grandes villes et des districts populeux, Lyon Playfair a fourni sur cette pratique des renseignements qui sont navrants. Il est des enfants auxquels on arrive à donner progressivement, en profitant de l'assuétude à cette ivrognerie, des doses de vingt-quatre gouttes de laudanum ; un seul droguiste de Manchester a avoué qu'il vendait, dans ce but, par semaine, à sept cents familles environ, un demi-gallon (deux litres et quart) de *liqueur de Godfrey*. Il estimait à un *tiers au moins* la quantité des familles pauvres qui recouraient à cette pratique meurtrière. Il est de ces malheureux enfants qui prennent jusqu'à trois doses de narcotique par jour. Les effets de ces substances sont lamentables : la figure s'altère ; il y a une sommolence et une hébétude habituelles ; l'amaigrissement se produit ; le ventre devient proéminent ; les fonctions digestives se dérangent ; il survient de la diarrhée ; souvent aussi la mort par narcotisme arrive dès les premières doses. Un des témoins fut appelé auprès d'un enfant de quelques semaines narcotisé par une de ces drogues et qui ne tarda pas à succomber. Les commissaires ont rapporté, de ces informations, la certitude que l'emploi de l'opium comme somnifère pesait d'une manière très lourde sur la mortalité infantile. J'avais espéré jusqu'ici que les grandes villes manufacturières d'outre-Manche avaient le monopole exclusif de cette pratique meurtrière. C'est une illusion que je ne dois plus conserver. Un pharmacien de Collioure, Oliver, m'a écrit en effet, il y a quelques années, pour m'informer que l'habitude de donner une décoction de pavots aux enfants pour les faire dormir et calmer leurs cris est fort répandue dans le département des Pyrénées-Orientales (puisse-t-elle

n'avoir pas chez nous une circonscription géographique plus
étendue !) Je crois, comme lui, que plus d'une mort inexpli-
quée, ou vaguement attribuée à une complication cérébrale
de la dentition ou des vers, doit être rapportée à cette pratique funeste. L'auteur de cette communication me de-
mandait de signaler ce sévice à l'attention publique. Je le
fais volontiers par votre entremise et je vous engage à poursuivre ce méfait partout où vous le rencontrerez.

Je crois devoir rattacher à cette question du sommeil
chez les enfants, quelques considérations sur l'énurésie
nocturne ou incontinence d'urine, infirmité des plus communes, d'une ténacité qui fait le désespoir des familles et
use souvent les ressources du médecin, et que je ne considère même pas comme indifférente pour la santé des enfants
qui sont, malgré les soins de propreté dont on les entoure,
plongés pendant la nuit dans une atmosphère urineuse et
ammoniacale dont l'action prolongée ne saurait être regardée comme inoffensive.

Les enfants cessent généralement de se mouiller pendant
le jour vers l'âge de deux ans quand ils sont entourés de
soins suffisants, et vers trois ans, ils n'urinent plus au lit
pendant la nuit, à la condition toutefois qu'on les fasse
uriner à une heure avancée de la soirée, et le matin de bonne
heure et qu'on s'impose l'obligation de les lever au milieu de
la nuit. Il y a d'ailleurs, pour discipliner cette fonction d'excrétion, un ensemble de soins dont les mères attentives connaissent à merveille les détails et qui atteignent généralement
le but. Mais les choses ne se passent pas aussi simplement
dans beaucoup de cas, et l'incontinence nocturne d'urine ne
tarde pas à devenir manifeste. On peut la considérer comme
établie quand l'énurésie nocturne a dépassé, d'un an ou deux,
l'âge où les enfants sont habituellement devenus propres, et
il faut s'empresser d'en pénétrer la cause pour appliquer à
chaque sorte d'incontinence d'urine le traitement spécial qui
lui convient. Il ne faut pas s'imaginer en effet, comme font les

empiriques, qu'elle procède toujours du même mécanisme et que les mêmes moyens lui soient applicables dans tous les cas.

J.-L. Petit a ingénieusement divisé les enfants qui urinent au lit en trois catégories : celle des dormeurs, celle des rêveurs, celle des paresseux. Les premiers ont un sommeil tellement lourd que la sensation vésicale du besoin d'uriner n'est pas perçue; la vessie se distend mécaniquement, et le sphincter cède. Vous rencontrerez souvent de ces enfants qui dorment partout, qu'on a mille peines à réveiller la nuit, et qui, sortis du lit et mis sur leurs jambes, s'affaissent sur eux-mêmes et n'ont ni conscience ni souvenir des efforts que l'on a faits pour stimuler leur cerveau. Les enfants rêveurs sont ceux qui, poursuivis par la crainte des châtiments dont on les menace, s'ils mouillent leur lit, ont des conceptions cérébrales en rapport avec leur préoccupation et rêvent qu'ils se trouvent dans les conditions où ils exonèrent leur vessie pendant le jour. La catégorie des enfants paresseux se définit d'elle-même : ils trouvent leur lit bon, craignent le froid, s'abandonnent, et prennent philosophiquement leur parti des conséquences disciplinaires que leur incurie leur ménage pour le lendemain.

J.-L. Petit renvoyait les derniers au fouet (qui, dans l'éducation en faveur de son temps était l'*ultima ratio* de beaucoup de choses), et ne s'occupait que des deux premières catégories de délinquants. Sans aucun doute, il faut s'attacher à faire, en cette matière, la part de la mauvaise volonté; mais il ne convient pas de la faire trop large, et c'est un écueil dans lequel parents et médecins sont enclins à verser. La tâche n'est pas facile tant s'en faut : l'action des châtiments n'est pas toujours probante, car leur seule menace peut produire pendant la nuit une sorte d'éréthisme cérébral qui diminue l'intensité du sommeil, et ce critérium est, par suite, inhabile à séparer les paresseux des dormeurs. Le fait que les enfants de mauvaise volonté n'ont d'inconti-

nence nocturne que l'hiver n'a pas non plus toute la signification qu'on lui a attribuée : en effet la sécrétion urinaire,
compensée par une plus grande activité de la peau, est beaucoup moins abondante dans la saison chaude ; d'ailleurs les
nuits sont plus courtes, et puis aussi le sommeil est moins
profond l'été que l'hiver. Il faut donc s'en tenir aux données
et aux indices fournis par la police maternelle, la plus sagace et la plus pénétrante de toutes, pour savoir au juste à
quoi s'en tenir sur la responsabilité réelle des enfants. J'en
ai vu sur lesquels pesait ce soupçon injuste, s'aigrir dans
des châtiments immérités, lutter avec désespoir contre le
sommeil, et ne pouvant convaincre leur entourage, finir par
s'abandonner à une habitude, contre laquelle un système
plus juste et plus intelligent leur aurait permis de lutter avec
succès.

Tout n'est pas contenu dans la division de J.-L. Petit, tant
s'en faut. Il y a des enfants qui urinent au lit par suite d'un
état de débilité générale ; on les reconnaît à leur maigreur, à
leur teint pâle, à leur aspect languissant. Ce sont probablement des enfants de cette catégorie dont l'incontinence nocturne d'urine cède d'une manière si remarquable à l'iodure
de fer, que Bavelay, d'Aberdeen, n'a pas hésité récemment à
y voir une sorte de spécifique de l'énurésie nocturne.

Beaucoup de ces enfants sont d'un lymphatisme accentué,
s'ils ne sont scrofuleux ou rachitiques, et j'ai cru remarquer,
chez un grand nombre d'entre eux, que la tête avait une
exubérance de volume très marquée. Il n'est pas rare de constater qu'un bon nombre de ces enfants ont été éclamptiques
pendant la dentition. Je ne saurais douter, en tout cas, de la
relation fréquente de l'éclampsie dentaire et de l'incontinence d'urine. J'ai vu un garçon qui avait, à dix-huit mois,
des habitudes de propreté, les perdre à deux ans à la suite
de convulsions et garder son incontinence d'urine jusqu'à la
puberté.

Il y en a d'autres qui urinent au lit parce qu'ils ont des

oxyures dont les excursions nocturnes produisent, en titillant la région ano-périnéale, une excitation qui se réfléchit jusqu'à la vessie et la fait se contracter pendant le sommeil avec une énergie inaccoutumée. Chez d'autres, la vessie est *irritable* soit nativement et par le fait d'une prédisposition particulière, ou bien parce que le désir de leur donner de très bonne heure des habitudes de propreté a conduit à les faire uriner à chaque instant pendant le jour et que leur vessie ayant perdu l'aptitude à supporter le contact de l'urine, à subir la moindre distension, est devenue *impatiente* et se vide aussitôt que le sommeil engourdit l'activité du sphincter vésical. C'est dans ces cas que l'on a tiré un bon parti des injections vésicales d'eau tiède, en en augmentant progressivement la quantité. « *Incidit in Scyllam qui vult vitare Charybdim.* »

Si toutes les vessies d'enfants n'ont pas le même ressort ni la même tolérance, elles n'ont pas toutes non plus la même capacité, et il pourrait se faire qu'un enfant pourchassé pour une incontinence d'urine la dût, en partie, à cette infirmité dont J.-J. Rousseau, comme vous le savez, était affligé et qui a fait le tourment de toute sa vie.

Vous rencontrerez quelquefois des cas où à l'incontinence nocturne s'ajoute une incontinence diurne ; examinez-les de près et vous verrez qu'un certain nombre de ces enfants sont graveleux ou calculeux. Les médecins anglais font jouer un rôle important à la diathèse urique dans la production de l'énurésie infantile, et ils pensent qu'une urine chargée de quantités anormales d'acide urique est mal supportée par la vessie et l'excite à se vider pendant le sommeil. Cette opinion, qui n'a pas cours en France, semble contredite par ce fait que la concentration habituelle de l'urine pendant l'été ne la rend pas plus stimulante pour ce réservoir et qu'il la conserve aussi bien, et même mieux, que pendant l'hiver où l'acide urique et les urates sont dilués dans une grande quantité d'eau par suite du fonctionnement peu actif de la peau.

En résumé, je vous propose de reconnaître dans l'énurésie des enfants les variétés étiologiques suivantes : 1° énurésie de cause constitutionnelle ; 2° énurésie de cause cérébro-rachidienne ; 3° énurésie de cause vésicale ; 4° énurésie de cause parasitaire ; 5° énurésie par phimosis congénital. Les enfants dormeurs et rêveurs dont parle J.-L. Petit rentrent dans la seconde de ces catégories. Allez donc soumettre à un traitement identique des enfants dont l'infirmité est la même, mais relève de causes aussi diverses ! N'oubliez jamais que l'analyse clinique est la clef d'une thérapeutique efficace et rationnelle, et que vers elle doit tendre tout médecin soucieux de la dignité de son art et de sa propre responsabilité.

On peut presque poser en principe que toute énurésie nocturne qui n'a pas cédé avant l'âge de dix ans se continuera jusqu'à la puberté, si elle ne se prolonge au delà, ce qui heureusement est assez rare, tant cette infirmité dégoûtante devient grave alors par l'entrave qu'elle oppose à la poursuite d'une carrière et au mariage. J'ai vu plusieurs fois, dans les hôpitaux, des militaires et des matelots violemment soupçonnés de simuler une incontinence nocturne d'urine et qu'après un examen rigoureux il a fallu réformer, la réalité de cette infirmité étant dûment établie.

La crise pubère exerce généralement, toutefois, une influence décisive très heureuse sur l'*énurésie nocturne*, principalement chez les filles. Tant qu'elles ne sont pas réglées, il faut, sans pour cela rester dans l'inaction, espérer que la puberté les débarrassera de cette infirmité. C'est un fait bien constaté et sur lequel mon savant ami, Max Simon, a insisté avec raison. C'est dire que, dans ce cas, il faut tout faire pour favoriser l'établissement de la menstruation. Les ferrugineux dont il a constaté fréquemment l'efficacité dans l'incontinence nocturne d'urine agissent sans doute en tonifiant l'organisme, en donnant au sang plus de vitalité et de richesse et en faisant disparaître, par suite, cette dépression nutritive et sanguine qui caractérise l'état de beaucoup d'enfants atteints de cette infirmité, mais surtout en combattant l'aménorrhée et la dysménorrhée.

Je n'ai pas, messieurs, l'intention d'empiéter sur le cours voisin dans lequel on vous enseigne la thérapeutique, mais le traitement de l'incontinence nocturne d'urine empruntant ses moyens autant (si ce n'est plus) à l'hygiène qu'aux médicaments, vous me permettrez de vous indiquer sur quelles bases il doit être établi et de quels moyens d'action il dispose.

Je vous dirai tout d'abord qu'il faut s'empresser de traiter les enfants le plus tôt possible, parce que, à la faveur de la grande loi des habitudes qui régit impérieusement les actes morbides comme les actes physiologiques, l'énurésie nocturne, quand elle a duré un certain temps, a de la tendance à se perpétuer, soit que la vessie devienne de plus en plus irritable, soit que le sphincter vésical perde de sa résistance et s'habitue à capituler à la première sollicitation expulsive. Sans doute les énurésies qui persistent chez des adolescents le doivent à la permanence de la cause qui les a produites; mais elles le doivent aussi à la mollesse avec laquelle on les a combattues de bonne heure. Obtenir une interruption de l'incontinence, ne durât-elle que quelques jours, c'est ouvrir à sa curation spontanée des chances très réelles.

Le régime alimentaire, la direction du sommeil, la surveillance de l'exonération vésicale, appellent principalement l'attention.

Les enfants qui urinent au lit doivent être mis, pour le repas du soir, à une sorte de diète sèche, de *xérophagie*, et il faut non seulement réduire au minimum les boissons qu'on leur accorde, mais encore éloigner de ce repas les aliments qui ont une action diurétique; c'est ainsi que le vin blanc, le laitage et les pommes de terre, principalement les pommes de terre bouillies, doivent leur être interdits. L'action du lait sur l'incontinence nocturne d'urine est parfaitement connue dans les familles et je me suis assuré qu'elle était très réelle.

S'il faut régler l'alimentation de ces enfants, il faut aussi régler leur sommeil. Les *dormeurs* dont je vous parlais tout à l'heure s'accommodent très bien de l'usage d'un peu de café noir après le repas du soir, comme je l'ai souvent constaté ; ce moyen diminue la torpeur cérébrale, le sommeil est moins profond, et la sensation du besoin d'uriner est perçue par le cerveau. La belladone dont l'utilité, nous le verrons tout à l'heure est incontestable dans l'incontinence nocturne d'urine, n'agit peut-être qu'en maintenant le cerveau dans un état d'éréthisme qui l'éveille à demi.

L'attitude à donner aux enfants dans le lit a une grande importance. Quand le siège est élevé et les épaules basses, l'urine accumulée dans la vessie s'éloigne du point de cet organe qui reçoit des nerfs cérébro-rachidiens, repose sur sa partie postérieure et son sommet, et le col n'en perçoit pas le contact, d'où une condition de tolérance. Vous m'avez souvent entendu vous signaler, dans mes leçons de clinique, l'influence qu'exerce la station verticale ou assise sur l'éveil du besoin d'uriner, et vous savez qu'en plaçant les typhoïsants plusieurs fois par jour dans cette attitude, je les maintiens propres et j'évite l'intervention du cathétérisme. Ce fait est l'inverse de celui que je viens de vous indiquer. Corrigan a surtout insisté sur l'utilité de cette attitude à donner aux enfants, et j'y attache aussi la plus grande importance. Il faut qu'ils dorment la tête basse, et vous ferez bien de faire reposer le siège sur un coussin carré de balle d'avoine mélangée de poudre de tan.

Quant à la surveillance à exercer pendant le jour sur la fonction vésicale, elle consiste, quand les enfants ont grandi, sont devenus raisonnables et tiennent à guérir, à régler leurs mictions comme on règle leurs repas, et à les inviter à garder leur urine autant qu'ils le peuvent. De cette façon la vessie perd sa convulsibilité et conserve plus facilement l'urine pendant la nuit. C'est, par le fait, une dilatation mécanique de la vessie qui, au lieu d'être obtenue, comme dans la méthode de Braxton Hicks, par des injections d'eau, est exercée par l'urine elle-même intentionnellement conservée dans son réservoir. Cette sorte de gymnastique vésicale, quand elle est bien conduite, peut suffire à la guérison de l'incontinence d'urine.

Telles sont les considérations pratiques qui s'appliquent à toutes les énurésies nocturnes quelle qu'en soit la cause, et j'ajouterai, quelle que soit la nature des médicaments qu'on leur oppose. Et Dieu sait s'ils sont nombreux : le fer, le seigle ergoté, l'iode, le benjoin, la cantharide, le copahu, la belladone, ont été successivement vantés, et ces divers médicaments associés sous forme de dragées, de pilules, etc., sont administrés tous les jours sur la foi des promesses décevantes de la quatrième page des journaux et à l'insu du médecin.

La belladone me semble, entre tous ces moyens, le seul qui ait une valeur sérieuse. Cette médication est née en Touraine, et Bretonneau, Morand (de Mettray) lui ont donné sa vogue; à Paris, Blache et Trousseau ont affirmé son utilité. Moi-même, placé, il y a vingt ans, à la tête du service des mousses de l'hôpital maritime de Brest, et ayant constamment dans une de mes salles un certain nombre de cas d'incontinence d'urine j'ai employé la belladone sur une grande échelle et je m'en suis très bien trouvé. Comment théoriser l'action de ce médicament? La chose n'est pas aussi facile qu'elle l'a paru à beaucoup, car la vessie, comme tous les réservoirs contractiles munis d'un sphincter, offre aux interprétations des facilités suspectes dans le jeu antagoniste de son corps et de son col. Que la belladone accroisse la contractilité du sphincter, qu'elle diminue celle des parois de la vessie, ou inversement, peu importe, du moment où l'utilité de la belladone est cliniquement établie. Je vous ferai remarquer incidemment que rien n'est plus commun que de voir la dysurie s'établir chez les sujets auxquels on administre la belladone dans un but quelconque. Je l'ai constatée à la suite de doses minimes de ce médicament. Ce fait n'avance pas l'explication de l'utilité de la belladone dans l'incontinence nocturne d'urine, mais il prouve au moins que ce médicament agit électivement sur la vessie.

Les bains froids ont été conseillés contre l'incontinence d'urine par Baudeloque, Guersent, Dupuytren et Constant, et il n'est pas douteux que chez les enfants blancs, chétifs, à fibre molle, on ne puisse tirer un excellent parti de ce moyen. Les faits sont là d'ailleurs pour le démontrer. Indépendamment de son action tonifiante générale, le froid qui, appliqué à la peau, agit si énergiquement, comme chacun sait, sur la contractilité vésicale, peut dans beaucoup de cas guérir l'énurésie nocturne; les bains froids, et particulièrement les bains de mer conseillés par Underwod, sont, en tout cas, les auxiliaires utiles des autres modes de traitement.

L'occlusion du méat urinaire par une compression mécanique était jadis un moyen usuel pour obvier à l'incontinence nocturne d'urine chez les garçons, et l'on a imaginé, pour atteindre ce but, divers appareils dont le compresseur uréthral, à deux branches métalliques rembourrées que rapproche une vis, est le plus simple et le plus usuel. Des enfants que tourmente cette infirmité et qui veulent en guérir à tout prix, emploient souvent, d'eux-mêmes, ce procédé de constriction de la verge, mais d'une manière peu méthodique et se servent du premier lien qui leur tombe sous la main. Ce procédé sommaire n'est pas sans danger, comme le prouve le fait dont Chassaignac a entretenu la Société de chirurgie, il y a une vingtaine d'années, et dans lequel l'action persistante d'une ligature avait amené une déchirure du canal de l'urèthre et une atrophie circulaire des corps caverneux. Espagne (de Montpellier) a conseillé cependant l'emploi de la ligature, mais de la ligature préputiale et non pas pénienne.

Il se sert d'un lien plat et large, le prépuce est attiré en avant
et on l'étreint par ce lien ; il emploie aussi une sorte de serre-
nœuds ; une serre-plate ordinaire, à branches entrecroisées,
serait aussi sûre et plus commode. L'urine ne s'accumule
en rien dans le godet formé par le gland, et le réveil a lieu
avant que le sphincter vésical ne s'ouvre. Il y a, à mon avis,
un inconvénient à l'emploi de ces moyens : il dérive de l'état
d'érection que détermine le besoin d'uriner chez les enfants,
érection que n'accompagne aucune sensation érotique et
que j'ai constatée souvent chez des enfants très jeunes, quelquefois ayant moins de six ou sept ans. On ne sait pas, par
suite, à quel degré peut être amenée la constriction sous
cette influence. La compression du prépuce est en tout cas
préférable à celle de l'urèthre qui doit être absolument abandonnée. Je crois cependant (théoriquement il est vrai) que la
première, qui n'est applicable que chez les enfants dont le
prépuce est long, doit exagérer chez eux cette disposition
et produire le phimosis. Corrigan a conseillé de remplacer
ces moyens par l'occlusion de l'orifice préputial à l'aide d'une
couche de collodion appliquée au pinceau. On habitue l'enfant, quand il est assez grand, à appliquer le collodion lui-
même ; l'urine, en arrivant dans le godet rétro-préputial, détermine une sensation de tiraillement qui le réveille et il
enlève aisément avec l'ongle la pellicule obturatrice. Ce
moyen qui lui a fourni des succès peut être essayé ; mais je
vois des inconvénients à associer l'enfant à cette manœuvre,
et l'onanisme est un tel danger que la prudence indique la
nécessité d'éviter soigneusement toutes les provocations,
fussent-elles improbables, qui peuvent y conduire. Dans la
méthode de Corrigan dix à quinze applications successives de
collodion suffiraient à amener la guérison.

Deux autres pratiques peuvent conduire au même résultat :
je veux parler du cathétérisme et de la circoncision.

Les exemples ne sont pas rares d'incontinences d'urine
qui ont guéri à la suite de l'introduction d'une sonde, laquelle

agit vraisemblablement en modifiant la vitalité du canal et du col de la vessie. C'est surtout chez les petites filles que cette pratique peut être utilisée avec avantage.

Quant à la circoncision, elle peut être essayée lorsque les autres moyens échouent. Trousseau a fait publier en 1860 une observation qui montre la valeur de cette ressource. Il s'agissait d'un garçon de dix-sept ans dont l'enurésie avait successivement résisté à tous les traitements. Le prépuce étant très long, il eut la pensée qu'il y aurait avantage à pratiquer l'opération du phimosis. L'événement justifia cette prévision ; l'énurésie se suspendit à partir de l'opération, reparut, il est vrai, treize jours après, mais ne tarda pas à disparaître complètement. On comprend que la présence d'une plaie vive, que le contact de l'urine rend douloureuse, puisse devenir un avertissement utile, et d'ailleurs, les rapports de sensibilité de la vessie et du pénis, accusés par la douleur que les calculeux ressentent au gland, rendent probable cette influence de la circoncision sans en donner l'explication complète.

De même que l'insomnie est une cause d'insomnie, que la constipation est une cause de constipation, de même aussi l'énurésie nocturne persiste parce qu'elle a existé ; c'est une application de cette grande loi des habitudes qui régit les actes morbides comme les actes physiologiques. Les interrompre, c'est leur donner une occasion de solution spontanée, et les enfants qui cessent d'uriner au lit pendant une ou deux semaines sont en bonne voie de se défaire de leur habitude. Un moyen, fût-il seulement palliatif, peut ainsi prendre une valeur curative. Il ne faut donc pas rester inactif et il convient d'invoquer successivement les ressources sérieuses dont on dispose pour combattre cette infirmité.

Elle est en effet repoussante en elle-même, elle devient, pour les malheureux enfants qui en sont atteints, une source de malaise, de chagrin, quelquefois même de persécutions, une entrave sérieuse à leur avenir, si elle se prolonge au delà de la puberté (et l'on ne sait jamais quelle durée elle doit avoir) ; elle produit de plus chez beaucoup, comme on l'a remarqué, une sorte de dépression morale et intellectuelle qui est une entrave pour l'éducation de ces malheureux enfants ; c'est plus qu'il n'en faut pour faire sentir le prix d'un traitement assidu destiné à les en débarrasser.

TREIZIÈME LEÇON

Hygiène de la vue chez les enfants.

Sommaire : Fragilité morbide de l'œil. — La cécité suivant les âges. — L'ophthalmie purulente des nouveau-nés. — L'ophthalmie gonorrhéique. — L'ophthalmie granuleuse. — Nature de la conjonctivite catarrhale contagieuse. — Les manifestations oculaires de la scrofule. — La photophobie scrofuleuse. — Rareté de la cataracte chez les enfants. — L'amaurose infantile. — Vices de l'accommodation dans l'enfance. — Fréquence de la myopie chez les enfants. — Causes de la myopie scolaire : abus des devoirs écrits ; lisibilité imparfaite des livres ; éclairage défectueux et insuffisant. — Réforme du mobilier et des livres scolaires dans ses rapports avec la myopie. — Le strabisme. — Strabisme éclamptique, strabisme cérébral, strabisme par mauvaise hygiène oculaire. — Degré de curabilité du strabisme. — Éducation de la vue. — Liaison étroite de l'intégrité de la vue avec les conditions de la santé générale.

La fragilité insolite d'un organe étant toujours en rapport : d'une part, avec la complexité et la délicatesse de sa structure, d'une autre part, avec le rhythme de son activité physiologique, on comprend le nombre et la fréquence des maladies des yeux dont l'étude défraye des traités étendus et crée pour ceux qui s'y consacrent la moins contestable des spécialités cliniques. L'œil de l'enfant est peut-être plus fragile encore que celui de l'adulte, bien que, de tous les organes, celui-ci soit le plus achevé à la naissance et qu'il ait moins à subir l'épreuve critique de ce développement qui complique d'un élément important la physiologie infantile et lui crée une mobilité et une complexité très favorables à la production des maladies.

La prodigieuse rapidité de l'évolution de l'œil pendant la vie intra-utérine, depuis ses premiers linéaments appréciables, au moment où la rétine, partie basilaire de l'organe, se détache de la vésicule cérébrale antérieure, jusqu'à celui où, aux approches de la naissance, le feuillet antérieur de la capsule vasculaire du cristallin, ou la membrane pupillaire, se résorbe, et où l'épithélium qui obture la fente palpébrale disparaissant, les deux paupières vont pouvoir s'écarter l'une de l'autre, cette prodigieuse activité de développement est remplacée après la naissance par un repos relatif : l'œil est formé en vue de sa fonction et il n'a plus qu'à s'accroître lentement, si lentement même qu'il n'acquerra, pour arriver à son état parfait, que quelques millimètres dans son diamètre (si on le considère comme globuleux), et que le cristallin, à la naissance, a un poids qui ne diffère pas notablement de son poids définitif. C'est là une condition qui, en rapport avec la précocité fonctionnelle de l'œil, devrait lui créer une sorte d'immunité pathologique ; mais l'activité de l'œil dès les premiers jours ; le passage de l'obscurité du milieu amniotique à la luminosité extérieure ; l'extrême délicatesse de texture des membranes et des milieux de l'œil, qui doivent cependant fonctionner comme chez l'adulte et endurer le contact du même stimulus ; la vascularité excessive de l'œil, le retentissement, sur cet organe, de la diathèse scrofuleuse, sont autant de causes qui expliquent la fréquence et la gravité des maladies des yeux chez les nouveau-nés ; elles sont telles que le plus grand nombre des cécités, sauf peut-être la cécité variolique, remontent aux premiers temps de la vie.

Hain, classant les cas de cécité d'après les âges, a constaté que sur 2,615 aveugles, 418 avaient perdu la vue avant cinq ans, 173 de cinq à dix ans, et 145 de 10 à 20 ans ; d'où il faut conclure que, de la naissance à dix ans, la cécité acquise est environ quatre fois plus fréquente que de dix ans à vingt ans. Il y a plus, la période vigésimale de 60 à 80 ans pendant laquelle la vision subit une déchéance sénile n'offre, dans cette statistique, que 842 aveugles, tandis que la période vigésimale de la naissance à vingt ans fournit le chiffre de de 591 cécités acquises. Le rapport de ces deux nombres étant de 1, 5 à 1, on voit quelle est, pendant la première période de la vie, la fragilité de l'œil et le prix qu'il faut attacher : d'une part, aux moyens de prévenir les maladies de cet organe ; d'une autre part, au soin avec lequel elles doivent être combattues de bonne heure, alors qu'elles ne consistent que dans des troubles amovibles de vascularisation et de nutrition, et que l'on peut encore éviter la production de lésions trop souvent irrémédiables.

Le premier danger qui menace les yeux des nouveau-nés consiste dans le développement de diverses ophthalmies à marche rapide et désorganisatrice et d'une irrécusable contagiosité mais qui, à part ces caractères communs, sont de nature et de genre absolument dissemblables. L'ophthalmie purulente, l'ophthalmie gonorrhéique, l'ophthalmie granuleuse et l'ophthalmie diphthérique, constituent les quatre formes de ces ophthalmies spécifiques qui menacent l'œil d'une prompte désorganisation.

Deval estime que la moitié des enfants qui entrent à l'Institution des jeunes aveugles doivent leur cécité à une ophthalmie purulente ; c'est dire son extrême gravité. Elle n'est, à mon avis, qu'une des manifestations de la diathèse pyogénique, et l'on s'explique ainsi la remarque qui a été faite, que cette ophthalmie est plus commune dans les maternités que dans les familles et qu'elle se développe de préférence dans les épidémies de fièvre puerpérale. On est encore peu fixé sur son étiologie ; mais les causes qui lui ont été assignées, telles que l'impression de l'air froid ou le contact avec les yeux de la matière d'un écoulement leucorrhéique du vagin, sont d'une banalité qui contraste avec le caractère spécifique et contagieux de cette ophthalmie grave et elles semblent, tout au plus, de nature à produire la conjonctivite catarrhale simple. Sa contagiosité extrême implique la nécessité d'isoler les enfants qui en sont atteints ; et, faute d'avoir observé cette règle de prudence, on a vu souvent l'ophthalmie purulente envahir des salles entières de berceaux et y faire de nombreuses victimes. Et il ne faudrait pas croire que cette contagion ne s'exerce que de proche en proche ; elle agit à distance et franchit souvent des berceaux qui sont rapprochés d'enfants contaminés pour s'abattre sur des enfants éloignés. L'air est le véhicule du contage ; et ce qui le prouve, c'est que, dans des salles où ce transport avait été observé, l'examen microscopique de l'air a permis d'y reconnaître la présence de globules purulents qui avaient été les moyens de transmission du principe contagieux. S'agit-il dans ce cas de globules de pus ordinaire qui, déposés sur une muqueuse oculaire saine, y produiraient un mouvement de purulence, ou bien de globules d'un pus spécifique, virulent ? Il me paraît difficile d'écarter cette dernière interprétation qui est bien mieux en rapport avec les caractères de spécificité et de contagiosité de l'ophthalmie purulente des nouveau-nés. Il est inutile d'ajouter que si l'air transporte les germes de cette affection, la main du médecin, les objets de pansement dont il se sert, sont aussi des occasions de la répandre et que les soins les plus minutieux de propreté et de désinfection sont commandés par la prudence.

L'ophthalmie gonorrhéïque du nouveau-né est beaucoup plus rare qu'on ne serait disposé à le penser. La leucorrhée vaginale, non spécifique, est inhabile à la produire, et, d'un autre côté, l'enfant traversant, les yeux fermés, le canal vulvo-vaginal, est préservé par ce fait contre la contamination, dans le cas où il existe chez la mère un écoulement gonorrhéïque.

Le lavage préventif des yeux des enfants naissants à l'aide d'une solution phéniquée a été conseillé par Olshausen, de Halles, qui attribue à cette pratique de grands avantages. Dès que la tête est sortie, on lotionne les paupières avec de l'eau phéniquée, et après l'expulsion complète, on injecte une certaine quantité de cette eau de façon à débarrasser complètement l'œil des liquides irritants et parfois contagieux qui auraient pu pénétrer jusqu'au globe oculaire. Cette pratique est sage et n'a assurément aucun inconvénient.

La forme granuleuse de l'ophthalmie grave des nouveau-nés est, de toutes, la plus commune et la mieux étudiée ; ce serait la plus grave si l'art ne disposait maintenant de ressources puissantes pour en conjurer les effets. On peut dire que la généralisation de la pratique des irrigations méthodiques, imaginée par Chassaignac, et l'emploi judicieux et énergique de l'azotate d'argent, ont réalisé en thérapeutique oculaire un immense progrès et exercé sur la décroissance numérique des cécités infantiles l'influence la plus heureuse et la moins contestable. Une statistique comparative des résultats des anciennes méthodes de traitement, et de ceux fournis par la méthode de Chassaignac a été publiée par Fræbelius, de Saint-Pétersbourg, et reproduite par Bouvier dans le discours qu'il a prononcé à l'Académie de médecine en 1856. Elle est trop démonstrative pour que je puisse me dispenser de vous en rappeler les chiffres. De 1846 à 1852, c'est-à-dire pendant une période de cinq ans, 2,718 enfants ont été traités d'ophthalmie purulente à l'hospice des Enfants-Trouvés de Saint-Pétersbourg. Sur ce nombre, 1,766 ont été complètement guéris ; 736 ont succombé à des maladies intercurrentes qui n'avaient aucun rapport avec l'ophthalmie ; 216 ont conservé des lésions diverses de la cornée, mais 48 seulement sont restés borgnes ou aveugles. Dans une seconde série de 958 enfants traités par le même spécialiste d'après les errements de la méthode de Chassaignac combinée avec l'emploi de fortes solutions d'azotate d'argent, 45 ont conservé des lésions cornéales et 4 seulement ont perdu un œil ou les deux yeux. En d'autres termes, des altérations consécutives, plus ou moins graves, se sont montrées une fois sur 8 dans le premier cas, et une fois sur 21 dans le second. Le bénéfice acquis est triple environ. C'est dire la puissance de la thérapeutique dans ces ophthalmies si graves; malheureusement les soins sont souvent ou nuls ou réclamés tardivement, et les enfants payent cruellement cette incurie.

Chassaignac a décrit avec soin une forme d'ophthalmie purulente des nouveau-nés dont le caractère anatomique serait le développement, à la surface de la conjonctive palpébrale et bulbaire, d'une fausse membrane que les irrigations mettent en évidence et qu'il est, suivant lui, d'un grand intérêt d'enlever, parce que son avulsion est suivie, dans presque tous les cas, d'une amélioration notable des symptômes. Cette ophthalmie diphthérique existe certainement, mais elle est moins commune que ne le pensait ce chirurgien qui n'était pas éloigné de lui rattacher le plus grand nombre des ophthalmies purulentes des nouveau-nés. Elle appartient réellement au groupe des maladies diphthériques, comme le prouve sa coïncidence, constatée, avec des épidémies de diphthérie, et elle est contagieuse au premier chef. Il y a donc, à ce point de vue, intérêt à éloigner les enfants des milieux où ils peuvent subir l'imprégnation diphthérique, sans parler des autres dangers qu'elle leur fait courir.

En dehors de ces formes si graves de l'ophthalmie des enfants, il en est deux autres que je dois signaler à votre attention.

Je vous indiquerai tout d'abord ces conjonctivites simples et inoffensives qui ressembleraient à toutes les autres si elles ne présentaient ce caractère remarquable, qu'elles sont extrêmement contagieuses et atteignent quelquefois simultanément tous les enfants d'une même famille et le plus grand nombre des enfants d'un même dortoir. Il y a bien longtemps qu'observant des faits de ce genre, et songeant de plus à la singulière et inexplicable contagion des *ourles* ou oreillons, j'ai été conduit à regarder la conjonctivite catarrhale contagieuse et la parotidite épidémique, comme des maladies frustes et atténuées qui perdent, en se réduisant à un symptôme, la gravité des affections qu'elles représentent et n'en ont conservé que la contagiosité. Dans ma pensée, les conjonctivites simples contagieuses pourraient très bien n'être que des rougeoles oculaires, et les oreillons une forme, incroyablement atténuée, de ces fièvres graves et pestilentielles qui déterminent le développement de parotidites. Ce n'est qu'une vue de l'esprit sans doute, mais l'observation attentive des constitutions médicales qui accompagnent ces affections, si bizarres par leur contagiosité, arrivera peut-être à lui enlever le caractère d'étrangeté qu'on serait fondé, je l'avoue, à lui reprocher maintenant. Je vous ferai remarquer à ce propos que Desnos appelait l'attention de la Société médicale des hôpitaux, dans sa séance du 13 septembre 1867, sur des cas nombreux de conjonctivite épidémique (lisez : *contagieuse*) qui venaient de s'offrir à son observation et que, dans la même séance, Besnier signalait l'existence à Paris de nombreux cas de rougeole. Ce rapprochement, avec les conséquences que j'en tire, ne paraît avoir frappé l'esprit d'aucun des membres de la Société. J'appelle vos recherches sur ce point intéressant d'étiologie. J'ajouterai que cette conjonctivite contagieuse atteint surtout la seconde enfance (la première a peu d'aptitude à contracter la rougeole), qu'elle est mobile, passe d'un œil à l'autre, respecte la cornée et guérit d'elle-même. Une inoculation des larmes dans ce cas donnerait sans doute la rougeole. Ce serait au moins à essayer.

L'organe oculaire est, chez les enfants, un champ sur lequel se développe, avec une prédilection particulière, la diathèse scrofuleuse. Les ophthalmies strumeuses sont les plus fréquentes de toutes, et l'opinion de Beer qui admettait que, sur 100 maladies des yeux, 90 au moins se rattachent à cette diathèse, consacre un fait réel, s'il revêt dans cette affirmation une forme un peu exagérée. La blépharite ciliaire chronique, les kératites ulcéreuses, avec les albugos et les taies qui en sont la conséquence, constituent les formes les plus habituelles de la scrofule oculaire ; mais les éléments nerveux de l'œil sont aussi atteints par cette diathèse, et l'hyperesthésie de la rétine pour la lumière, entraînant une photophobie qui peut exister seule mais qui est l'accompagnement obligé de toute ophthalmie scrofuleuse, aussi bien que la névralgie ciliaire qui complique l'ophthalmie phlycténulaire et lui donne toutes les apparences d'un zona cornéal, sont des accompagnements habituels des ophthalmies strumeuses. Le plus grand nombre des taches de la cornée : néphélions, albugos ou leucomas sont la signature de la scrofule. On comprend, dès lors, l'immense intérêt que l'on a, pour sauvegarder l'hygiène oculaire, à tenter de bonne heure l'éradication du vice strumeux chez les enfants par un traitement médicamenteux et un régime approprié, ainsi que je vous l'indiquerai bientôt.

La cataracte est une maladie exceptionnelle chez les enfants. On a bien signalé des cataractes développées pendant la vie fœtale, mais ce sont des cas rares et qui n'infirment pas cette règle, établie par la statistique : que la prédisposition à la cataracte va s'accroissant sans cesse de la naissance à l'âge sénile. Favini, interrogeant 500 cas de cataracte au point de vue de l'âge, n'a trouvé que 14 enfants de 1 à 10 ans qui fussent cataractés ; en d'autres termes, la proportion de la cataracte, dans cette période, lui a paru quatorze fois moindre que de 60 à 70 ans. Si l'on séparait les cataractes capsulaires des cataractes vraies ou cristallines, et si l'on mettait à part les cataractes d'origine traumatique, on arriverait sans aucun doute à des chiffres encore bien moindres pour la première partie de la vie.

L'amaurose est un terme vague qui exprime un reliquat de maladies bien plutôt qu'une maladie elle-même, et les progrès de l'ophthalmologie, en en faisant presque le synonyme de cécité, lui ont donné à peu près le sens compréhensif que l'on attribue en otologie au mot *surdité*. Ce n'est pas à dire cependant que ce travail de dissociation clinique n'ait laissé une place pour l'amaurose vraie, essentielle, idiopathique, mais elle est singulièrement restreinte. La plupart des amauroses chez les enfants sont d'origine cérébrale bien plutôt qu'oculaire, et il est impossible de leur assigner une étiologie précise et par suite d'en déduire des règles de préservation.

Les vices de l'accommodation chez les enfants, dérivant presque toujours d'une mauvaise éducation de l'œil, offrent à l'hygiène infantile un intérêt particulier et nous arrêteront plus longtemps.

La myopie se présente tout d'abord. Sa fréquence semble s'être accrue de nos jours, et l'on peut invoquer plusieurs causes pour se rendre compte de ce fait affligeant : l'augmentation des populations urbaines qui, vivant dans des rues étroites et dans des appartements de moins en moins spacieux, adaptent leur vue à la vision d'objets rapprochés et tendent, par ce fait, à la myopie qui épargne au contraire remarquablement les paysans ; une plus grande assiduité aux travaux de l'esprit et par suite l'abus de la lecture ; en dernier lieu les mauvaises conditions des écoles et du mobilier scolaire.

On a contesté que la myopie fût héréditaire, et Perrin a exposé cette opinion dans un rapport académique récent ; mais J. Guérin s'est élevé avec raison contre cette affirmation et a cité le fait, à coup sûr très démonstratif, d'une famille dont le père et la mère, atteints de strabisme et de myopie à un haut degré, avaient donné le jour à sept enfants dont cinq étaient myopes. L'induction corrobore d'ailleurs les faits, à ce propos, et il est difficile de ne pas admettre l'hérédité de la myopie quand on songe que les conditions anatomiques et physiologiques de l'œil qui la produisent ne sauraient évidemment échapper à cette grande loi organique qui reproduit plus ou moins complètement dans la descendance les qualités, concordantes ou discordantes, des parents.

La myopie subit donc la loi de l'hérédité, mais pas autant qu'on le suppose. Dunders a fait remarquer que cette influence ne s'observe guère que chez le tiers des myopes (30,6 sur 100) et que l'hérédité paternelle s'accuse plus souvent, à ce point de vue, que l'hérédité maternelle. Cohn, d'un autre côté, a pensé que la myopie du père se transmet plus souvent aux garçons et celle de la mère aux filles. Quoi qu'il en soit, on peut établir, en fait, que sur 3 myopies d'adultes, deux auraient pu être évitées par une bonne hygiène oculaire pendant l'enfance. La vigilance, à ce propos, est d'autant plus nécessaire, vous le comprenez, que l'enfant a des myopes dans son ascendance.

Dans ces derniers temps, le régime scolaire a été fortement accusé de produire la myopie, et des recherches intéressantes ont été faites sur cette question par Cohn (de Breslau), Wase, Jœger et Erismann. Ce dernier examinant, au point de vue de la myopie, 4,358 enfants, dont 3,266 garçons et 1,892 filles appartenant à des gymnases russes ou allemands et à des écoles de filles, a constaté que 31,1 garçons sur 100 étaient entachés de myopie à des degrés divers ; et, sur le même nombre, 27,5 filles seulement. En réunissant les deux sexes, il a donc trouvé plus de 28 myopes sur 100 élèves, c'est-à-dire un peu moins d'un tiers. La statistique de Cohn (de Breslau) a porté sur 10,060 élèves ; il a trouvé 17 myopes sur 100. Cette proportion, pour être inférieure à celle d'Erismann, n'en est pas moins considérable. Le régime différent des écoles allemandes et russes suffit sans doute pour expliquer cet écart qui n'altère pas l'expression générale de la statistique. Si l'on réunit les chiffres de Cohn à ceux d'Erismann, on arrive à ce résultat que, sur 100 écoliers 22,5 sont myopes. Une particularité bien curieuse et qui met la fréquence de la myopie complètement à la charge du régime scolaire, c'est que la proportion des myopes dans les écoles croît progressivement avec le nombre d'années que les élèves y ont passées ; plus la classe s'élève, plus le chiffre des myopes est considérable, et il est, dans la classe la plus élevée, trois fois plus fort que dans la classe de début. Cohn a constaté que les diverses sortes d'écoles se comportent très différemment par rapport à la production de la myopie. C'est ainsi que sur 100 élèves, il a trouvé : 1,4 myope dans les écoles de villages ; 6,7 dans les écoles élémentaires des villes ; 7,7 dans les écoles supérieures des filles ; 10,3 dans les écoles moyennes ; 19,6 dans les écoles supérieures de commerce ; 26,2 dans les collèges ; 60 dans les établissements universitaires.

En 1879, Nicati (de Marseille) a lu à l'*Association française pour l'avancement des sciences*, des recherches sur la myopie scolaire qui sont confirmatives de celles de Cohn et de celles de Dor, de Lyon, lequel a admis dans les écoles la proportion de 22 pour 100 de myopes. Nicati a trouvé : dans les écoles primaires de garçons : 8 myopes sur 100 ; dans les écoles primaires de filles, 7,2 ; dans les grands lycées (internes et demi-pensionnaires) 35,2 pour 100 ; parmi les externes surveillés 16, 5. La proportion des myopes dans les lycées est très considérable ; elle s'explique par l'intensité des devoirs, l'éclairage souvent vicieux des salles, et puis aussi par la séquestration des élèves dont l'œil, en rapport avec des horizons rapprochés, finit par perdre l'aptitude de s'accommoder à des objets plus distants. Ce qui prouve bien qu'il en est ainsi, c'est que les internes présentent une proportion de myopes beaucoup plus élevée que les externes. Les filles, comme toujours, offrent moins de myopes que les garçons. Est-ce moindre prédisposition chez elles, n'est-ce pas plutôt les conditions spéciales du régime scolaire auquel les deux catégories d'enfants sont soumises ?

Des différences notables se constatent suivant les pays, dans la fréquence de la myopie scolaire. La Suisse et l'Allemagne ont la proportion le plus forte d'écoliers myopes ; l'Angleterre et les États-Unis sont mieux partagés ; les écoliers des races colorées de l'Inde échappent, suivant Macnamara, à la myopie ; il en est de même, d'après Gallan, des

écoliers nègres ou mulâtres des États-Unis du Sud. Ces différences ont été diversement expliquées : l'influence de race
ne peut sans doute être complètement écartée ; mais je crois
que si l'abus des devoirs écrits et la mauvaise impression des
livres jouent un certain rôle dans la fréquence de la myopie
en Allemagne, il faut surtout expliquer l'immunité relative
des écoles anglaises et américaines par la courte durée des
classes. C'est un bénéfice du système du *half-time* ou *demi-
temps* d'école qui florit dans ces pays, et ce n'est pas le seul.

Quoi qu'il en soit, voilà un point bien établi : les écoles
sont des fabriques de myopes. L'exiguité des locaux, leur
éclairage imparfait et insuffisant, l'exagération du travail
scolaire, la mauvaise disposition des bancs et des tables contribuent à produire ce résultat lamentable ; mais on ne saurait non plus innocenter les conditions de l'écriture et de la
typographie scolaires.

Quoi qu'on fasse, l'internement dans un collège disposera
fatalement à la myopie, et le contraste que je signalais tout
à l'heure entre la proportion des myopes dans les écoles de
villages et celle que l'on constate dans les lycées est expressif
sous ce rapport. Il n'y a à ce mal que deux remèdes : faire
sortir les collégiens plus souvent, donner aux classes et aux
salles d'études des proportions aussi spacieuses que possible,
et veiller à ce que leur éclairage naturel ou artificiel ne laisse
rien à désirer.

C'est là un point de l'hygiène scolaire qui a été très discuté
dans ces dernières années et que l'on peut considérer comme
fixé maintenant. En ce qui concerne l'éclairage naturel, il
doit, autant que possible, être bilatéral, et si la disposition
des lieux le permet, l'éclairage par en haut offre la plus
grande somme d'avantages ; il répartit mieux en effet la lumière dans les diverses parties de la classe ou de l'étude et
évite ces projections d'ombres qui obligent souvent les enfants à des attitudes fatigantes pour leurs exercices de lecture, de devoirs écrits ou de dessin. L'éclairage unilatéral,

que quelques hygiénistes ont préconisé, me semble très vicieux et il doit, à la longue, amener une inégalité visuelle dans l'accommodation pour les deux yeux. Em. Trélat s'en est cependant déclaré le partisan convaincu en se fondant sur ce que la lumière, arrivant de deux côtés à la fois, avec une inégalité forcée qui dépend de la position du soleil, produit un jour faux et amène sur chaque objet éclairé des doubles lumières et des doubles ombres « qui s'entre-détruisent et se maculent ». Il exige toutefois que les baies qui donnent accès à la lumière soient disposées de telle façon qu'elles envoient la lumière aux élèves de gauche à droite, et qu'elles soient placées assez haut. J'estime, comme je le disais tout à l'heure, que l'éclairage de voûte est, de tous, le meilleur.

Quant aux avantages réciproques de l'éclairage artificiel par l'huile et par le gaz, on peut dire qu'ils se balancent et admettre que des becs de gaz bien installés et fonctionnant bien, munis de réflecteurs et de verres tamisant la lumière et lui rendant les rayons jaunes qui lui manquent, réalisent toutes les conditions d'un bon éclairage scolaire.

Ce qui, au point de vue de la myopie, importe plus que la direction et la source de la lumière artificielle, c'est sa quantité. Le travail dans un milieu incomplètement éclairé, oblige à rapprocher le livre de lecture ou le cahier sur lequel on écrit et devient à la longue une cause de myopie. Trélat estime que, dans une classe ou une salle d'étude, la surface vitrée d'éclairage naturel doit être le sixième de la surface totale du plancher et ne doit jamais s'abaisser au-dessous du quart. Combien peu de classes réalisent encore cette condition avantageuse !

Deux conditions du matériel scolaire aboutissent indirectement aux inconvénients d'un éclairage insuffisant des locaux scolaires ; je veux parler de la teinte peu foncée de l'encre dont on se sert dans les écoles, et de l'usage de livres imprimés en caractères trop menus.

Javal a conseillé l'usage du papier teinté en jaune comme avantageux pour la conservation de la vue. On pourrait adopter cette teinte pour les livres de classe.

L'encre trop blanche oblige l'enfant à se rapprocher de son cahier et raccourcit sa vue, en même temps qu'elle l'amène à prendre des attitudes vicieuses. Quant aux livres d'école, beaucoup, pour des raisons de condensation de texte et par suite d'économie, sont imprimés en caractères trop fins, et une réforme est désirable sous ce rapport.

L'exiguité exagérée des caractères des livres de classe est en effet une cause de myopie; mais Javal a également incriminé, à ce point de vue, l'étroitesse des lettres et a formulé cette proposition : que la *lisibilité* d'un texte dépend moins de la hauteur des lettres que de leur largeur; en d'autres termes, plus il y a de lettres dans un centimètre courant de texte, moins celui-ci est lisible et exige d'efforts laborieux d'adaptation ; d'où aussi la nécessité de rapprocher le livre, et, par suite, une tendance à la production de la myopie. Partant des données de l'expérience, il voudrait qu'on n'admît comme livres scolaires que ceux qui ont, au maximum, 6 lettres par centimètre courant pour les enfants de sept ans; 6 1/2 pour ceux de dix à douze ans, et 7 pour les enfants de douze ans. Perrin jugeant avec raison cette échelle typographique trop compliquée et peu susceptible d'être parcourue dans la pratique, propose d'adopter pour les livres scolaires le maximum moyen de 7 lettres au centimètre. La longueur des lignes ne serait pas non plus indifférente; suivant ces ophthalmologistes, plus les lignes sont longues, plus facilement la lecture assidue conduit à la myopie. Javal estime que le danger commence au delà de lignes de 8 centimètres. Tout cela est judicieux sans doute; mais si on voulait ramener les livres scolaires à ces conditions, leurs éditeurs seraient ruinés, et il suffit, conservant les livres qui existent, de leur signaler les progrès à réaliser dans l'avenir. Par malheur, la réforme élèverait de 20 0/0 le prix des livres, et cela seul suffira sans doute pour empêcher qu'elle se réalise.

Je ne vous dirai rien ici de l'influence que des bancs ou des tables d'école mal disposés et imparfaitement adaptés à la taille des enfants peuvent exercer sur la production de la myopie, et je renvoie ces considérations à la leçon dans laquelle nous nous occuperons bientôt des causes des *attitudes vicieuses* chez les enfants. J'insisterai sur cette question d'hygiène scolaire et j'entrerai alors dans les développements que justifient son importance et les recherches laborieuses dont elle a été l'objet dans ces dernières années.

Les travaux d'aiguille trop minutieux ont les mêmes inconvénients pour les petites filles, et il faut veiller avec soin à ce qu'ils ne deviennent pour elles une occasion de raccourcissement de la vue, d'autant plus que la myopie entraîne aisément, à cet âge, des attitudes incorrectes et peut compromettre indirectement la rectitude de leur taille.

La myopie n'est pas seulement une imperfection sensorielle, elle est aussi une disgrâce physique : les efforts d'accommodation auxquels se livrent en effet les myopes, entraînent tous les muscles péri-orbitaires dans une contraction qui imprime à la physionomie un cachet n'ayant rien d'agréable et que complique un clignotement habituel. De plus, la myopie devient souvent une cause d'inflexion du cou en avant. Ces inconvénients ont, bien entendu, chez les filles, une importance plus particulière.

Il convient enfin de ne pas considérer, comme on le fait sur la foi d'un adage sans valeur, la myopie comme rachetée par des conditions compensatrices de solidité et d'acuité de la vision. Il n'en est rien : Giraud-Teulon examinant 892 myopes au point de vue de l'acuité visuelle, a constaté que celle-ci est habituellement diminuée, et qu'elle l'est en proportion avec le degré de la myopie. A un certain degré, la diminution de l'acuité est un fait constant. Ce spécialiste distingué a constaté en effet que dans la myopie comprise entre 0 et 1/5, il y a 1,25 d'yeux notablement affaiblis;

qu'entre 1/4 et 1/6, le déchet monte à 4,43 et qu'il atteint 28, 4 pour 100 quand la myopie dépasse 1/3.

Beaucoup d'enfants sont atteints d'un degré notable d'astigmatisme. Cette imperfection visuelle qui dépend, comme vous le savez, d'un défaut de symétrie des surfaces réfringentes de l'œil, est commune ; mais elle n'amène de trouble de la vision que quand elle atteint un certain degré. Javal examinant sous ce rapport un grand nombre d'enfants, a constaté que chez 1 sur 10 environ, la vue était faible et que cette faiblesse était due à l'astigmatisme.

Nicati a établi que sur 532 yeux myopes, 72 offraient en même temps un degré notable d'astigmatisme. L'usage de verres cylindriques combat cette imperfection visuelle.

Le strabisme qui imprime à la physionomie des enfants un préjudice si justement redouté des familles, principalement quand il s'agit des filles, pour lesquelles la beauté a un prix particulier, n'est presque jamais congénial. L'éclampsie vermineuse ou dentaire le produit souvent, et vous rencontrerez dans votre pratique un bon nombre d'enfants dont les axes visuels avaient leur direction normale et qui sont devenus louches à la suite de convulsions. Il est rare qu'un accès convulsif isolé produise ce résultat ; mais quand les attaques éclamptiques se sont multipliées, le strabisme en est souvent la conséquence. Le strabisme que l'on pourrait appeler *éclamptique* est convergent dans l'immense majorité des cas, et l'on s'en rend compte quand on se rappelle que, pendant la crise convulsive, l'œil est fortement attiré en haut et en dedans, ce qui implique ou un relâchement paralytique du droit externe ou un état contractural du droit interne et du grand oblique, ce qui est bien plus vraisemblable, l'état spasmodique dans lequel est entraîné tout le système musculaire devant produire plutôt de la contracture que de la paralysie oculaire. Il me semble cependant que le droit externe, tiraillé par le fait du strabisme convergent, peut très bien tomber dans une inertie provoquée par l'élongation de ses fibres, de sorte que, dans beaucoup de strabismes éclamptiques, la déviation de l'œil peut avoir une double origine, à la fois contracturale et paralytique. Les éclampsies d'origine intestinale, comme celles qui se produisent dans les entérites de dentition ou dans celles d'un sevrage mal réussi, sont une cause fréquente de strabisme, chez les enfants. Le passage de la contracture temporaire à la contracture permanente, par raccourcissement des muscles, n'a, comme l'a remarqué judicieusement Bonnet, rien d'insolite. C'est un fait entièrement analogue à celui qui amène la formation de pieds-bots à la suite de l'éclampsie infantile. Beaucoup d'auteurs considèrent aussi l'onanisme comme pouvant amener une déviation dans les axes oculaires.

Le strabisme, chez les enfants, dépend souvent d'une maladie cérébrale, affectant soit la pulpe du cerveau, soit ses membranes d'enveloppe : il n'en est guère qui n'amènent pendant leur durée une discordance des axes oculaires, et très souvent ce signe persiste après leur disparition. Sanson a insisté avec beaucoup de raison sur la fréquence de cette cause du strabisme chez les enfants.

Le strabisme peut-il être le résultat de l'imitation? Le plus grand nombre des auteurs admettent la réalité de cette influence, et dissuadent les familles de confier leurs enfants à des nourrices atteintes de strabisme. On peut admettre que l'importance de cette cause a été exagérée, sans nier cependant d'une manière complète sa réalité. Les familles dans lesquelles le strabisme est fréquent et permet de supposer chez l'enfant une prédisposition héréditaire doivent en tenir un certain compte, d'autant plus que la faculté d'imitation, base de la première éducation, est développée à un degré éminent dans les premiers temps de la vie.

Mais le strabisme est surtout la conséquence habituelle, soit d'autres maladies oculaires, comme certaines opacités du cristallin, des taches de la cornée, des lésions rétiniennes, etc., qui obligent les enfants à détruire instinctivement dans l'intérêt de la perception des objets la direction normale des axes oculaires, soit d'une mauvaise éducation de la vision pendant les premiers temps de la vie. La vue rapprochée d'objets fortement éclairés, tels qu'une fenêtre, une glace, une lampe ou une veilleuse, est une cause de production de myopie et de strabisme ; double raison pour l'écarter. Les hochets que les enfants tiennent rapprochés de leurs yeux sont dans le même cas. Je vous signalerai, à ce propos, la mauvaise habitude qu'ont certaines nourrices de suspendre des objets brillants à la flèche des berceaux et de les laisser descendre à la hauteur des yeux du nourrisson ; c'est là une cause de strabisme dont on ne se défie pas assez.

Le strabisme *récent* est guérissable, et son traitement a pour base les moyens propres à exagérer l'action des muscles oculaires antagonistes de ceux qui convulsent l'œil et l'entraînent de leur côté : la lecture latérale conseillée par Rognetta ; l'usage de louchettes dont le trou visuel est placé dans une telle direction que l'œil dévié tend, en le cherchant, à se rapprocher de sa direction normale. Cette gymnastique oculaire conduite avec persévérance et méthode a-t-elle échoué, la question de la ténotomie se présente. Proposée et exécutée pour la première fois par Stromeyer et Dieffenbach, cette opération a excité, dans le principe, un enthousiasme qui a été suivi d'une réaction inverse, et elle est aujourd'hui tombée dans un discrédit à peu près complet. Beaucoup d'oculistes estiment qu'elle s'en relèvera ; et il est de fait que, si elle n'a pas tenu toutes ses promesses, elle a rendu leur rectitude à un bon nombre d'yeux louches qui, sans elle, auraient été condamnés à une difformité irrémédiable. Seulement, la section des muscles oculaires reconnaît des contre-indications qui reposent sur la nature du strabisme. Il est évident que le strabisme paralytique n'en peut retirer aucun avantage, et que celui qui dépend d'une maladie cérébrale est dans le même cas. Le strabisme éclamptique chez les enfants indique, au contraire, mais comme ressource ultime, l'intervention chirurgicale.

L'hygiène de la vue dans l'enfance a un double objectif : 1° éloigner de l'œil les causes qui sont aggressives pour cet organe ; 2° en faire l'éducation, c'est-à-dire porter ses aptitudes visuelles au plus haut degré de perfection. Je vous ai dit souvent qu'un sens était un enfant à élever et que, pour l'un comme pour l'autre, le résultat que l'on obtient est la résultante de ses aptitudes natives et de l'éducation qui les a perfectionnées, si elles sont heureuses, ou les a améliorées si elles sont médiocres. J'ai insisté sur ce point dans mon livre relatif à l'*Éducation physique des garçons*(1), et je vous rappellerai seulement que l'éducation de la vue peut porter la faculté d'adaptation à un maximum de puissance qui est un avantage dont l'utilité se révèle dans les circonstances les plus variées de la vie, et notamment dans le plus grand nombre des formes de l'activité professionnelle. De même aussi l'acuité visuelle, l'œil étant sain, n'est pas une quantité invariable ; elle est susceptible de s'accroître par un exercice modéré et méthodique. Enfin, la mémoire visuelle, sous ses formes diverses de mémoire *locale* ou *topographique*, de mémoire des *formes* et des *lignes*, de mémoire *chromatique* ou des couleurs, de mémoire *géométrique* ou des dimensions, de mémoire *graphique* ou des descriptions, est une faculté, une dans son essence, mais multiple dans ses applications, et que l'éducation a pour mission de développer. La formation du coup-d'œil, résultat complexe de la rapidité et de la netteté des impressions visuelles et de la précision des données que l'esprit en retire, est le dernier aspect de cette éducation sensorielle dont le prix est habituellement trop peu senti et sans laquelle le plus précieux des sens, celui qui entretient avec l'intelligence les rapports les plus assidus et les plus étroits, reste cependant dans un état d'impotence et de faiblesse.

(1) *Op. cit.*, page 231.

Je n'ai pas voulu aborder la série des accidents qui peuvent, chez les enfants, porter atteinte à l'intégrité de la vue : blessures de diverses sortes, corps étrangers, brûlures, etc., parce qu'ils n'ont rien de particulier à cet âge, si ce n'est leur extrême fréquence. Je vous signalerai cependant le procès récemment fait par Galezowski, devant la *Société de médecine publique*, à la plume de fer considérée comme instrument de traumatisme oculaire. Il proposait pour y remédier de revenir dans les écoles à la classique plume d'oie qui, après avoir écrit *Polyeucte* et le *Misanthrope*, repose dans un oubli absolu. Sans doute une pointe de plume poussée vers l'œil par un mouvement inconsidéré ou par l'espièglerie d'un voisin est moins agressive quand c'est une plume d'oie ; mais il ne me semble pas y avoir là matière à révolution dans les habitudes scolaires. Plût au ciel que la plume, sous l'une ou l'autre de ces deux formes, n'eût pas à se reprocher de méfaits plus fréquents et plus graves que celui-là !

Je ne vous ai pas tout dit, messieurs, bien s'en faut, sur cette question de l'hygiène de la vue chez les enfants ; mais les considérations qui précèdent suffiront, je l'espère, pour vous en montrer l'importance et pour vous engager à demander aux ouvrages spéciaux sur l'oculistique des connaissances plus complètes et plus précises.

Laissez-moi vous rappeler en terminant que, chez les enfants, peut-être plus encore qu'à un autre âge, l'intégrité de l'organe visuel est très étroitement subordonnée aux conditions de la santé générale, et qu'en combattant, en particulier, la scrofulose et la convulsibilité, vous n'aurez pas tout fait sans doute pour prévenir les causes de déchéance qui menacent la vision, mais vous en aurez du moins écarté un bon nombre, et des plus importantes.

QUATORZIÈME LEÇON

Orthomorphose et beauté

Sommaire : La fonction de la beauté dans la destinée humaine. — Puissance limitée, mais réelle, de l'hygiène en ce qui regarde cet intérêt. — La préservation du rachitisme au point de vue de l'orthomorphose. — Son rôle dans la production des difformités. — Déviations rachidiennes et mauvaise conformation du bassin. — Dystocie et angusties pelviennes. — Influence du rachitisme sur la carie dentaire. — La malformation scrofuleuse. — L'herpétisme en fonction de la beauté. — Dyschromatoses cutanées et maladies parasitaires du cuir chevelu. — Déformation du visage par les érysipèles et par la variole.

La beauté ne se crée pas mais elle se conserve; la difformité ne disparaît pas, mais elle s'atténue. Cette double proposition résumera synthétiquement cette leçon.

L'hygiène, qui a pour mission l'amélioration du type humain au point de vue structural comme au point de vue hygide, ne saurait se désintéresser de cette question de la beauté physique. Elle constitue en effet un don dont on peut mésuser, comme on mésuse de tous les autres, mais qui n'en crée pas moins, pour celui qui l'a reçu, un privilège et une puissance. Sans aucun doute, son rôle dans la destinée de l'homme est restreint, mais quelle influence n'exerce-t-il pas sur celle de la femme à laquelle il assure, avec l'empire de l'attrait, la liberté du choix d'une vocation. L'hygiène infantile peut donc sans déroger, s'occuper des questions qui se rapportent à l'orthomorphose ou à la beauté, en tant qu'elle peut être préparée par l'éducation physique.

L'hérédité des formes, des lignes et des proportions met sans doute l'hygiéniste en présence de faits accomplis, et le choix dans le mariage, comme l'hygiène de la grossesse, ne s'inspirent guère, d'habitude, des conseils que Claude Quillet a intrépidement formulés dans sa *Callipédie;* mais elle peut, à force de soins, atténuer ce qui est vicieux, et là où elle est impuissante à atteindre ce but, elle a au moins pour office de conserver le degré de beauté qui existe et de l'empêcher d'être entraîné dans le naufrage d'une santé menacée. D'ailleurs Hygie, que Théocrite appelait « la plus belle des Immortelles », a charge de ce double intérêt de la santé et de la beauté et elle y pourvoit simultanément. Il n'est personne en effet qui, ayant atteint la limite de la santé qui lui est permise, n'ait réalisé du même coup la somme de beauté à laquelle il peut prétendre.

La prophylaxie du rachitisme, une direction intelligente de l'hygiène de l'enfant pendant les périodes de croissance active ; la surveillance des attitudes ; la correction du strabisme quand on n'a pu le prévenir ; le redressement des écarts d'une dentition irrégulière ; la cosmétique de la peau et des cheveux chez les enfants, constituent les divisions naturelles de cette étude.

Le rachitisme est, de toutes les maladies de l'enfance, la plus redoutable pour l'avenir ; tandis que les autres, en effet, alors même qu'elles sont plus compromettantes pour la vie, ne laissent guère de traces après elles, celle-ci marque l'organisme d'une empreinte indélébile, et les malformations qu'elle entraîne sont irrémédiables. Elle détruit la régularité des formes et l'harmonie des proportions, et, en altérant les diamètres normaux de la poitrine et du bassin, elle peut, dans les deux sexes, apporter à la respiration une entrave permanente, et devenir, chez les femmes, une cause de dystocie.

Je laisse au cours de pathologie interne le soin de vous décrire le rachitisme, je n'ai à l'envisager ici que dans son

étiologie, base d'une préservation efficace, et dans ses conséquences sur la santé à venir et sur la régularité des
formes.

L'hérédité n'intervient que faiblement dans la production
du rachitisme, et ce qui le prouve c'est que, de plusieurs enfants issus de parents placés dans des conditions d'hygiène et
de santé qui sont demeurées les mêmes, il n'est pas sans exemple de voir les uns échapper au rachitisme, les autres subir
ses atteintes. Le fait de l'existence, rare mais incontestée, du
rachitisme intra-utérin, n'implique pas nécessairement celui
de l'hérédité, mais prouve simplement que le fœtus peut,
comme l'enfant, subir cette maladie de la nutrition, ou
plutôt de la croissance, dont l'essence nous est encore complètement inconnue.

On a soutenu que la syphilis des parents pouvait, par voie
de métamorphose, engendrer le rachitisme infantile ; et cette
opinion s'est surtout appuyée sur ce fait que la syphilis et
le rachitisme sont des maladies modernes ou du moins qui
n'ont pris une extension considérable que dans les derniers
siècles, la syphilis au xv⁰ siècle, le rachitisme au xvii⁰ siècle.
Boerrhave admettait que le rachitisme procédait d'une tare
syphilitique latente. Son commentateur van Swiethen, au contraire, posait des réserves très expresses, et j'ajouterai très
justifiées, à ce sujet. Rosen de Rosenstein défendait plus tard
contre Lorry l'intervention fréquente de la syphilis dans la
production du rachitisme. On peut nier l'influence *directe* de
la syphilis dans l'étiologie du rachitisme, les lésions osseuses
dans les deux maladies étant absolument distinctes, et les enfants rachitiques n'offrant d'ailleurs aucun des autres symptômes qui caractérisent la syphilis constitutionnelle ; on ne
saurait nier d'une manière absolue son influence *indirecte*,
à titre de prédisposition. Là comme toujours, il faut autre
chose que des opinions et des impressions, et des observations
bien recueillies, servant de base solide à une statistique,
peuvent seules éclairer la question.

L'enfant naît très rarement rachitique. Des recherches de Glisson, Chaussier et J. Guérin sur ce point constituent le rachitisme intra-utérin à l'état de fait absolument exceptionnel. Léon Tripier croit que si les autopsies avaient été faites avec plus de soin, on aurait constaté le rachitisme plus souvent, et il admet que c'est vers la fin du troisième mois de la grossesse, époque où l'ostéogénèse est très active chez le fœtus, que le rachitisme apparaît. Chez l'enfant, le rachitisme se montre de préférence dans le cours de la seconde année, et il est même possible, comme l'admet Tripier, que ses premières manifestations étant très obscures, il faille faire remonter son origine plus haut. Sur 346 cas de rachitisme, il a trouvé 3 cas de rachitisme intra-utérin : 98 dans le cours de la première année ; 176 dans la deuxième année ; 35 dans la troisième ; 19 dans la quatrième ; 10 dans la cinquième, et 5 de six à douze ans. En résumé, la période de la première dentition a produit plus des deux tiers des cas de rachitisme, et les deux premières années en ont fourni cinq fois plus que la troisième et la quatrième année. Si vous vous rappelez ce que je vous ai dit de la fougue extrême de croissance qui signale la période de la naissance à deux ans (elle est mesurée par une élongation de 29 centimètres, tandis que les deux années suivantes ne fournissent qu'une élongation moyenne de 13 centimètres), vous aurez peine à soustraire votre esprit à la pensée qu'il y a entre la croissance et le rachitisme, une relation très étroite. Je crois que la dentition n'influe pas sur la fréquence du rachitisme, et qu'il y a entre ce travail et le rachitisme un simple rapport de coïncidence ; et ce qui semble le prouver, c'est que les dentitions irrégulières ou laborieuses ne sont pas plus souvent suivies, toutes choses égales d'ailleurs, de rachitisme que celles qui se passent normalement. Sans doute on voit souvent chez des enfants rachitiques la première dentition être retardée ; mais il est permis de penser que l'influence rachitique est ici une cause et nullement un effet. Ch. West dit n'avoir jamais vu

le rachitisme commencer après trois ans. Les filles y semblent plus disposées que les garçons, sans doute parce qu'elles
présentent plus souvent ces attributs de lymphatisme et de
débilité qui ne sont pas le rachitisme mais qui y prédispo-
sent évidemment. Toutefois il ne faudrait pas s'exagérer
l'influence de ce genre de prédisposition. Rufz, en examinant
vingt enfants rachitiques, n'en a trouvé que deux qui fussent blonds et lymphatiques; tous les autres étaient bruns
et présentaient, comme d'ailleurs presque tous les rachitiques, un développement assez notable du système pileux.
Il faut en dire autant de la scrofule. Le rachitisme a été considéré par quelques auteurs, au nombre desquels je citerai
Richerand et Pujol, comme une manifestation scrofuleuse ;
mais, comme il n'exclut pas la scrofule, on a pu prendre de
simples coïncidences pour un rapport de cause à effet. Ce
qu'il y a de certain, c'est qu'on voit le rachitisme se manifester chez des enfants indemnes de toute scrofule ; d'ailleurs
(et cet argument suffirait) la scrofule est héréditaire au premier chef et l'hérédité du rachitis est contestée par le plus
grand nombre des auteurs.

Le rachitisme n'étant que très exceptionnellement apporté
dans la vie, comme fait réalisé et comme fait virtuel ou
d'hérédité, on peut affirmer qu'en général l'on ne naît pas
rachitique, qu'on le devient, et qu'il appartient à une bonne
hygiène de prévenir ce qu'une mauvaise hygiène produit
de toutes pièces.

Mais quel est celui des éléments complexes d'une hygiène
reprochable qui doit être légitimement incriminé ? L'alimentation et le séjour dans une atmosphère froide, humide et
imparfaitement éclairée ont été considérés comme les deux
facteurs principaux du rachitis, agissant isolément ou ensemble. Ch. West a fait jouer le rôle prédominant à l'influence
d'une atmosphère humide et incomplètement ventilée, et il
a signalé, à ce propos, la rareté du rachitis chez les enfants
des paysans. L'argument vous paraîtra mal choisi. Ne sait-

on pas, en effet, ce que sont les habitations rurales où les conditions les plus malsaines de défaut d'air, de malpropreté, d'humidité, de pénurie de la lumière, de méphitisme, existent au maximum ; l'enfant est trop jeune pour profiter des compensations de l'atmosphère libre, et il croupit dans un milieu auprès duquel les logements des ouvriers sont presque salubres. D'ailleurs cet auteur, en affirmant qu'il n'a jamais vu un enfant bien allaité être pris de rachitisme alors même que les autres conditions d'hygiène étaient détestables, combat sa propre opinion et fait aux conditions de l'allaitement et du sevrage une part prépondérante dans l'étiologie du rachitisme. On peut formuler d'une manière absolue cette proposition : « Un enfant bien nourri est à l'abri du rachitisme. » Et par enfant bien nourri, il faut entendre celui qui est au sein d'une mère ou d'une nourrice bien portante, ayant de bon lait en quantité suffisante ; auquel on n'accorde d'aliments additionnels convenables que du 5e au 8e mois ; qui est allaité jusqu'à l'apparition de sa douzième dent ; dont le sevrage est bien conduit et qui continue, quand il est détaché du sein, à se nourrir principalement de lait. Plus on s'écarte de ces conditions d'un allaitement normal, plus on a de chances de voir le rachitisme se produire. On a accusé l'allaitement *prolongé* de produire le rachitis, et cette opinion a été anciennement soutenue par J. Guérin ; j'incriminerais plus volontiers l'allaitement *raccourci*. J'ai vu nombre d'enfants dont l'allaitement avait été continué, pour des raisons diverses, jusqu'à vingt mois et au delà et je n'ai constaté chez eux aucun signe de rachitisme, tandis que j'ai vu celui-ci se produire fréquemment chez des enfants sevrés prématurément après un allaitement médiocre et qui avaient été mis sans discernement à une alimentation omnivore. J. Guérin sevrant deux jeunes chiens à un mois, les enfermant dans un réduit peu éclairé et les nourrissant exclusivement de viande, les a rendus rachitiques ; cette expérience prouve moins que le rachitis procède d'une alimentation trop animalisée, qu'elle ne démontre l'influence étiologique de la privation de lait. Du reste, l'opinion de cet auteur s'est modifiée depuis et il s'est rattaché à la théorie étiologique qui voit dans un allaitement insuffisant, c'est-à-dire dans un sevrage prématuré, la cause la plus habituelle du rachitisme. N. Guillot estime que le point de départ exclusif du rachitisme est dans l'alimentation, et qu'un lait trop abondant ou insuffisant, trop riche ou trop pauvre, des aliments réfractaires à l'action digestive, en sont la cause déterminante, les autres éléments d'une hygiène défectueuse n'intervenant qu'en renforçant cette cause et ne créant qu'une prédisposition. C'est là aussi l'opinion de Trousseau. « Chez l'homme, dit-il, les choses ne se passent pas autrement que chez les animaux. Aux enfants comme aux petits des mammifères c'est, dans le premier âge, la nourriture lactée qui convient seule; c'est la seule à laquelle le tube digestif soit approprié, et le fait même de l'absence des dents indique suffisamment *à priori* qu'il en est ainsi. En y regardant attentivement, on demeure convaincu qu'il n'est jamais plus commun que chez les enfants sevrés avant que la dentition soit assez avancée, et que l'on nourrit de soupes au pain, de légumes, de viande même, au lieu de les maintenir au régime lacté qui convient le mieux à leurs aptitudes digestives. »

Cette théorie étiologique est la plus vraisemblable, la mieux en rapport avec les faits observés; elle est la plus consolante aussi, car elle ouvre à l'hygiène la certitude que, quand ses conseils prévaudront et qu'elle ne se heurtera pas à des impossibilités matérielles, elle arrivera à prévenir presque sûrement le développement du rachitisme. Et ce résultat est d'un grand prix comme vous allez le voir.

Le rachitisme n'a pas seulement de la gravité par lui-même à raison de l'état cachectique où tombent les enfants qui en sont atteints, d'une diarrhée persistante qui les entraîne, des maladies intercurrentes, telles que l'hydrocéphalie, l'éclampsie, des bronchites avec collapsus pulmonaire d'un caractère particulièrement sérieux; ses dangers éloignés ne sont pas moins redoutables si on ne l'a pas arrêté de bonne heure.

Le rachitisme, quand il a atteint une certaine intensité, marque de son empreinte toutes les pièces du squelette. La tête est volumineuse, moins sans doute qu'elle ne l'est dans l'hydrocéphalie mais assez cependant pour contraster avec l'exiguité relative de la face et donner aux enfants un cachet fœtal qui frappe au premier abord; la saillie du coronal, l'aplatissement des pariétaux à leur point de jonction, un relief anormal des bosses pariétales et frontales, changent complètement la forme du crâne. La déformation de cette boîte osseuse est d'autant plus marquée que le rachitisme a commencé plus tôt, ce qui se comprend, et Ch. West a même formulé cette proposition que, si le rachitisme n'apparaît qu'à quinze ou dix-huit mois, le crâne peut échapper à toute déformation. Quand il a été rachitique, il peut éprouver un retrait sur lui-même et rentrer dans ses dimensions ordinaires ; mais il n'est pas rare de voir ses dimensions et sa forme anormales persister dans l'âge adulte.

Les os de la face n'échappent pas complètement non plus à l'influence du rachitisme, mais il s'exerce particulièrement sur les os maxillaires et spécialement sur le maxillaire supérieur. Vous constaterez souvent, messieurs, chez des adolescents, et même des adultes, une exagération de la courbure de la voûte palatine dont le sommet est placé très haut et dont les pieds sont anormalement rapprochés; en même temps le rebord alvéolaire est projeté en avant et séparé du reste de l'os par un sillon assez profond. Il résulte de cette conformation acquise, et qui est la signature d'un rachitisme passé, une diminution dans la cavité des fosses nasales, et par suite, une tendance à l'enchifrénement, mais surtout un rapprochement des amygdales qui peuvent, sans être volumineuses, produire la même gêne mécanique que quand elles sont hypertrophiées ; enfin la concordance des deux arcades dentaires est moins complète que dans une structure normale ; la voix est sensiblement modifiée dans ses conditions, elle a souvent un caractère nasonné, et la régularité de la physionomie n'est pas non plus parfaite.

La poitrine des sujets qui ont été rachitiques dans leur enfance accuse également des déformations caractéristiques et qui suffisent, quand on examine un adulte, pour donner l'assurance qu'il a été entaché de rachitisme à un certain degré. La convexité régulière du thorax a fait place à des déformations multiples qui consistent principalement dans l'aplatissement des régions latérales ; la projection du sternum en avant, constituant la forme de poitrine dite en *breschet* ou en *carène ;* la dilatation de la base à partir de la neuvième côte, donnant à cette partie du thorax, suivant une comparaison de Trousseau, l'aspect « d'un bassin renversé dans lequel viennent se loger les organes abdominaux ». Il en résulte que la poitrine, considérée dans le sens de sa longueur, au lieu de constituer un seul plan régulièrement oblique de haut en bas et de dedans en dehors, est formée par deux plans se rencontrant sous un angle dièdre extrêmement ouvert. La partie inférieure de la poitrine prend plus de part à ces déformations caractéristiques que la partie supérieure, constituée par des côtes plus courtes, plus larges, plus fortes et par conséquent moins disposées à céder. Un aplatissement des clavicules, une exagération de la convexité de la région cervicale de l'épine et une atténuation de sa concavité dorsale, sont les conséquences du poids de la tête et de l'aplatissement axillaire de la poitrine. La diminution considérable du diamètre transverse du thorax, celle du diamètre vertical, ne sont pas compensées par l'augmentation réelle, mais minime, du diamètre antéro-postérieur dans les poitrines rachitiques, et la cavité du thorax est sensiblement rétrécie, en même temps que le ventre présente, d'ordinaire, un volume exagéré, qui tient surtout à ce que le foie et la rate offrent une ampliation que Trousseau a niée bien à tort. Ce caractère s'efface en partie chez l'adulte, aussi bien que les nouures ou nodosités en chapelet qui siègent au niveau des articulations chondrocostales. Mais d'autres caractères signalent la poitrine des adultes qui ont été rachitiques, tels sont : l'amincissement rubané des muscles larges qui s'étalent sur la poitrine ; un défaut d'élasticité des côtes due à ce qu'elles présentent cette compacité éburnée qui succède à l'ostéomalacie du rachitisme ; et enfin ce réseau veineux supplémentaire qui couvre les parois de la poitrine et qui indique la gêne qu'éprouve la circulation centrale par le fait du rétrécissement de la cage thoracique. Une poitrine dans laquelle se constatent ainsi les signes d'un rachitisme passé, implique une circulation gênée, une respiration insuffisante et par suite une sorte de *valétudinarisme rachitique* dû à l'imparfait développement des poumons.

Il semble impossible également que cette cause ne joue pas dans la production ou l'aggravation des maladies pulmonaires un rôle très important.

Quelle est l'influence du rachitisme sur la déviation de la colonne vertébrale ? Elle a été sans doute exagérée par les auteurs qui ont vu, dans presque toutes les déviations de la colonne vertébrale, l'indice d'un rachitisme, actuel ou passé ; mais le rôle du rachitis, réduit aujourd'hui, n'en est pas moins très actif. La scoliose congénitale, très rare comme l'est le rachitisme intra-utérin, paraît manifestement dériver de celui-ci, et cette opinion est d'autant plus plausible que la scoliose de la première enfance est rapportée presque uniquement au rachitisme. C'est là l'opinion très autorisée de Bouvier qui fait remarquer, à ce propos, que les incurvations de la colonne vertébrale sont bien plus rares chez les enfants rachitiques que ne le sont les autres déformations osseuses. Cette scoliose rachitique de la première enfance affecterait également, suivant lui, les deux sexes, tandis que la scoliose de la fin de la dernière enfance serait au contraire beaucoup plus commune chez les filles. La première partie de cette proposition ne saurait être admise. Toutes les statistiques admettent une prédilection marquée du rachitis pour le sexe féminin ; et dès lors, il est naturel de penser que les scolioses qui relèvent de cette cause doivent être plus fréquentes chez les petites filles.

Les déformations pelviennes qui résultent du rachitisme de l'enfance ont été magistralement étudiées par Depaul qui les rapporte à trois causes agissant simultanément : le ramollissement général ou partiel des os de la ceinture pelvienne ; l'arrêt de développement qui est la conséquence du rachitisme ; les actions mécaniques de pression statique ou de tiraillement musculaire qui, trouvant des os sans résistance, en modifient la forme. Il assigne aux déformations rachitiques du bassin les caractères suivants : 1° racourcissement du diamètre antéro-postérieur, dans une mesure proportionnée au degré de déformation du bassin ; 2° diminution fréquente, mais non constante, des diamètres obliques du détroit supérieur ; 3° diamètre transverse souvent intact, quelquefois accru ; 4° diamètre vertical de l'excavation diminué ; 5° diamètres oblique et transverse de l'excavation habituellement normaux ; 6° diamètres du détroit inférieur ordinairement conservés ; quelquefois le transverse et l'antéro-postérieur un peu agrandis ; 7° distance moindre entre le milieu des crêtes iliaques antéro-supérieures ; 8° diminution de la hauteur totale du bassin ; 9° moindre concavité, quelquefois convexité du sacrum ; 10° écartement plus grand des branches de l'arcade pubienne ; 11° diminution de la hauteur du sacrum et de celle de la symphyse pubienne ; 12° abaissement de l'angle sacro-vertébral, moindre inclinaison du bassin en avant ; 13° réduction du poids du bassin qui, de 760 grammes, chiffre moyen, peut tomber à 500 et même à 300 grammes.

On voit que les caractères généraux du bassin rachitique sont : d'être aplati, ce dont on se rend compte par les deux pressions en sens inverse qu'il subit, l'une qui lui est trans-

mise par la partie supérieure du corps, l'autre par la résistance du sol ; et d'être en même temps amoindri, de pécher,
comme le dit Depaul, par défaut d'étoffe, à l'inverse du bassin
déformé par ostéomalacie dont la matière serait suffisante,
si on la supposait bien répartie, pour reconstituer un bassin
normal. Cette différence s'explique aisément par ce fait que
les viciations rachitiques datant de l'enfance ont amené un
arrêt de développement du bassin, tandis que les viciations
ostéomalaciques survenant à l'âge adulte trouvent un
bassin achevé, et en modifient les formes sans amoindrir sa
substance.

Si l'on songe que la plupart des cas de dystocie par angusties pelviennes se rapportent à des rachitiques ; que la
ressource de l'accouchement prématuré artificiel, assez précaire pour l'enfant, et celle de l'opération césarienne ne sont
guère invoquées que dans des cas de rétrécissements ayant
cette origine, on comprend le prix qu'il faut attacher à
prévenir le rachitisme des petites filles, doublement à redouter pour elles puisqu'au danger qui leur est commun
avec les enfants de l'autre sexe, celui d'une déformation du
squelette intéressant l'harmonie des formes et compro-
mettant la santé, se joint le péril spécial de malformations
pelviennes qui peuvent leur faire courir plus tard les plus
grands dangers si elles deviennent mères.

Le rachitisme agit sur les membres, principalement sur
les membres inférieurs, et y produit des raccourcissements et
des déviations qui en altèrent les lignes, donnent à la démarche des modalités disgracieuses et amènent souvent la
claudication. Quand l'arrêt de développement produit par le
rachitisme frappe les os symétriques dans une mesure égale,
ce qui est très rare, il y a diminution de la taille, le buste
conservant ses proportions ; mais quand un des os se développe normalement, l'autre étant arrêté dans sa croissance,
il y a nécessairement claudication. Le fémur ayant un développement plus rapide que les autres os du membre inférieur

est le plus souvent atteint par le rachitisme et devient plus court; dans un cas, la différence de longueur des deux fémurs a atteint 8 centimètres, de sorte que l'un de ces os semblait appartenir à un enfant. En même temps, les fémurs sont fortement arqués; dans ce cas les jambes peuvent présenter une courbure dans le même sens ou bien une courbure en sens opposé, les genoux étant alors cagneux. Ces défectuosités de la marche, dont les types variés se présentent à votre souvenir, sont le plus habituellement des reliquats d'un rachitisme ancien.

La dentition reçoit aussi le contre-coup du rachitisme. Trousseau a insisté sur les anomalies de la dentition dues à cette cause; le retard de l'éruption des premières dents est la conséquence d'un rachitisme précoce; s'il survient au contraire après l'achèvement de la première dentition, il provoque la carie des dents temporaires, carie qui affecte plus particulièrement les dents de la mâchoire supérieure, comme l'a montré Magitot qui, sur 1,000 cas de carie de la première dentition, a trouvé 543 caries des dents d'en haut et 457 caries des dents d'en bas. A un degré extrême de cachexie rachitique, les mâchoires de l'enfant, bordées de dents noircies, érodées, émergeant d'un tissu gingival comme fongueux, offrent un aspect repoussant. Alors même que les dents de renouvellement qui succèdent à des dents temporaires frappées de carie rachitique sont saines, elles conservent l'empreinte de ce vice : elles sont, suivant Magitot, moins volumineuses, ont une teinte pâle et transparente et gardent une texture délicate qui les dispose à se gâter et à tomber prématurément. J'ajouterai que l'influence du rachitisme s'accusant souvent par une sorte d'arrêt de développement des maxillaires, les dents de renouvellement n'ont qu'une place insuffisante : elles chevauchent, se placent les unes sur les autres et la denture prend une irrégularité qui préjudicie à la rectitude de la physionomie.

Résumons-nous : un abaissement disgracieux de la taille;

un défaut de rectitude des membres ; une rupture dans la symétrie et les proportions des diverses parties du corps entre elles ; une sorte d'arrêt de développement de la poitrine emprisonnant des poumons exigus, impropres à une hématose parfaite ; des déformations pelviennes pouvant créer des causes de dystocie ; une tendance à la scoliose ; des incurvations des os des membres inférieurs rendant la démarche disgracieuse et produisant même quelquefois la claudication, etc., tel est le plus gros des méfaits du rachitisme au point de vue de l'orthomorphose. Si l'on songe que le rachitisme implique, dans l'immense majorité des cas, une mauvaise hygiène, et que si celle-ci n'existait pas, cette cachexie redoutable serait évitée, on prend une idée de l'importance décisive d'une bonne alimentation pendant la première enfance. Le « *principiis obsta* » du poète latin trouve là son application la plus formelle.

La scrofulose est un autre ennemi de la beauté, et plus cruel encore que le rachitisme, son émule malfaisant.

Les traits mêmes de l'habitus scrofuleux constituent déjà, qu'ils soient isolés ou réunis, une disgrâce physique véritable. Des formes habituellement ramassées et épaisses ; une exubérance du tissu cellulaire et du système lymphatique qui altère la régularité des lignes ; l'empâtement de la lèvre supérieure dont le godet sous-nasal est amoindri ou effacé ; l'épaississement du rebord des narines et l'épatement du nez ; le gonflement des paupières dont le bord libre est habituellement rouge et luisant, privé en partie de ses cils ; la mollesse des chairs et leur aspect blafard ; la désharmonie disgracieuse des diverses parties du squelette qui n'ont plus entre elles les proportions du développement régulier ; la grosseur des attaches articulaires ; l'exiguité habituelle de la poitrine, contrastant avec une saillie exagérée du ventre, due au volume du foie, de la rate et des ganglions lymphatiques du mésentère, sont autant de caractères qui préjudicient à la beauté et la menacent, pour l'avenir, d'injures encore plus graves. Ce n'est pas que cet habitus existe toujours, et beaucoup de scrofuleux, en puissance de cette diathèse héréditaire, ont, par le coloris de leur teint, la beauté de leurs cheveux, la régularité de leurs traits, la vivacité de leur esprit, l'harmonie de leurs formes, les attributs de la grâce et même de la beauté; mais il faut considérer ce dernier tableau comme appartenant bien plus au lymphatisme qu'à la scrofulose, et celle-ci, quand elle existe à un certain degré, a toujours une livrée ingrate et repoussante. C'est principalement la *scrofule brune*, si commune dans le midi de la France, qui offre l'habitus scrofuleux au maximum de développement et qui amène surtout cet empâtement des traits coïncidant avec un teint olivâtre, d'où résulte une altération dont le cachet caractéristique est bien autrement facile à reconnaître, à mon sens, que celui qui signale la scrofule classique des gens à cheveux blonds, à peau fine et transparente, quelquefois vivement colorée. Vous avez tous les jours sous vos yeux, dans les rues de notre ville, des exemples de cette scrofule particulière, de nature torpide, et qui m'a toujours paru plus tenace, plus grave et à marche plus rapide que la scrofule ordinaire. J'ai été très frappé des différences qui existent entre ce que j'appelle la scrofule brune et la scrofule blonde dont la description est classique. C'est toujours sans doute la même maladie, mais elle revêt une livrée différente et n'a pas la même évolution.

Reconnaître de loin la scrofule chez les enfants en interrogeant l'hérédité et en considérant un lymphatisme exagéré chez eux, sinon comme le premier degré de cette diathèse, du moins comme le terrain nécessaire à son développement, et instituer un genre de vie, si ce n'est un traitement médicamenteux, propres à modifier le lymphatisme et à l'empêcher d'aboutir à la scrofule, c'est faire acte de prévoyance et sauvegarder du même coup les intérêts de la santé et ceux de la beauté. L'épaississement de la lèvre supérieure et du pourtour des narines, dû à l'exubérance des éléments glandulaires de la muqueuse de la peau, est pour moi une sorte de *diathésimètre* de la scrofule et qui suffit pour justifier l'intervention d'un traitement iodique.

Mais la scrofule, si elle imprègne tout l'organisme, n'a encore produit aucune de ses localisations habituelles ; il n'y a pas de lésions de tissus ou d'organes, et l'on peut espérer, par une hygiène et un traitement appropriés, faire disparaître, ou du moins atténuer presque toujours l'habitus disgracieux qui signale sa présence. La scrofule réalisée est au contraire trop souvent au-dessus de nos ressources et ses stigmates sont indélébiles. Les engorgements ganglionnaires ou glandulaires qu'elle produit peuvent aboutir à la suppuration et laisser, à leur suite, des cicatrices plus ou moins difformes et d'autant plus regrettables que, siégeant presque toujours au cou et dans le voisinage de la mâchoire inférieure, elles ne peuvent être dissimulées que d'une manière incomplète par les vêtements, surtout chez les femmes, et constituent des indices accusateurs qui suffisent quelquefois pour compromettre à jamais l'avenir. La fréquence du coryza scrofuleux entretient au pourtour des narines une irritation de nature hypertrophique qui déforme le nez et la lèvre supérieure. Une blépharite, très tenace, parce qu'elle est diathésique, rougit le rebord des paupières et amène la chute partielle des cils ; des kératites scrofuleuses, à forme phlycténoïde, peuvent compromettre la vision et laisser à leur suite des taies plus ou moins apparentes. Un ozène souvent rebelle, quelquefois une oblitération du sac lacrymal, sont la conséquence fréquente de l'inflammation persistante de la conjonctive et de la muqueuse nasale. L'engorgement habituel des amygdales les hypertrophie, d'où le nasonnement de la voix, l'obtusion de l'ouïe, la fétidité de l'haleine et cette habitude de respirer la bouche ouverte, imposée par l'obstruction des fosses nasales et qui imprime à la physionomie un cachet disgracieux d'hébétude.

Les scrofulides malignes ont encore des conséquences autrement graves : soit qu'elles siègent à la peau, revêtent les formes diverses de la scrofulide érythémateuse, du lupus ulcéreux, de la scrofulide verruqueuse, et laissent à leur suite des pertes de substance et des cicatrices plus ou moins difformes ; soit qu'elles siègent sur les muqueuses de la bouche, de la gorge et y constituent le lupus gingival, le lupus ulcéreux du pharynx. Il suffit d'indiquer les localisations de la scrofule tertiaire et les graves lésions qu'elle produit dans le périoste, les os et les articulations pour se faire une idée des difformités, si ce n'est des mutilations, dont elle est le point de départ. Des tumeurs blanches, la coxalgie, des lésions de la tige rachidienne, avec leurs conséquences de claudication, de gibbosité, etc., dérivent de cette scrofule qui arrête là ses atteintes portées à la régularité des formes. Dépasse-t-elle ce degré, elle étend ses sévices sur les organes intérieurs, et, sous forme de scrofulide viscérale ou quaternaire, elle va se confondre intimement avec la tuberculose que beaucoup d'auteurs considèrent comme son aboutissant naturel ; la plèvre, les poumons, les méninges, les reins, le foie lui-même, deviennent scrofuleux à leur tour et présentent des lésions qui, si elles ne sont pas une production exclusive de la scrofule, semblent cependant provoquées par elle.

Je n'ai donc pas besoin d'insister devant vous sur le prix qu'il faut attacher à la prompte éradication du vice strumeux, aussitôt qu'il apparaît ; la multiplicité des sévices dont il menace la régularité des traits et des formes, montre assez, la santé n'y fût-elle intéressée elle-même qu'au seul point de vue de l'orthomorphose, que la scrofulose mérite d'éveiller toute la sollicitude de l'hygiéniste.

Je m'arrête à cette considération, et je n'ai pas à vous dire ici combien l'hygiène et la thérapeutique, associant leurs ressources, ont de puissance pour modifier le lymphatisme et la scrofule. Ce sujet est trop important en pratique pour que je veuille l'écourter ici. Nous lui consacrerons bientôt une leçon spéciale.

Dans ce dénombrement des ennemis de la beauté nous trouvons l'herpétisme à côté de la scrofule. Nous savons que dans la série, presque innombrable, des maladies dont la peau est le siège, il en est de *parasitaires*, qui doivent à leur cause d'être transmissibles d'un individu à un autre ; d'*individuelles* qui dépendent d'une forme particulière de la santé ou de la constitution, n'ont rien de spécifique et ne se transmettent pas par hérédité, directement au moins, leur reproduction chez les descendants dépendant, quand elle s'opère, d'une simple ressemblance de formule organique agissant à titre de prédisposition ; enfin d'*herpétiques*, dues à une diathèse, foncièrement héréditaire, au même titre que le cancer et la tuberculose. Cette diathèse est une quant à son essence, mais multiforme quant à ses manifestations locales, qui peuvent reproduire tous les types dermatologiques, mais qui ont toutefois pour l'herpès, l'eczéma, l'urticaire, le pityriasis, le psoriasis et l'ichthyose une prédilection accentuée. Le mot *dartre* synthétise, dans la langue du vulgaire, les manifestations diverses de l'herpétisme, et on y attache des idées de dégoût, d'impureté du sang et de contagion qui sont loin d'être toujours fondées, mais qui ont, au point de vue social, des conséquences très fâcheuses. Bazin a proposé de remplacer le mot *dartres* par le mot *herpétides* qui a l'avantage d'être peu compréhensible pour les familles, qui masque, d'une manière opportune, la réprobation qui s'attache à la première de ces expressions, mais qui ne la remplacera jamais pour le public.

Quelle que soit la forme sous laquelle se réalise l'herpétisme : eczéma, impétigo, formes épidermiques sèches, etc., il a une tendance incessante à récidiver, et il produit de préférence ces dermatoses diverses sur les régions qui ont été primitivement occupées, et cela à la faveur d'une sorte d'habitude morbide locale. La vascularité considérable des tégu-

ments du visage, appelle là, de préférence, la plupart des
dermatoses. Leurs traces sont difformes et répulsives en
elles-mêmes, en dehors des idées humorales qu'on y attache,
et quand elles ont duré un certain temps, elles ont amené
une sorte d'hypertrophie nutritive de la peau, et la régularité
des traits en est altérée. Il n'y a, à ce point de vue, rien d'indifférent de ce qui siège au visage, principalement chez les
femmes, et les familles y attachent une importance qu'on ne
saurait trouver exagérée.

Les maladies cutanées qui siègent sur le cuir chevelu
peuvent, de plus, dans un bon nombre de cas, compromettre
l'intégrité des cheveux, et l'on comprend la gravité de ce fait
quand on songe au rôle que joue la chevelure dans la beauté
et au dégoût légitime qui s'attache à des dénudations partielles du cuir chevelu. Les dermatophytes qui hantent d'habitude cette région : les mycodermes du favus (*achorion
Schœnleinii*), celui de la teigne tondante (*tricophyton tonsu-
rans*); celui de la pelade (*tricophyton decalvans*), et enfin le
microsporon furfur qui produit ou accompagne le pityriasis,
sont à redouter à raison de la calvitie partielle qu'ils peuvent
produire; aussi faut-il instituer dès le début un traitement
méthodique, voir, au delà de l'insouciance qu'a l'enfant pour
les risques que court sa chevelure, le chagrin que lui fera
éprouver plus tard une alopécie répugnante, et ne négliger
aucune des ressources que les progrès de la thérapeutique
ont mises aujourd'hui à notre disposition pour détruire ces
parasites avant qu'ils aient causé des ravages irrémédiables.

Je ne saurais placer dans un ordre plus rationnel qu'en en
faisant mention ici, ces vices d'organisation et de coloration
de la peau qui constituent autant de disgrâces physiques justement redoutées. Je veux parler des envies, des taches vasculaires, des *nœvi materni* dans lesquels l'opinion vulgaire voit
des traces de caprices de la gestation auxquels satisfaction
a été refusée, et que l'opinion médicale envisage, sans remonter à leur origine, comme des faits accomplis qui dé-

jouent habituellement tous les efforts de l'art pour les atténuer et auxquels, dans la plupart des cas, il vaut mieux se
résigner. On sait les efforts désespérés et inutiles auxquels
les mères se livrent pour faire disparaître les macules des
rousseurs ou *éphélides lentiformes*, et le zèle, assurément peu
méritoire, avec lequel la spéculation, toujours ardente à suivre
la frayeur, accumule contre elles des eaux infaillibles et
des préservatifs antéphéliques d'un effet assuré. La vérité
vraie est que cette altération du pigment cutané est irrémédiable, et qu'il n'y a rien de mieux à faire que de s'y résigner.

Il est une autre altération de la peau qui appelle au contraire
des soins auxquels le plus souvent elle ne résiste pas. J'entends parler des verrues, ces excroissances épidermiques cons-
tituées par une hypertrophie du derme et des papilles, qu'enveloppe une exsudation épidermique exagérée. Si les verrues
se montrent à tout âge, elles sont plus particulières à l'enfant
chez lequel elles se développent si facilement et avec une
telle abondance que quelques auteurs y ont vu une manifestation particulière de l'herpétisme. La face, particulièrement
les lèvres et les paupières, le cou, mais surtout les mains, sont
le siège de prédilection des verrues qui inspirent un dégoût
réel quand elles sont nombreuses, et peuvent même, si
elles s'implantent au niveau d'une des articulations phalan-
giennes, ce qui n'est pas rare, devenir une cause importune
de gêne et une entrave à certains mouvements. Je n'ai pas à
vous rappeler ici le fastueux arsenal des moyens locaux que
l'on emploie contre les verrues (ligature, excision, cautérisation avec les acides forts, l'acide acétique, le nitrate acide de
mercure). C'est beaucoup et ce n'est pas assez. Une verrue
enlevée est souvent suivie d'autres verrues, et il faudrait disposer d'un moyen ayant prise sur la cause même de cette
pullulation. Il en est un qui a déjà fait ses preuves, et que je
vous recommande, à titre empirique, sans pouvoir vous offrir
la théorie de son mode d'action. Ce sont les préparations
magnésiennes prises à l'intérieur, à petites doses longtemps

continuées. Rien n'est plus certain ni plus inexplicable que l'efficacité de ce moyen. Les témoignages favorables ne lui ont, du reste, pas manqué depuis 1853, époque où Lambert (de Haguenau) le premier, je le crois du moins, a signalé ce fait. Il lui a été révélé par une malade à laquelle il avait prescrit, pour une gastralgie avec pyrosis, l'usage journalier de la magnésie. Elle garda sa gastralgie mais se trouva débarrassée, à son grand contentement, de verrues confluentes qui lui couvraient les mains et lui causaient un déplaisir réel. Instruit par le hasard, qui n'est pas toujours un maître à dédaigner, ce médecin fit, peu après, l'essai de la magnésie sur une autre personne atteinte de verrues multiples, et il obtint le même résultat. Comme il arrive toujours, la communication de ces faits à la presse médicale en provoqua d'autres, et il se trouva bientôt que des médecins éloignés les uns des autres avaient séparément recueilli des observations de même nature. C'est ainsi que René Vanoy en Belgique, Peez à Wiesbaden, Eckstein à Pesth, Rodriguez y Espinosa à Madrid, se portèrent simultanément garants de l'exactitude des faits signalés par Lambert. En Belgique comme en France, en Hongrie comme en Espagne, la magnésie attestait donc cette singulière propriété, et il n'y avait plus guère moyen de la mettre sérieusement en doute. J'avais conservé ces faits dans un coin de ma mémoire ; mais entraîné par des préoccupations cliniques d'autre nature, je n'avais pas songé à les vérifier. Il y a quelque temps, je fus appelé en consultation par un de mes honorables confrères de la Vendée qui, au moment où j'allais prendre congé de lui, me montra sa propre fille, enfant de six ans, et me demanda si je connaissais un moyen de la débarrasser de verrues multiples qui siégeaient à la face dorsale de la main gauche, sur le pouce, l'annulaire et le médius droits et, particularité plus désobligeante, avaient envahi la figure, notamment le menton, la lèvre inférieure, la cloison nasale et enfin le bord de la paupière gauche à un millimètre environ du point lacrymal. Ces verrues étaient petites ; mais quand je vis cette enfant, elles étaient en voie d'accroissement. Le perchlorure de fer, l'acide azotique en avaient détruit quelques-unes, mais une nouvelle poussée n'avait pas tardé à se faire dans leur voisinage. Me reportant par le souvenir aux faits invoqués par Lambert, Vanoy, Eckstein etc., je conseillai d'essayer la magnésie. Deux mois et demi après (le traitement avait été suivi sans interruption pendant cette période), une lettre m'apprenait que les verrues, arrêtées dans leur développement et leur pullulation, avaient fini par se flétrir, s'exfolier et disparaître. Le traitement avait consisté dans l'emploi journalier d'une pincée de magnésie. C'est au moins fort curieux. La magnésie absorbée s'élimine-t-elle en partie par la peau et se met-elle ainsi au contact du derme qu'elle modifie dans un sens opposé à cette tendance hyperplasique ? Cette explication qui ne va pas très loin, je le reconnais, dans l'interprétation du mécanisme curatif, est plausible. Il serait intéressant d'essayer l'emploi topique d'une bouillie de magnésie sur les verrues et de voir ce qu'on en obtiendrait.

C'est assez, si ce n'est trop, insister sur ce point minuscule de thérapeutique ; mais, vous le verrez, il n'y a pas de petites choses dans les familles pour ce qui concerne les enfants et plus particulièrement pour ce qui intéresse leur visage, et ce fait pratique m'a paru assez curieux pour que je dusse vous le signaler en passant.

Une belle chevelure est un élément de la beauté féminine et les mères sont jalouses d'en assurer le privilège à leurs filles ; mais elles tendent plus habituellement à ce but, par ces cosmétiques, ces eaux *régénératrices*, ces mille recettes inventives qui leur tendent des pièges intéressés à la quatrième page des journaux, que par une hygiène bien entendue de la chevelure, qui seule cependant leur garantit le résultat qu'elles recherchent. La coquetterie maternelle ne sachant pas se résigner à un sacrifice présent pour s'assurer un bénéfice définitif, a peine à consentir à débarrasser la tête des petites

filles d'une chevelure profuse qui les fatigue, les congestionne et épuise les bulbes pileux à un moment où leur organisation est encore incomplète. C'est là cependant une précaution
utile à plusieurs points de vue. J'estime que les petites filles
doivent porter les cheveux courts jusqu'à quatre ou cinq ans;
et si les mères entendaient bien leurs intérêts, elles se résou-
draient, vers l'âge de douze ans, à un sacrifice nouveau dont
l'avenir les indemniserait largement. J'ai vu des petites filles à
chevelure exubérante, et qui restaient maigres et chétives, reprendre d'une manière assez visible après la section des cheveux pour que l'on pût rapporter l'amélioration de leur
santé à ce fait. Rien ne se fait avec rien, et quand on songe
à la dépense de sucs nutritifs qu'entraîne une chevelure
abondante, on comprend que, dans certains cas, il est utile de
réaliser une économie de ce côté. Et si cette précaution est
nécessaire chez les enfants soignés, à plus forte raison est-
elle indispensable pour ceux qui sont dans des conditions
moins favorables et qu'une phthiriase, bien peu digne du
respect que le préjugé lui accorde, contribue à épuiser.
Quant à la section des cheveux dans les maladies longues,
elle s'impose dans l'intérêt du bien-être et de la propreté des
petits malades, et je n'ai jamais vu qu'elle eût aucun des inconvénients qu'on lui attribue dans les familles; c'est là un
de ces nombreux préjugés qui ne sont que l'écho d'idées
médicales aujourd'hui abandonnées avec raison. Cette précaution est, bien entendu, de rigueur quand des éruptions
sécrétantes, eczéma ou impétigo, siègent sur le cuir chevelu,
et qu'il faut porter et maintenir des topiques de diverses
sortes au contact des surfaces malades.

Quelle doit être la coiffure des enfants? Les partisans ab-
solus du système de Locke tranchent la question en établissant comme règle qu'ils n'en doivent pas avoir. Il faut au
moins attendre, pour s'y conformer, que la chevelure ait pris
un certain degré d'épaisseur; mais il est certainement avantageux de les faire coucher tête nue à partir de deux ou trois

ans; on garantit ainsi l'intégrité et la beauté de la chevelure, on économise des rhumes et on prévient, avec une source de malaise pendant l'été, une cause très inopportune d'afflux assez actif vers la tête en toute saison. La résille dont on enveloppe la tête des petites filles est un compromis utile entre la nécessité d'éviter ces inconvénients et de contenir une chevelure abondante.

Je ne ferai enfin que vous signaler les dangers de la promiscuité des coiffures et du peigne comme cause de propagation des éruptions contagieuses du cuir chevelu, et particulier du favus et de l'herpès tonsurant. Sans doute l'air peut se charger de transmettre d'une tête à l'autre les spores des parasistes qui déterminent ces maladies contagieuses, mais ce n'est pas une raison pour leur donner des moyens plus directs de communication.

Les fièvres éruptives ne laissent généralement pas de stigmates à leur suite, mais il est, dans ce groupe, deux maladies qui ont une gravité spéciale à ce point de vue : je veux parler de la variole et de l'érysipèle.

La vaccine, et ce n'est pas là un de ses moindres bienfaits, a diminué le nombre de ces mutilés qui promenaient jadis dans nos rues leur figure horriblement couturée; dont des cicatrices difformes tiraillaient d'une manière hideuse les narines, la bouche et les paupières; dont les cornées étaient souvent recouvertes de taies. Qui ne fait pas vacciner ses enfants et néglige de les faire revacciner en temps opportun, les expose à des catastrophes de ce genre. Au reste, cette atteinte portée à la beauté par la variole est telle que beaucoup d'historiens de l'inoculation n'ont pas manqué de placer le berceau de cette pratique en Géorgie, dans ce pays où la beauté féminine est proverbiale, et lui ont assigné pour origine le désir de défendre contre les injures de la variole le visage des femmes destinées à recruter les harems de l'Asie et de la Turquie d'Europe : c'est là, messieurs, un argument pressant que vous pourrez invoquer en faveur de la vaccine, si injustement décriée, et auquel les familles, toujours préoccupées de ce grand intérêt de la beauté des enfants, fermeront rarement l'oreille.

L'érysipèle, véritable fièvre éruptive, sans avoir, à ce point de vue, la gravité de la variole, n'en est pas moins à redouter par les difformités qu'il entraîne quand il se présente sous cette forme de récidives incessantes qu'il affecte chez les femmes et aux deux extrémités de leur activité reproductrice, c'est-à-dire à la puberté et à la ménopause. J'ai vu de véritables éléphantiasis du visage se produire dans ces conditions, et j'ai connu entre autres, une jeune fille dont la physionomie, primitivement régulière et agréable, avait pris, à la suite de ces érysipèles répétés, un aspect hideux qu'elle a conservé.

Il y a dans l'évolution de l'enfance vers la puberté, des phases qui sont plus particulièrement critiques pour la santé et qui le sont en même temps pour la beauté, tant ces deux intérêts sont étroitement solidaires. Je vous ai signalé les périodes de croissance active, comme appelant, à ce double point de vue, la sollicitude de l'hygiène; nous verrons bientôt en effet qu'à cette époque, des attitudes qui seraient en elles-mêmes inoffensives pour la régularité des formes, peuvent, si on ne les combat pas de bonne heure, compromettre la beauté de la manière la plus fâcheuse.

Je pourrais pousser plus loin cette étude et montrer que la santé et la beauté ont des intérêts concordants, et que si la première ne crée pas la seconde, elle en est la condition indispensable. Je n'ignore pas qu'une certaine littérature a prétendu mettre en opposition ces deux intérêts et, que s'éloignant de l'idéal ancien, elle a voulu faire de la faiblesse maladive un attribut de la beauté, mais c'est là de l'esthétique paradoxale, et je vous proposerai, en terminant, cet aphorisme : « Quand on est aussi bien portant que possible, on est aussi beau qu'on peut l'être. » La santé est la plénitude de la grâce comme elle est la plénitude de la puissance physique.

Si l'enfant est une cire molle dans laquelle on peut, quand on n'est pas trop contrarié par une hérédité reprochable, modeler un homme vigoureux, on doit aussi, en s'occupant du fond, songer à la forme, et la puissance de l'hygiéniste, en ce qui concerne ce dernier intérêt, n'est pas minime ainsi que je viens de m'efforcer de vous le montrer.

QUINZIÈME LEÇON

Maintien incorrect et attitudes vicieuses.

Sommaire. — Le maintien considéré comme élément de la beauté. — Maintien natif; maintien acquis par l'éducation. — Maintien général et partiel. — Le port de la tête et du cou. — Incurvation du cou en avant. — Goître scolaire. — Flexions latérales du cou. — Torticolis du nouveau-né. — Le maintien des épaules. — Dos voûté. — Cambrure exagérée ou ensellure. — Scolioses. — De l'ambidextrie comme moyen de prévenir les scolioses. — Attitudes vicieuses des membres inférieurs. — La question des tables et des bancs d'école dans ses rapports avec la rectitude de la taille. — Nécessité d'une réforme du mobilier scolaire. — Les attitudes de l'écriture. — Influence de la longueur des lignes. — Attitudes pendant les travaux manuels. — Nécessité de surveiller les attitudes aux approches de l'adolescence.

Les considérations relatives au maintien et aux attitudes me paraissent naturellement trouver leur place à la suite de celles que je vous ai exposées dans ma dernière leçon et qui avaient trait à l'orthomorphose infantile. Le maintien et les attitudes sont, en effet, des éléments de la beauté physique. Or, le maintien est affaire d'éducation, et les attitudes vicieuses se corrigeant ou s'atténuant, quand on n'a pas su les prévenir, l'hygiène, dont la mission est de porter les facultés et les formes au degré le plus élevé de perfection, a charge de ce double intérêt. On peut dire avec justesse que le *maintien* est la physionomie du corps ; et de même que celle-ci se crée, avec ses types infiniment variés, à l'aide d'un nombre très limité d'éléments, de même aussi le maintien, ou la *physionomie somatique*, a-t-il chez chacun son originalité individuelle, et elle est telle que le maintien crée la ressemblance ou la dissemblance tout autant que la figure. La physionomie, le son de voix et le maintien sont les trois éléments du type individuel, et le dernier ne contribue pas moins que les deux autres à réaliser ce que nous appelons la beauté ou la laideur, qui n'ont rien de conventionnel et dont le modèle idéal est certainement en nous à l'état de souvenir.

Sans aucun doute, la beauté du port ne se crée pas tout entière ; elle résulte surtout de proportions harmoniques dans le développement des diverses parties de l'organisme, proportions que l'hérédité nous donne ou nous refuse ; mais l'éducation du maintien chez les enfants conserve ce qui est bon, améliore ce qui est défectueux, tandis que si on l'abandonne à lui-même, il perd, en partie, ses privilèges natifs et peut même, dans beaucoup de cas, aboutir à la difformité. Rappelez-vous, messieurs, que rien de bien ne se fait seul chez l'enfant ; tout est le prix d'une culture, et une éducation physique bien réussie ne l'a été, même dans les conditions les plus heureuses, qu'au prix d'efforts assidus et à travers mille menaces.

Je vous ai dit dans ma précédente leçon quelle était la valeur de la beauté au point de vue de l'avenir, principalement pour la femme. La santé en a certainement un plus élevé, mais la beauté, mise en son rang, mérite également les sollicitudes d'un art aussi sérieux que celui de l'hygiéniste. Le chirurgien a constamment à l'esprit ce souci de la forme quand il se décide à des opérations où elle est intéressée, il ne déroge pas pour cela ; ainsi doit faire l'hygiéniste qui a pour mission non seulement d'empêcher le type humain de dégénérer au point de vue de la santé, mais qui doit aussi, autant qu'il est en lui, lui conserver la pureté originelle de ses lignes et de ses formes.

Le maintien est général ou partiel ; chaque partie, je dirai presque chaque étage, de l'édifice humain, est ordonnée par rapport à elle-même, mais aussi par rapport à l'ensemble, et

l'une d'elles ne peut s'écarter de sa forme, de ses proportions ou de sa direction sans que l'impression que nous en
ressentons ne s'étende au tout. Mais ce n'est pas sur ce domaine purement esthétique que je veux vous arrêter, et je
me hâte d'aborder l'étude des attitudes vicieuses chez les
enfants, dans leurs rapports avec les défectuosités acquises
du maintien.

On sait combien le port de la tête, envisagé comme *geste*,
parle une langue expressive pour manifester au dehors les
attitudes de l'âme; et les peintres et les sculpteurs, non plus
que les artistes dramatiques, ne méconnaissent pas les ressources qu'offre ce maintien partiel à l'expression des passions. Le cou est d'ailleurs, par ses lignes, sa forme, ses
attaches, sa mobilité, un des éléments importants de la
beauté féminine. Mais la multiplicité des segments brisés
qui en constituent la charpente osseuse, et les muscles nombreux qui les meuvent peuvent l'entraîner dans des déviations disgracieuses, qu'elles soient dues à des causes pathologiques ou qu'elles succèdent à des attitudes incorrectes
que l'habitude a prolongées. La prédominance du volume et
du poids de la tête chez les enfants, jointe à la flexibilité des
articulations cervicales, à la laxité de leurs ligaments, et à
la faiblesse relative des muscles du cou, les expose surtout à
des attitudes vicieuses, et d'autant plus que la tête est plus
lourde et que l'état de débilité générale de beaucoup d'enfants donne à leur système musculaire moins d'énergie. La
tête en avant, suivant le langage des familles, ou la cyphose
cervicale infantile est la conséquence de cette attitude vicieuse quand elle est prolongée, et elle se produit, comme
toutes les autres déviations, par usure de l'arc antérieur des
vertèbres soumis à un excès de pression qui l'atrophie; par
une élongation des ligaments postérieurs et un affaiblissement des muscles redresseurs de l'épine sous la double influence d'une traction soutenue qui éloigne leur point d'insertion de leur point mobile, et affaiblit leur ressort; en même

temps que par une élongation de leurs fibres. Les apophyses épineuses s'écartent en éventail, et les trois dernières épines cervicales présentent une saillie anormale. Quand la cyphose cervicale est très accentuée, les épaules s'élèvent, le dos s'arrondit, et le ventre devient proéminent. L'inflexion exagérée du cou en avant a sans doute des degrés à parcourir avant d'arriver à la cyphose cervicale, mais elle n'en porte pas moins une atteinte réelle à la grâce du maintien. Je vous parlais tout à l'heure de l'exubérance du volume de la tête comme y disposant ; les enfants qui offrent ce trait de structure doivent être particulièrement surveillés dans les périodes où leur nutrition est languissante, comme à la suite des longues maladies. On peut se demander si l'habitude des oreillers un peu élevés ne contribue pas à produire cette incurvation. C'est, en tout cas, une habitude à ne point donner aux enfants, et leur couche doit se rapprocher de l'horizontalité. Les enfants myopes, pour une raison qui se conçoit, se rapprochant des objets et notamment des livres, peuvent trouver dans cette attitude la cause d'une déformation de cette nature.

Guillaume (de Neuchâtel) qui a écrit un petit livre très substantiel sur l'hygiène des écoles, a décrit sous le nom de *goître scolaire* un gonflement du corps thyroïde qu'il attribue à cette inclinaison répétée de la tête en avant chez les écoliers qui, soumis à un travail trop prolongé, sont assis à des tables scolaires vicieusement installées. La glande thyroïde devient plus volumineuse, et la pression exercée à son niveau, aussi bien que l'acte de la déglutition, éveillent une sensation douloureuse. Il attribue ce résultat à la gêne de la circulation de retour qu'éprouve le corps thyroïdien comprimé, quand la tête est renversée en avant, entre les téguments antérieurs du cou, qui sont plissés, et les clavicules ; les pièces trop serrées du vêtement y contribuent aussi ; et enfin cette inflexion du cou n'étant pas purement passive, je serais disposé à faire jouer, dans la production du *goître scolaire,* un rôle prépondérant à la contraction des sterno-hyoïdiens et sterno-thyroïdiens qui sont étalés à la surface de la glande thyroïde. Suivant cet observateur, ce goître disparaît pendant les grandes vacances. Les filles y seraient plus disposées que les garçons. Examinant, à ce point de vue, 734 élèves du collège municipal de Neuchâtel, dont 350 garçons et 381 filles, il a trouvé le goître scolaire nettement développé sur 169 garçons et 245 filles. Plus de la moitié des élèves en seraient donc atteints, et il a soin de faire remarquer qu'il ne s'agit ici ni de goître épidémique, ni de goître endémique, la population neuchâteloise n'étant pas en butte à cette maladie. Rien de semblable n'a, que je sache, été signalé ailleurs, mais peut-être faut-il se l'expliquer par le peu de soin avec lequel on s'occupe encore aujourd'hui chez nous (quoiqu'un progrès dans cette voie paraisse s'éveiller depuis quelque temps) de ces questions d'hygiène scolaire qui passionnent des peuples mieux avisés que nous ne le sommes.

Tandis que l'inflexion vicieuse de la tête en avant est toujours, ou presque toujours, physiologique, les flexions latérales du cou relèvent presque exclusivement de causes morbides : d'une cicatrice, d'abcès froids, d'une contracture du sterno-mastoïdien, d'une inflammation de ce muscle avec infiltration plastique de sa gaîne et du tissu cellulaire qui sépare ses faisceaux. Le *torticolis des nouveau-nés* décrit par Curling est une affection assez commune. J'en ai observé, pour mon compte, un exemple. Dépend-il d'une impression de froid, peut-il succéder à une torsion exagérée de la tête au moment de l'accouchement ou à une traction trop forte exercée sur elle ? On ne saurait le dire, mais l'affirmation de Curling que tout se réduit à de la raideur, à l'endurcissement du muscle et que l'enfant ne paraît pas souffrir, est en désaccord avec ce que j'ai observé ; les mouvements imprimés à la tête m'ont paru être réellement douloureux. Le médecin anglais a vu ce torticolis se dissiper sous la seule influence des émollients. En serait-il de même dans tous les cas ? Chez un enfant que j'ai observé, le sterno-mastoïdien resta longtemps contracté et dur, et j'ai pu redouter un raccourcissement du muscle et une inflexion latérale du cou.

Quand la tête des très jeunes enfants tombe en avant, on a l'habitude, dans les familles, d'attacher au bonnet, en arrière, un ou deux lacets qui se nouent avec des liens fixés à la brassière ; mais si la convexité postérieure s'accuse et que les enfants soient plus âgés, il faut recourir à une minerve et veiller à ce que la tête soit déclive pendant le décubitus ; un oreiller placé sous les épaules contribue à donner cette position à la tête, à détendre les muscles de la région postérieure du cou, et à alléger la partie antérieure du corps des vertèbres de l'excès de pression qu'elle supporte dans la station verticale. Je conseille en même temps, dans ces cas, le massage des muscles redresseurs de la tête, pour prévenir leur amaigrissement, et des frictions avec le liniment de Rosen. La faradisation de ces muscles serait certainement indiquée en pareil cas.

Les jeunes filles qui grandissent rapidement sont surtout sujettes à cette inflexion de la tête en avant, et l'on doit d'autant moins leur ménager les avertissements qu'il ne s'agit pas seulement d'une attitude disgracieuse, mais aussi de la rectitude de la taille et d'un développement heureux ou imparfait de la poitrine. L'usage d'une règle, ou d'un busc s'élevant jusqu'au menton, et celui d'un bouquet de houx, en faveur dans beaucoup de pensions de jeunes filles, sont des procédés tortionnaires qui ont bien leur efficacité, mais qu'on peut remplacer par des moyens plus doux et plus méthodiques. Les exercices de gymnastique d'attitudes qui ont pour effet de redresser la tête et d'exercer les muscles de la région postérieure du cou ont, bien entendu, ici leur application très utile. Vous les trouverez figurés dans l'ouvrage de gymnastique de Schreiber et vous conseillerez aux familles d'y recourir avec persévérance.

Le maintien des épaules doit appeler aussi l'attention, principalement chez les petites filles. On constate ici plusieurs types d'attitudes incorrectes. Les épaules *tombantes* constituent un attribut de la beauté féminine, qui est originel sans doute, mais dont une mère vigilante peut, en partie, procurer l'avantage à sa fille par la précaution de combattre par des avertissements assidus le tic très fréquent chez les enfants, et principalement, comme j'ai cru l'observer, chez les enfants frileux, qui maintient constamment, suivant l'expression vulgaire, « les épaules aux oreilles ». Si cette élévation des épaules dépasse une certaine limite, on peut la combattre par des bandes de caoutchouc entrecroisées sur le devant de la poitrine et au milieu du dos et exerçant leur action compressive sur le moignon de l'épaule. L'usage des haltères immobiles, les bras étant le long du corps, contribue aussi au même résultat, et je vous signalerai, à ce propos, l'utilité des jeux ou des exercices qui fixent des poids à l'extrémité des bras maintenus parallèles à l'axe du corps, comme par exemple celui qui, pour les travaux de jardinage, consiste à transporter des arrosoirs dont on augmente progressivement le poids en les remplissant de quantités d'eau variables, mais égales des deux côtés. Vous aurez, bien entendu, à faire la part, dans cette attitude des épaules, de ce qui est acquis, en particulier de l'intervention d'une paralysie possible d'un ou de plusieurs des muscles qui tirent le scapulum en bas, ou d'une contracture des muscles qui l'appellent dans une direction opposée ; dans le premier cas, l'élévation des épaules est toujours double, dans le second, elle est à peu près invariablement unilatérale.

La projection des épaules en avant, leur moignon faisant saillie dans ce sens, crée à la partie externe de la région sous-claviculaire une dépression anormale, entraîne l'écartement des coudes du plan latéral de la poitrine et imprime au bras une demi-rotation en avant ; elle peut être le résultat d'une mauvaise attitude habituelle ; mais elle dépend plus souvent d'une conformation vicieuse de la poitrine qui a changé les rapports que cette cavité osseuse entretient avec l'omoplate dans les conditions d'une conformation régulière. On doit s'attacher à rendre à la cage thoracique son diamètre transverse antérieur, en d'autres termes, à l'*évaser*, suivant l'expression consacrée, en combattant cette tendance et en reportant en arrière les moignons des épaules, soit par des appareils rétropulsifs agissant sur eux, ou mieux par un exercice gymnastique qui consiste, les coudes étant au corps, et les avant-bras fléchis sur les bras, à faire exécuter au membre supérieur un mouvement de demi-rotation en arrière et en bas, en contractant énergiquement les muscles qui attachent l'omoplate à la colonne vertébrale et ceux qui produisent la rotation en arrière et en dehors de la tête humérale, à savoir les rhomboïdes, sous-scapulaires, grand et petit ronds. Cela fait, et le maximum du mouvement étant obtenu, on maintient cette position aussi longtemps que le permet la fatigue musculaire, et l'on recommence ce mouvement. Le jeu des enfants qui consiste à amener les deux coudes en arrière, jusqu'à ce qu'ils arrivent au contact, est excellent dans ce cas et il faut les y provoquer. Dans un maintien correct les deux épaules doivent être à la même hauteur ; mais il est rare qu'il en soit ainsi et la répétition de cette attitude finit par élever définitivement l'une des épaules au-dessus de son niveau normal. Dans le plus grand nombre des cas, c'est l'épaule gauche qui est plus haute, ce qu'explique très suffisamment l'attitude des enfants quand ils écrivent : la tête étant penchée à droite, l'épaule gauche s'élève, il y a concavité de la colonne vertébrale à droite et les côtes gauches s'écartent les unes des autres. Cette *contorsion* ne peut se répéter longtemps sans conduire à des déformations.

Le *dos rond* ou voûté, effroi des mères qui y voient avec raison une disgrâce physique véritable, est le résultat complexe d'un redressement incomplet de la colonne dorsale

par le fait de la débilité de ses muscles extenseurs, et par suite
d'une diminution de l'arc à concavité postérieure qu'elle doit
décrire, et de l'attache incomplète du scapulum sur le gril
costal, résultat ordinaire d'un développement imparfait du
thorax. La faiblesse des muscles y contribue surtout, et ce
qui le prouve, c'est que les vieillards, comme les convalescents
de longues maladies, affectent cette attitude vicieuse, et que
les derniers la perdent quand leur santé s'est raffermie et
que leurs muscles ont recouvré une énergie suffisante. Il convient, chez les enfants, de joindre, dans ce cas, au régime
fortifiant et analeptique, aux bains de mer, l'action directe,
sur les muscles débilités, des frictions, des douches, du massage et quelquefois même de l'électricité. Le couchage sur
un oreiller un peu dur placé sous les reins et débordé par les
épaules peut contribuer aussi à diminuer la voussure du dos
et à rejeter les épaules en arrière.

La *cambrure* exagérée est une attitude incorrecte qui
donne à la démarche quelque chose de viril en faisant porter
la tête haute et renversée, et en amenant une projection
antérieure du ventre. C'est là son seul inconvénient; mais
quand elle arrive au degré de l'*ensellure*, ou à la lordose
lombo-sacrée, elle peut avoir, pour les petites filles, de graves
préjudices en créant chez elles, par la saillie du promon-
toire, un rétrécissement antéro-postérieur du bassin, et par
suite une cause future de dystocie.

La plupart des déviations rachidiennes relèvent, à leur début,
d'attitudes incorrectes et peuvent, par suite, être prévenues
si l'on s'y prend de bonne heure. J'ai vu des mères intelligentes, stimulées par le danger, arriver à réaliser, par la seule
voie des avertissements réitérés, des résultats que l'ortho-
pédie rationnelle n'aurait certainement pas dépassés. L'habitude est comme la lance d'Achille : elle guérit par un bout
les blessures qu'elle fait par l'autre, et l'hygiène doit s'efforcer
de transformer cette ennemie en une auxiliaire utile.

Ce sont surtout les scolioses, ou déviations latérales de

l'épine, qui appellent la vigilance du médecin. Le rôle exagéré que l'on faisait jouer jadis au rachitisme dans la production des scolioses est, comme nous l'avons vu dans une autre leçon, réduit aujourd'hui à sa juste valeur. Toutefois il faut bien reconnaître que si les scolioses d'origine rachitique sont assez communes chez les enfants de 1 à 5 ans, les scolioses de l'adolescence, qui sont presque toujours spontanées, sont celles qui portent principalement le cachet de l'hérédité. Les filles, suivant Bouvier, subiraient plus lourdement que les garçons le poids de cette prédisposition héréditaire à la scoliose. Elle peut du reste offrir toutes les modalités générales de l'hérédité : procéder des ascendants directs; se produire par atavisme; frapper plusieurs enfants d'une même famille; sauter une génération ; recevoir de la santé générale une influence correctrice ou aggravative. Quoique cette hérédité ne frappe pas à coup sûr, encore faut-il s'en défier et surveiller la taille des jeunes filles qui ont eu un ou plusieurs scoliotiques dans leurs ascendants ou dans la série de leurs aînés.

Toutes les autres conditions étant égales par ailleurs, la rectitude de la colonne vertébrale est au prix d'un équilibre d'activité entre les deux plans latéraux du corps, équilibre qui maintient les muscles antagonistes dans des conditions harmoniques d'énergie et de nutrition, et s'oppose, par suite, à ces pressions partielles des vertèbres les unes sur les autres d'où résulte une usure ou, pour parler plus correctement, une atrophie qui détruit leur horizontalité. Les mouvements des bras commandent surtout cette activité dont l'asymétrie incurve latéralement, de l'un ou de l'autre côté, la région dorsale de l'épine. Il y a donc un réel intérêt à ce que l'un de ces membres n'usurpe pas le rôle de l'autre. C'est ce qui arrive pourtant quand le bras gauche est condamné par l'habitude à une inertie à peu près complète, ainsi que cela se constate très généralement. Aristote invoquant une prétendue débilité du côté gauche du corps, affirmait que l'homme ne naissait pas ambidextre, mais qu'il le devenait par éducation. Bouillaud admettait que l'homme droit (*homo dexter*) est plus habile que l'homme gauche (*homo sinister*) et que l'aptitude à se servir du bras droit indique une dextérité native plus grande de ce côté. Il en conclut, en vertu de la loi de croisement d'action cérébrale qui subordonne la sensibilité et la mobilité du bras droit à l'influence de l'hémisphère gauche, et réciproquement, que nous sommes naturellement *droitiers* du bras et *gauchers* du cerveau. C'est une simple vue ingénieuse de l'esprit que la conception de deux hommes juxtaposés suivant l'axe, c'est-à-dire de l'*homme double*. Plût au ciel qu'il n'y eût pas de duplicité plus réelle que celle-là ! L'homme physique est un et il doit placer ses deux moitiés au même rang d'honneur et d'activité.

Je crois donc l'ambidextrie naturelle, mais j'admets volontiers que l'aptitude à mieux se servir de la main droite que de la main gauche peut être transmise héréditairement par la *droiterie* des ascendants. Un enfant qui procéderait d'une longue série de gauchers aurait probablement, à se servir de la main droite, la même difficulté que l'on a généralement à se servir de la gauche. Nous naissons avec deux yeux, deux oreilles et deux jambes qui présentent une parfaite égalité fonctionnelle, pourquoi en serait-il différemment de nos deux bras ? L'hérédité des habitudes dans une certaine mesure, l'éducation et l'imitation pour une part bien plus grande, nous refusent le privilége de l'ambidextrie. Celle-ci est l'attribut naturel des deux sexes, bien qu'Hippocrate, se guidant vraisemblablement sur une observation incomplète ou sur un *à priori*, l'ait déniée à la femme dans la septième section de ses aphorismes : « *Mulier ambidextra non fit*, » dit le latin, en désaccord avec le texte grec : Γυνὴ ἀμφιδέξιοσ ου γιγνεται », qui ne veut pas dire que la femme est inapte à devenir ambidextre par l'exercice, mais bien qu'elle ne naît pas ambidextre. Quoi qu'il en soit du sens à attribuer à cet aphorisme, il n'a rien de fondé, et les deux sexes sont, je le répète, sous ce rapport, sur le pied d'une égalité complète ; l'éducation a le même office à remplir envers eux, c'est-à-dire doit les mettre en pleine possession de l'usage des deux mains.

C'est précisément l'inverse de ce qu'elle fait tous les jours : l'enfant s'essaye-t-il à devenir ambidextre, on réprime cette tendance par des avertissements, si ce n'est par des punitions. Les femmes australiennes sont plus sages qui immobilisent alternativement, pendant des séries de mois, l'un des bras en l'attachant derrière le dos et confèrent ainsi à leurs enfants le privilège d'une ambidextrie dont la vie des bois et les luttes de la guerre leur font plus tard sentir le prix. Franklin a jadis plaidé avec un incomparable bon sens la cause de la main gauche, si injustement sacrifiée, dans une pétition humouristique dont je n'ai pas le temps de vous donner ici le texte et qui aurait gagné à tout jamais la cause de l'ambidextrie si la routine était capable de capituler devant le sens commun. C'est là une bonne croisade, à laquelle je vous engage de vous associer. Si deux sûretés valent mieux qu'une, deux bras valent aussi assurément mieux qu'un seul, et à moins de croire que la nature ne nous ait donné la main gauche que dans un intérêt de vaine symétrie, ce que personne n'a osé soutenir jusqu'ici, il faut bien admettre qu'elle a droit à l'éducation comme l'autre et qu'elle doit tendre à la même habileté et aux mêmes prérogatives. Il est presque humiliant pour le bon sens d'avoir à rappeler qu'on peut perdre un bras et qu'on sera fort dépourvu si l'on reste en possession d'un membre engourdi et inhabile. Il est d'ailleurs des travaux qui exigent l'emploi simultané des deux mains, et dans quelques cas même, restreints il est vrai, l'office de la main gauche est préférable à celui de la droite. Ai-je à rappeler à des médecins que l'oculiste qui n'est pas ambidextre est fort empêché pour opérer la cataracte de l'œil droit et qu'il est obligé de se placer dans une attitude malaisée ? Celse mettait l'ambidextrie au nombre des qualités du médecin. Tout le monde devrait être, suivant son expression, « *non minus sinistra quam dextra promptus* ».

Il y a d'ailleurs, pour en revenir au sujet qui nous occupe, un autre intérêt à atteindre ce résultat : c'est de mettre les enfants débiles ou prédisposés héréditairement à la scoliose dans des conditions favorables pour éviter ces déviations. Tout effort détermine, en effet, dans l'intérêt de l'équilibre, une *scoliose* momentanée dont la convexité regarde la main qui agit ; vous comprenez dès lors le danger qui procède de l'usage exclusif de l'une des mains. Il est tel qu'il faut s'empresser, quand la déviation latérale apparaît, de supprimer l'action de la main correspondante pour que tous les efforts tendent à combattre cette tendance à l'inflexion rachidienne au lieu de la favoriser. Rappelez-vous que 80 pour 100 des scolioses se montrent à droite, tandis que, comme Bouvier l'a fait remarquer, les scolioses de la première enfance existent, en nombre à peu près égal, soit à gauche soit à droite, et vous aurez une idée de l'influence que la *manudextrie* (permettez-moi ce mot) exerce sur la production de ces déviations ; on comprend que l'inertie de la première enfance au point de vue des efforts et l'ambidextrie naturelle qu'elle pratique, ne fasse pas dominer chez elle les déviations à droite.

Tout récemment on a insisté pour qu'on habituât les enfants à écrire alternativement avec l'une ou l'autre main, afin de corriger les inflexions rachidiennes qu'entraîne la confection des devoirs écrits, et le conseil assurément est judicieux. Sera-t-il suivi ? j'en doute ; il y a en effet pour les langues qui, comme la nôtre, s'écrivent de gauche à droite, des difficultés, réelles qui naissent de la rencontre du bras avec le plan latéral gauche de la poitrine et que ne connaissent pas les écritures qui procèdent par caractères superposés, comme faisait celle des Aztèques, ou de droite à gauche, comme font les écritures japonaise et chinoise.

Le défaut d'ambidextrie ne doit-il pas, par l'excès de nutrition qu'il imprime au bras exercé et au côté correspondant de la poitrine, ces parties recevant leur sang artériel d'un même tronc vasculaire, devenir une cause d'asymétrie thoracique ? Cela est probable, et il faut tenir compte aussi des tractions exercées sur une moitié de cette cage osseuse par les muscles qui ont leur point mobile sur l'épaule et sur le bras.

Je n'ai pas besoin de vous rappeler que la scoliose arrivée à un certain degré (et elle tend toujours à s'accroître) entraîne des déformations consécutives de la poitrine, gênant le jeu du poumon et du cœur et apportant à la santé une entrave très fâcheuse.

Quant à l'influence de ces déviations sur l'avenir des femmes, elle est des plus graves, en ce sens qu'elles sont la source d'une répulsion qui les condamne, presque nécessairement, au célibat. Leur prophylaxie est donc, à tous les points de vue, du plus haut intérêt.

Les membres inférieurs ont aussi leurs attitudes vicieuses qu'il importe de surveiller : les enfants se balancent facilement d'une hanche sur l'autre et portent souvent très mal les pieds. L'une de ces attitudes les plus habituelles consiste à marcher sur le bord externe du pied, ce que révèle l'usure inégale des semelles et des talons ; il faut aussi veiller à ce que les pieds conservent leur parallélisme pendant la marche et à ce que la pointe de l'un d'eux ne dévie pas vers la partie interne de l'autre. J'ai été souvent consulté pour cette attitude vicieuse, et je l'ai toujours vue se dissiper d'elle-même quand elle n'avait pas pour cause une paralysie ou une contracture musculaires.

Apprendre à marcher aux enfants est tout un art dont on ne se préoccupe pas assez ; on est généralement trop pressé de leur faire faire leurs premiers pas. Cette précipitation est une cause fréquente d'incurvation des jambes, par suite, de déviation des pieds, et elle prépare une démarche disgracieuse. L'épreuve du tapis qui laisse aux petits enfants le soin de juger par eux-mêmes du moment où ils peuvent s'essayer à la station verticale et à la marche est de beaucoup préférable à toute fixation absolue; d'ailleurs les enfants ne marchent pas tous à la même époque, et celle-ci varie beaucoup suivant les conditions de leur santé. Combien de fois l'incurvation disgracieuse des jambes ne dépend-elle pas de la précipitation avec laquelle on les a excités à marcher trop tôt !

La station assise comporte, au point de vue des attitudes vicieuses et des conséquences qu'elles entraînent, des considérations importantes et devant lesquelles nous devons d'autant moins reculer que depuis quelques années, l'hygiène scolaire les a mises à son ordre du jour. J'ai eu l'occasion de m'occuper de cette question d'hygiène à propos d'une mission que j'ai remplie en Suisse, en 1871, à l'effet de constater les progrès récents réalisés dans l'hygiène des écoles. La question était alors neuve chez nous; elle l'est moins aujourd'hui, mais les réformes dont elle indique la nécessité sont encore si loin d'être accomplies que cette étude n'a peut-être rien perdu de son actualité. Permettez-moi de vous lire simplement ce que j'en ai dit dans le rapport que j'ai adressé au Ministre de l'instruction publique et dont j'ai reproduit ce passage dans un autre livre.

« Les Allemands, les Américains et les Suisses nous ont devancés dans cette voie, et avaient déjà réformé leur matériel scolaire que la question des *tables et des bancs scolaires* était à peine posée chez nous. Les noms de Barnard (de New-York), de Hiss (de Bâle), de Herman Meyer (de Zurich), de Guillaume (de Neuchâtel) rappellent cet ordre de recherches qui n'ont été abordées chez nous que tardivement. Dans un voyage scolaire que j'ai fait en Suisse en 1871, j'ai trouvé tout le monde préoccupé de cette question : des modèles nouveaux de tables d'école étaient essayés de tous côtés; des types, mis à l'étude, étaient exposés dans le vestibule de maint Conseil d'État ; les physiologistes et les instituteurs les commentaient et les critiquaient avec une égale ardeur, et les ouvriers eux-mêmes, entraînés par cette émulation générale, s'efforçaient, de leur côté, de résoudre ce problème pratique et y appliquaient, avec une rare intelligence, les données multiples formulées par les hommes de science. C'est ainsi qu'à Genève, j'ai été mis en rapport avec un simple menuisier qui avait imaginé, lui aussi, sa table d'école et qui venait m'en soumettre le type, me demander ce que j'en pensais et solliciter des critiques dont il profitait, en homme qui avait une entente parfaite de la question. Cet entrain pour des recherches de cette nature commence à s'éveiller pour nous; mais je doute qu'il atteigne l'ardeur avec laquelle il s'est révélé à moi, en Suisse, cet heureux petit pays qui, garanti par une forme politique stable, sûr de son lendemain, peut mettre une partie de son activité au service de questions de cette nature.

« Celle-ci a son importance; une bonne disposition des tables et des bancs d'école n'est pas seulement en effet une garantie contre la myopie acquise, elle est aussi une condition de rectitude de la taille.

« Lorsqu'un enfant est mal assis et que l'absence d'un dossier impose aux muscles redresseurs de l'épine et de la tête un travail continu, il se tient bien pendant un certain temps; mais la fatigue survient et il *s'abandonne*, c'est-à-dire prend des attitudes vicieuses, cherche des points d'appui, penche la tête en avant, la rapproche trop de son livre et de son cahier, et il arrive, par la répétition de cette attitude incorrecte, non seulement à la myopie, mais quelquefois aussi aux déviations de la taille. Le docteur Guillaume (de Neuchâtel), qui s'est beaucoup occupé de cette question, rapporte dans son livre sur l'hygiène scolaire qu'examinant les enfants des écoles de Neuchâtel au point de vue de la rectitude de la taille, il a trouvé 62 déviations de la colonne vertébrale sur 350 garçons et 156 sur 381 jeunes filles, c'est-à-dire dans le premier cas, 2 déviations sur 5, 8 enfants et dans le second 1 sur 2, 5. Laissez-moi vous faire remarquer, en passant, que cette proportion des déviations dans les deux sexes, si elle était confirmée par d'autres statistiques, tendrait à prouver au moins que si la femme adulte est plus disposée que l'homme aux déviations rachidiennes, cette prédisposition sexuelle existe chez elle dès l'enfance. En somme, sur 731 élèves, 218 ont offert des scolioses plus ou moins marquées, de telle sorte qu'un écolier sur trois environ avait une déviation de la taille. Les scolioses rachitiques ont été sans doute englobées dans ces chiffres ; mais, ainsi que le fait remarquer judicieusement Guillaume, beaucoup ne relèvent pas de cette tare et l'on est bien obligé d'admettre qu'une installation qui peut produire, par elle-même, des déviations de la taille chez des enfants bien portants, aggravera certainement la scoliose rachitique. Ces chiffres sont dramatiques. Je ne sache pas qu'aucune enquête attentive ait été faite dans nos écoles à ce sujet, mais comme la race suisse ne le cède pas en vigueur à la nôtre, il est supposable qu'elle révèlerait chez nous un état de choses au moins aussi affligeant.

« Les conditions vicieuses des tables et des bancs d'école qui sont susceptibles de dévier la taille peuvent être ramenées aux suivantes : 1° bancs sans dossier ; 2° bancs trop écartés de la table ; 3° bancs trop rapprochés de la table ; 4° bancs trop bas ; 5° traverses de pied trop hautes ; 6° traverses de pied trop basses. Étudions rapidement les conditions mécaniques et musculaires de la station assise dans ces différentes conditions et nous nous rendrons ainsi compte de leurs inconvénients.

« Dans la plupart des classes les bancs sont encore sans dossier et l'élève est condamné à rester assis, quelquefois pendant deux ou trois heures consécutives, sans pouvoir se reposer d'un effort musculaire aussi intensif et aussi prolongé si ce n'est en s'abandonnant à des attitudes irrégulières qui protestent contre cette installation en exprimant la fatigue et qui sont l'occasion de rappels incessants à l'ordre, si ce n'est de punitions. Avec ce mode de siège, les pieds reposent sur le sol, quand la taille de l'enfant, ce qui n'arrive pas toujours, lui permet le bénéfice de cet appui, et les cuisses forment avec l'axe vertical du tronc un angle dièdre plus ou moins ouvert suivant la taille de l'écolier ; le rebord du banc porte sur la partie moyenne et postérieure des cuisses et le centre de gravité passant par l'axe tangent aux diverses inflexions vertébrales, oscille autour du parallélogramme étroit intercepté entre les saillies osseuses sur lesquelles appuie le corps et le point de rencontre des cuisses avec le banc. Si les pieds s'appuient *activement* sur le sol, c'est-à-dire allègent par un effort la pression du bassin sur le banc, ce parallélogramme s'élargit et a pour mesure la distance interceptée entre la ligne transversale qui réunit les ischions et celle qui joint la pointe des pieds. Dans cette attitude, et quand on la suppose parfaite, les muscles spinaux fonctionnent avec une extrême énergie pour empêcher la flexion du corps en avant, entraîné qu'il est par le poids de la tête et des viscères thoraciques et abdominaux. Il faut, de plus, que les muscles des deux côtés agissent en concordance parfaite pour que la rectitude du tronc soit maintenue, résultat impossible à obtenir quand la station assise a duré un certain temps. Il faut reposer certains muscles et, pour cela, prendre des positions déviées, ou bien confier au centre de gravité, laborieusement poursuivi, le soin de remplacer momentanément l'action musculaire, et de là ces positions heurtées, bizarres, que prennent, au bout d'un quart d'heure de classe, ces malheureux enfants, et contre lesquelles les injonctions impérieuses des maîtres finissent par ne plus prévaloir. Les enfants souffrent, ils pâlissent, ils bâillent, et leur physionomie, comme leur attitude, exprime un malaise indicible. Il ne faut pas oublier, en effet, que l'immobilité dans la position debout, et à un moindre degré, mais à un degré réel, dans la position assise, exige des muscles un travail plus considérable que la marche, parce que dans l'immobilité, les muscles des deux côtés sont en fonction, tandis que dans la marche, ils alternent leur action et échappent ainsi à la fatigue.

« Les attitudes vicieuses que prennent instinctivement, et pour atténuer ce malaise, les enfants condamnés au supplice des bancs sans dossier, sont très diverses. D'ordinaire, ils transportent tout le poids du corps sur une hanche, se penchent de ce côté, et se donnent ainsi une scoliose momentanée qui serait peu à craindre si ces directions unilatérales se prenaient alternativement et si l'enfant n'avait une tendance à préférer l'inclinaison sur un côté plutôt que sur l'autre et à prendre, par suite, des attitudes fâcheuses. Le plus habituellement il s'affaisse sur lui-même, la tête fléchie sur la poitrine, la colonne vertébrale incurvée en arrière ; la station, au lieu de se faire sur les points saillants du siège, se fait sur une base élargie et triangulaire qui se termine au sommet du sacrum, mais qui, chez les enfants enclins à se fatiguer vite, utilise aussi, comme appui, une faible partie de la face postérieure de cet os, comme font les vieillards qui, par débilité musculaire, s'affaissent sur leur siège ; et de là une pression fâcheuse exercée sur cette région et qui, se répétant souvent, peut chez les petites filles exagérer la courbure du sacrum ainsi comprimé entre le banc, d'une part, et, de l'autre, le poids de la partie supérieure du corps qui lui est transmis par l'articulation sacro-vertébrale. La concavité de cet os augmentant, il y a projection du coccyx en avant, et l'on peut se demander si des accouchements rendus laborieux par le fait d'un rétrécissement antéro-postérieur du petit bassin n'ont pas eu quelquefois leur origine dans cette particularité de l'hygiène des petites filles.

« Meyer (de Zurich) a analysé avec beaucoup de sagacité ce mode de station assise qu'il appelle *position assise en arrière* et qui a l'inconvénient de gêner, par compression, les organes respiratoires et digestifs.

« La *position assise en avant*, celle où le centre de gravité de la partie supérieure du corps, y compris les bras, tombe en avant de la ligne transversale qui réunit les deux ischions entraîne le corps en avant, et il ne résiste à cette tendance qu'au prix d'efforts musculaires considérables ; efforts qui ont pour agents : les muscles qui étendent le bassin sur la cuisse ; ceux qui fixent la cuisse dans l'immobilité, pour qu'elle puisse servir de point d'appui ; ceux qui, de bas en haut, étendent chaque région de la colonne vertébrale sur celle qui est au-dessous, dépense musculaire considérable et qui ne saurait être supportée longtemps.

« En somme, dans la position assise sur un banc sans dossier, la ligne de gravité oscille autour d'une ligne transversale et va alternativement, suivant les positions que prend l'élève, tomber en avant ou en arrière de cette ligne. Il est donc laborieusement à la recherche, soit en avant, soit en arrière, soit latéralement, d'une position qui l'affranchisse d'une fatigue excédant ses forces, mais il ne la trouve que pour un instant, et de là une mobilité d'attitudes que l'on attribue à l'indiscipline et que la fatigue explique suffisamment.

« Les bancs d'école doivent donc avoir un dossier, c'est là un fait bien établi en hygiène scolaire. Les spécialistes ont longuement discuté les conditions qu'il doit réaliser : les uns ont préféré les dossiers courts et incomplets, inclinés légèrement, renversés en arrière, s'adaptant à la concavité de la région dorsale de la colonne vertébrale et ne dépassant pas la hauteur des épaules, aux dossiers très hauts et pouvant offrir un appui à la tête ; ceux-ci ont exigé du dossier qu'il fût fixe ; d'autres ont mieux aimé qu'il pût s'élever ou s'abaisser, à l'aide d'un curseur et d'une vis pour s'adapter aux différentes tailles des enfants. L'imagination peut se donner carrière à ce sujet, mais l'important est que les reins des enfants soient soutenus et trouvent un point de support convenablement disposé.

« Si le banc est trop écarté de la table, les écoliers sont obligés de pencher le corps en avant, d'où des compressions préjudiciables par le contact du rebord de la table avec la base de la poitrine et la région épigastrique, d'où aussi la nécessité de prendre un point d'appui sur les coudes. Si le corps repose sur les deux bras, les épaules sont élevées, mais le mal n'est pas grand ; un seul coude le supporte-t-il au contraire, et c'est le cas le plus commun, il se produit une attitude vicieuse que les enfants exagèrent quelquefois encore, comme vous l'avez fait sans doute, en prenant un point d'appui sur de gros livres. Ce que devient la rectitude de la colonne vertébrale dans ce cas, vous le pressentez suffisamment. Guillaume a fixé à 4 centim. environ la distance moyenne qui doit séparer le bord antérieur du banc de la table.

« Le banc trop rapproché de la table a moins d'inconvénients sans doute que le banc trop éloigné, mais encore y a-t-il là une cause de malaise et de compression de la poitrine qu'il faut éviter.

« La hauteur réciproque de la table et du banc est un des détails de cette question qui a le plus d'importance. La table est-elle trop haute, le corps s'incline en avant, les épaules sont élevées, la tête s'infléchit et la gêne imposée aux mouvements nécessaires pour écrire augmente encore les inconvénients de cette attitude forcée. Est-elle trop basse, il y a compression de la poitrine, la tête se congestionne, la *céphalalgie scolaire* décrite par Guillaume se produit, et il peut y avoir des épistaxis.

« Il y a donc un intérêt très grand à déterminer l'écartement qui doit exister entre la table et le banc. Il résulte de calculs faits en Suisse, que la différence entre les hauteurs du banc et de la table, variable suivant la taille de l'enfant, doit être de 17 centimètres pour une taille variant de $0^m,90$ à $1^m,10$; de 21 centimètres pour des tailles de $1^m,17$ à $1^m,26$; de 22 centimètres pour des tailles de $1^m,35$ à $1^m,53$, etc. On comprend que les enfants grandissant sans cesse, il convient d'avoir un mobilier scolaire muni de tables offrant par rapport aux bancs des hauteurs différentes. On a dressé à ce sujet des tableaux qui permettent de choisir le numéro de table suivant la taille de l'élève, et l'on s'assure deux fois par an, en le mesurant, que le rapport n'est pas rompu. En matière pratique, il ne faut pas de minuties, et j'estime que quatre numéros de table seraient suffisants. Hiss (de Bâle) a proposé 6 numéros ; c'est meilleur sans doute, mais l'économie et la simplification ont aussi leur prix.

« Quant à la hauteur du banc au-dessus du sol, elle doit, bien entendu, varier suivant la taille de l'enfant. D'après Guillaume, un enfant de 1 mètre doit avoir un banc de $0^m,21$; un enfant de $1^m,20$ un banc de $0^m,30$; un enfant de $1^m,50$ un banc de $0^m,39$; un enfant de $1^m,65$ un banc de $0^m,44$.

« Les traverses sur lesquelles s'appuient les pieds doivent avoir elles-mêmes une hauteur convenable. Leur utilité n'est pas contestable : elles élargissent la surface par laquelle passe le centre de gravité, fournissent aux pieds un point d'appui qui reçoit une partie du poids du corps, et affranchissent ainsi le siège d'une pression qui devient douloureuse à la longue. La hauteur de ces traverses et leur éloignement doivent être tels que les pieds, s'y appuyant, forment avec le bassin un angle à peu près droit (1). »

Je ne veux pas étendre outre-mesure ces considérations, mais je tenais à vous montrer à quel degré de précision savante en est arrivée l'étude de cette question et combien primitives et routinières sont encore les installations de la plupart de nos écoles où des tables de différentes hauteurs et des bancs sans dossier, réunissent généralement des enfants offrant les tailles les plus diverses. L'idéal serait sans doute d'avoir pour chaque élève un banc-pupitre, à éléments calculés d'après la taille. Il est difficile à réaliser dans les écoles ; mais quoi de plus simple dans les familles où les enfants sont externes et ont à faire chez eux le travail que

(1) Voy. *Dictionnaire de la Santé* ou *Répertoire d'hygiène usuelle à l'usage des familles et des écoles*. Paris, 1876. Art. TABLES ET BANCS D'ÉCOLE, p. 701 et suiv.

leur donne l'école ou le lycée ? Ce serait, pour une dépense minime, un avantage bien grand. Un meuble de cette nature coûterait à peine 30 ou 40 francs. Est-ce donc là pour les familles un prix inabordable et que d'argent y est consacré à des dépenses superflues !

La table à la Tronchin qui permet d'écrire et de dessiner debout peut rendre de réels services aux enfants, ne fût-ce que pour les défatiguer de la station assise et pour diversifier utilement leurs attitudes.

Je ne saurais trop insister, en terminant, sur les inconvénients de l'abus des devoirs écrits qui constituent sans doute un repos pour le maître, mais qui imposent une fatigue réelle aux enfants. Ils sont d'autant plus grands que le système scolaire exige d'eux plus d'heures de travail. On ne saura jamais combien le système du *half-time* ou du *demi-temps d'études*, inauguré en Angleterre et en Amérique depuis quelques années, a économisé de scolioses, sans parler de la surcharge cérébrale, avec tous ses dangers, qu'entraîne notre système français qui mesure le profit du travail au nombre d'heures qu'on lui consacre et marche bien plutôt vers le *temps et demi* que vers le *demi-temps* d'école.

Les travaux écrits des écoliers, alors même qu'ils se font dans les conditions rationnelles que je viens de vous indiquer, sont, par suite de leur indocilité, une source d'attitudes vicieuses, et le meilleur système de bancs et de tables n'aura qu'une efficacité très relative si l'on ne surveille avec soin la position du torse, de la tête et des bras pendant les exercices d'écriture. Entrons à ce sujet dans quelques développements.

Dans une position correcte, ai-je dit ailleurs, l'enfant qui écrit doit être placé sur le devant de son banc de façon que la poitrine sente le rebord de la table sans s'y appuyer ; la taille doit être droite, éloignée du dossier du banc ; la tête haute est placée de telle façon que le menton soit séparé du cahier par un intervalle de $0^m,26$ à $0^m,28$; le bras gauche doit être appliqué sur la partie latérale de la poitrine, le *coude au corps*, suivant la recommandation classique, le poignet appliqué à la table, la face dorsale de la main regardant un peu en haut et en avant, de telle sorte que la main repose sur son bord interne et que son plat maintienne au-dessous de l'écriture la moitié gauche du cahier. Le coude droit touchant également le corps (recommandation trop habituellement éludée) doit avoir, au poignet, le centre de ses mouvements pour parcourir toute la longueur de la ligne, le bras et l'épaule n'y participant en rien. L'enfant qui écrit doit être assis carrément, la ligne transversale qui unit les ischions étant parallèle au rebord de la table, autrement le buste subit une torsion, les deux bras ne sont plus dans une position symétrique et le niveau des deux épaules n'est plus le même; la taille doit être droite et non affaissée sur elle-même, de façon à ce que les caractères tracés soient à la distance normale de 30 centimètres. Il convient aussi que le cahier soit droit, les mouvements du poignet ayant une excursion suffisante pour parcourir, sans déplacement, toute l'étendue d'une ligne ordinaire; son obliquité, soit à droite soit à gauche, impose en effet au buste et au bras une attitude très mauvaise. La hauteur des caractères que les enfants ont à reproduire est généralement trop grande, et c'est pour eux une cause d'attitude forcée. Rendu a insisté avec raison sur ce point, et il recommande de débuter par l'écriture de 5 millimètres, de passer ensuite à celle de 1 centimètre et d'arriver enfin à la force de 2 millimètres; cette graduation me paraît très judicieuse; il est bon d'ailleurs d'alterner ces types de grosseur. Une recommandation utile est de ne faire écrire les enfants qu'avec de l'encre teintée assez fortement pour qu'ils ne soient pas obligés de trop s'approcher, pour les lire, des caractères qu'ils tracent (1). J'ai insisté, à propos de l'hygiène de la vue chez les enfants, sur l'importance de cette

(1) *Op. cit.*, art. ÉCRITURE SCOLAIRE, p. 340.

recommandation qui est une garantie pour l'intégrité de la vision, comme pour la rectitude de la taille. Les inconvénients de l'écriture anglaise et allemande ont été signalés avec insistance par plusieurs hygiénistes qui ont constaté que la scoliose à convexité gauche est aujourd'hui incomparablement plus fréquente que la scoliose à convexité droite qui prédominait jadis. L'abus des devoirs écrits et surtout l'usage exclusif de l'écriture anglaise ont leur part de responsabilité dans ce résultat ; aussi quelques auteurs conseillent-ils aujourd'hui l'écriture à caractères droits comme moyen d'éluder des attitudes dangereuses. Dally qui a insisté sur ce point d'hygiène scolaire a préconisé la position oblique du papier. « Si quelque chose, a-t-il dit plaisamment, doit être de travers dans l'écriture anglaise, il vaut peut-être mieux que ce soit le papier que le corps des écoliers. » Ce n'est pas contestable ; avec les caractères droits le cahier peut, bien entendu, être tenu droit, son axe longitudinal étant perpendiculaire au rebord de la table.

Quant aux travaux manuels qui jouent dans l'éducation des filles un rôle en rapport avec leurs goûts et leur mission future, il faut les surveiller avec soin, les permettre avec modération et surtout les diversifier les uns par les autres de façon à éluder les inconvénients d'exercer toujours le même ordre de muscles. Le tricot, le crochet, la broderie, la couture, créent des attitudes spéciales qui doivent, à bon droit, être surveillées. Je n'insiste pas, vous trouverez dans mon livre sur l'*Éducation physique des filles*, si vous avez le loisir de le consulter, une étude spéciale sur les rapports de ces travaux manuels divers avec les attitudes vicieuses (1).

Si les attitudes doivent être l'objet d'une attention soutenue pendant toute la durée de l'éducation physique, c'est surtout vers l'adolescence, époque où les déviations ont le plus de tendance à se produire, à la faveur de la fougue de

____

(1) *Éducation physique des filles*, Paris, 1882 ; quatrième édition, p. 241.

croissance qui se manifeste alors et qui coïncide malheureusement avec la période de plus grande activité scolaire, qu'il
faut les surveiller attentivement. Dally a insisté avec raison
sur le danger des attitudes exagérées, alors même qu'elles
seraient correctes, au point de vue de la conformation régulière et des dimensions du bassin. C'est ainsi qu'il incrimine,
non sans motifs : les *reins creux*, la *station unifessière gauche*
et l'*extension forcée de la tête* que les maîtresses d'école
imposent fréquemment à leurs élèves, et qui, exagérées
comme elles le sont toujours, constituent, en réalité, de
véritables attitudes vicieuses.

Sans doute, messieurs, votre rôle de préservation en cette
matière sera bien borné ; une attitude ne se prescrivant pas
comme un médicament, et le temps étant un élément indispensable pour qu'un conseil de cette nature fructifie ; mais
vous pouvez faire pénétrer ces vues pratiques dans les
familles, et votre intervention, n'allât-elle pas plus loin, aura
eu, par ce seul fait, une utilité incontestable. Nous autres
hygiénistes de cette génération, nous préparons le terrain
d'action de nos successeurs, en faisant l'éducation de l'opinion en matière d'hygiène éducative ; plus tard on sentira
mieux le prix de ce grand intérêt, et au lieu d'accepter passi-
vement les conseils de l'hygiène, on ira les provoquer et
l'éducation physique sortira de l'ornière dans laquelle elle
piétine sur place au grand détriment de la race. Nous n'en
sommes pas encore là. Qui songe, en effet, à aller demander
une consultation d'hygiène à un homme spécial, et qui ne
croit, de bonne foi, avoir atteint en ces questions si difficiles,
l'extrême limite du savoir et de la compétence ?

SEIZIÈME LEÇON

Vices de la voix et Orthophonie.

Sommaire. — Afférences de l'orthophonie et de l'orthomorphose. — Qualités de la voix parlée. — Justesse et fausseté. — Intonations. — L'art orthophonique. — Vices de la voix et de la parole articulée. — Voix eunuchoïde. — Voix voilée. — Voix nasonnée. — Nasillement, pharyngophonie et rhinophonie. — Nasillement pâr hypertrophie des amygdales. — Surdité amygdalienne. — Nasonnement par coryza chronique. — Des accents régionaux. — La contagion des accents dialectiques pour les enfants. — L'accent des sourds-parlants. — Le bégaiement chez les enfants. — Sa curabilité par l'éducation. — Balbutiement, bredouillement, grasseyement, blésité, lambdacisme, zézayement et séseyement. — Correction de ces défectuosités de la voix articulée.

Il vous semblera naturel, messieurs, que je fasse venir, après l'*orthomorphose* ou l'art, sinon de créer la beauté au moins de corriger la laideur, l'*orthophonie* ou l'art de redresser les vices de la prononciation. Il y a, en effet, entre ces deux sujets des afférences étroites et qui ont déjà sans doute frappé votre esprit. Une physionomie correcte et des formes harmonieuses sont sans doute des privilèges heureux que l'on tient de l'hérédité et dont elle est la source exclusive, et l'éducation physique des enfants est, par suite, impuissante à en assurer les avantages ; mais si l'hygiène conserve la beauté native, et la porte à son summum d'épanouissement, elle atténue les diverses formes de la laideur, ces maladies de la beauté. C'est là ce que je me suis efforcé de vous montrer dans ma dernière leçon. De même aussi l'éducation peut réagir, dans une certaine mesure, contre une autre série

de disgrâces physiques en corrigeant les imperfections de la
voix et les vices de la prononciation, et c'est l'étude des
moyens dont elle dispose, pour arriver à ce résultat, que
nous abordons aujourd'hui.

La voix est peut-être, autant que le visage, le pivot de la
sympathie qui s'impose de prime-saut avant que la réflexion
et le commerce familier aient trouvé à ses imperfections des
compensations qui les font oublier. Je n'ai pas besoin, en
effet, de vous rappeler combien une voix d'un timbre agréable,
une prononciation correcte, sont attractives, et quelle répulsion générale s'attache au contraire à des qualités opposées.
Si les yeux sont le chemin du cœur, les oreilles y conduisent
aussi et non moins directement. Et tout s'enchaîne si bien
dans les conditions qui préparent la destinée d'un enfant, que
son bonheur, ou tout au moins l'exercice fructueux de son
activité sont souvent à la merci d'une voix criarde ou harmonieuse et d'une prononciation régulière ou incorrecte. Si
cela est vrai pour les deux sexes, quel prix plus grand encore
n'ont pas ces avantages physiques pour les femmes dont le
sort est si étroitement lié aux privilèges de la beauté et de
l'agrément ou aux disgrâces de la laideur ? L'attrait est pour
l'homme un avantage, il devient presque une fonction chez
la femme.

Nous distinguerons dans cette étude les imperfections de
la voix et celles de la parole, qui, du reste, se rencontrent le
plus habituellement séparées.

Les qualités de la voix parlée (il ne saurait être question
ici de la voix musicale), comme ses imperfections, sont toujours natives, et dépendent de la conformation du larynx, de
la constitution anatomique et de la disposition réciproque
des différentes parties qui le constituent, eu égard à la sono-
rité, et plus particulièrement de l'organisation de la glotte
vocale. Toutes ces conditions, dans leurs modalités infinies
et dans leurs combinaisons sans limites, donnent à la voix
parlée son timbre et aussi, dans une certaine mesure, sa

tonalité, quoique celle-ci dépende plutôt des mouvements partiels du larynx que de sa structure anatomique.

La voix parlée a, comme la voix chantée, sa justesse ou sa fausseté, et elle est soumise, comme elle, à des lois harmoniques qui, observées, produisent un effet attractif, et heurtées, éveillent une impression désagréable. Comme pour la voix chantée la justesse de la voix parlée dérive tout entière de l'oreille qui est chargée de l'éducation du larynx et qui s'en acquitte bien ou mal suivant ses propres qualités natives. Cette qualité, comme son absence, se révèlent sans doute dans la parole ordinaire qui sert aux échanges d'impressions, d'idées ou de besoins de la vie commune ; mais elles s'accusent bien plus manifestement encore quand la passion oratoire l'anime et lui fait monter et descendre une échelle de tonalité qui fait de la déclamation une sorte d'intermédiaire entre la musique et la parole. Ainsi font les passions également qui, ne pouvant se contenter de la froide et monotone émission de la parole, l'emportent dans une tonalité plus expressive.

La voix n'est pas seulement en effet le calque de la pensée, elle en est l'image colorée ; et ses intonations, appropriées aux sentiments qu'elle exprime, constituent, au propre sens du mot, un geste, c'est-à-dire un moyen d'expression sensible qui s'ajoute à la physionomie, au maintien, au mouvement de la tête, du torse et des membres, ces attitudes de l'âme rendues sensibles par des signes extérieurs, pour exprimer toutes les nuances des passions. Sans aucun doute, il y a un rapport préétabli entre les modulations et les intonations de la voix et les sentiments qu'elles traduisent, et les passions les rencontrent sans que l'art ait besoin de les conduire à leur recherche; mais il n'en est pas moins vrai que l'âme, dans une sphère de possession plus complète d'elle-même, comme dans la lecture, le discours parlé, ou l'action scénique, a besoin d'avoir étudié pour connaître et respecter ces rapports et arriver à une somme de vérité et de puissance dans l'expression qu'elle n'atteindrait jamais sans cette éducation de la voix.

On apprend à parler, à lire et à déclamer, comme on apprend à chanter, et dans ces opérations diverses de la voix si les qualités naturelles de justesse sont beaucoup, l'éducation les met en valeur et les remplace dans une certaine mesure quand elles sont absentes. N'êtes-vous pas frappés, comme moi, de la négligence regrettable qui gouverne cette partie de l'éducation générale, et aussi de l'éducation professionnelle, à laquelle les anciens attachaient une si juste importance et dont Quintilien en particulier, dans son *Institutio oratoria* a formulé les règles ; dont saint Paul lui-même a résumé l'importance en faisant de la voix oratoire formée et cultivée, l'instrument de toute prédication efficace « *fides ex auditu* » ? La parole publique ne se forme pas seulement avec la profondeur et la justesse de la pensée, l'abondance et l'éclat de l'expression, elle a aussi sa musique, et qui n'en connaît pas les secrets et n'en observe pas les règles, demeure toujours en deçà de la puissance d'effets et d'entraînement à laquelle son génie naturel aurait pû le porter. N'y a-t-il pas quelque chose de singulier à voir l'orateur sacré, le professeur, l'avocat, l'homme politique aborder la chaire, le barreau ou la tribune sans avoir, au préalable, conquis par l'étude cette technique de la voix parlée qui, mise en son rang, n'en constitue pas moins une puissance réelle ? Il y a là une lacune dont la plus simple réflexion fait comprendre l'importance. La lecture elle-même a son enseignement nécessaire à qui veut plaire aux autres et elle constitue un art sur lequel M. Legouvé vient ingénieusement de rappeler l'attention. Apprendre à lire aux enfants n'est pas seulement leur enseigner à assembler des lettres, des syllabes et des mots, mais aussi leur donner la science des intonations, des mesures, de l'accentuation qui est propre à cette forme de la parole. On ne saurait dire avec raison que l'une précède l'autre ; elles doivent au contraire se faire simultanément si l'on ne veut avoir à remonter laborieusement la pente d'habitudes incorrectes. Quand viendra le temps où chaque grande ville aura son école de prononciation et de déclamation ?

Les vices de la voix parlée, distincts de ceux de l'accentuation, peuvent être ramenés aux suivants : voix eunuchoïde — voix voilée — voix nasonnée.

Vous savez les relations étroites qui existent entre l'appareil générateur et le larynx. La voix des enfants est en général plus haute d'une octave que la voix de l'adulte, et l'exiguité du tube laryngien chez eux, aussi bien que l'étroitesse de la glotte vocale, expliquent cette particularité. A l'époque de la puberté, la voix subit une modification profonde que l'on caractérise du nom de *mue* et qui est l'un des signes les plus expressifs de l'évolution pubère. Après une période plus ou moins longue pendant laquelle la voix passe par une discordance choquante, elle arrive à prendre sa tonalité définitive et son timbre sexuel.

Mais les choses ne se passent pas toujours d'une manière normale et il n'est pas très rare de voir persister, chez l'adulte, les caractères de la voix infantile. C'est ce qui arrive d'une manière générale chez les castrats. La voix eunuchoïde de l'adulte, qui se produit en dehors de toute mutilation et qui ne préjudicie nullement, comme vous en verrez des exemples, aux aptitudes génératrices, est une disgrâce physique réelle ; ses notes grêles, aigues, criardes sont en effet particulièrement désagréables, et de plus elles autorisent des suppositions désobligeantes. D'ordinaire ce vice de la voix qui dépend de l'exiguité du tube laryngien est irrémédiable, comme tout ce qui est organique ; mais il arrive, ainsi que Ed. Fournier en a fait la remarque, que la voix de castrat qui se montre à la puberté chez les adolescents, tient plutôt à un rétrécissement dynamique de la glotte vocale et alors elle est susceptible de guérir par une gymnastique vocale convenablement dirigée.

La voix voilée peut l'être bien certainement en dehors de

tout état morbide, et par le fait de la qualité même des matériaux anatomiques du larynx; mais bien plus souvent, elle apparaît et disparaît, à intervalles plus ou moins rapprochés, à l'occasion du moindre exercice un peu prolongé de la voix et semble dépendre d'une disposition de la muqueuse glottique à s'hyperhémier, et peut-être dans quelques cas, d'une faiblesse particulière des muscles qui dilatent ou rétrécissent la glotte. J'ai vu souvent cette disposition à l'aphonie intermittente chez les enfants, et elle m'a paru de nature à éveiller quelque sollicitude pour leur avenir quand il existe, dans l'hérédité, des faits de tuberculisation pulmonaire et, à plus forte raison, de phthisie laryngée. On dit que ces enfants ont « le larynx faible », on pourrait dire avec plus de raison qu'ils ont le larynx menacé. Si cette disposition à l'enrouement paraît être sous la dépendance d'une disposition catarrhale de la muqueuse laryngienne, son meilleur remède consiste dans l'inauguration, de bonne heure, des pratiques de l'hydrothérapie et l'aguerrissement du cou à l'impression du froid par l'usage journalier de lotions froides coïncidant avec une disposition du costume de nature à laisser habituellement découverte la région laryngienne.

Il est, chez les jeunes filles qui approchent de la puberté, une autre sorte d'aphonie incomplète qui n'est pas rare et qui n'est autre chose qu'une manifestation hystérique. Elle a la mobilité et le peu de gravité des autres accidents qui se rattachent à ce groupe pathologique, et la voix reprend ses caractères réguliers quand la période d'évolution pubère est franchie. Une seule considération pratique résume le traitement orthophonique de cette altération de la voix, c'est de mettre autant que possible le larynx au repos en interdisant les éclats et les efforts de la voix et d'ajourner l'éducation musicale à une époque où cette disposition à l'enrouement aura définitivement disparu.

Le *nasonnement* ou mieux le *nasillement* est un des vices les plus communs et les plus disgracieux de la voix : il lui imprime un caractère sourd, ronflant, une résonance prolongée qui empiète sur les divers sons, les confond les uns avec les autres et nuit singulièrement à leur netteté et, par suite, à la clarté de la parole, sans parler de l'altération de son timbre. Krishaber qui a très bien analysé le mécanisme du nasillement en distingue deux variétés : la *rhinophonie* dans laquelle la voix est altérée par l'imperméabilité, plus ou moins complète des fosses nasales et des narines, ou au contraire par l'impossibilité de fermer la communication de la cavité pharyngo-nasale avec les fosses nasales ; et la *pharyngophonie* ou voix gutturale qui se produit par l'oblitération des fosses nasales au niveau de la cavité pharyngo-buccale. Dans l'un et l'autre cas, les conditions réciproques de résonance de la cavité buccale et des cavités nasales sont changées : telles lettres dont la prononciation nette exige le libre écoulement de l'air expiré par le nez, trouvant les cavités nasales plus ou moins obturées, prennent le caractère nasonné; telles autres s'altèrent parce que la bouche, considérée comme cavité de résonance, ne s'isole plus complètement des fosses nasales et de la cavité pharyngo-buccale, ou parce que l'air contenu dans les cavités du nez y devient stagnant au lieu de s'écouler en permanence et que les fosses nasales forment une chambre de résonance dont les vibrations propres modifient celles des sons qu'émet la glotte. Le nasillement est héréditaire dans certaines familles, comme j'en ai vu et comme vous en verrez maints exemples; il tient alors à la transmission de dispositions anatomiques spéciales parmi lesquelles Krishaber signale : la brièveté originelle du voile du palais, l'exiguité de ses piliers qui ne peuvent plus remplir complètement leur office de rideaux, et enfin l'obliquité en arrière de l'apophyse basilaire que n'atteint plus le voile du palais quand il tend à l'horizontalité pour obturer la communication des fosses nasales et de la bouche. La perforation ou l'absence du voile du palais, sa paralysie, une fissure palatine, l'engorgement hypertrophique des amygdales, la paralysie du facial amenant l'inertie des dilatateurs des narines sont autant de conditions, la plupart irrémédiables, quelques-unes amovibles, qui produisent la voix nasonnée.

Il est deux causes de production du nasonnement que l'hygiène peut prévenir dans un grand nombre de cas et sur lesquelles j'appellerai particulièrement votre attention : je veux parler de l'hypertrophie des amygdales et du coryza chronique.

Rien n'est plus commun que de voir, chez les enfants, les amygdales présenter un volume anormal. Très rarement originelle, cette hypertrophie est presque toujours la signature du lymphatisme exagéré, si ce n'est de la scrofulose. Quand le rapprochement excessif de ces deux glandes date de la naissance, il faut considérer deux cas : 1° les amygdales ont réellement un volume exagéré ; 2° elles ont leur volume ordinaire, mais la diminution du diamètre transverse de la voûte palatine et le rapprochement des apophyses ptérygoïdes portent ces glandes au contact l'une de l'autre et cette conformation particulière réalise des effets mécaniques en tout semblables à ceux de l'hypertrophie elle-même. Mais remarquez bien que, dans ce dernier cas, le frottement rude du bol alimentaire sur la face interne des amygdales, si ce n'est leur frottement réciproque l'une sur l'autre, amènent nécessairement leur hypertrophie, soit par des amygdalites successives qui se résolvent imparfaitement, soit par cette hyperplasie que l'irritation sourde et prolongée produit à la longue dans tous les tissus, de sorte que l'hypertrophie arrive toujours en fin de compte. Plus tard le développement transversal de la voûte palatine, par le fait de la croissance, écarte peu à peu les amygdales l'une de l'autre, élargit l'isthme du gosier et soustrait ces glandes aux causes mécaniques d'irritation qui agissaient sur elles. Ce n'est guère que dans ce cas que l'on voit une hypertrophie considérable des amygdales s'atténuer, et même disparaître, par le seul fait des progrès de l'âge.

Vous connaissez les conséquences de cette hypertrophie des amygdales que Dupuytren, Shaw, Robert, etc., ont plus particulièrement étudiée chez les enfants : en dehors du nasonnement qui en est la suite forcée, des amygdalites à répétition, d'une dyspnée permanente mais offrant des paroxysmes qui peuvent devenir menaçants et indiquer même la laryngotomie, une toux gutturale persistante, des accès de suffocation pendant le sommeil, sont des accidents qui, au degré près, existent chez tous les enfants dont les amygdales ont un volume exagéré. Mais ce n'est pas tout : l'hypertrophie de ces glandes préjudicie à la physionomie et peut, comme Robert l'a fait remarquer le premier, devenir une cause fréquente d'arrêt dans le développement des fosses nasales et de la voûte du palais et entraîner, par suite, en même temps qu'une altération de la physionomie, un chevauchement vicieux des dents par suite de l'insuffisance de l'arcade dentaire supérieure dont le sommet antérieur, plus aigu, n'offre pas aux incisives et aux canines une place suffisante pour qu'elles puissent s'aligner régulièrement. Je vous rappellerai enfin que l'hypertrophie d'une des amygdales peut devenir, comme Dupuytren et Robert l'ont établi, une cause de déformation unilatérale de la poitrine et consécutivement de scoliose. Enfin la respiration se faisant exclusivement par la bouche, celle-ci demeure habituellement béante et la physionomie prend, par ce fait, un caractère disgracieux d'hébétude. Si vous joignez à cette énumération la surdité que l'on pourrait appeler *amygdalienne* et qui est due à l'oblitération de la trompe d'Eustache par épaississement irritatif de sa muqueuse, surdité si fréquente chez les enfants, vous aurez une idée de l'intérêt qu'il y a à les débarrasser de bonne heure de cette infirmité par des moyens constitutionnels ou locaux, et mieux par l'excision des amygdales, qui les surpasse tous, et de beaucoup, pour la certitude et la rapidité du résultat.

Le coryza chronique amenant à la longue, par suite d'une

inflammation répétée, un épaississement de la pituitaire est une cause fréquente de voix nasonnée. Quand il siège à la partie antérieure des fosses nasales, il produit plus particulièrement la *rhinophonie ;* quand il existe à la partie postérieure, le nasillement revêt le timbre *pharyngophonique* ou guttural. Le plus habituellement, il n'a pas de délimitation anatomique ; il s'étend à toute la pituitaire, aussi bien à celle qui revêt la cloison qu'à celle qui tapisse les cornets et les sinus, et la bouche, maintenue dans un état de béance habituelle pour que la respiration puisse se faire, perd sa résonance normale, et des lettres, pour la prononciation desquelles elle doit se transformer en cavité close, sont produites nécessairement avec le timbre nasonné ou le timbre pharyngo-buccal. En même temps le séjour, dans les fosses nasales, de sécrétions qu'un courant d'air ne ventile plus qu'incomplètement donne à l'haleine un caractère non pas fétide, mais chaud, fade et aigre qui préjudicie singulièrement à sa pureté. En dehors des coryzas diathésiques, on peut dire que l'habitude des rhumes de cerveau est, neuf fois sur dix, le résultat, chez les enfants, d'une vie confinée, d'une impressionnabilité frigorifique accrue par la surcharge des vêtements, l'abus des précautions, la vie au coin du feu, et que les sorties de tous les jours, quelque temps qu'il fasse, et les pratiques de l'hydrothérapie inaugurées de bonne heure, en sont des préservatifs assurés.

Telles sont les principales défectuosités de la voix parlée. Ai-je besoin de vous faire remarquer qu'un développement heureux de la poitrine, acquis par l'hérédité ou recouvré par les pratiques rationnelles qui assurent la conservation de la santé générale et l'exercice libre et régulier des mouvements respiratoires, est la condition nécessaire d'une phonation normale et atteignant le summum de sa puissance et de sa perfection ?

Les diverses langues ont leur accent, et, dans la même langue, on constate des différences d'accentuation caractéristiques d'une région, d'une province, si ce n'est d'une localité restreinte, et dont l'origine est dans l'influence que les dialectes ou les patois locaux exercent sur l'accent commun, à la faveur d'une impression auditive . fréquemment renouvelée. Dans notre pays en particulier, les accents provençaux, languedocien ou gascon, flamand, normand, picard, bourguignon, diffèrent de l'accent français académique, par la position de l'accent tonique, la valeur qu'on lui donne, la brièveté ou la lenteur de la prononciation des voyelles, l'acuité et la gravité générales des sons, l'abréviation ou la durée exagérée de certaines syllabes. Aussi l'accent est-il le meilleur signalement de la provenance régionale, et quand on est arrivé à un certain âge, il devient indélébile, alors même que l'on vit dans un pays tout autre que celui dans lequel il a été contracté. Les enfants qui ont, développées à un degré remarquable, la mémoire et la faculté d'imiter les sons, subissent rapidement cette influence du milieu et souvent à un degré désobligeant pour les familles de fonctionnaires qui y sont transportées. Et à ce propos, une question singulière a été soulevée dernièrement à l'Académie des sciences par une communication de Hément qui énonçait ce fait bizarre : que les sourds-muets auxquels on rend la parole en les habituant à imiter les mouvements de la langue et des lèvres qui servent à l'articulation des divers sons, dont on fait, en d'autres termes, et suivant l'expression consacrée, des *sourds-parlants* présentent un accent en rapport avec celui de leur pays d'origine ; si bien qu'un sourd-muet provenant d'une famille du Midi, accusera, dans sa parole recouvrée, l'accent gascon ou provençal, et que celui du Centre ou du Nord aura l'accent bourguignon, tourangeau, picard, normand, etc. Cette proposition avait pour déduction naturelle que l'accent dépend de détails particuliers de conformation des organes phonateurs, transmis des enfants aux parents par voie d'hérédité. Em. Blanchard qui a observé dans le même milieu que Hément, c'est-à-dire à l'Asile Pe-

reire pour l'éducation des sourds-muets, a contesté la réalité
de ce fait et a établi que les sourds-parlants ont un accent
qui, malheureusement, est le même pour tous ; que leur voix
est rauque, gutturale, métallique, sans modulations ni inflexions ; et qu'il serait difficile que, dans cette parole artificielle, il y eût place pour un accent déterminable. Tout au
plus admet-il qu'un sourd, rendu à la parole par la méthode
mimique, peut avoir l'accent de son éducateur. Al. Graham
Bell a également infirmé la réalité de la proposition formulée par Hément. Examinant 400 sourds-muets auxquels on
avait appris à parler, il n'a constaté chez eux aucun accent
particulier. Ceux qui avaient un accent dialectique avaient
parlé avant de devenir sourds et leur oreille avait été influen-
cée par un accent dont le souvenir se réveillait en eux. On
comprend en effet combien est grossier le mécanisme qui
subordonne la prononciation des diverses voyelles et des
consonnes de différents ordres (labiales, dentales ou gut-
turales), au degré d'ouverture de la bouche, à la position de
la langue par rapport au palais, au dents et aux lèvres, quand
on le compare à ces nuances d'une exquise finesse, perçues
par l'oreille, ce sens que sa délicatesse infinie place sur la
même ligne que l'appareil de la vision, si ce n'est avant lui. Le
son de la voix est affaire d'organisation et très habituellement
d'hérédité ; l'accentuation est affaire de pure éducation auditive. Et ce qui le prouve, c'est que l'étranger, né et élevé dans
un pays qui n'est pas le sien, a l'accent de son milieu et non
pas de son pays natal. Il y a un accent acquis, il n'y a pas d'accent héréditaire. D'ailleurs (et je suis étonné qu'on n'ait pas
produit cette objection) l'accent est l'élévation ou l'abaissement du ton sur les diverses syllabes d'un mot, et la position
des organes vocaux qu'imite le sourd-muet est inhabile à
reproduire cette espèce de chant si l'oreille n'intervient pas.

On comprend à quelle difficulté on se heurte quand on veut
préserver ses enfants de la contagion d'un accent dialectique
qui est général dans le milieu où ils sont élevés. Les domesti-

ques et les camarades travaillent à l'unisson à leur communiquer leur accent, et après l'âge de quinze ans, le mal est sans remède. On peut sans doute, cette époque passée, si l'on est transporté dans un autre milieu, perdre quelque chose de l'accent qu'on y a apporté, mais il est rare qu'on s'en débarrasse complètement. Il y a là un intérêt dont l'importance peut être diversement appréciée, mais qui commande quelques précautions dans le choix des domestiques auxquels on confie ses enfants, dans leurs relations, et aussi dans le système d'éducation familiale ou publique que l'on adopte pour eux, suivant qu'il est de nature à renforcer ou à affaiblir cet accent régional.

Le *bégaiement* est, de tous les vices de la parole, le plus grave ; c'est peut-être aussi le plus fréquent, comme l'ont montré les statistiques de Colombat et de Chervin. Il résulte en effet des recherches du premier de ces auteurs que le nombre des bègues en France n'est pas moindre de 6 000, ce qui, en supposant (mais cette hypothèse est aventurée) que tous les peuples de l'Europe sont traités de la même façon par le bégaiment, donnerait un chiffre approximatif de 33,000 bègues environ pour l'ensemble du continent européen. Les relevés des conseils de révision invoqués par Chervin indiquent une répartition géographique très inégale du bégaiement, avec un maximum, par groupe de 100 000 individus adultes du sexe masculin : 15,33 pour les Bouches-du-Rhône et 0,95 pour la Seine, avec des intermédiaires de 4 (en chiffres ronds) pour la Loire-Inférieure, l'Indre, le Morbihan, et de 5 pour le Puy-de-Dôme, les Vosges ; de 6 pour la Mayenne ; de 7 pour la Charente-Inférieure, les Hautes-Alpes ; de 8 pour la Creuse, le Calvados ; de 9 pour l'Hérault, le Cher ; de 10 pour la Savoie et Vaucluse ; de 11 pour l'Orne ; de 12 pour le Cantal ; de 13 pour la Drôme et de 14 pour le Lot. Deux faits à noter ressortent de cette statistique : c'est, en premier lieu, que le bégaiement est plus commun dans les départements du Midi

que dans ceux du Nord, ce qu'expliquait Chervin par la volu-
bilité, comme choréique, avec laquelle parlent les habitants
dé la première de ces deux zones; en second lieu qu'il y a un
rapport inverse entre la culture intellectuelle d'un pays,
mesurée par la proportion de ses écoles, et le nombre de ses
bègues. C'est sans doute, pour le dire en passant, que les
exercices phonétiques auxquels sont soumis les écoliers sont
de nature à régulariser leur prononciation et à enrayer un
bégaiement rapproché de son début.

Vous savez que le bégaiement épargne relativement la
première et la seconde enfance. Il est très rare de le voir se
manifester avant cinq ans; à partir de cette époque, il s'accroît comme intensité, arrive à son summum pendant la
virilité, s'y maintient pendant une partie de l'âge mûr, diminue aux approches de la vieillesse et finit même quelquefois
par disparaître dans le cours de celle-ci.

D'après Colombat, on trouverait chez nous 1 bègue sur
13 000 enfants de moins de quinze ans; 1 bègue sur 3 506
adultes masculins, et 1 bègue sur 20 000 femmes. Le
bégaiement serait donc cinq fois plus rare chez la femme
que chez l'homme; d'autres statistiques disent dix fois. Ce fait
numérique, qui a servi plus d'une fois de thème à une satire
innocente, est en désaccord avec l'opinion qui considère la
vitesse de la parole comme favorisant le bégaiement et ex-
pliquant sa prédominance dans nos départements méridionaux. Une interprétation désobligeante pour le sexe, je ne
fais que vous l'indiquer, et qui est fournie à l'appui de la théorie *cérébrale* du bégaiement voit la cause de cette immunité
relative dont jouit la femme dans une sorte de réflectivité qui
affranchit davantage chez elle la parole du travail de la réflexion. Pour qu'elle fût fondée, il faudrait que les bègues
du sexe masculin fussent en général remarquables par la
puissance de l'esprit, ce que l'observation ne confirme pas.

On ne compte plus les théories qui ont été imaginées successivement pour expliquer le psellisme et en déduire les

règles de son traitement. Les noms de Itard, Rullier, Magendie, Serre (d'Alais), Colombat, Muller et Chervin rappellent les plus célèbres de ces théories et des méthodes curatives opposées au bégaiement. L'intervention opératoire, que Oré (de Bordeaux) a essayé récemment de ramener dans la pratique, est jugée maintenant comme inefficace, si ce n'est dangereuse, par le plus grand nombre des spécialistes et des chirurgiens et elle ne se relèvera pas du discrédit qui pèse sur elle.

Les méthodes fondées sur la gymnastique vocale et respiratoire ont, au contraire, une efficacité bien démontrée ; et, abandonner les enfants bègues à leur infirmité sans leur en procurer les bénéfices serait aujourd'hui une négligence inexcusable. Le succès est d'autant plus probable qu'on institue la méthode plus tôt ; et il faut s'empresser de le faire aussitôt que les enfants comprennent assez les inconvénients du bégaiement pour se plier avec docilité et persistance aux exercices phonétiques qui sont susceptibles de le guérir. La gymnastique qui est de nature à faire disparaître le bégaiement n'est pas seulement respiratoire, vocale ou linguale, elle doit être tout cela en même temps ; car il paraît bien établi aujourd'hui que le psellisme résulte de la rupture de l'harmonie qui doit exister normalement entre l'arrivée de l'air expiré à la glotte, la dépense par celle-ci de la colonne d'air pour produire les sons vocaux, et les modifications que leur impriment les organes articulateurs pour les transformer en parole, rupture qui a tous les caractères d'une sorte de spasme choréique. Le Dr Guillaume, à qui l'on doit des travaux importants sur le bégaiement, qu'il a étudié avec la sagacité d'un médecin doublée de celle d'un patient, a fait remarquer que les succès durables obtenus par la méthode éclectique qu'il a proposée et mise en pratique concernent tous des enfants de moins de huit ans. C'est dire le prix qu'il faut attacher à soigner les bègues de très bonne heure. Je vous signalerai enfin l'influence du rythme sur la suspension du bégaiement, lequel épargne toujours la voix chantée, et le parti que vous pourrez tirer, en partant de cette remarque, de l'éducation musicale des jeunes bègues et de l'enchaînement de l'émission des syllabes à une mesure réglée par les sons du piano. J'ai obtenu jadis, par cette seule méthode, une amélioration très notable du bégaiement chez une jeune fille, amélioration que plus de persistance aurait peut-être transformée en une guérison complète.

Ai-je besoin de vous rappeler, pour vous montrer tout le prix qu'il faut attacher au traitement méthodique et prolongé du bégaiement, l'entrave cruelle qu'il apporte aux relations, l'obstacle invincible qu'il crée à l'accès des carrières qui nécessitent la parole publique, et enfin les contractions disgracieuses qu'il imprime au visage, à la tête, quelquefois même aux membres, et qui ajoutent la laideur à l'infirmité.

La plupart des auteurs considèrent le *balbutiement (psellismus balbuties* du nosographe Sauvages) comme une forme incomplète du psellisme, et cette hésitation, avec effort, sur certaines syllabes, offre en effet, avec le bégaiement complet, l'analogie la plus frappante. Moins grave que lui, le balbutiement n'en constitue pas moins une disgrâce réelle et il est justiciable des même méthodes curatives.

Le *bredouillement* est caractérisé par la précipitation de l'émission des syllabes et leur empiètement les unes sur les autres de telle sorte que leurs sons se confondent d'une manière plus ou moins inintelligible. Vous savez, pour en avoir rencontré maints exemples, combien le bredouillement est désagréable. On peut heureusement y remédier, dans le plus grand nombre des cas, par une éducation phonétique qui consiste, après avoir pris possession complète des sons élémentaires des consonnes et des voyelles dans toute leur pureté, à faire parler les enfants lentement et en scandant chacune de leurs syllabes. Il est bien rare qu'on n'arrive pas, par cette méthode employée avec persévérance, à corriger, ou tout au moins à atténuer ce vice de la parole.

Le *grasseyement* dont les *incroyables* du Directoire ont voulu, par une affectation ridicule de singularité, faire l'enseigne de la distinction et des belles manières, embrasse les divers vices de la parole qui consistent dans une prononciation défectueuse ou une suppression de la lettre *r*. Fournier a décrit cinq espèces de grasseyement :

1° Le *grasseyement par roulement*, dans lequel la pointe de la langue qui, dans une prononciation correcte de cette gutturale, ne doit pas intervenir, est fixée à la voûte palatine et éprouve une sorte de tremblement vibratoire qui s'ajoute au son normal, l'amplifie et le prolonge ;

2° Le *grasseyement labial*, qui, faisant intervenir abusivement les lèvres dans la prononciation de l'*r*, donne à cette lettre le son du *v* ;

3° Le *grasseyement par association*, qui réunit l'*r* à une lettre surajoutée (c'est presque toujours le *z*) ou adoucit une dentale venant avant l'*r* ;

4° Le *grasseyement par substitution*, qui remplace la lettre *r* par la lettre *g* rude ;

5° Le *grasseyement anglais* ou *par suppression*, qui ne prononce pas l'*r* dans le corps d'un mot et dit : *miacle* pour *miracle*, *méveilleux* pour *merveilleux*, *coyable* pour *croyable*.

On a longuement discuté la question de savoir si le grasseyement est naturel à certaines personnes ou s'il n'est pas, dans tous les cas, le résultat de l'imitation. Fournier a soutenu la première de ces deux opinions et l'a étayée de l'exemple de deux de ses enfants qui ont présenté ce vice de la parole et l'ont conservé jusqu'à l'adolescence, bien que personne n'en fût affecté dans le milieu où s'était passé leur éducation.

Le grasseyement peut être corrigé dans le plus grand nombre des cas lorsqu'on s'y est pris à temps. La méthode imaginée par Talma, qui en a expérimenté l'efficacité dans son cours de déclamation, consiste dans des exercices sur un mot commençant par *tr* ; dans la substitution du *d* à l'*r*, l'intervention d'un *e* muet entre le *t* et le *d*, puis la suppression de cette voyelle et la prononciation répétée et rapide du mot ainsi modifié. Le son de l'*r* ne tarde pas à se substituer à celui du *d*, et si l'on répète suffisamment cet exercice, on se rend maître de la prononciation de l'*r*. Quant au *roulement* de l'*r*, une bonne position de la langue y pourvoit. On s'accorde à considérer comme la plus difficilement curable la forme de grasseyement qui substitue à l'*r* le son de la syllabe *gue*, grasseyement qui, pour le dire en passant, est presque normal chez l'enfant s'essayant à parler.

La *blésité* qui consiste dans l'adoucissement des consonnes rudes en consonnes douces et particulièrement du *z* en *g* ; le *lambdacisme* ou *lallation* qui double ou mouille la lettre *l* ou la substitue à l'*r*; l'*hottentotisme* qui donne à un grand nombre de lettres le son du *t*; le *zézeyement* qui substitue le son du *z* à celui du *g* ; le *sésseyement* qui fait siffler l's et le *ç*, sont autant d'imperfections de la parole que la volonté, s'appuyant sur une méthode rationnelle, peut à la longue faire disparaître.

Vous vous heurterez, messieurs, dans les familles, à une sorte de fatalisme inerte en présence de la plupart de ces défectuosités de la parole que l'on est trop disposé à considérer comme des imperfections natives auxquelles il n'y a rien à faire. Il n'en est rien; combattez de votre mieux cette apathie, et si vous ne pouvez instituer vous-même ces méthodes correctives dont les détails et la longueur sont peu compatibles, je le reconnais, avec les mille soins d'une pratique agissante, vous aurez été au moins utile en conseillant les familles et en les engageant à confier leurs enfants à la direction de médecins qui ont fait de l'orthophonie l'objet d'études spéciales.

L'hygiène, qui se confond par son but et par ses moyens avec l'éducation physique, n'a pas rempli tout son office quand elle a conservé la santé; elle doit aller plus loin et porter toutes les facultés corporelles de l'enfant à leur

summum de développement, d'activité et de perfection. A ce
titre, si elle doit corriger les imperfections de la voix parlée
elle a également son rôle dans la formation de la voix chantée
qui est, elle aussi. un élément puissant d'attrait, d'influence,
en même temps qu'une source de saines distractions. L'âge
auquel doit commencer l'éducation vocale des enfants pour
conduire leur voix au plus grand développement qu'elle
peut atteindre; la discrétion qu'il faut y mettre chez les
jeunes filles nerveuses, et d'ailleurs impressionnables à la
musique, qui, au lieu d'y trouver une distraction et le profit
d'un art agréable, y puiseraient une émotivité nerveuse
inopportune, sont une double considération que je ne fais
que vous indiquer. J'ai dit ailleurs, en effet, ce que je sais
sur ce double point (1). Quant à l'art de former la voix,
c'est affaire de musique plus que de physiologie (2), et j'ai
l'humiliation d'avouer que le premier point de vue échappe
complètement à ma compétence. Je voudrais qu'un jour un
hygiéniste instruit, doublé d'un musicien exercé, étudiât à
fond cette question de l'éducation musicale dans ses rapports avec la santé des enfants et avec le développement de
leur voix; je la sens importante autant que complexe, mais
je ne puis aller au delà.

(1) Voy. *Éducation physique des filles*, 4ᵉ édit. Paris, 1882, page 291.
(2) Walter Hayle Walshe, *Dramatic Singing*. London, 1881.

DIX-SEPTIÈME LEÇON

L'onanisme dans l'enfance.

SOMMAIRE. — L'onanisme comme cause de dégénérescence de l'espèce. — L'onanisme est-il plus fréquent à notre époque? — L'onanisme dans l'éducation de famille et dans l'éducation collective. — Hérédité de l'onanisme. — L'onanisme des petits enfants. — Sa fréquence dans les deux sexes. — Influence étiologique des stimulations de voisinage, de l'éréthisme nerveux, des oxyures. — Signes et symptômes de l'onanisme chez les enfants. — Habitus onanique. — Timidité et amnésie. — Enquête sur la réalité des habitudes d'onanisme. — Méthode de persuasion et d'intimidation. — Conséquences physiques, morales et intellectuelles de l'onanisme. — Régime des onaniques. — Moyens de coercition physique. — L'opération du phimosis, la nymphotomie et la clitoridectomie chez les onanistes.

Nous allons consacrer cette leçon à l'étude de l'onanisme dans l'enfance. On peut, sans exagération, mettre ce fléau, comme cause de dégénérescence de l'espèce, sur le même rang que la syphilis et l'alcoolisme. Il n'est donc pas de sujet d'hygiène pédagogique qui offre un intérêt plus grand.

Nous ne nous occuperons ici que de l'onanisme impubère, l'onanisme de l'adulte, qui n'est d'ailleurs dans le plus grand nombre des cas que le prolongement des habitudes vicieuses de l'enfance, étant naturellement en dehors de notre sujet.

Je n'aime pas beaucoup, vous le savez, les reproches d'immoralité que les siècles se renvoient les uns aux autres; mieux vaut chercher à s'amender que d'accuser autrui, et tout en reconnaissant l'extension déplorable qu'ont prise aujourd'hui les habitudes vicieuses de l'enfance, j'avoue n'avoir aucune donnée pour croire, à ce point de vue, notre siècle

pire que ceux qui l'ont précédé. Il y a sans doute des raisons
d'induction qui légitiment, jusqu'à un certain point, cette
opinion, et il est incontestable que la surexcitation nerveuse,
fruit d'une civilisation raffinée et de nos mœurs éducatives,
pressant l'échéance de la puberté et rendant de plus en plus
rares « ces jeunes hommes du Frioul, imberbes et innocents
à vingt ans », dont parle J.-J. Rousseau, doivent produire
une précocité dangereuse du sens génésique ; mais la preuve
directe et indiscutable que l'onanisme est plus commun aujourd'hui dans la famille et dans l'école qu'il ne l'était autrefois, ne peut, bien entendu, et ne pourra jamais être donnée.

Contentons-nous donc de constater combien ce mal est
répandu, et avec quelle vigilance l'hygiène doit le rechercher,
là où elle suppose qu'il existe, pour en conjurer les lamentables effets.

L'onanisme est-il plus commun dans l'éducation en commun qu'il ne l'est chez les enfants élevés dans la famille ? On
n'en saurait douter, et il serait difficile qu'il en fût autrement:
la surveillance collective exercée par les maîtres ne descend
pas en effet dans l'intimité de la vie d'un enfant comme le
fait la surveillance individuelle du père et de la mère, rendue
d'ailleurs plus active par l'inquiétude et plus efficace par le
sentiment de la gravité du danger. Il suffit d'un enfant livré
aux pratiques de l'onanisme dans le milieu dense de la population d'une école ou d'un collége pour répandre, de proche
en proche, la contagion des habitudes vicieuses, et plus une
école est peuplée, plus il y a de chances de trouver cet enfant contagifère, quand il n'y en a pas un grand nombre qui
deviennent, en même temps, autant de centres actifs de propagation de l'onanisme. Il est évident que la famille offre des
garanties relatives à ce sujet, mais à la condition que les
mœurs y soient bonnes, que l'on veille à cet intérêt, et qu'on
éloigne l'enfant des camarades vicieux et des domestiques
suspects.

Il est un fait qu'il ne faut pas perdre de vue du reste : c'est que si l'onanisme procède le plus souvent de la contagion par l'exemple, il est quelquefois aussi le produit d'une génération spontanée, et une excitabilité génésique d'une précocité anormale, révélée à l'enfant par des provocations fortuites et inconscientes, peut en faire un onaniste. Il semble, dans ces cas, que l'hérédité de ces mêmes habitudes ou d'une salacité libidineuse chez les parents peut aller retentir sur l'enfant et le pousser sur la pente de l'onanisme ; grave considération qui fait ressortir encore plus le prix qu'il faut attacher aux bonnes mœurs dans les conditions du mariage.

Ce qu'il y a de certain, c'est que les habitudes vicieuses peuvent s'observer à un âge où l'imagination et le sens génital sont également engourdis; et il faut le savoir pour ne pas s'endormir dans une sécurité dangereuse. Fournier et Bégin ont cité le fait d'une petite fille de quatre ans qui s'adonnait avec une sorte de fureur à l'onanisme, et qu'on ne put corriger de cette habitude ; elle succomba à l'âge de douze ans dans un état de marasme, présentant tous les signes d'une puberté prématurée. J'ai été consulté pour un cas semblable; mais l'enfant, surveillée attentivement, finit par se débarrasser de ces habitudes vicieuses dont sa pureté morale sortit, bien entendu, complètement intacte. Ce n'est donc pas seulement le petit lit mais aussi le berceau qu'il faut surveiller de près.

L'onanisme impubère, quoi qu'on en ait dit, est plus commun chez les garçons que chez les filles ; mais encore est-il fréquent chez ces dernières, et il est remarquable que les cas d'extrême précocité des habitudes vicieuses qui ont été publiés, à ma connaissance, concernent tous des petites filles. Il faut remarquer que chez celles-ci l'onanisme procède, plus souvent que chez les garçons, d'une des causes morbides que je vous énumérerai bientôt. Je crois qu'il faut s'expliquer la fréquence plus grande de l'onanisme chez les garçons par plusieurs causes : d'abord parce qu'ils sont soumis, en majorité, à l'éducation en commun, tandis que les filles restent plus habituellement dans la famille; en second lieu parce que les organes excitateurs dont la sensibilité peut être mise prématurément en jeu, sont extérieurs et reçoivent plus facilement les provocations fortuites du dehors; en troisième lieu parce que le sens génésique est plus excitable et plus exigeant chez eux; en dernier lieu enfin, parce que la culture prématurée et intensive de l'intelligence les met de bonne heure dans un état de surexcitation nerveuse que tous les auteurs qui ont écrit sur l'onanisme considèrent comme éminemment propre à favoriser l'établissement des habitudes vicieuses.

Le développement anormal des petites lèvres et du clitoris chez les filles, celui de la verge chez les petits garçons, constituent, par une raison qui se conçoit, une prédisposition à ces habitudes. On a prétendu aussi que le phimosis y disposait, et on a invoqué, comme cause, l'irritation produite par l'accumulation du smegma préputial à la surface du gland et les attouchements auxquels se livre l'enfant pour se débarrasser d'une démangeaison importune; mais je crois que c'est là de l'étiologie théorique; outre que les glandes de Tyson ont peu d'activité sécrétoire à cet âge, le recouvrement intégral et permanent du gland par le prépuce est, pour cet organe excitateur, un abri contre les provocations du dehors. Le fait, sur lequel nous reviendrons tout à l'heure, de l'utilité, dans quelques cas, de la circoncision pour combattre les habitudes vicieuses, n'est pas en opposition avec l'opinion que je vous exprime.

Toute excitation qui agit dans le voisinage de l'appareil génital de l'un et de l'autre sexe, peut avoir pour conséquence l'habitude de l'onanisme. Je vous citerai en particulier, l'eczéma et l'intertrigo du siège, le *prurigo podicis* et le *prurigo vulvæ*, la vulvo-vaginite chronique, la constipation habituelle. Quand on songe aux faits nombreux de femmes, dont quelques-unes même avaient dépassé l'âge critique, qui ont été conduites de cette façon aux pratiques de l'onanisme, on comprend que les jeunes enfants sont menacés du même danger. La malpropreté devient, par le même mécanisme, une cause d'habitudes vicieuses en laissant séjourner les sécrétions de la région ano-génitale et en faisant naître des érythèmes et du prurit.

Sous l'influence de ces stimulations de voisinage, les organes excitateurs deviennent plus turgescents, leur vitalité s'exalte, et leur développement s'accentue d'une manière prématurée, en même temps que l'orgasme dont ils sont le siège provoque, par libidinosité, à réitérer des attouchements qui avaient, dans le principe, un tout autre but. On a considéré les ascarides lombricoïdes chez les enfants comme pouvant devenir une cause d'habitudes vicieuses et l'on a invoqué une réflexion de la sensibilité de la muqueuse intestinale sur l'appareil génital. Si le fait était bien démontré, il faudrait plutôt faire intervenir, pour l'expliquer, l'état d'éréthisme nerveux dans lequel tombent les enfants qui sont hantés par ce nématoïde. L'influence prédisposante, et quelquefois déterminante, des oxyures est bien mieux établie. Indépendamment de l'action irritative locale de ces ascarides sur le rectum, qui peut aller, comme Hervieux en a cité un exemple, jusqu'à produire une rectite véritable avec sécrétion muco-purulente, et de l'excitabilité génitale qui peut en être la conséquence, il faut aussi, chez les petites filles, tenir compte des migrations nocturnes des oxyures qui, sortant le soir des plis de l'anus peuvent, comme on l'a vu maintefois, s'introduire dans la vulve, y produire des démangeaisons très vives et pousser les enfants à des attouchements qui les conduisent ensuite à l'onanisme. Ici encore l'action n'est pas seulement directe et locale; mais l'état d'amaigrissement, d'insomnie, de mobilité nerveuse dans lequel tombent les enfants chez lesquels pullulent les oxyures constitue aussi une prédisposition à l'onanisme. Je vous ferai remarquer, à ce propos, que les ascarides vermiculaires produisent, à la longue, des accidents généraux très analogues à ceux des habitudes vicieuses et qu'il faut une analyse très attentive pour arriver à un diagnostic dont on comprend cependant toute l'importance.

Toutes les causes d'éréthisme nerveux peuvent favoriser l'établissement de l'onanisme : c'est ainsi que l'insuffisance du sommeil, un entraînement prématuré et abusif de l'intelligence, un état languissant de la nutrition, sont, non pas une cause de ces habitudes vicieuses, mais une prédisposition à les contracter. Il est enfin des maladies des centres nerveux qui paraissent conduire à l'onanisme. Gall, dont le système, considéré dans son ensemble, a reçu de l'anatomie pathologique tant et de si éclatants démentis, paraît avoir saisi un rapport réellement fondé entre le développement du cervelet et l'activité du sens génésique. Un grand nombre de faits ont été du reste cités qui prouvent que des lésions de cet organe coïncident souvent avec un onanisme précoce et poussé jusqu'à la frénésie. C'est là, avec la relation qui existe entre la saillie des globes oculaires et une mémoire extraordinairement développée, tout ce qui restera sans doute du système phrénologique.

Deslandes a fait remarquer judicieusement que la plupart des auteurs, en traçant le tableau des effets de l'onanisme chez les enfants, y font figurer des symptômes qui ne lui appartiennent pas en propre, et qui se rattachent à des maladies antérieures ou intercurrentes, et que, de plus, ils ont pris pour type non pas l'onanisme modéré, ordinaire, mais bien l'onanisme furieux amenant une double dégradation physique et morale qui marche rapidement vers son dernier terme. Ces faits, considérés comme type, sont heureusement exceptionnels, et leur diagnostic, même en l'absence de tout aveu obtenu des enfants par la persuasion ou par la crainte, n'offre aucune difficulté. Il en est tout autrement lorsque les pratiques de l'onanisme sont modérées : alors les accidents qui leur sont propres sont peu accentués et se confondent avec des états morbides divers.

Les symptômes que l'onanisme peut produire à lui seul peuvent être résumés dans le tableau qui suit: il y a de l'amaigrissement, bien que l'enfant mange avec voracité et présente même souvent une sorte de boulimie; le teint est pâle et en quelque sorte terreux, mais présente des bouffées de rougeur que rien n'explique; les pupilles sont habituellement dilatées; la paupière inférieure est souvent rouge et gonflée; la paupière inférieure est *battue*, c'est-à-dire entourée d'une zône bleuâtre et comme appliquée sur le rebord orbitaire; la physionomie est languissante et atone; la démarche nonchalante; il y a une aversion pour le mouvement qui contraste expressivement avec la pétulance habituelle de l'enfance; on constate de la morosité, de l'indifférence pour les jeux, une tendance à éviter les camarades, à rechercher l'isolement; de plus il se manifeste de l'essoufflement pendant la marche, des palpitations et des crises nocturnes de dyspnée; la calorification est languissante; les enfants sont frileux et en quelque sorte recroquevillés sur eux-mêmes; le sommeil est incomplet et agité; le travail est difficile et peu productif; la mémoire devient rebelle; le caractère est modifié et on constate une timidité insolite. L'onanisme dure-t-il depuis longtemps, et ses pratiques sont-elles plus rapprochées, ces symptômes s'exagèrent: l'enfant tombe dans un véritable marasme, et des convulsions épileptiformes accusent l'influence subie par un système nerveux qu'épuisent des déperditions continuelles.

La timidité et l'amnésie sont deux signes d'onanisme sur lesquels j'appelle particulièrement votre attention parce que je les considère comme très expressifs.

L'enfant est naturellement *effronté*, c'est-à-dire tout à ses impulsions et fort peu préoccupé de l'impression qu'elles produisent, il porte la tête haute et le regard droit, ne craignant pas qu'on y lise; autres sont les allures de l'enfant que l'onanisme a flétri: il est défiant, d'une gaucherie embarrassée et d'une timidité qui est une dissimulation incons-

ciente; il ne regarde pas en face et semble gêné par un coup
d'œil interrogateur. Quelle signification n'a pas, au point de
vue de l'onanisme, cette physionomie particulière quand, en
dehors d'un état morbide appréciable, on la constate chez un
enfant jusque là gai et pétulant !

La déchéance de deux facultés essentiellement pédagogi-
ques, l'attention et la mémoire, vient encore donner à ces
allures suspectes une signification plus précise. Lorsqu'un
enfant, sans être malade ou convalescent, et sans avoir eu le
cerveau surmené par un travail excessif, perd de sa *capacité
d'attention*, c'est-à-dire a la volonté de s'appliquer et n'y
parvient pas, il faut suspecter des habitudes vicieuses. « Il y
a, ai-je dit à ce propos, entre la taciturnité, l'aspect posé de
ces enfants *raisonnables* dont les mères sont trop disposées à
s'enorgueillir et leur inaptitude à fixer leur attention pour
faire un devoir ou répondre à une interrogation, un contraste
très significatif. L'étourderie bruyante, dissipée qui devance
la question et se pique plus de répondre vite que de répondre
juste, celle-là est dans la nature des enfants, et il faut moins
s'irriter que se réjouir de la constater; mais l'étourderie
froide, quasi taciturne, c'est-à-dire l'inaptitude, sans dissipation extérieure, à concentrer son attention, n'est pas dans
le même cas; celle-là est anormale et par conséquent
mauvaise, et elle donne à réfléchir. »

L'amnésie onanique est, chez les enfants, la forme, de
beaucoup la plus fréquente, de l'affaiblissement de la mémoire. Tous les auteurs qui ont traité des habitudes vicieuses
ont signalé leur retentissement sur la mémoire. Sanctorius,
Tissot, Sabatier, Lallemand, Deslandes, ont insisté sur ce
point. Lallemand attachait une telle importance à ce signe
qu'il le considérait comme dispensant de toute interrogation
lorsqu'il était constaté chez un enfant qui avait auparavant
joui d'une mémoire heureuse. On comprend que l'état d'hébétude extatique dans lequel les crises onaniques répétées
jettent le cerveau ne peuvent manquer de porter à la mé-

moire une atteinte profonde. J'ai établi, à ce propos, cette proposition que je crois fondée : c'est que si l'amnésie chez un enfant ne prouve pas l'onanisme et n'en est qu'une présomption, une mémoire heureuse est un indice presque assuré de sa pureté. Je ne saurais donc trop vous engager à interroger soigneusement ce signe.

Ces indices d'onanisme, rendus plus significatifs par l'exclusion raisonnée des maladies auxquelles on pourrait les rattacher, prennent, bien entendu, plus de valeur en se groupant les uns avec les autres, et ils suffisent souvent pour fixer sur l'existence de l'onanisme. Mais il est cependant des moyens d'information qu'il ne faut pas négliger.

L'entrée brusque dans la chambre, peu après que l'enfant a été mis au lit ; la constatation de son attitude, de son air plus ou moins libre ou embarrassé, la recherche de taches révélatrices sur son linge conduisent souvent à la constatation d'un onanisme simplement soupçonné jusque-là. L'examen des organes génitaux peut fournir aussi quelques indices, leur développement prématuré étant la conséquence de l'excitation artificielle à laquelle ils sont soumis. Deux médecins belges, Durr et Vanoye, ont prétendu que la constatation de verrues aux doigts médius et indicateur, à l'exclusion des autres doigts, était, chez les petites filles, un indice d'onanisme ; mais je ne crois pas qu'on puisse attacher grande importance à l'existence ou à l'absence de ce signe.

Lorsque les présomptions sont très fortes, il faut chercher à obtenir un aveu de l'enfant. Deslandes a traité cette question avec beaucoup de délicatesse et de jugement : « L'art d'obtenir cet aveu, dit-il, est difficile et délicat. On doit craindre, en laissant paraître le doute qu'on éprouve, de se compromettre dans l'esprit du malade et de l'enhardir à nier l'abus auquel il se livre. On doit craindre encore d'apprendre à un jeune sujet ce que peut-être il ignore ou bien de s'exposer à une méprise en posant des questions trop peu explicites. Aussi ne doit-on pousser à l'aveu que lorsqu'on a des présomptions très fortes. Que l'on se garde bien surtout de le demander, cet aveu : il faut paraître instruit, arrêté sur le principal et ne le questionner que sur l'accessoire. Un jeune homme répondra plutôt à cette question « Vous masturbiez-vous déjà à telle époque ? » qu'à celle-ci : « Vous masturbez-vous ? » et sa réponse n'aura pas moins de valeur. Plus d'une fois, il m'est arrivé d'obtenir l'équivalent d'un aveu en donnant un simple conseil. Je voyais aisément à la manière dont il était compris que je n'avais plus besoin de questionner. »

Cette enquête qui doit, de toutes façons, être menée avec les ménagements les plus grands, n'incombe presque jamais d'ailleurs au médecin en ce qui concerne les jeunes enfants, et il lui suffit d'éveiller la sollicitude des familles et de leur laisser le soin de découvrir la vérité .

Il n'est pas nécessaire, comme on l'a fait trop souvent, de rembrunir le tableau des conséquences de l'onanisme ; ses teintes réelles sont assez tristes et lui suffisent. Il porte à la santé, à l'intelligence et à la volonté une atteinte des plus graves. La santé, si l'onaniste guérit, peut, à la longue, ne plus garder de traces des sévices qu'elle a endurés, à une époque de la vie qui est cependant si décisive pour l'avenir ; mais l'intelligence, et surtout la volonté ne s'en relèvent pas. J.-J. Rousseau, qui a avoué avec une sincérité quelque peu cynique le tribut qu'il a payé à ce fléau dans son enfance, n'a pas compris que ce mélange de misanthropie, de timidité maladive, d'indécision, de faiblesse, qu'il nous peint comme ayant été la trame de son être moral, avait sa source là et pas ailleurs. Les enfants onanistes préparent ces hommes pusillanimes et sans volonté, sans caractère en un mot, qui, suivant l'expression de Fénelon, « ne sont pas des hommes mais des demi-femmes », et l'on comprend ce que les sociétés, ruinées par ce mal, perdent de forces intellectuelles en même temps que d'énergie morale.

Mais je ne veux arrêter votre attention que sur les

conséquences physiques et personnelles de l'onanisme.

On l'a accusé, et non sans raison, de conduire à la spermatorrhée sous sa forme atonique et d'amener l'impuissance. Ce dernier résultat s'explique par la perversion des goûts génésiques qui les détourne, par l'habitude, de leur satisfaction naturelle, au point que, chez beaucoup d'onanistes l'attrait sexuel n'existe plus et peut même être remplacé par une répulsion formelle. Quant à la production de la folie sous l'influence des habitudes vicieuses, les opinions sont diverses sur ce point : les uns considérant l'onanisme comme cause de l'aliénation ; les autres n'y voyant qu'un simple effet. La seconde interprétation me semble fondée s'il s'agit des formes actives de l'aliénation ; sous ses formes dépressives, d'idiotie et de démence, il n'y a pas de doute qu'elle ne procède souvent de l'onanisme. J'ai été consulté récemment pour un enfant de douze ans à imagination vive et exaltée qui était tombé dans un état profond de lypémanie. Il ne me fut pas difficile de soupçonner que l'onanisme était à la racine de cette vésanie et d'obtenir des aveux explicites. La paralysie, très rare chez l'enfant, se montre comme conséquence de l'onanisme chez l'adulte. Hippocrate a exprimé une vérité métaphorique en disant que chez les onanistes, la moelle « se fond en semence ». Cet organe ne peut évidemment rester indifférent aux stimulations incessantes que lui fait éprouver le spasme onanique. L'état misérable dans lequel tombe la nutrition sous l'influence des habitudes vicieuses ouvre d'ailleurs la porte à une foule de prédispositions morbides, et si l'onanisme ne peut, à lui seul, produire, comme on l'a cru, la phthisie pulmonaire, il met certainement en jeu le germe tuberculeux, quand il le rencontre.

C'est dire le prix qu'il faut attacher à prévenir le développement des habitudes vicieuses chez les enfants. Une surveillance assidue mais ne se laissant pas deviner est le pivot de cette préservation ; et quand un doute justifié surgit, il faut ne pas laisser les enfants, les coucher dans sa chambre, et au besoin même, la mère ou le père doivent les coucher avec eux pour ne pas leur laisser un seul instant l'occasion de se livrer aux habitudes vicieuses. La servitude est grande, mais le succès est à ce prix.

Il convient aussi de ne pas coucher les enfants trop tôt et de les lever de bonne heure. Le lit, quand ils sont éveillés, est pour eux une tentation dangereuse. Saint François de Sales disait: « Le lever tôt conserve la santé et la sainteté »; mettez le mot *chasteté* à la place de *sainteté* et vous avez là un excellent conseil d'hygiène pédagogique. Il ne faut coucher les enfants que quand ils s'endorment, et, autant que possible, leur avoir fait faire dans la journée assez d'exercice pour que le sommeil leur vienne dès qu'ils sont au lit. Je vous signalerai, à ce propos, combien est dangereux et dénué de prudence le châtiment disciplinaire qui consiste à envoyer de très bonne heure au lit des enfants indociles ou paresseux. Qui pourrait supputer le nombre des onanistes qu'a faits cette punition inintelligente ?

Je ne saurais trop insister sur l'importance qu'ont les attitudes pendant le sommeil au point de vue de la préservation des mœurs chez les enfants. Le coucher en supination préservant les organes génitaux de tout attouchement fortuit vaut mieux que le décubitus latéral; comme je vous l'ai déjà dit dans la leçon où je me suis occupé des conditions du sommeil chez les enfants, un lit dur, conseillé par Locke, est préférable à un lit trop mou, au double point de vue de la préservation de la mollesse et de l'onanisme. Mais ce qui importe surtout, c'est d'habituer les enfants à dormir les bras hors du lit, en toute saison; ils en prennent très bien l'habitude et elle devient si impérieuse chez eux qu'il m'est arrivé de voir des enfants endormis, quand ils avaient été rompus à cette attitude, remettre automatiquement leurs mains dans leur position première si on les en écartait, tant est grande la force de l'habitude « *magna vis consuetudinis est* ». L'usage d'une longue chemise de nuit, coulissée par en bas est excellent;

quand les enfants ont grandi, un caleçon de nuit peut avoir son utilité.

Il importe aussi de veiller à ce que la vessie des enfants ne reste pas longtemps dans un état de réplétion. Sous l'influence de l'excitation produite par l'urine, les muscles érecteurs entrent en action, et rien n'est plus habituel que de voir chez des enfants très jeunes, quelquefois de quatre à cinq ans, des érections se produire pendant la nuit et entretenir vers l'appareil génital une excitation qui peut avoir des dangers. Il convient donc de provoquer la miction au moins une fois chaque nuit pendant l'été et deux fois pendant l'hiver si l'on veut prévenir cet inconvénient.

Je vous ai dit tout à l'heure le prix qu'il fallait, dans l'intérêt de la chasteté des enfants, attacher aux habitudes de propreté. C'est là un intérêt doublement important et par ses résultats actuels et par les habitudes salutaires qu'il fait contracter à l'enfant. L'hydrothérapie, la gymnastique, les exercices qui font rayonner les forces du centre à la périphérie et détournent vers la peau et l'appareil musculaire un influx nerveux qui trouverait ailleurs un emploi dangereux, sont des éléments indispensables de ce traitement préservatif.

Les soins qu'appellent les états morbides divers : éréthisme nerveux, amaigrissement, oxyures, maladies sécrétantes et prurigineuses de la région ano-génitale, doivent, bien entendu, appeler l'attention pour éloigner des enfants des causes possibles d'habitudes vicieuses.

L'onanisme une fois constaté, on est en présence d'un fait accompli et il faut tout faire pour l'atténuer. Je ne crois guère, je l'avoue, aux anaphrodisiaques dans ce cas, et le camphre, le bromure de potassium, le lupulin, l'agnus castus, etc., me semblent un arsenal bien inefficace. Alibert avait donné sérieusement le conseil bizarre de traiter préventivement les collèges par l'emploi général du camphre ; mais outre que celui-ci est un anaphrodisiaque très discuté, l'idée

de médicamenter des collectivités d'enfants ou d'hommes,
est peu susceptible d'être défendue. Le meilleur *sirop de
chasteté* est, pour les enfants, une bonne surveillance doublée
d'une bonne hygiène s'appuyant à la fois sur l'eau froide et
la gymnastique. Je ne donnerais pas un fétu du reste.

Sans hydrothérapie et sans gymnastique il n'y a pas d'éducation physique. Non seulement l'hydrothérapie procure
contre le froid extérieur la meilleure et la plus solide des
garanties, elle est aussi une condition de pureté, mais ses
exigences sont habituellement éludées pour les enfants
frileux. Quant à la gymnastique qui émousse l'éréthisme nerveux et dérive sur les muscles une activité qui serait mal
employée ailleurs, ses pratiques salubres et fortifiantes sont
la meilleure des sauvegardes contre l'onanisme et nous ne
saurions trop le répéter aux familles et aux éducateurs. Un
proverbe allemand dit : « *Il faut apporter à table des dents
acérées et au lit des jambes harassées.* » La dernière des deux
propositions qu'il formule vise la préservation de l'onanisme
par l'exercice.

Je ne saurais trop faire ressortir à vos yeux l'influence
que peut avoir sur les habitudes d'onanisme un usage indis-
cret des stimulants. Le sel doit être à peu près l'unique condiment des enfants ; c'est le plus inoffensif de tous parce
qu'il excite les sécrétions du tube digestif sans exercer aucune stimulation sur le système nerveux. Les condiments
âcres et aromatiques ne sont nullement nécessaires aux enfants ; le café et le thé leur sont nuisibles. Quant au vin, je
vous ai dit que l'un des avantages du régime abstème
pour les enfants est de leur épargner la stimulation génésique que produisent les vins et qui peut contribuer à leur
faire descendre la pente de l'onanisme.

En ce qui concerne le traitement moral de l'onanisme impubère, deux méthodes sont en présence : la persuasion, l'intimidation. Il ne faut pas trop faire fond sur l'efficacité de la
première ni abuser de la seconde. Et l'intimidation s'entend

ici de deux façons ; la menace ou la pratique des châtiments, et la révélation, si l'enfant est assez grand pour la comprendre, des dangers que lui font courir ses habitudes. Ici encore, l'enfant est trop insouciant, trop au moment présent, pour qu'on puisse espérer grand'chose de ce ressort qu'il est utile au contraire de faire jouer chez les adolescents, de sorte qu'en réalité, tout se borne à surveiller les enfants et à les fatiguer de manière à les mettre dans l'impossibilité de se livrer aux pratiques de l'onanisme.

J'ai vu des mères intelligentes inspirer de bonne heure aux petits enfants, en y attachant une simple idée de malpropreté, une répugnance toute physique pour des attouchements suspects et les envoyer, avec une vivacité indignée, se laver les mains quand ils les avaient fourvoyées ; les impressions de l'enfance poussent en peu de temps des racines si profondes que cette tactique n'est pas sans effets.

Les moyens de coercition physique tels que l'appareil de Delacroix, celui d'Irvoy, celui de Delafoud, les opercules vulvaires, etc., ne m'inspirent pas grande confiance ; ils ne s'adressent en tout cas qu'aux onanistes forcenés qu'on ne saurait maîtriser autrement. On ne met pas utilement de camisole de force à l'impureté, et les enfants, acceptant une lutte qui ne cherche pas à se dissimuler, lui opposent une ténacité inventive et un arsenal de ruses qui les amènent à leurs fins.

Il est deux opérations, qu'en désespoir de cause on a conseillées pour combattre l'onanisme quand il atteint une limite compromettante pour la vie et pour la raison, je veux parler de la circoncision et de l'excision du clitoris.

L'opération du phimosis peut être utile en modifiant la vitalité des organes génitaux, mais surtout en rompant, pendant une quinzaine de jours, les habitudes vicieuses, à raison de la douleur que provoquent les attouchements ; ce temps, bien utilisé dans l'intérêt de la préservation, peut être décisif ; d'ailleurs il faut faire considérer à l'enfant cette

opération comme nécessitée par ses habitudes et l'intimider
par la menace fictive d'y revenir s'il s'y laisse encore aller.
A ce titre, c'est une ressource qui n'est pas sans valeur.

Quant à la clitoridectomie, elle a été conseillée par Braun,
Backer Brown, et plus récemment par F. Legros comme un
moyen de soustraire les jeunes filles aux dangers d'un onanisme invétéré. Legros a cité deux cas dans lesquels l'éréthisme génésique a disparu, avec l'onanisme par lequel il se
traduisait, à la suite de l'excision du clitoris. Le Dr Cooper
(de San Francisco) a obtenu deux succès remarquables de
cette opération : l'un chez une petite fille de treize ans livrée
avec fureur aux pratiques de l'onanisme et dont l'intelligence avait déjà subi une dégradation sensible ; l'autre chez
une petite fille de dix ans qui inclinait à l'idiotie; dans les
deux cas l'excision du clitoris et d'une petite partie des nymphes fit disparaître l'onanisme, et les facultés intellectuelles se
relevèrent. L'excision des nymphes ou du clitoris dans le cas
de nymphomanie onanique chez les adultes est d'un résultat
très douteux, mais il ne faudrait pas en conclure que cette
double opération est sans utilité chez les petites filles ; l'onanisme, quand il s'est prolongé au delà de l'adolescence, est
cérébral autant, si ce n'est plus, que *clitoridien ;* chez les
petites filles, au contraire, il est de foyer purement génital, et
l'on peut espérer le supprimer par l'ablation partielle des
organes excitateurs. C'est donc, en réalité, une ressource à
employer, mais, je n'ai pas besoin de vous le dire, applicable
seulement aux cas extrêmes. La *nymphotomie préventive* me
paraît parfaitement indiquée quand les petites lèvres présentent un développement anormal qui doit singulièrement
favoriser, par le frottement dont ces organes sont le siège,
l'établissement d'habitudes vicieuses. On remédie ainsi à
une difformité en même temps qu'on diminue les chances
d'onanisme. Cette opération est d'ailleurs très simple et ne
s'accompagne pas d'hémorrhagie comme l'érectilité des nymphes semblerait devoir le faire craindre. Les mêmes considé-

rations s'appliquent aussi à la *clitoridectomie préventive.*

Quant à la castration recommandée et pratiquée par Rooker pour la masturbation accompagnée d'épilepsie, c'est une idée dans le goût américain qui tentera médiocrement les médecins français, heureusement moins hardis à endosser des responsabilités pareilles.

DIX-HUITIÈME LEÇON

Accidents chez les enfants.

Sommaire : Fréquence des accidents chez les enfants. — Accidents nécessaires, accidents évitables. — Chûtes, avec ou sans commotion cérébrale.
— Fractures, luxations, décollements épiphysaires. — Pincement des
muscles interosseux de l'avant-bras. — Plaies diverses. — Brûlures. —
Corps étrangers : du conduit auriculaire, des fosses nasales, de l'œil, de
l'arrière-gorge, de l'œsophage. — Épingles et aiguilles et leurs migrations. — Déglutition de pièces de monnaie. — Empoisonnements accidentels par des substances servant aux usages domestiques, par les
plantes vénéneuses des haies ou des jardins, par des médicaments. —
Intoxication par le plomb et l'arsenic des jouets.

La vie des enfants est fertile en accidents de tout genre ;
tout est en effet danger pour eux, et leur sécurité rencontre
des écueils à chaque pas « tout leur est aquilon » : une tau-
pinière est une montagne pour leurs petites jambes ; l'inexpérience conduit leur sensualité à des embûches de chaque
instant ; ils ne savent se servir de rien et veulent toucher
à tout ; leur impétuosité native les entraîne au hasard ; leur
méconnaissance du danger les conduit étourdiment au devant de lui ; avides de mouvement, curieux de tout voir et
de tout essayer, ils prennent possession, à leurs dépens, de
ce petit monde de la maison qui a pour eux l'attrait de l'inconnu ; leurs jeux, leurs méprises, leurs convoitises enfantines, leur esprit d'imitation, tout leur est occasion d'accidents, et si nous avions conservé la mémoire fidèle des
aventures de notre enfance, il n'est pas un de nous qui, sorti
intact, et comme par miracle, de cette mer semée de récifs,

ne pourrait presque se glorifier, comme saint Paul, mais avec moins de mérite que lui, de tous les dangers auxquels il a échappé. La fragilité de la vie des enfants est, à la considérer à ce point de vue particulier, un thème à disquisitions philosophiques et pas autre chose ; nous savons bien, vous et moi, par expérience personnelle, que nous lui avons donné naguère mille occasions d'affirmer sa solidité.

C'est cette odyssée fertile en contusions, en brûlures, en chutes, en empoisonnements, en accidents plus ou moins graves que je vais dérouler sous vos yeux, non pas dans tous ses détails possibles, car dix leçons n'y suffiraient pas, mais dans ses traits principaux.

Si je parlais devant un auditoire de mères, j'y mettrais plus de réserve, car il conviendrait de stimuler leur vigilance sans éveiller leur pusillanimité. Elles y sont trop disposées déjà, et il ne faut rien dire qui puisse accroître cette tendance naturelle. Vous en rencontrerez en effet qui, pour éloigner tout danger de leurs enfants, les séquestrent loin de leurs camarades, les entourent d'une sollicitude tracassière qui est une importunité aujourd'hui et qui deviendra, quand ils auront grandi, une humiliation ; qui les tiennent en charte privée ; leur interdisent la gaîté et le tapage, et les privent de cette somme de bosses à la tête, de sauts périlleux et de contusions qui est dans les destinées de tout baby et dans les nécessités d'une éducation virile. Le préjudice est déjà réel pour les petites filles ; il est grave pour les garçons, « de condition plus libre et moins nays à servir » comme disait Montaigne. Ces ménagements à outrance font les éducations molles et les caractères pusillanimes. Epargner aux enfants les accidents compromettants et les laisser s'aguerrir contre ceux qui sont de médiocre importance pour leur sécurité, voilà le but à atteindre. Les enfants qu'on met « dans une boîte à coton », suivant l'expression consacrée, y trouvent, pour une demi-sécurité dans le présent, mille chances d'accidents graves dans l'avenir, et ce n'est pas certainement là l'idéal qu'une éducation raisonnable et prévoyante doit se proposer.

J'établirai donc une distinction entre les accidents *nécessaires*, en quelque sorte, auxquels peu d'enfants échappent, dont il ne faut pas se préoccuper, et ceux qui étant évitables (*avoidable* comme disent les Anglais) et d'ailleurs d'une gravité plus ou moins grande, méritent au contraire qu'on leur oppose une vigilance incessante.

Les chûtes que les enfants font de leur hauteur quand ils écartent du point fixe, comme le Lépine de la comédie « ce que nous appelons centre de gravité », sont, dans l'immense majorité des cas, sans importance aucune, quoique la prédominance considérable du poids de la partie supérieure du corps fasse porter presque toujours sur la tête le préjudice de ces chutes. Jadis on avait l'habitude des bourrelets, et je me demande quelles raisons ont fait y renoncer. La coquetterie maternelle est peut-être renseignée sur ce point. Une bosse sanguine ou une simple ecchymose sont les conséquences ordinaires de cette contusion du crâne dont la gravité est mesurée par le degré de commotion cérébrale qui peut l'accompagner. Tout enfant qui reste sans crier à la suite d'une chute ; qui pâlit, dont les fonctions cérébrales paraissent enchaînées, ne fût-ce que passagèrement ; qui, au moment de l'accident, laisse échapper son urine, a subi un ébranlement violent de la pulpe cérébrale et doit être attentivement surveillé pendant plusieurs semaines, alors même que tout serait rentré dans l'ordre ; cette vigilance est, à plus forte raison, indiquée quand il reste, à la suite de sa chute, dans un état anormal du cerveau, car il est à craindre que la collision moléculaire subie par la substance de cet organe n'aboutisse à une encéphalite diffuse ou circonscrite. Les mères courent invariablement à l'arnica, lequel peut bien, employé extérieurement, à titre de réfrigérant volatil, combattre les accidents locaux d'ecchymose ou de bosse sanguine, et, donné à l'intérieur, diminuer, comme stimulant cérébral, l'hébétude qui suit une commotion, mais qui ne peut que cela et qui, par conséquent, inspire une sécurité trompeuse et fait perdre un temps dont on pourrait faire un meilleur usage en appelant le médecin.

Les fractures sont, quoi qu'on en ait dit, plus fréquentes chez les enfants que chez les adultes, et ils se rapprochent, sous ce rapport, des vieillards. Ils doivent cette prédisposition à la largeur du canal médullaire de leurs os, à la minceur des parois osseuses, à la fréquence du rachitisme. L'élasticité plus grande des os chez eux ne paraît guère intervenir qu'en leur permettant, ce qui n'est guère possible à un autre âge, de se fracturer incomplètement, c'est-à-dire que la fracture se produisant dans le sens de la flexion, les fibres osseuses de la convexité demeurent intactes. On a même admis que les os, chez les enfants, pouvaient se courber et conserver cette torsion, et que les os larges du crâne étaient susceptibles de se bossuer « comme on voit aux pots d'étain et de cuivre », pour parler le langage d'A. Paré qui croyait à la possibilité de ces enfoncements. Thore a cité le fait d'un enfant qui, à la suite d'une chûte dans un trou, présenta une forte incurvation antérieure de l'avant-bras ; l'exploration attentive du radius et du cubitus en arrière permit de constater qu'ils offraient au point d'incurvation, une surface mousse, arrondie, convexe, sans crépitation. Le redressement fut possible et l'enfant guérit sans déformation. La rareté des déplacements étendus dans les fractures des enfants tient évidemment à la faiblesse des puissances musculaires qui agissent sur les fragments et en même temps au peu d'énergie des contractions désordonnées qui s'opèrent au moment de la chûte. Guersant qui a étudié avec soin les particularités qu'offrent les fractures chez les enfants, les a classées, suivant leur siège, dans l'ordre de fréquence suivant : la cuisse, l'avant-bras, le coude, l'humérus, le tibia seul, le péroné, la clavicule, les côtes et le maxillaire inférieur. Si j'en crois mon expérience, la fracture de la clavicule serait plus commune qu'il ne le pense. Quelquefois les enfants d'une même famille y semblent prédisposés, probablement par une gracilité native et héréditaire de cet os. J'ai vu dans une famille de quatre enfants, deux fractures de clavicule qui se sont du reste consolidées avec une régularité si parfaite, qu'il n'en reste plus trace aujourd'hui. Est-ce une simple coïncidence? La rapidité de la consolidation qui, à raison de l'activité de la nutrition à cet âge, s'opère généralement en dix-huit ou vingt jours, quelquefois même quinze jours comme Guersant l'a observé chez les nouveau-nés ; la rareté extrême de la non-consolidation ; une tendance, signalée par Baizeau, à l'élongation de l'os fracturé, de telle sorte, que même avec un chevauchement considérable, il peut ne pas y avoir le moindre raccourcissement, telles sont les particularités qu'offrent les fractures chez les enfants.

Je m'arrête, et pour cause, ne voulant pas d'ailleurs dans votre intérêt, empiéter sur un enseignement voisin qui vous apprend toutes ces choses beaucoup mieux que je ne pourrais le faire. Je ne fais que vous signaler, en terminant, le décollement des épiphyses, qui, naturellement, n'est possible que chez l'enfant, notamment le décollement de l'épiphyse inférieure du radius qui est de beaucoup le plus fréquent de tous les accidents de ce genre.

Les luxations sont relativement assez rares chez les enfants, bien que les cavités de réception de têtes osseuses ne soient pas profondes. Ils doivent probablement ce privilège à la laxité de leurs ligaments qui leur permet d'obéir à des tractions assez énergiques sans se rompre et aussi à la facilité avec laquelle s'opère, grâce à leur élasticité, la réduction spontanée.

Certaines grandes luxations traumatiques, celle de la cuisse sur la hanche par exemple, sont, chez les enfants une telle rareté pathologique qu'une luxation de ce genre qui s'était présentée, il y a quelques années, à l'Hôpital des Enfants, attirait les élèves comme une curiosité clinique. Toutefois ils sont spécialement disposés à une forme particulière de luxation décrite par Perrin (de la Sarthe) sous le nom de *luxation intracapsulaire sous sygmoïdienne* ; elle est due généralement à une forte traction exercée sur la main de l'enfant par un camarade ou aux efforts que fait la mère en tirant sur la main de l'enfant pour faire passer le bras à travers une manche trop étroite. Sa production s'accompagne souvent d'un claquement très appréciable ; l'avant-bras reste en demi-pronation ; la supination est douloureuse et impossible, tandis que les mouvements de l'avant-bras sur le bras persistent. Cette luxation se réduit aisément en combinant un double mouvement, de flexion de l'avant-bras sur le bras et de supination forcée. Je vous signale cet accident parce que vous pourrez le rencontrer souvent et qu'il est de nature à embarrasser le diagnostic.

Un autre accident qui se rapproche de celui-ci (s'il ne se confond pas avec lui) est le croisement très douloureux des muscles interosseux de l'avant-bras, qui se produit souvent chez les enfants quand, suivant une pratique fort en usage dans le monde des bonnes et des nourrices, on soulève un petit enfant en le saisissant par l'avant-bras pour lui faire franchir un ruisseau ; il y a un mouvement exagéré de torsion du radius, et l'avant-bras reste immobile dans une pronation forcée, très douloureuse à en juger par les cris de l'enfant. Le remède ici est d'exercer une supination brusque, mais qui doit coïncider cette fois avec l'extension de l'avant-bras. La douleur disparaît comme par enchantement et tout est fini. '

Je ne vous parlerai ni des plaies par piqûre ni des plaies par incision, si communes chez les enfants, car elles n'offrent rien de spécial à cet âge ni dans leur étiologie, ni dans leurs effets, ni dans leur traitement.

Les brûlures sont très communes à cet âge et souvent d'une effroyable gravité. Il est d'ailleurs d'observation que les enfants en supportent plus mal les conséquences que les adultes et que les réactions qu'elles entraînent du côté des centres nerveux et quelquefois aussi de l'appareil digestif sont, à degré identique et à étendue proportionnelle semblable, beaucoup plus vives et plus dangereuses. Rien n'est plus commun d'ailleurs que de voir les enfants atteints de larges brûlures, même au second degré, être pris de convulsions ou tomber dans un état comateux d'où on ne peut plus les retirer.

Le feu attire les enfants par sa couleur et son éclat, et quand ils sont très jeunes et qu'on ne les surveille pas, ils y vont comme les phalènes vont à la lampe. La diffusion de l'usage des allumettes chimiques met, d'ailleurs, ces petits Prométhées en miniature en présence d'une tentation à laquelle ils ne résistent guère, et qui a sa source dans l'instinct de l'imitation. Les journaux sont remplis de faits d'accidents des plus graves survenus de cette façon, et les parents ne sauraient trop songer au danger de laisser traîner les allumettes, d'autant plus que les enfants ne trouvent pas seulement dans cette habitude, le danger de brûlures si ce n'est d'incendie, mais bien aussi une cause d'empoisonnement, enclins qu'ils sont, maint fait l'atteste, à porter les allumettes à leur bouche. J'ai vu récemment une conséquence terrible de cette négligence : deux enfants, l'un de quatre ans, l'autre au berceau, étaient restés seuls ; l'aîné s'empara d'une boîte d'allumettes et mit consciensieusement le feu au berceau de son frère, et, Erostrate d'un nouveau genre, le regarda brûler avec la tranquillité qu'aurait mise sa mère en voyant flamber son foyer.

Les chutes dans le feu, les brûlures par le contact d'un poêle de fonte ou d'un fourneau, les brûlures par l'eau bouillante, ne se comptent pas. Il est une brûlure de cette dernière catégorie qui a été signalée par les médecins anglais et qu'ils ont, paraît-il, l'occasion d'observer assez souvent. C'est celle de l'arrière-gorge et de l'entrée du larynx par l'habitude de présenter à la bouche des enfants le goulot d'une théière maintenue à une petite distance du feu. La brûlure, dans ce cas, amène très habituellement la mort par suffocation à la suite du gonflement des parties touchées par le liquide. Cette brûlure se produit ici par un double mécanisme : d'abord parce que le liquide versé de haut en bas et avec abondance coule dans l'arrière-gorge et n'a pas le temps de mitiger sa température en se mêlant avec la salive ; et en second lieu parce que la tisane que contient la théière incomplètement remplie s'échauffe en passant sur les parois et y prend une température élevée.

Le plomb en fusion peut devenir une cause de brûlure. J'ai vu, dans un cas, un enfant qui avait fait fondre du plomb dans une pelle et avait projeté le liquide sur la pierre du foyer qui était humectée d'eau, atteint d'une brûlure grave de la paupière supérieure sur laquelle une plaque de plomb très chaud avait été projetée avec violence par suite de la vaporisation brusque de l'eau. L'œil eût été infailliblement détruit si les paupières ne s'étaient abaissées instinctivement au-devant de lui pour le protéger.

Le chapitre *corps étrangers* est un des plus chargés de la chirurgie infantile. Je ne vous citerai, bien entendu, parmi les accidents si nombreux et si variés qui l'alimentent, que ceux qui sont surtout fréquents à cette période de la vie.

L'introduction de corps étrangers dans le conduit auriculaire est très commun chez les enfants, et cet accident, d'un diagnostic souvent épineux et dont les conséquences sont faciles à confondre avec l'otorrhée de cause interne, se présente journellement dans la pratique. Fabrice de Hilden a cité le fait d'une petite fille de dix ans qui, s'étant introduit une boule de verre dans l'oreille, fut prise d'une céphalalgie opiniâtre, d'engourdissement paralytique d'un côté, d'accès épileptiformes qu'on attribuait à toute autre cause ; au bout de cinq ans, la nature de ces accidents fut reconnue ; on pratiqua l'extraction du corps étranger et tout rentra dans l'ordre. Sabatier a vu une boule de papier placée au contact

de la membrane du tympan, l'enflammer, la perforer, tomber
dans l'oreille moyenne et l'enfant succomber à un abcès du
cerveau. L'imagination inventive des enfants diversifie du
reste à l'infini les accidents de ce genre : tantôt ce sont des
grains de plomb, de petits cailloux, des perles, des noyaux de
cerise, des pois, des haricots, voire même des têtes de petites
poupées et des dents, comme Tillaux en a observé des
exemples.

Quelquefois le corps étranger est animé ; il s'englue généralement au cérumen ; mais l'obturation du conduit auriculaire
ou mieux la précaution de le remplir d'huile ou de glycérine
viennent à bout de cet hôte importun, le tuent par asphyxie
et il rentre dans la catégorie des corps étrangers inertes.
A côté des insectes que le hasard du vol fourvoie ainsi, il
faut placer le *perce-oreille* ou *forficule* (*Forficula auricularia*),
mal famé de temps immémorial et auquel on reproche, entre
autres méfaits, de se glisser dans le conduit auriculaire et
de pénétrer dans le cerveau, absurde calomnie qui tombe
devant les habitudes exclusivement frugivores de cet orthop-
tère, et l'inaptitude de sa pince abdominale à perforer quoique ce soit. Cet insecte qui abonde dans les dahlias, les
œillets, les oreilles d'ours, etc., est très innocent d'un pareil
méfait, et la peur qu'on en fait aux enfants, est toute gratuite.
Je connais des femmes qui, émotionnées pendant leur enfance par cette fable, éprouvent en voyant une forficule une
impression nerveuse extrêmement pénible. Mais il reste toujours quelque chose d'une calomnie, et l'innocent perce-
oreille, en faveur duquel on a beau invoquer un sens maternel exquis, attendra longtemps sa réhabilitation.

Les corps étrangers de l'œil, quand ils ne pénètrent pas
dans les tissus de cet organe et quand ils n'ont pas par eux-
mêmes d'action caustique, sont fort inoffensifs et les larmes
les entraînent ; mais les blessures qu'ils provoquent quelquefois ont, à raison de la délicatesse de l'organe, une gravité
habituellement très grande. J'ai vu, dans un cas, un enfant

dont la cornée avait été perforée par la bayonnette d'un petit soldat de plomb ; le corps vulnérant dans le mouvement de projection violente de la tête en arrière que fit le petit blessé, accrocha le bord de l'iris et un coloboma iridien inférieur fut la conséquence de cet accident. La saillie du globe oculaire chez les enfants, le peu de protection que lui offre contre les violences extérieures le défaut de développement de l'arcade sourcilière et de l'os malaire expliquent sa grande vulnérabilité.

Quant aux corps étrangers des fosses nasales, les plus communs de tous peut-être, ce sont aussi les moins graves, et on en vient presque toujours à bout aisément, même sans l'intervention du chirurgien. Cependant dans quelques cas ces corps étrangers, arrêtés dans la cavité naso-pharyngienne, y séjournent de longues années et produisent des accidents qui font croire quelquefois à l'existence d'un polype. C'est ce qui arriva dans un cas, chez une jeune fille de seize ans observée par Hickmann, laquelle portait, depuis treize ans et demi à la partie postérieure des fosses nasales un coulant de bourse en acier de 2 centimètres de diamètre. Dans un autre cas relaté par Smith il s'agissait d'un gros haricot d'Espagne qui avait séjourné six mois dans les fosses nasales, y avait entretenu un écoulement purulent et qui, lorsqu'il fut extrait, présentait un commencement de germination.

Les corps étrangers qui, introduits dans l'arrière-gorge, peuvent asphyxier les enfants en obstruant l'orifice supérieur du larynx ou en pénétrant dans cet organe viennent de l'estomac ou du dehors. Dans le premier cas, c'est le chyme ou le lait qui, régurgité, peut chez les enfants pénétrer dans les voies respiratoires et amener l'asphyxie. Parrot a observé deux faits de ce genre. Dans le premier il s'agit d'un enfant de trois mois dont la mort put être, avec toute vraisemblance, imputée à cette cause mécanique ; le second cas lui a été fourni par une petite fille d'un an, allaitée au biberon, qui,

couchée à six heures, mourut asphyxiée à minuit. A l'autopsie,
on retrouva du lait dans la trachée et les bronches ; les poumons, ramollis, friables, exhalaient une odeur butyreuse, et
la muqueuse aérienne avait subi manifestement l'action du
suc gastrique. Cet accident n'a été observé jusqu'ici que
dans le décubitus dorsal; c'est une raison pour coucher de
préférence les petits enfants sur le côté et la tête un peu
élevée afin de ne pas tendre le larynx et rendre plus difficile
l'obturation de la glotte au moment où le lait régurgité af-
flue dans l'arrière-gorge. Les adultes qui sont gastralgiques
et ont du pyrosis, savent la sensation d'étouffement que
produit le passage sur l'orifice supérieur du larynx des liquides acides venus de l'estomac quand ils dorment dans le
décubitus dorsal et la tête un peu basse.

Mais ces faits sont exceptionnels et les corps étrangers de
l'arrière-gorge viennent presque toujours du dehors. Ce sont
généralement des bouchées trop volumineuses qui s'arrêtent
en chemin, des arêtes de poisson, etc. Si ces corps étrangers
séjournent longtemps dans l'œsophage, ils irritent ce conduit
et le tissu cellulaire qui le double, et des abcès rétro-pharyn-
giens et rétro-œsophagiens en sont la conséquence. Mais
leur danger immédiat est dans l'obstacle qu'ils opposent à
la respiration, soit par compression de la trachée de dehors en
dedans, soit qu'ils pénètrent dans les voies aériennes. Mon
ami, J. Rochard, a observé, chez une petite fille de dix ans,
un accident probablement unique. Cette enfant, très pusilla-
nime, avait à subir l'extraction de deux dents : le dentiste
craignant d'user une docilité qu'on avait obtenue à grand'
peine, enleva une des dents sans la retirer de la bouche; au
moment où il procédait à une seconde extraction, la dent
arrachée fut appelée dans le larynx par une forte inspiration
et l'asphyxie s'en suivit. La trachéotomie fut pratiquée mais
sans succès.

Puis vient la série, infiniment variée, des corps étrangers
tenus dans la bouche et déglutis par inadvertance. Tels,

cet épi de seigle qui, avalé, on ne sait comment, par un enfant de trois mois observé par Accassat, vint saillir dans la région hépatique et en fut retiré par l'ouverture spontanée d'un abcès qui avait probablement établi une communication entre l'arc du côlon et le foie ; cet épi d'orge sauvage avalé par un enfant de dix ans, dans un cas dont les détails ont été publiés par Renault, et qui fut expulsé par un abcès de l'aîne, etc. Les épingles qu'on laisse imprudemment traîner partout, peuvent, dans les cas heureux, arriver dans l'estomac, mais souvent elles s'arrêtent en route et produisent des accidents quelquefois mortels, comme dans le cas cité par Bell où une épingle qui avait ulcéré la carotide primitive amena une hémorrhagie foudroyante.

Les aiguilles sont la source d'accidents très fréquents chez les enfants, soit qu'ils les avalent, soit qu'ils en endurent simplement les piqûres. Leur progression loin des points de la peau où elles se sont introduites ; leur tendance à cheminer des téguments vers les organes intérieurs sous l'influence des pressions du dehors ou des contractions musculaires ; leur passage inverse de l'estomac ou de l'intestin vers le dehors ; leurs migrations si variées et si curieuses, sont les particularités principales de l'histoire de ces corps étrangers. On a vu une aiguille entrer par la peau, pénétrer dans la tunique vaginale et y produire une hydrocèle ; dans un autre cas, une plaie pénétrante du cœur a été la conséquence de ce cheminement d'une aiguille de dehors en dedans. Une particularité assez curieuse, c'est que ces aiguilles peuvent s'introduire sans produire de douleur, quelquefois même à l'insu des adultes et à plus forte raison des enfants, qui, d'ailleurs, n'ont que des moyens d'expression très bornés. La condition de cette pénétration indolente c'est que les aiguilles soient introduites très lentement et en vrillant, par le procédé de l'acupuncture. J'ai vu dans mon enfance un mendiant qui s'introduisait dans le mollet de très longues épingles en laissant simplement saillir la tête au dehors. La tolérance des organes les plus délicats pour les aiguilles est souvent des plus curieuses; on a vu le cœur perforé par une aiguille sans que son fonctionnement parût en souffrir. En faisant l'autopsie d'un chat qui avait été assommé, j'ai trouvé (j'étais encore étudiant à cette époque) une grosse aiguille à tapisserie qui avait doublement embroché le foie; l'état anatomique de tous les organes indiquait néanmoins une santé intacte. Les aiguilles traversant les parois de l'estomac ou des intestins vont souvent émerger, après un trajet inconnu, à des distances considérables : à l'épaule, au bras, à la cuisse, etc.

Les mères et les nourrices dont le devant de la robe est souvent converti en une pelote véritable, ce qui fait plus honneur à leurs habitudes laborieuses qu'à leur esprit de prudence, doivent songer à ce péril et éloigner de leurs enfants ces « dards légers », comme les appelait Delille, et qui sont la source d'accidents de tous les jours.

Viennent enfin les pièces de monnaie que les enfants, obéissant à un instinct qui les conduit à tout porter à leur bouche, avalent souvent. Ils peuvent s'arrêter dans l'œsophage et ne pouvoir être délogés de là soit pour être chassés au dehors par le vomissement soit pour être poussés dans l'estomac. Demarquay a fait deux fois l'œsophagotomie chez des enfants pour un accident de ce genre; tous les deux succombèrent aux suites d'abcès rétro-œsophagiens. Quand la pièce est tombée dans l'estomac, il n'y a plus guère à s'en préoccuper. J'ai vu un enfant rendre par les selles, dix jours après l'avoir avalée, un pièce d'un franc qui était à peine altérée et que l'hydrogène sulfuré avait seulement noircie; il n'avait d'ailleurs présenté aucun accident. Dans un autre cas, il s'agissait d'un sou. Les accidents mécaniques ne sont pas plus à craindre dans ce cas, mais il faut compter, quoi qu'on dise aujourd'hui pour innocenter le cuivre, avec les chances d'intoxication cuprique si le sou fait un séjour prolongé dans la filière intestinale.

Nous abordons maintenant la catégorie, non moins fournie

et plus variée, des empoisonnements accidentels chez les enfants. Je les diviserai en trois groupes : ceux qui ont pour cause des substances toxiques qui se trouvent, pour des usages divers, dans toutes les maisons; ceux qui sont provoqués par l'ingestion des plantes vénéneuses des haies ou des jardins; ceux qui sont dus à des substances données comme médicaments mais qui, à raison d'une susceptibilité particulière aux enfants, peuvent provoquer chez eux des empoisonnements véritables.

Je ne vous ferai, bien entendu, qu'une très rapide énumération de ces pièges qui sont tendus dans tous les recoins d'une maison ou de ses dépendances extérieures à la sécurité des enfants.

Les jeunes enfants sont extraordinairement impressionnables au plomb, et il faut connaître les sources possibles de l'intoxication plombique chez eux. Je vous ai parlé déjà de l'empoisonnement des petits enfants par le plomb des bouts de biberon en caoutchouc vulcanisé et par les garnitures en étain plombifère de ces appareils de succion. Certaines solutions employées contre les gerçures du sein sont à base d'acétate de plomb; et, si l'on n'a pas le soin de laver soigneusement avec de l'eau légèrement vinaigrée le bout du sein avant de le présenter à l'enfant, on court le risque de l'empoisonner. Mieux vaut remplacer ces lotions par d'autres aussi efficaces et plus inoffensives. Les cartes de visite glacées à la céruse sont souvent mâchées par les enfants, et l'on conçoit qu'il y ait là une cause possible d'accidents. Je fus appelé un jour pour un fait de ce genre : la bouche et la langue étaient tapissées d'un enduit blanc que je m'empressai d'enlever et je prescrivis par prudence un vomitif. On glace aujourd'hui généralement ces cartes au blanc de zinc et on fait bien. On peut se servir du sulfhydrate d'ammoniaque pour distinguer ces deux enduits l'un de l'autre ; on laisse tomber une goutte de ce réactif sur la carte à essayer; si elle noircit, elle est glacée à la céruse.

Les objets en étain plombifère, et, à plus forte raison, ceux qui sont en plomb, devraient être absolument bannis de l'arsenal des récréations enfantines, à raison des dangers qu'ils peuvent offrir. Je citerai comme plus particulièrement dangereux : les ustensiles de ménages lilliputiens et de cuisines microscopiques qui sont si appréciés par les enfants et qui peuvent d'autant plus facilement les saturniser qu'ils s'en servent pour des simulacres de repas dans lesquels figurent souvent des dissolvants très énergiques du plomb, des acides, du sucre, etc. On interdit aujourd'hui l'emploi des préparations de plomb pour la confection des papiers qui servent à envelopper les bonbons, et l'on fait sagement. C'est bien assez que les enfants subissent les causes générales de saturnisme qui pèsent sur toutes les familles, sans qu'on leur en crée de spéciales.

Je citerai aussi, d'après le Dr Suryot, la possibilité d'un empoisonnement saturnin des enfants par les poussières qui se dégagent des moleskines dont sont doublées les capotes des petites voitures. Ces toiles sont en effet recouvertes d'un vernis au plomb, et l'analyse a pu retirer de cette moleskine des quantités très notables de ce métal.

Enfin les pâtisseries elles-mêmes peuvent devenir une cause d'intoxication plombique. Galippe a signalé en 1880 une fraude coupable qui consiste à remplacer la coloration jaune que les œufs donnent aux pâtisseries par le chromate de plomb. Une brioche a fourni, à l'analyse, 69 milligrammes de plomb par 100 grammes de pâte. Les pains à cacheter sont quelquefois colorés par des substances vénéneuses, en particulier par le minium, et Marqueulte a signalé un cas d'empoisonnement saturnin ayant cette origine. Il serait nécessaire que l'on adoptât pour colorer la pâte des pains à cacheter une gamme de couleurs végétales qui fussent absolument inoffensives.

Il convient d'éloigner de la chambre des enfants les couleurs au vert d'arsenic, utilisées pour la préparation des peintures et des papiers de tapisserie. Kirchgasser a constaté, en quatre ans, 21 cas où le vert arsenical a déterminé des accidents. Le maniement des persiennes vertes, le frottement exercé sur des papiers veloutés, de couleur verte, qui laissent souvent de la pulvérulence aux doigts, disséminent dans l'air des particules arsenicales dont la respiration s'empare. L'analyse de l'urine de personnes ayant présenté des accidents imputables à cette cause a accusé la présence de l'arsenic. Ce poison a même pu être révélé dans des cas où la couleur arsenicale était revêtue d'un papier inoffensif. Ici, il faut bien admettre qu'il a dû se former un composé arsenical volatil lequel a franchi cette barrière. Les oiseaux même éprouvent très activement l'influence de ces atmosphères toxiques. Dans une chambre tendue de papier coloré avec le vert de Schweinfurt, on a constaté que 14 oiseaux chanteurs renfermés dans une volière ont présenté des accidents identiques et ont fini par succomber. Ils perdaient l'appétit, chantaient moins, voltigeaient, effarés, dans leur cage surtout la nuit, tombaient parfois de leur perchoir et restaient alors couchés, sans mouvement. Après un certain nombre de répétition de ces accidents, ils finissaient par mourir. On prétend que les enfants sont moins impressionnables aux poussières arsenicales que les adultes, mais le sort de leurs camarades les oiseaux est de nature à faire réfléchir.

Les papiers tue-mouches à base d'arsenic et la poudre de cobalt offrent aux enfants des dangers d'autant plus menaçants qu'on mélange ces appâts de matières sucrées. Bussy a fait, en 1852, au Comité consultatif d'hygiène publique un rapport qui montre que ce péril n'a rien de chimérique, et il est d'autant plus à redouter que beaucoup de papiers tue-mouches qui se donnent, en grosses lettres, un certificat d'innocuité, sont bel et bien arsenicaux. Il ne faut introduire dans une maison où il y a des enfants que les papiers au quassia amara miellé, qui éloignent par leur saveur amère et qui d'ailleurs sont absolument inoffensifs. J'ai vu dans une famille un émoi considérable produit par un de ces papiers dont un enfant très jeune venait de mâcher une feuille entière; il sortit, bien entendu sain et sauf de cette épreuve qui lui aurait été fatale, s'il s'était agi d'un papier au cobalt.

Je vous signalerai enfin, comme cause possible d'intoxication arsenicale pour les enfants, les feuilles dont on se sert pour la confection des fleurs artificielles ; le séjour dans un cabinet d'histoire naturelle dont on remue les échantillons ; le voile de gaze verte dont on garnit leurs petits chapeaux dans le cas d'ophthalmies, etc. En résumé, il n'y a qu'une sorte de vert qui soit favorable aux enfants, c'est celui de la campagne, et cette couleur suspecte doit être bannie de leur chambre et de leurs jeux.

Le mercure est moins banal dans nos maisons, mais encore s'y trouve-t-il quelquefois sous diverses formes. Des eaux insecticides à base de mercure; un baromètre cassé : des glaces dans lesquelles l'étamage n'a pas ménagé le mercure, etc., peuvent, il y en a des exemples (j'en ai recueilli un pour mon compte), placer les enfants dans des atmosphères mercurielles qu'il faut leur éviter. Quand on songe à la toxicité de ce métal, à doses infimes, mais absorbées en permanence ; à la tension considérable qu'ont les vapeurs mercurielles, comme l'a démontré Merget, même à des températures assez basses, on n'est plus disposé à considérer comme chimérique la crainte qu'il inspire.

Les médicaments, qui traînent un peu au hasard dans nos maisons, sont la cause d'accidents très communs chez les enfants. La forme de granules qu'on donne aujourd'hui aux plus actifs, leur rappelle les petites dragées et les anis enrobés et les attire vers ces poisons. J'ai vu, il y a quelques années, trois enfants s'emparer d'un flacon, à moitié vide, de granules d'acide arsénieux, à 1 milligramme, et en avaler une quantité qui a pu être évaluée à 5 ou 6, au moins. Il y eut de la diarrhée et des vomissements; mais que serait-il arrivé si le larcin avait pris des proportions plus considérables? Les granules de digitaline, de strychnine, de morphine, de vératrine, etc., ont le même appât pour les enfants et leur offrent des chances encore plus redoutables. La préservation de ces accidents gît dans la précaution, si habituellement recommandée, si rarement observée dans les familles, d'avoir une pharmacie domestique et d'y enfermer soigneusement tous les reliquats de médicaments. D'ailleurs, à cet intérêt se joint l'intérêt non moins pressant de ne pas fournir aux intentions criminelles des moyens trop faciles de se réaliser. Un procès récent, provoqué dans cette ville même par la mort d'un enfant qui avait pris, ou auquel on avait fait prendre, des granules antimonio-arsénieux, a montré combien cette prudence est justifiée.

L'hygiène, dont le métier de Cassandre est toujours ingrat, a fort mauvaise grâce sans doute à se mêler des jeux des enfants, et ses avertissements austères contrastent avec les idées gracieuses que ce mot évoque ; mais elle est dans son rôle toutes les fois qu'il y a un intérêt de sécurité à défendre. Or, les jouets sont loin d'être toujours inoffensifs. Je me suis permis de tracer aux fabricants qui appliquent leur imagination à créer des jouets nouveaux le programme qui suit : 1° éviter les apparences sensuelles qui peuvent exciter les enfants à mettre ces objets dans leur bouche; 2° être sobres d'angles aigus ou de surfaces coupantes qui sont autant d'occasions de contacts agressifs; 3° ne pas employer de couleurs susceptibles d'exercer sur la santé une influence nuisible.

J. Rochard a lu récemment à l'Académie de médecine un intéressant rapport sur la coloration inoffensive des jouets d'enfants fabriqués avec le caoutchouc vulcanisé. Dès 1860, Chevallier avait appelé la sollicitude de l'Administration sur cette question d'hygiène pratique, en signalant le danger des couleurs à enluminer qui jouent un rôle si considérable dans les distractions enfantines des Titiens de nos maisons. Les empoisonnements produits par cette cause ne se comptent plus en effet et quelques-uns même se sont terminés par la mort. MM. Duret et Bourgeois avaient même imaginé, à ce propos, toute une gamme de couleurs inoffensives. De plus, beaucoup de jouets métalliques : sifflets, toupies, soldats, chargés de ces couleurs qui attirent si vivement l'œil des enfants, sont coloriés en rouge par l'oxyde de plomb, en vert par l'arséniate de cuivre ou vert de Schweinfurt, en jaune par l'orpiment ou sulfure d'arsenic, en chamois par le chromate de plomb, en blanc par la céruse, etc. Et de là des accidents plus ou moins graves. Chevallier a rapporté le double fait d'un empoisonnement produit par le vert qui colorait le tonneau d'un petit porteur d'eau, et d'un autre enfant qui succomba pour avoir manié un petit bateau chinois peint de la même façon et avoir ensuite porté ses doigts à sa bouche. Turpin entrant dans la voie qui lui avait été indiquée déjà par Duret et Bourgeois a composé une gamme de 1440 teintes obtenues avec des matières absolument inoffensives ; ce qui suffit et au delà, aux jeunes enlumineurs, fussent-ils des coloristes comme Paul Véronèse. Il a, de plus, exclu de la fabrication de ses jouets toute substance vénéneuse et il leur donne pour bases uniques : le soufre, le caoutchouc, le carbonate de chaux et l'oxyde de zinc, dont l'innocuité est parfaitement assurée. Il y a là un service réel rendu à l'hygiène infantile, et le coloriage des doigts et de la bouche de ces « bandits aux lèvres roses » sera, quand la police y aura pourvu, le seul inconvénient à redouter du maniement de ces jouets. Cette réforme est d'autant plus nécessaire que les enfants ont une tendance instinctive à porter tout à leur bouche. J'ai proposé jadis de mélanger de petites proportions d'aloès ou de quassia-amara (suivant la couleur des objets) les jouets coloriés qui peuvent tenter ou tromper la sensualité des enfants, tels que les représentations microscopiques des objets qui figurent sur nos tables : petits pains, fruits, pastiches de bonbons, afin de décourager leur sensualité fourvoyée. Je crois le conseil utile. Ce serait l'une des applications du principe éducatif de Montaigne : « d'ensucrer aux enfants les viandes salubres et d'enfieller les viandes insalubres ». A vrai dire, toute l'éducation est là.

Nous en sommes arrivés, dans cette longue et tragique énumération des accidents des enfants, aux empoisonnements produits par les plantes vénéneuses avec lesquelles ils vivent dans un commerce familier, là où ils trouvent un jardin (condition si enviable pour leur santé) et à plus forte raison quand, plus favorisés encore, ils habitent à la campagne.

Je citerai comme plantes leur tendant des embûches : 1° *le gouet* ou *pied de veau* (*Arum maculatum*), dont la racine et les feuilles sont imprégnées d'un principe très âcre et dangereux. Cancelle a cité un cas de mort chez un enfant de trois ans qui avait mâché un morceau de racine et des fleurs de gouet ; dans un autre qui est venu à ma connaissance, il y eut chez un petit garçon une vive brûlure de la bouche avec gonflement douloureux des lèvres et de la langue, sans autre accident.

2° L'*aconit napel* (*Aconitum napellus*) qui constitue un des poisons les plus redoutables de notre flore indigène et qui est cultivé dans la plupart de nos jardins à raison de la beauté de ses fleurs.

3° La *belladone* dont les baies succulentes, douceâtres, sont un piège dangereux pour les enfants. Le fait cité par Bulliard, et répété partout, de quatorze enfants qui s'empoisonnèrent à la fin du siècle dernier pour avoir mangé des baies de belladone au Jardin des Plantes de Paris, montre suffisamment la toxicité de ces fruits.

4° La *bryone* ou vigne blanche qui croît en abondance dans les haies et dont les fruits rouges sont très appétissants pour les enfants.

5° La *morelle* (*Solanum nigrum*) a des baies rouges qui ont amené des accidents très graves chez quatre enfants dont l'histoire a été relatée par Albert et par Wepfer.

6° L'*if* (*Taxus baccata*) dont les fruits d'un beau rouge peuvent aussi tenter les enfants, mais qui ne paraissent guère susceptibles de produire autre chose qu'une action purgative.

7° Le *baguenaudier* (*Colutea arborescens*) dont les gousses gonflées d'air amusent les enfants qui les font éclater avec bruit entre leurs doigts et qui sont disposés à avaler quelques-unes de leurs graines lesquelles sont fortement vomitives.

8° La *digitale* (*Digitalis purpurea*) l'un de nos médicaments, et, par suite, de nos poisons indigènes les plus actifs. Les fleurs mêmes sont dangereuses et il faut interdire aux enfants, qui mâchonnent tout, de les porter à leur bouche.

9° L'*actée* ou herbe de Saint-Christophe (*Actæa*) qui porte des baies noires, assez analogues, à maturité, à celles de l'hyèble, et qui sont vénéneuses.

10° Le *houx* (*Ilex aquifolium*), dont les fruits rouges sont toxiques. Un journal anglais relatait, il y a quelques années, le fait d'un enfant de trois ans qui, ayant mangé un assez grand nombre de fruits de houx, dont les débris se retrouvèrent dans ses vomissements et dans ses selles, fut pris d'accidents graves à forme typhique dont il fut très difficile de le retirer.

11° Le *faux ébénier* ou cytise des Alpes (*Cytisus laburnum*) dont les graines sont fortement éméto-cathartiques. On a cité dernièrement un empoisonnement grave par un rameau de cytise aubour qui avait été tenu dans la bouche et dont l'extrémité avait été mâchée.

12° Le *Colchique d'automne* dont les bulbes féculents ont produit plus d'une fois des accidents mortels chez des enfants.

13° La *lauréole* (*Daphnæa laureola*) dont les baies noirâtres sont toxiques.

14° La *parisette à quatre feuilles* (*Paris quadrifoliata*), appelée aussi du nom peu engageant d'*étrangle-loup*, a quelquefois empoisonné des enfants avec ses baies.

15° La *cerisette* (*Solanum pseudo-capsicum*) que l'on cultive dans les jardins comme plante d'ornement, à raison de l'aspect agréable de ses fruits rouges qui ressemblent assez à de petites cerises, d'où le nom de cette plante. Mactané a relaté l'histoire d'un enfant qui, ayant mangé trois de ces baies, fut pris d'accidents cérébraux très graves.

16° Le *laurier-cerise* (*Prunus lauro-cerasus*) dont les feuilles et les fruits sont imprégnés d'acide prussique et d'une essence toxique et qui, abondant dans tous les jardins dans certains pays, notamment en Bretagne, doit être signalé à la répulsion des enfants.

17° La *glycine de Chine* (*Glycinia sinensis*), cette belle plante d'ornement que la Chine nous a envoyée depuis vingt-cinq ans et qui tapisse nos murs de ses feuilles élégantes et de ses belles grappes de fleurs d'un bleu tendre. Deux faits récents ont démontré la toxicité de cette plante qui cache décidément, sous l'amorce de sa beauté, un principe dangereux et dont il faut écarter avec soin les enfants.

Je n'ai cité, comme exemples, que dix-sept de ces plantes familières que le hasard peut mettre au contact des enfants et qui sont susceptibles de leur inspirer des méprises fâcheuses. Je pourrais aller ainsi jusqu'à cent et au delà ; mais cette nomenclature aride fatiguerait sans profit votre attention. Qu'elle vous inspire au moins le désir de connaître à fond pratiquement, et non par les descriptions des livres, les plantes nuisibles aux enfants qui entrent dans la flore usuelle de la localité où vous serez appelé à exercer votre ministère. Le médecin, duquel on exige à bon droit tant de choses, doit se faire botaniste au profit des familles qui ne sentiront jamais suffisamment le prix des études pratiques qui ont pour objet leur sécurité.

Nous terminerons par l'indication des empoisonnements produits chez les enfants par le maniement empirique des médicaments actifs. Ici les catastrophes ne se comptent pas. Et cela se conçoit : indépendamment du contre-sens thérapeutique qui oppose à une maladie qu'on ne connaît pas un médicament qu'on connaît moins encore, et cela bien entendu, sans opportunité ni mesure, il y a la grosse question des doses, dont on fait bon marché, et on complique trop souvent une maladie d'un empoisonnement. Les empiriques ne savent pas que les enfants ont une impressionnabilité médicamenteuse plus développée qu'à un autre âge, et que l'absorption est extrêmement active chez eux : aussi bien l'absorption cutanée que l'absorption pulmonaire. Et de là des empoisonnements nombreux par la peau chez les enfants. Le laudanum, la belladone, la jusquiame, la décoction de feuilles de tabac, appliqués à l'extérieur déterminent, à cet âge, par le fait d'une absorption active, des empoisonnements très communs ; la poudre de staphysaigre employée pour détruire les *pediculi capitis*, tous les médicaments actifs en un mot doivent, chez eux, être mesurés, quand on les met en contact avec la peau, d'une manière aussi attentive que si on les fait pénétrer par voie d'ingestion gastrique. C'est affaire de prudence médicale et non pas d'empirisme étourdi.

Il faut clore cette leçon déjà longue et lui donner une sanction pratique pour qu'elle ne ressemble pas à un catalogue fastidieux, et nécessairement incomplet, des accidents de l'enfance. On a dit qu'un homme averti en vaut deux pour la défense, une mère avertie en vaut deux aussi pour la sécurité de l'enfant ; ce rôle de moniteur secourable vous appartient surtout et vous devez faire profiter les familles de l'expérience que vous avez acquise. Mais comment prémunir les enfants, dans la limite du possible, contre les chances d'accidents ? L'expérience, cette rude institutrice qui fait payer les services qu'elle rend, est la meilleure des sauvegardes pour eux, et il n'est pas une piqûre, une chute, une brûlure légère, qu'une mère intelligente ne puisse faire servir à cette compréhension du danger. On comprend que les précau-

tions assidues forment une trame à mailles larges et par lesquelles le péril peut toujours se faufiler ; il vaut mieux apprendre de bonne heure aux enfants à reconnaître le danger
là où il est. Si on le voulait bien ce ne serait pas impossible.
C'est un aspect particulier des *leçons de choses* appliquées à la
sécurité. Dans un voyage scolaire que j'ai fait en Suisse, en
1870, j'ai été charmé de voir les écoles enfantines entrer
hardiment dans cette voie. Des enfants de six à sept ans
auxquels on présentait une gerbe de plantes usuelles, les unes
toxiques, les autres utiles, dénommaient chacune par son
nom, lui attribuaient son usage et savaient très bien dire des
plantes vénéneuses « *qu'elles faisaient mourir* ». C'est tout
ce qu'il en fallait pour les en détourner. Voilà un exemple
salutaire que nos écoles primaires devraient suivre ; en effet
cette botanique usuelle une fois entrée dans l'esprit n'en sor-
tirait pas. On n'assisterait plus à ce spectacle choquant de
gens instruits qui, dissertant sur toutes choses, ne savent pas
distinguer un épi de seigle d'un épi de froment et qui voient
tous les jours autour d'eux des plantes toxiques dont ils ne
connaissent pas les propriétés dangereuses. Il faudrait
cependant songer à sortir de cette ignorance préjudiciable
et humiliante en même temps.

DIX-NEUVIÈME LEÇON

Principes de gymnastique éducative.

Sommaire. — L'éducation des muscles. — Ce qu'elle était chez les anciens, et ce qu'elle est chez nous. — L'éducation française comparée, sous ce rapport, à celle des autres pays. — Nécessité de l'exercice musculaire au point de vue du développement et de la santé. — Inconvénients de la vie sédentaire. — Utilité de la gymnastique pour prévenir les difformités. — Le rôle de la gymnastique dans l'éducation des filles. — Forme spéciale qu'elle doit revêtir. — La gymnastique obligatoire. — Gymnase dans l'école et hors l'école. — Heures et durée des exercices gymnastiques. — Institutions de gymnastique scolaire.

Chaque hygiéniste a sa définition de la gymnastique ; je vous proposerai celle-ci qui a au moins l'avantage d'être courte : la *gymnastique est l'éducation des muscles*. Son but est de faire arriver ces organes à leur maximum de développement, de force, d'agilité et d'adresse. Un muscle est, comme un sens, un enfant à élever ; et, de même qu'on ne peut considérer l'éducation comme superflue pour celui-ci, de même faut-il attacher du prix à l'éducation de celui-là par la gymnastique. Chose bizarre et qui montre bien l'esprit d'inconséquence que nous apportons dans les questions que nous embrassons, même celles qui touchent à nos intérêts les plus prochains, nous n'avons qu'un système organique qui obéisse à la volonté et sur lequel nous ayons prise, par suite, pour le gouverner à notre guise, et nous le laissons aller comme il veut ou comme il peut, serviteur négligé aujourd'hui, demain serviteur inutile. A voir la façon dont nous traitons nos muscles, il n'est pas certainement à regretter

que les fonctions les plus essentielles de la vie soient sous-
traites au domaine de la volonté et relèvent de l'instinct, qui,
plus sage et plus docile, fait ce qu'il doit faire : « τα δέοντα ποῖει »,
comme dit Hippocrate.

Et cependant le préjudice de cette absence d'éducation
des muscles est double : d'abord parce que la nature, qui se
montre toujours économe de ses ressources, tend à supprimer
les muscles qu'on ne maintient pas dans un exercice assidu ;
et que, même s'ils étaient primitivement vigoureux, ils deviennent faibles à proportion du repos qu'on leur donne, ne remplissent plus qu'imparfaitement leurs fonctions et tendent à
un amoindrissement atrophique ; en second lieu, parce que
l'activité incomplète des muscles volontaires ne tarde pas,
comme nous le verrons tout à l'heure, à préjudicier au
développement corporel et à la santé.

C'est là un intérêt que l'éducation antique comprenait à
merveille, dont elle exagérait peut-être même l'importance ;
mais en faisant aux exercices du corps une part aussi large
que nous la faisons étroite aujourd'hui, elle partait de cette
idée juste : que ce n'était pas seulement un esprit qu'on lui
donnait à former, mais aussi un corps qu'elle avait mission
de conduire à son summum de perfection structurale, d'activité fonctionnelle et de résistance organique. Et de là cette
confusion du gymnase et de l'école, ce rapprochement fécond
des procédés du *pédotribe* qui assouplissait le corps, et des
exercices des grammairiens et des philosophes qui dévelop-
paient et disciplinaient l'esprit. L'un et l'autre, en ces temps
heureux, vivaient dans une étroite union et sentaient bien que
leurs intérêts étaient solidaires ; ils n'usurpaient pas l'un sur
l'autre et profitaient d'une éducation commune. Mais plus
tard sont venus le désaccord, la brouille, la manie d'empiéter, et l'esprit, qui s'est toujours cru de meilleure maison
que le corps, n'a pas tardé à réclamer la part du lion, c'est-
à-dire à vouloir tout pour lui, et les choses en sont arrivées
au point où nous les voyons maintenant : le muscle a ab-

diqué et le cerveau règne en despote. C'est artificiel et pré-
tentieux en même temps, et nous ne voyons pas pour qui a
été le profit dans ce sévice qui a trop duré.

Je n'ai certes pas l'intention de vous faire l'histoire de la
gymnastique dans l'antiquité, ce sont choses d'érudition qui
se lisent et ne se parlent pas, et je me bornerai à vous signaler
la monographie de Mercuriali et la thèse de Foissac comme
susceptibles de donner pleine satisfaction à votre curiosité,
sous ce rapport. Barbier, sans entrer dans les détails de la
gymnastique et des jeux gymnastiques chez les anciens, a
tracé de leur éducation et de la nôtre le parallèle suivant
dont la justesse m'a frappé et que je vous demande la permission de vous lire :

« Dans les premiers temps de la civilisation, dit cet auteur,
la force musculaire commandait le respect, appelait les
hommages. Cette force devint la sauvegarde des familles.
Elle protégeait les nations. Bientôt elle servit les projets hos-
tiles des chefs et les enrichit des dépouilles enlevées à des
hommes plus faibles. La politique sentit combien elle était
intéressée à honorer la force corporelle, et les écrits de l'antiquité nous apprennent de quel prix étaient alors des muscles bien nourris et volumineux.

« Il suffit de lire l'Iliade pour savoir combien il importait
alors au sort, à la fortune des hommes de posséder une
grande énergie musculaire. Les individus petits, délicats,
semblaient inutiles à l'État et étaient dédaignés. Les hommes
robustes, d'une haute taille, au contraire, faisaient l'honneur et la gloire de leur pays, et pouvaient prétendre aux
emplois les plus éminents. Tous les héros d'Homère portent des armes d'une pesanteur considérable ; s'ils tombent
par terre, leur chute est accompagnée d'un bruit qui retentit
au loin ; leur corps recouvre une grande étendue de terrain ;
la masse, le volume de leurs membres sont comme des attributs qui dénotent ou prouvent leur noblesse, ou des titres
qui doivent les recommander à l'admiration de la postérité.

« Dans ces temps reculés où la force des muscles des individus assurait la victoire dans les combats et rendait une nation redoutable à ses ennemis, il dut exister des institutions propres à favoriser le développement du système locomoteur et à lui faire acquérir toute l'énergie et toute la souplesse dont il est susceptible. Aussi trouvons-nous chez les Grecs et chez les Romains, tout ce que l'on pouvait imaginer de plus propre à rendre honorable la force musculaire et à en faciliter l'acquisition : des établissements élevés aux frais de la nation où des appartements spacieux, de vastes cours, invitent à toutes ces sortes de jeux et de combats ; des règlements sur l'usage de ces exercices ; des officiers préposés pour en juger les différends ou pour donner des leçons aux jeunes gens ; une administration publique dirigeant cette école de mouvements musculaires et formant, de la faculté naturelle de mouvoir le corps à l'aide des membres, un art qui a ses procédés, ses méthodes et ses produits. Ajoutons les distinctions qui attendaient ceux qui excellaient dans un jeu ou dans un combat : les couronnes décernées avec une solennité sans exemple aux vainqueurs, et nous conviendrons que si les anciens devaient retirer de grands avantages de la force corporelle, ils n'avaient rien négligé pour en favoriser le développement. »

Ai-je besoin d'opposer à ces errements de l'éducation ancienne les tendances de notre éducation contemporaine qui se montre si dédaigneuse pour le corps et ne lui fait dans ses procédés et ses préoccupations qu'une part abusivement exiguë? Tout, ou peu s'en faut, est donné à l'esprit et l'on n'a pas même la consolation de penser qu'il y trouve son gain. Que voit-on dans la plupart de nos écoles : des enfants étiolés, courbés sous la loi d'un travail prématuré et intensif, sacrifiés sans pitié à l'*Ogre-programme* dont l'appétit inquiétant s'accroît tous les jours, vivant par leur cerveau et pour leur cerveau et ne donnant que le moins possible à leurs muscles ; des tailles rabougries, si ce n'est déviées ; des visages vieillots et chagrins n'ayant rien de cet épanouissement radieux de la jeunesse et de la santé ; tel est trop souvent le collégien dont on fait assez habituellement un bachelier, mais dont on fait trop rarement un homme. Et quand on songe que c'est avec des écoles de cette nature qu'on prépare les générations de l'avenir on se sent pris de quelque inquiétude pour notre race. On objecte que le cercle des connaissances humaines allant s'élargissant tous les jours, il faut bien que le travail suive la même progression. Pitoyable argument, à coup sûr, car la capacité crânienne de l'enfant est un terme fixe, et, ne pouvant le changer, il vaudrait mieux se tourner du côté des procédés d'enseignement qui, eux sont modifiables et substituer à la méthode encyclopédique, qui vise à faire de chaque collégien un Pic de la Mirandole bourré de faits et de savoir, une discipline meilleure de l'esprit, songeant surtout à l'exercer à penser et à lui fournir les moyens d'apprendre par lui-même plus tard. « L'humanité physique s'en va par le cerveau, vous ai-je dit bien souvent, elle ne peut être sauvée que par les muscles, et il n'est que temps d'y songer. » Il n'y a là, je crois, rien d'exagéré.

Il y a d'autant plus d'urgence à cette réforme que partout autour de nous, le sentiment de l'importance de la gymnastique s'est répandu en Europe depuis trente ou quarante ans, et notre pays, si vif à produire des idées, si lent à les faire passer dans la pratique, est déjà singulièrement distancé sous ce rapport. En Allemagne, en Suisse, en Hollande, en Suède, etc., sous l'action persévérante d'éducateurs convaincus, la gymnastique a forcé les barrières de la routine et de l'école et elle est considérée comme partie intégrante et nécessaire de l'éducation. Vous n'avez qu'à lire le rapport adressé il y a quelques années au gouvernement belge par MM. Brawr, Browers et Docz qui avaient été chargés d'aller étudier dans ces divers pays l'état de la gymnastique scolaire pour vous faire une idée du prix qu'on attache à ce grand intérêt et des sacrifices d'argent et d'heures de travail (celui-là est le plus difficile à obtenir) qu'on n'hésite pas à lui faire. Peut-être aussi, comparant ce qui se fait au loin, avec ce qui se fait chez nous, éprouverez-vous un sentiment d'envie qui ne sera pas exempt de quelque humiliation.

L'enquête de Vernois sur l'état des lycées de l'empire en 1867, constatait que plus de la moitié de ces établissements n'avaient pas de gymnases ou en avaient d'insuffisants et de mal disposés. Quant à l'enseignement de la gymnastique dans les écoles primaires, il n'existait pas. Il n'est que juste de reconnaître qu'un mouvement d'opinion très vif, auquel j'ai cherché à travailler dans la sphère restreinte de mon influence, s'est produit depuis quelques années en faveur de la gymnastique scolaire, et que l'on peut déjà entrevoir l'époque, peu éloignée, où nous aurons franchi la distance qui nous sépare encore, à ce point de vue, des pays voisins.

Remarquez, à ce sujet, messieurs, que notre nouvelle organisation militaire rend plus nécessaire encore l'enseignement de la gymnastique dans les établissements d'instruction. L'école, par le malheur des temps et la force des faits, est, quoiqu'on en pense, devenue le vestibule de la caserne ; ainsi le veulent les coups qui nous ont frappés et les menaces qui ne nous épargnent pas, et il faut que l'enfant acquière dans l'école ou dans la famille les aptitudes musculaires générales qu'il spécialisera plus tard dans la gymnastique militaire. N'oublions pas que, dès 1813, l'Allemagne, au sortir de désastres semblables à ceux qui nous ont accablés, a cherché son salut dans un bon système d'éducation physique, a retrempé la vigueur de sa race dans l'école régénérée et en a fait le foyer d'un patriotisme ardent qui, durant cinquante ans, n'a pas dévié un seul instant de son but : le relèvement de la patrie allemande. Pendant cette longue période, nous laissions nos muscles incultes, et frondeurs et légers en même temps, nous n'attisions plus cette flamme de l'amour du pays sans laquelle cependant les peuples descendent et deviennent la proie des autres. Refaisons, nous aussi notre race et donnons-lui à notre tour l'idéal qui inspire les efforts soutenus et la virilité qui les rend efficaces. Si un Jahn nous était suscité, comme il serait le bienvenu !

La gymnastique, suivant le but qu'on lui assigne, est éducative ou pédagogique; elle est préservatrice, quand elle a pour but de prévenir le développement des maladies; elle est curative ou thérapeutique, quand elle contribue, avec les médicaments, à guérir les maladies réalisées. La gymnastique éducative, qu'elle soit familiale ou scolaire, est la seule que nous ayions en vue en ce moment.

Je me propose de vous montrer tout d'abord combien l'exercice musculaire dirigé d'une manière méthodique importe à la régularité du développement et au maintien de la santé.

Les muscles constituent, en poids, environ les deux tiers de l'organisme. Ce sont autant de poumons qui respirent, comme les poumons véritables, exhalant de l'acide carbonique, absorbant de l'oxygène qui leur est apporté par le sang artériel et qui est la condition indispensable de leur activité. Faire respirer ses muscles ou les contracter c'est tout un ; or, ils ne peuvent entrer en activité sans dériver à leur profit une partie de la masse sanguine, et, quand ils se contractent souvent, leur vascularité habituelle, même à l'état de repos, s'accroît, et avec elle leur nutrition augmente et ils s'hypertrophient. Cette influence de l'exercice sur le volume des muscles est telle que le développement anormal de telle ou telle masse musculaire, à la suite de la répétition d'un même mouvement imposé par une spécialité professionnelle, peut devenir, dans les recherches médico-légales, un caractère d'identité. Or, sur les 500 muscles distincts qui composent ce système organique, près de quatre cents obéissent à la volonté et sont les propres sujets de la gymnastique. Mais remarquez que là où la volonté n'intervient pas directement sur les contractions des muscles lisses, elle les gouverne encore indirectement par voie d'associations fonctionnelles ou de stimulations mécaniques. C'est ainsi que les mouvements volontaires retentissent sur le cœur pour accélérer son impulsion quand ces mouvements sont énergiques et précipités, pour les ralentir par fatigue quand ces mouvements se font avec lenteur et sont très prolongés, comme fait la marche soutenue pendant plusieurs heures à petits pas et en terrain plat, ainsi que l'avait annoncé Cruveilhier et comme je l'ai vérifié souvent. L'enchaînement du rhythme du diaphragme à celui des muscles volontaires est un fait bien constaté, mais dont l'hygiène ne sait malheureusement pas tirer un parti suffisant. Quant aux muscles organiques de l'estomac et de l'intestin, la succussion qui leur est imprimée par les mouvements des parois abdominales leur est une incitation à se contracter. Enfin il n'est pas jusqu'aux muscles lisses des vaisseaux qui ne trouvent dans les contractions des muscles volontaires un accroissement de leur jeu contractile. Si bien, que l'on peut dire que la volonté a près de cinq cents serviteurs agiles et obéissants auxquels elle peut donner, comme le centurion de l'Écriture à ses soldats, des ordres qui sont immédiatement obéis, mais qu'elle laisse trop souvent, par incurie, s'engourdir dans un repos abusif.

Les inconvénients de la vie sédentaire ressortent précisément de ce défaut de stimulation des muscles organiques par les contractions des muscles volontaires. Qui ne se meut pas ne respire qu'incomplètement, n'a par suite qu'un sang hématosé imparfaitement et l'activité des échanges nutritifs est, par ce fait, ralentie; l'appétit languit par suite, et les fonctions digestives ne s'opèrent que d'une manière imparfaite; de même aussi les fonctions de dépuration qui expulsent hors de l'économie les matériaux vieillis ou inutiles ne se font plus que d'une façon insuffisante et il en résulte une sorte d'intoxication de cause interne dont le rôle, dans la production des maladies, est sans doute plus considérable que nous ne le supposons. On peut appliquer au muscle ce que La Fontaine dit de l'estomac : « *Le* muscle *n'allant pas*, *tout le reste va mal.* » Le mouvement est, en effet, comme une sorte de balancier qui donne son rhythme à l'activité organique. Les adeptes enthousiastes des pratiques de la gymnastique vont plus loin, et ils affirment que l'exercice assidu des muscles et l'accroissement de leur énergie retentissent sur l'âme et lui donnent plus de force, plus de sérénité, une possession plus complète d'elle-même. La force et la sérénité de l'âme ont, à mon avis, d'autres sources et la gymnastique n'en connaît pas le chemin, mais on ne saurait contester qu'une volonté sollicitée en mille sens à la fois par l'éréthisme nerveux, toujours en lutte contre la mobilité, en proie aux entreprises incessantes d'une réflectivité qui veut prendre sa place, ne trouve, dans cette puissante dérivation nerveuse que le mouvement opère vers les muscles, un auxiliaire d'une singulière puissance pour se raffermir et asseoir plus solidement sa domination. Ainsi se pénètrent et s'influencent, sans se confondre jamais, ces deux mondes du physique et du moral de l'homme dont les rapports ont été réglés par des lois harmoniques.

Je vous disais tout à l'heure que, sans la gymnastique, il n'y a pas de formes absolument régulières, parce que l'action égale des muscles symétriques est une fiction physiologique et rien de plus. L'habitude, qui se glisse partout dans les choses de la vie et y fait sentir son empire, intervient surtout ici pour troubler cette harmonie. Par le fait qu'un muscle s'est contracté plus souvent que son congénère, il devient plus actif, plus vivant, plus enclin à exécuter les ordres de la volonté, et il prend une prédominance d'action qui augmente son volume et le porte à remplacer, en partie, le muscle qui lui correspond de l'autre côté de l'axe médian. De là une insymétrie réelle dont la comparaison des deux mains chez les droitiers ou chez les gauchers donne la mesure. Nous avons vu, en nous occupant des attitudes vicieuses et de leurs causes, que cette inégalité des muscles des deux côtés, par le fait d'habitudes ou de nécessités professionnelles, est le point de départ le plus habituel des difformités.

Ainsi donc, la perfection de la santé et celle des formes sont également intéressées à ce que les muscles soient soumis à une gymnastique rationnelle et, de plus, elle a cet autre avantage de porter la force et la résistance musculaires, aussi bien que l'agilité et l'adresse, jusqu'à ce point variable auquel chacun peut arriver en vertu de ses aptitudes personnelles et héréditaires.

A quel âge la gymnastique éducative doit-elle être commencée? On s'accorde généralement à la déconseiller avant l'âge de dix à douze ans et c'est la limite adoptée par la plupart des gymnastes allemands et suédois pour l'enseignement de la gymnastique dans les écoles primaires. On comprend, en effet, qu'il faut que les muscles aient pris une certaine force, les os une rigidité suffisante pour que ces exercices soient pratiqués sans inconvénient; il faut aussi que l'on puisse obtenir des enfants une docilité suffisante et qu'ils aient acquis une expérience qui les mette, autant que possible, à l'abri des accidents. Du reste, la question peut être diversement résolue suivant qu'on a en vue la gymnastique d'appareils ou la gymnastique de mouvements et d'attitudes; celle-ci, moins violente, moins hasardeuse, peut être instituée bien avant l'autre, et quand on peut réunir plusieurs enfants ensemble afin d'éloigner la monotonie de ces exercices et de leur donner l'apparence de jeux, on peut très bien les inaugurer de bonne heure, vers l'âge de sept ou huit ans; il faut, bien entendu, dans ce cas, y mettre la mesure que comportent l'âge des enfants, les conditions de leur santé actuelle, les phases de croissance qu'ils traversent.

Il me paraît à peine nécessaire de discuter devant vous la question de savoir si la gymnastique doit être enseignée aux filles. Elle est résolue dans la pratique, et partout où l'enseignement de la gymnastique est apprécié à sa valeur, il est administré également aux deux sexes, dans le même établissement, mais à heures différentes. J'ai assisté, en 1871, à

Aarau en Argovie, à une leçon de gymnastique donnée, à
mon intention, aux petites filles des écoles primaires dans
le *Turn-plaz* de cette ville et j'ai rapporté de cette séance
dans laquelle une quarantaine au moins de petites filles ont
exécuté sous mes yeux des exercices d'assouplissement,
d'attitudes, d'ordre tactique, en les accompagnant de la voix,
l'impression la plus agréable. La gaîté ne trouvait pas moins
que la santé son profit dans cette leçon gracieuse et animée
et je l'enviais pour les petites filles de nos écoles.

Leurs muscles ont besoin, en effet, comme ceux des
garçons, qu'on les fortifie, qu'on les développe, qu'on les
discipline, mais la gymnastique ne doit pas s'inspirer des
mêmes procédés dans les deux sexes, et, comme l'éducation,
il faut qu'elle s'accommode au genre de vie spécial auquel
chacun est destiné. La gymnastique cubistique avec ses tours
de force, ses attitudes violentes, ses procédés hasardeux, ne
convient pas aux filles, et elle leur donnerait quelque chose
de hardi et de viril qui messiérait à leur type sexuel. Elle doit
être surtout pour elles une école de maintien et d'attitudes
correctes. La fréquence particulière des déviations de la
colonne vertébrale chez les filles, les habitudes de sédenta-
rité qu'on leur donne de bonne heure, la part exagérée
qu'on les habitue à faire aux travaux manuels sont, aussi bien
que la débilité native de leurs muscles, des raisons qui leur
rendent l'enseignement gymnastique plus nécessaire encore
qu'aux garçons. Il est regrettable que, chez nous, les écoles
de filles soient encore privées du bénéfice de la gymnastique et qu'un trop petit nombre d'enfants de ce sexe,
appartenant aux classes favorisées, puissent aller chercher
des leçons de cette nature dans des gymnases privés. En
Suède, en Suisse et en Allemagne, on attache avec raison le
même prix à la gymnastique pour l'un et l'autre sexe, et beaucoup de villes, Leipsig en particulier, ouvrent aux écoles
de filles des ressources précieuses sous ce rapport.

L'enseignement de la gymnastique est obligatoire pour

les élèves à peu près partout, dans les pays qui ont marché avec résolution dans la voie de ce progrès. Il y a à cette mesure des avantages et des inconvénients. L'avantage est de faire entrer dans les esprits, en la plaçant sur le même rang que les autres travaux scolaires, le sentiment de l'importance de la gymnastique; l'inconvénient est de plier tous les enfants sous le niveau d'exercices communs. Je sais bien que des dispenses médicales sont données aux enfants que leur santé doit éloigner de ces exercices, mais leur aptitude à en bénéficier est réelle aujourd'hui, elle peut faire défaut demain et il est impossible qu'une certification exacte suive les fluctuations d'une santé aussi mobile que celle des enfants. Mieux vaut laisser aux familles plein pouvoir pour envoyer leurs enfants au gymnase ou les en éloigner. D'ailleurs, par le temps de liberté qui court, le nombre des choses obligatoires s'accroît sans mesure et au train dont vont les choses, si on ne les arrête, l'État-Providence nous garrottera de tant de servitudes bien intentionnées que, moins vertueux que les concitoyens de Lycurgue, nous ne serons guère plus libres qu'eux. Ce n'est pas mon idéal.

Le gymnase doit-il se trouver dans l'école ou bien, placé en dehors de celle-ci, doit-il servir successivement et à des heures réservées, aux élèves des différents établissements d'instruction? Il ne saurait y avoir d'embarras à répondre à cette question. Quelle est l'école qui peut offrir à ses élèves un gymnase couvert assez spacieux, et convenablement outillé? Ne sait-on pas que, quoiqu'on fasse, la plupart des établissements d'instruction étouffent encore entre des murs trop rapprochés et n'ont que des promenoirs insuffisants? D'ailleurs la gymnastique, apprise en passant d'une salle de classes à une salle d'exercices, a les allures moroses d'un devoir imposé, et la promenade nécessaire pour se rendre au *turnplaz* est, pour la santé, autant de pris sur l'ennemi, c'est-à-dire sur le travail exagéré.

Le professeur de gymnastique suffit à sa tâche s'il s'agit

d'écoles de garçons, l'assistance de l'institutrice aux exercices que font les jeunes filles est affaire de convenance et de mœurs. Je n'ignore pas, pour l'avoir vu, que dans certains pays les petites filles des écoles se rendent isolément au gymnase, affranchies de toute surveillance, et prennent leur leçon sous la seule direction du gymnaste. C'est confiant et intrépide, et cet abandon est sans doute l'indice d'une grande pureté de mœurs, mais chaque pays a sa manière de sentir et le nôtre répugne et répugnera longtemps à cette liberté d'allures.

Tant qu'on ne considérera chez nous la gymnastique que comme matière à arrondir un programme et que l'on ne voudra pas la faire entrer résolûment et définitivement dans nos habitudes scolaires, on ne lui consacrera pas le temps dont elle a besoin pour être efficace. Qu'est-ce qu'une ou deux heures par semaine pour former les muscles ? Ils ont oublié la leçon qui précède quand on leur en donne une autre, et l'on ne peut arriver à rien par cette méthode. Le règlement ministériel, rendu à la suite du décret du 3 février 1869 qui rendait l'enseignement de la gymnastique obligatoire pour les lycées et collèges communaux, fixait à quatre par semaine le nombre des leçons de gymnastique, leur assignait une durée de une demi-heure et interdisait de prendre le temps de ces leçons sur les récréations. C'était très sage, sans doute, mais qu'on fasse le tour de nos établissements d'enseignement secondaire et on verra ce que sont devenues ces prescriptions dans la pratique. Le programme, dans ses envahissements successifs et indéfinis, en a eu raison et l'on peut affirmer que la gymnastique scolaire, sauf quelques rares exceptions, est encore tout entière à créer chez nous.

Les leçons de gymnastique doivent être très courtes : c'est leur donner du prix aux yeux des élèves ; c'est en même temps prévenir une fatigue préjudiciable et ne pas exciter le cœur au delà de la mesure. La commission belge a adopté l'idée de deux exercices par jour n'excédant pas chacun un quart d'heure ou une demi-heure au plus et placés, l'un le matin, l'autre le soir, de façon à défatiguer les élèves de leurs devoirs de classe. Il n'est pas besoin de dire que ces leçons sont bien placées avant les repas comme moyen (s'il en était besoin) d'exciter l'appétit et que les mettre au sortir du réfectoire, c'est-à-dire enfreindre le précepte salernitain « *post prandium sta* » est absolument irrationnel.

Il est facile de décréter l'enseignement de la gymnastique scolaire, il est moins aisé d'improviser un personnel de professeurs ayant pleine compétence pour bien s'acquitter de cette tâche. Et, à ce sujet, les idées les plus fausses ont cours. On s'imagine volontiers que tout homme habile aux exercices de force et d'adresse est apte à enseigner la gymnastique scolaire. Il n'en est rien et un Léotard serait sans doute insuffisant pour cette tâche. Les gymnastes autorisés qui ont défendu avec persévérance la nécessité de l'enseignement de la gymnastique, les Jahn, les Ling, les Amoros, les Clias avaient une autre idée de la difficulté de cet art et, revenant à la conception du rôle des gymnasiarques anciens, ils exigeaient que les hommes chargés de l'enseignement de la gymnastique réunissent un programme étendu de connaissances. Il n'y avait là rien d'excessif. La Suède, ce berceau de la gymnastique éducative, a recueilli les idées de Ling et les a fait passer dans l'application en créant à Stockholm une institution centrale ou Académie royale pour la formation de professeurs de gymnastique des deux sexes. Voici, d'après le rapport de la commission belge, les détails de cette belle institution dont Ling a jeté les premières bases en 1814 et qui a été réorganisée en 1864. Cette académie de gymnastique se divise en trois départements ou sections : 1° le *département médical* ayant pour but de créer des médecins qui, en vertu de leur diplôme, sont autorisés à pratiquer exclusivement la gymnastique médicale ; 2° le *département pédagogique* qui forme des maîtres de gymnastique pour toutes les écoles primaires et secondaires du royaume ; 3° le *département mili-*

taire qui forme les instituteurs nécessaires à l'armée et à la marine.

« Sont admis à l'institution centrale en qualité d'élèves : 1° des officiers de l'armée et de la flotte ; 2° des civils ayant subi l'examen d'élève universitaire ou ayant des connaissances correspondantes à celles exigées dans cet examen ; 3° des dames jugées aptes par la Direction à suivre les cours.

« Le programme des études embrasse pour les trois sections : 1° des matières théoriques : l'anatomie, la physiologie et l'hygiène, la science des mouvements (myologie), la gymnastique pédagogique, les principes de la gymnastique militaire, les principes de la gymnastique médicale ; 2° des matières pratiques : exercices de gymnastique pédagogique, exercices d'armes (fusil, sabre, fleuret, bâton), exercices d'application de la gymnastique aux malades. « La section pédagogique, la section militaire et la section médicale ont chacune leur programme spécial. Le cours de chaque section est de deux ans ; il n'y a d'exception que pour les élèves qui possèdent déjà le diplôme de médecin. Il va de soi que ceux-ci peuvent faire leurs études normales en moins de temps. Il y a quatre ou cinq heures de classe par jour et ces heures sont convenablement distribuées entre les matières théoriques et pratiques. »

Cette organisation est complétée par un enseignement méthodique de la gymnastique scolaire dans les *séminaires* ou écoles normales d'instituteurs et d'institutrices.

Comment est remplie, chez nous, cette partie du programme éducatif ? L'école normale de gymnastique de Joinville-le-Pont a une destination exclusivement militaire, et l'on cherche vainement où est administré cet enseignement si spécial qui doit soustraire la gymnastique scolaire à l'empirisme de maîtres de hasard. On s'occupe, paraît-il, de combler cette lacune, et il n'est que temps d'y songer si l'on veut que l'enseignement de la gymnastique prenne effectivement dans l'éducation la place que lui assignent les programmes et que réclament les intérêts de la race et de la santé publique. Sans aucun doute cet enseignement sera organisé dans les villes, que les écoles rurales en seront encore privées pour longtemps; mais il est moins indispensable aux enfants des citadins qu'à ceux des paysans, et il faut pourvoir au plus pressé.

Les principes de la gymnastique éducative étant posés, nous avons maintenant à étudier ses méthodes et ses procédés et à juger leur valeur relative; c'est à quoi sera consacrée ma prochaine leçon.

VINGTIÈME LEÇON

Méthodes et procédés gymnastiques.

Sommaire : La gymnastique libre et la gymnastique à appareils. — Reproches adressés à celle-ci. — Avantages de la gymnastique libre pour les enfants. — Appareils fixes, appareils mobiles. — Gymnastique chez les enfants des deux sexes. — Influence de l'exercice musculaire sur le développement, la régularité des formes et la santé. — Gymnastique des muscles du cou, de l'épaule, des bras. — Gymnastique respiratoire. — Influence sur les dimensions de la poitrine. — Appareils mobiles : canne, haltères, mills, corde. — Les appareils cubistiques. — Age où ils interviennent utilement. — Posologie gymnastique. — Contre-indication tirée d'une croissance rapide. — Indices d'intolérances : battements du cœur, fatigue prolongée, insomnie, amaigrissement. — Graduation des exercices. — Gymnase en plein air, gymnase couvert. — Le chant dans les exercices gymnastiques. — Alimentation et vêtements dans leurs rapports avec les exercices du gymnase.

Deux méthodes générales se trouvent en présence et se disputent la supériorité : la gymnastique à appareils et la gymnastique libre ou sans appareils. La première peut être subdivisée en gymnastique à appareils fixes et en gymnastique à appareils mobiles. Cette dernière est intermédiaire entre la gymnastique sans appareils et la gymnastique à appareils fixes.

On a reproché à la gymnastique à appareils fixes d'être violente et acrobatique; de viser plutôt à la conquête des tours de force qu'au développement régulier et rationnel des divers groupes de muscles; d'exposer à des accidents dont les plus communs sont des contusions, des entorses, des fractures, des luxations, des hernies, des ruptures musculaires ou tendineuses, des chutes, avec leurs conséquences.

Le caractère aventureux de ces exercices, rendu plus menaçant encore par la pétulance des enfants et leur méconnaissance du danger, est de nature à écarter du gymnase les familles, qui s'abritent si volontiers derrière un prétexte. On a signalé également les inconvénients que peuvent avoir, au point de vue des positions anormales qu'ils imposent, les appareils cubitisques, qui obligent souvent les enfants à une déclivité de la tête, très propre à favoriser des congestions cérébrales. La gymnastique pédagogique des Allemands a conservé, depuis Jahn, le goût de ces exercices périlleux; mais elle commence à en revenir aujourd'hui et à comprendre qu'elle faisait fausse route. La commission belge, recensant les opinions des gymnastes allemands à ce propos, a recueilli à Berlin, à Stuttgart, à Leipzig, à Bade, à Heidelberg, à Francfort, etc., de précieux aveux des directeurs de gymnases d'enfants qui, bien que formés dans des établissements où le trapèze, les barres parallèles et les autres engins de même nature étaient en honneur, ont, sous la pression de l'expérience, reconnu ce que cette gymnastique a d'excessif et de défectueux. La réaction est, du reste, si bien marquée aujourd'hui en Allemagne que l'ouvrage le plus répandu peut-être sur la gymnastique libre ou sans appareils est dû à un Allemand, à Schreiber, directeur de l'Institut orthopédique de Leipzig.

La gymnastique libre a des avantages nombreux pour les enfants : elle est inoffensive ; elle permet des exercices d'ensemble qui les recrée ; elle n'exige, de la part des gymnastes, ni une initiation spéciale, ni une force et une adresse particulières ; j'ajouterai qu'elle est plus *analytique* que la gymnastique d'appareils fixes et permet mieux l'éducation isolée de tels ou tels groupes de muscles ; et enfin qu'elle permet de différencier davantage les exercices de gymnastique éducative qui conviennent aux deux sexes.

Est-ce à dire cependant, malgré la supériorité de la gymnastique libre sur les exercices cubistiques, qu'il faille exclure complètement ceux-ci ? Non, sans doute. Cette *gymnastique de sapeurs-pompiers*, comme on l'a appelée avec un certain dédain, a son utilité et sa raison d'être, maints accidents le démontrent assez, mais *c'est par là qu'il faut finir, ce n'est pas par là qu'il faut commencer*.

Je diviserai volontiers l'enfance, au point de vue de la gymnastique éducative, en trois périodes : la première, commence à six ou sept ans et ne s'accommode que des exercices libres, sans appareils ; la deuxième commence vers dix ou douze ans et peut tirer un bon parti des appareils mobiles ; enfin la dernière, débutant vers seize à dix-huit ans, peut aborder les appareils cubistiques.

Ces trois gymnastiques sont progressives et chacune prépare à l'autre. Les garçons doivent les étudier successivement toutes les trois, les filles n'ont nul besoin de dépasser la seconde, et les exercices sans appareils d'abord, puis, plus tard, les exercices avec appareils mobiles suffisent à tous les besoins de leur éducation gymnastique. Celle-ci peut d'ailleurs, comme je vous le dirai bientôt, se compléter par les jeux gymnastiques tels que la natation, l'équitation et la danse, qui ne répugnent pas à leur sexe.

Occupons-nous tout d'abord des exercices libres, ceux qui, n'exigeant ni outillage ni local spéciaux, ni maître exercé, peuvent se faire partout et devraient avoir leur place dans toutes les familles comme dans toutes les écoles.

Cette gymnastique a pour but de développer la nutrition et la force des muscles au moyen de mouvements et d'attitudes qui les font entrer activement et méthodiquement en jeu. C'est ainsi que les muscles du cou, de la poitrine, de la colonne vertébrale et des membres peuvent être exercés successivement suivant le but à atteindre. En même temps que cette gymnastique fortifie les muscles, elle assouplit les articulations en augmentant la laxité de leurs ligaments et l'étendue des mouvements angulaires et de circumduction dont elles sont le siège.

La gymnastique des muscles du cou a pour but de combattre des attitudes vicieuses qui tiennent, comme. nous l'avons vu, à certains travaux, et qui ne peuvent durer quelque temps sans produire une sorte d'atrophie par élongation des muscles opposés au sens dans lequel la tête est entraînée. Il faut, dans le cas où la tête est infléchie en avant, lui faire exécuter des mouvements d'extension un peu forcée, en répétant ceux-ci assez souvent pour que la nutrition des muscles redresseurs en soit activée. Du reste ce n'est pas seulement quand il y a direction vicieuse de la tête que ces exercices sont utiles. Ils conviennent, même dans les conditions les plus normales, pour donner aux muscles du cou une puissance qui garantira à la tête un port régulier.

Les mouvements circulaires de la tête ; les mouvements de latéralité alternée du cou ; les mouvements de renversement forcé de la tête en arrière, de rotation de la tête décrivant un cône renversé dont le sommet est à l'articulation axoïdo-atloïdienne, constituent les éléments de cette gymnastique spéciale. On la gradue en déterminant le nombre des mouvements consécutifs qui doivent être faits, et l'intervalle qu'il faut mettre entre deux exercices successifs. Il ne faut pas oublier que ces mouvements de la tête, surtout le mouvement de rotation, produisent quelquefois du vertige et qu'il faut dans ce cas, faire cet exercice assis, et mettre entre les divers mouvements un intervalle plus long. Il est assez rare qu'on ait besoin d'exercer les muscles fléchisseurs de la tête, mais, si l'indication s'en présentait, il faudrait, indépendamment des mouvements qui abaissent le menton vers le sternum, en instituer d'autres susceptibles de faire entrer encore plus activement en jeu cet ordre des muscles. Tel est, par exemple, cet exercice dans lequel, le corps étant couché en supination, un oreiller est placé sous les épaules, et la tête, suspendue en quelque sorte dans le vide, se maintient dans sa rectitude luttant contre la pesanteur par le jeu des muscles antérieurs du cou.

La gymnastique de l'épaule et du bras comporte un assez grand nombre d'exercices ; Schreiber les a ramenés aux types suivants :

1° Les bras étant pendants le long du corps et les mains appliquées sur la face externe des cuisses, les deux épaules sont élevées, à la rencontre des oreilles avec une certaine force et une assez grande rapidité par la contraction des muscles qui, ayant leur point fixe au crâne ou aux vertèbres cervicales, élèvent l'épaule quand ils se contractent : tels, le trapèze, le sterno-cleido mastoïdien, l'angulaire.

2° L'élévation isolée d'une épaule, l'autre restant immobile, produit une scoliose du côté du mouvement et un abaissement du moignon de l'épaule opposée. Ce mouvement peut donc avoir son utilité quand il y a une disposition scoliotique et quand une des épaules tend à dépasser le niveau de l'autre. L'élévation de l'épaule doit, bien entendu, se faire du côté opposé à la scoliose et du côté correspondant à l'épaule abaissée.

3° Vient ensuite une autre série de mouvements qui, ayant leur centre à l'articulation scapulo-humérale, facilitent et étendent le jeu de celle-ci en même temps qu'ils fortifient directement les muscles qui les exécutent. Dans cet ordre d'exercices se placent les mouvements de fronde du bras frôlant les parties latérales de la tête ; l'élévation et l'abaissement latéral des bras ; le rapprochement des bras en arrière allant, si faire se peut, jusqu'au contact des coudes ; l'extension des bras en haut, en bas et en arrière ; le rapprochement des bras sur la poitrine après leur extension horizontale, et inversement : la rotation des bras ; l'extension des bras avec mouvement de la main en ∞ de chiffre ; la pronation et la supination alternatives des avant-bras ; la flexion et l'extension des doigts.

Tels sont les exercices principaux qui ont pour agents les muscles de l'épaule et du membre supérieur.

Ils ont leur importance eu égard à ce membre ; mais elle

s'efface devant l'action puissante que ces mouvements exercent sur la capacité et la conformation de la poitrine. La gymnastique, n'eût-elle que ce résultat d'élargir le champ de la respiration, serait, par ce seul fait, un élément indispensable de l'éducation physique.

Dans une respiration ordinaire, normale, les muscles respirateurs proprement dits se suffisent à eux-mêmes; mais dans une respiration forcée, qu'elle soit gymnastique ou dyspnéique, des muscles accessoires entrent en jeu : ce sont ceux qui, ayant leur point fixe à la colonne vertébrale et leur point mobile aux côtes, comme les scalènes, ou insérés à la fois au scapulum et à l'humérus et aux côtes, tendent, quand ils se contractent, à élever les côtes et à les porter en dehors, c'est-à-dire à augmenter le diamètre vertical et le diamètre transversal de la cage thoracique ; les pectoraux, le sous-clavier, le grand dentelé, le faisceau claviculaire du trapèze, etc., ont cette action inspiratrice accessoire dont on peut se servir en gymnastique pour accroître la capacité thoracique. On l'utilise directement en conseillant des inspirations profondes, les bras fixés de façon à ce que les muscles qui lient la poitrine au membre supérieur, prenant leur point fixe sur celui-ci, tirent les côtes en dehors et élargissent, par suite, la cage thoracique. Dans l'état de repos, la quantité d'air qui s'introduit à chaque inspiration, et sort à chaque expiration, ou ce que les physiologistes appellent l'*air courant*, n'excède pas un demi-litre chez l'adulte. Ce volume s'ajoute à celui de l'air dit *résidual* qui reste dans le poumon. Fait-on une inspiration aussi profonde que possible, on introduit dans sa poitrine un volume d'air qui n'est pas moindre de 1 litre $^1/_2$. Hutchinson a désigné, sous le nom de *capacité vitale*, la quantité maxima d'air qui entre dans l'inspiration et sort dans l'expiration, à chaque mouvement respiratoire. Il l'évalue, chez l'adulte, à $3^l,5$. Cette capacité vitale, mesurée à l'aide d'appareils spirométriques, est moindre chez l'enfant et chez le vieillard que chez l'adulte ; elle est moindre aussi chez la femme que chez l'homme et subit une diminution dans les maladies pulmonaires.

La différence entre le volume d'air introduit dans une respiration ordinaire, en dehors du mouvement, et celui qui se fait dans les respirations actives provoquées par l'exercice, mesure ce que la gymnastique respiratoire peut faire pour accroître le champ de l'hématose. Il ne faudrait pas croire que toutes les parties des poumons entrent en jeu dans une respiration ordinaire; une partie des cellules sont en état de collapsus physiologique, comme on le constate surtout chez les enfants où l'on voit, dans l'état de santé, des zones pulmonaires donner de la résistance au doigt et de la matité, qui, recevant de l'air dans une inspiration plus complète, se mettent à respirer et à résonner comme dans l'état normal. Ce sont ces cellules en réserve que l'exercice fait entrer en jeu au grand profit de l'hématose. On a conseillé récemment, comme moyen préservatif de la phthisie chez les sujets qui procèdent d'une hérédité suspecte, une gymnastique respiratoire consistant dans des inspirations profondes répétées plusieurs fois de suite et aussi souvent que possible. Je ne comprends pas que ce moyen de combattre l'anémie, qui équivaut en réalité à des inspirations d'oxygène, soit aussi négligé.

Si nous pouvons, par un acte de notre volonté, presser ou ralentir le rhythme respiratoire, tout exercice active la respiration, la rend plus complète, augmente la consommation d'oxygène et la proportion d'acide carbonique exhalée. L'effet constant de la gymnastique, et peut-être son effet le plus heureux, est donc d'accroître l'activité et la perfection de la fonction respiratoire, d'augmenter la capacité thoracique et de maintenir ce résultat par la vigueur que l'exercice donne aux muscles intrinsèques et extrinsèques auxquels est dévolu l'accomplissement des actes mécaniques de la respiration.

Les mensurations de la poitrine, pratiquées comparativement avant et après l'éducation gymnastique, démontrent son heureuse influence sur le développement de la poitrine. Haumersley, observant, à ce point de vue, 360 adultes exercés pendant deux mois, a constaté que, dans cette période, le périmètre de la poitrine avait augmenté, en moyenne, de 21 millimètres. Abel, cité par Morache, dans son excellent *Traité d'hygiène militaire*, a constaté que, 75 fois sur 100, la circonférence de la poitrine avait augmenté de 26 à 51 millimètres. Tout récemment, Dally et Chassagne examinant à ce point de vue le personnel de Joinville-le-Pont, et recueillant 16,000 mensurations, ont constaté également l'ampliation que prend la poitrine chez les sujets faisant de la gymnastique. Et si ces résultats heureux peuvent être obtenus chez des adultes dont la cage thoracique est plus rigide, que ne peut-on pas espérer de la gymnastique respiratoire chez les enfants pour dilater leur poitrine, plus souple, plus élastique, mieux disposée à obéir aux tractions excentriques que les muscles exercent sur ses parois? Combien de poitrines d'enfants restent exiguës, aplaties, mal conformées, qui prendraient une forme et des dimensions plus heureuses si, au lieu d'abandonner ces petits malheureux à la phthisie qui les menace, on les soumettait de bonne heure aux pratiques d'une gymnastique respiratoire méthodiquement conduite! La préservation de la phthisie, comme maladie de l'espèce, est dans l'éducation physique et pas ailleurs, il ne faut pas l'oublier.

Les enfants rachitiques ont plus besoin encore que les autres qu'on vienne en aide au développement de leur poitrine quand, ainsi que cela arrive si souvent, cette maladie de la nutrition a laissé son empreinte sur la cage thoracique. Mais ici on se heurte à un écueil : faire battre le cœur par un exercice intensif et favoriser la tendance qu'a cet organe à s'hypertrophier quand il est emprisonné dans une poitrine étroite et inextensible, et à une difficulté : dilater une cage thoracique dont les côtes, qui ont subi l'éburnation et l'épaississement rachitiques, résistent beaucoup plus aux actions qui sont exercées sur elles. On ne peut rien contre cette dernière difficulté que l'amoindrir par la persistance des exercices. Quant à l'excitabilité du cœur, elle indique l'emploi exclusif de la gymnastique d'attitudes et de mouvements mettant principalement en jeu les muscles des membres supérieurs ; mais il faut avoir la précaution de fragmenter ces exercices et de les conduire avec ménagements pour ne pas exciter la circulation.

Après les mouvements gymnastiques qui accroissent l'activité des muscles respiratoires, ceux qui fortifient les muscles destinés à maintenir la rectitude de la colonne vertébrale et qui assouplissent ses articulations multiples sont certainement les plus importants. Les exercices qui consistent à pencher alternativement le torse en avant et en arrière de façon à lui faire parcourir un arc de cercle étendu, à l'incliner latéralement, à lui faire exécuter des mouvements de demi-rotation, à redresser le tronc, le corps étant en supination, etc., atteignent ce but et conservent aux muscles symétriques une égale énergie : ils constituent le meilleur préservatif de la scoliose.

Quant aux exercices des membres inférieurs ils ont aussi leur importance sans doute, mais elle est moindre que celle des bras, parce que les enfants n'ont garde de laisser les premiers au repos et que la gymnastique des jeux y pourvoit. Ce n'est que dans les cas où une attitude vicieuse, une paralysie ou une contracture, rompent la symétrie harmonique des deux membres que la gymnastique intervient pour rétablir l'équilibre.

Je ne saurais trop, messieurs, insister devant vous sur l'utilité de cette gymnastique sans appareils qui doit entrer dans le programme de toute éducation physique un peu prévoyante. Je ne manque jamais de la conseiller dans les familles dont j'ai la direction et je les munis d'un exemplaire du *Manuel de gymnastique de chambre de Schreiber*, en

marquant au crayon les figures d'attitudes et de mouvements
qui me paraissent le mieux convenir aux nécessités de la
santé et du développement des enfants que l'on soumet à
ces exercices. Les familles intelligentes peuvent très bien
les diriger et ne nous laisser que le soin d'une surveillance,
peu absorbante d'ailleurs. J'insiste pour que vous donniez le
conseil de réunir trois ou quatre enfants du même âge pour
ces leçons de gymnastique d'attitudes ; elles offriront ainsi
plus d'attrait, elles seront animées par l'émulation, et la
docilité des enfants sera, par suite, plus durable.

Les exercices d'ordre tactique appartiennent à la gymnastique sans appareils, ils consistent à exécuter des manœuvres
d'ensemble en marchant à divers pas, en courant, et en
exécutant des conversions au gré de commandements. C'est,
à proprement parler, l'exercice du peloton. Les pieds prennent
des directions différentes ; les bras sont pendants le long du
corps ou fléchis et serrés sur les parties latérales de la
poitrine. Les changements de front et de rang diversifient
ces exercices tactiques qui sont une initiation utile au
métier de soldat auquel tous nos enfants sont destinés. Ces
exercices sont également applicables à l'éducation gymnastique des filles, mais ils changent, bien entendu, de nature
et consistent surtout dans des marches d'ensemble qui se
rapprochent plus de la danse que des exercices et s'accompagnent de la voix. Le grand avantage des exercices
de cette nature est de donner aux muscles, placés toujours
sous le coup d'un ordre auquel il faut qu'ils se conforment,
une précision et une agilité remarquables de mouvements.

Les classes supérieures doivent-elles joindre à ces manœuvres tactiques le port et l'exercice du fusil ? La question
a été diversement résolue. La crainte de militariser outre
mesure la jeunesse a fait voir d'un mauvais œil l'introduction
de l'exercice du fusil dans les lycées, et Ph. Bérard, en particulier, s'est montré résolûment opposé à cette innovation
en se fondant sur des raisons qui ne convaincront personne.

J'y reviendrai bientôt. Un reproche plus sérieux a été adressé à l'exercice du fusil par certains gymnastes, c'est de mettre en jeu toujours les mêmes muscles et du même côté de telle sorte qu'il faut ensuite, pour rétablir la symétrie des mouvements, soumettre les jeunes gens à une gymnastique spéciale. Le fusil ordinaire est souvent remplacé, dans quelques écoles, par un fusil de bois très léger dont le maniement laisse persister les mouvements sans produire de fatigue.

Tous les hygiénistes sont d'accord, aujourd'hui, pour admettre, à côté de la gymnastique de mouvements, un certain nombre d'appareils simples, généralement mobiles, qui constituent en quelque sorte un second degré d'exercices convenant particulièrement à des enfants plus âgés. Browers et Docz réduisent cet outillage aux éléments suivants : 1° le fossé sautoir ; 2° le sautoir fixe à deux montants que réunit une ficelle mobile ; 3° une table à échelons pour les sauts en profondeur ; 4° de petits bâtons pour les luttes ; 5° une corde pour la lutte de traction ; 6° un bâton pour aider dans les courses et les sauts ; 7° une canne pour le travail à deux mains ; 8° les perches verticales.

Les exercices de la *canne* sont extrêmement utiles soit qu'on passe la canne par dessus la tête, en avant et en arrière, de manière à assouplir les épaules et à faire entrer activement en jeu les muscles respiratoires et en particulier les muscles abdominaux, soit que l'on marche la canne étant appliquée sur les reins et passant au-dessus des deux coudes, attitude très propre à prévenir les inconvénients du dos voûté, soit enfin qu'on passe la jambe alternativement en avant et en arrière d'une canne tenue horizontalement par les deux mains et à diverses hauteurs.

Le maniement des *haltères* et des *mills* ou massues est très favorable pour développer la force des muscles. Il en est de même de la *barre à sphères*, en bois, d'une longueur de 1 mètre, de 3 centimètres de diamètre et que termine à chacune de ses extrémités une sphère de 5 centimètres de diamètre. Les enfants opèrent, à l'aide de cette barre, des extensions des bras portant alternativement les épaules en haut, en bas, en avant; ils la placent derrière la tête, la tournent en la tenant par le milieu, marchent au pas gymnastique en la portant derrière le dos.

L'exercice de *la corde*, très goûté des enfants, est aussi une gymnastique excellente, mais ils sont enclins à en abuser et bon nombre d'hypertrophies du cœur ont eu pour origine des exploits qui portent à un chiffre insensé le nombre des sauts et des doubles-sauts consécutifs. Il y a là une mesure qu'il est indispensable de garder.

La gymnastique à appareils cubistiques, tels que les anneaux, le trapèze, la barre fixe, les barres parallèles, après avoir dominé complètement la gymnastique sans appareils, subit, aujourd'hui, dans l'éducation physique des enfants, les effets d'une inévitable réaction et beaucoup seraient disposés à la proscrire complètement, comme peu méthodique et hasardeuse. Les membres de la Commission belge ont été d'avis que cette gymnastique doit être exclue pour cette triple raison : qu'elle est fertile en accidents — que l'on ne peut exercer à la fois, à certains appareils, qu'un petit nombre d'enfants, et qu'un seul professeur est inapte à diriger une classe de gymnastique — qu'il est impossible enfin d'adapter les appareils dont on se sert à la diversité et à la mobilité des tailles.

Je trouve, pour mon compte, qu'il y a là quelque chose de trop absolu. Qu'on ne fasse pas consister la gymnastique, ainsi qu'une idée fausse conduit à le faire, dans le seul usage des appareils cubistiques et qu'on réserve ceux-ci pour compléter une éducation gymnastique inaugurée par les exercices de mouvements et d'attitudes, continuée par les exercices s'aidant d'appareils libres, tout est concilié et les choses sont mises dans leur place et dans leur valeur.

Il me reste, après vous avoir indiqué les méthodes et les

procédés gymnastiques, à vous signaler les règles de leur emploi, c'est-à-dire, si vous voulez bien me permettre ce mot, à esquisser une *posologie gymnastique*.

La gymnastique ne convient pas à tous les enfants, et le même enfant traverse des périodes d'évolution qui exigent qu'on suspende pour un temps les exercices auxquels on l'applique ou du moins qu'on en diminue l'intensité et la durée. Toute phase de croissance très active est dans ce cas, et pour ces raisons réunies : qu'il y a des douleurs musculaires que la gymnastique accroîtrait ; que la nutrition, obligée de faire les frais d'une élongation rapide, a besoin qu'on lui fasse réaliser des économies ; que les os en voie d'accroissement actif pourraient souffrir des tiraillements que les muscles exercent sur eux ; et enfin que le cœur, très excitable chez les enfants qui grandissent, peut passer aisément et insidieusement de l'irritabilité nerveuse à l'hypertrophie.

La fixation de l'heure la plus convenable pour faire faire de la gymnastique aux enfants est un point qui n'est pas résolu par tout le monde de la même façon. Schreiber veut que les exercices se fassent un quart d'heure avant le repas. Mœller exige, au contraire, qu'on éloigne ces exercices des heures des repas, et il indique le milieu de la matinée et de l'après-midi comme plus particulièrement favorables pour les leçons de gymnastique. Elles coupent en effet les devoirs de classe, rafraîchissent l'esprit et le disposent à un travail plus facile. Je crois ce conseil excellent.

La mesure de la tolérance pour les exercices est surtout indiquée par l'état du cœur. Si les battements de cet organe, provoqués par la gymnastique, persistent au delà de cinq à dix minutes de repos, il faut s'arrêter. Il en est de même de la fatigue. Celle-ci n'est-elle que momentanée, n'a rien que de naturel ; dure-t-elle, au contraire, dans l'intervalle de deux leçons, il faut en conclure qu'on a été au delà des forces de l'enfant et laisser passer une ou plusieurs leçons. J'en dirai autant du sommeil et de l'appétit. Une dose utile d'exercices accroît l'un et l'autre, une dose indiscrète les amoindrit, au contraire. Quant à l'amaigrissement, il indique aussi l'excès, mais il faut en juger par la balance et non pas par la vue. Le propre effet de la gymnastique est de fondre le tissu cellulaire et le tissu adipeux et de faire tomber cette bouffissure qui existe chez la plupart des enfants; mais les muscles exercés se développent simultanément, de sorte qu'à des formes plus grêles et moins arrondies peut correspondre en réalité un accroissement de poids que les pesées peuvent seules mettre en évidence.

Il va de soi que les exercices doivent être progressifs au double point de vue de la complexité et de l'intensité, de manière à ne rebuter ni fatiguer les enfants, et que cette progression doit être d'autant plus lente que les enfants sont plus jeunes et plus faibles. Mais il faut diversifier ces exercices les uns par les autres et ne pas arrêter trop longtemps les enfants sur le même exercice pour éviter d'engendrer l'ennui. Les muscles se reposent d'ailleurs dans des exercices ainsi variés et la leçon peut être prolongée sans fatigue. Schreiber conseille, comme précepte général, de faire les exercices avec lenteur, sans hâte, mais en y mettant une certaine vigueur et en ayant conscience de la plénitude de la force de tension des muscles ; le mouvement doit, suivant son expression, être *net* et *plein :* net, c'est-à-dire limité aux muscles que l'on veut exercer ; plein, c'est-à-dire allant jusqu'à la limite de la puissance de ces muscles.

Le mot *gymnase de chambre* employé pour exprimer la gymnastique sans appareils serait très mal choisi si on le prenait dans son sens textuel. La gymnastique doit, au contraire, se faire au dehors, en plein air, toutes les fois que le temps le permet, de façon à réunir au bénéfice de l'action musculaire celui de l'action respiratoire s'exerçant dans les conditions qui sont favorables à une bonne hématose. Le *gymnase couvert*, nécessaire pour assurer la continuité des leçons, doit d'ailleurs, en vue de cet intérêt, être bien aéré et spacieux. Les gymnastes recommandent de consacrer les moments de repos qui séparent les exercices à des mouvements respiratoires lents et profonds, exécutés les mains appliquées aux hanches, de façon à faire pénétrer l'air dans toutes les parties des poumons.

Le chant est l'accompagnement, aussi gracieux qu'utile, des exercices gymnastiques ; il donne à la fois le rhythme et l'oxygène, et les exercices d'ordre tactique s'en accommodent à merveille. En Suisse, la gymnastique scolaire a sa musique spéciale, et une idée à laquelle on ne saurait trop applaudir a choisi pour thèmes de ces chants enfantins des idées patriotiques propres à exalter le sentiment de l'amour du pays. On ne saurait, quand on songe à la force de pénétration qu'ont les impressions de l'enfance, considérer celle-ci comme restant sans effets. Nous n'avons plus ni admiration ni enthousiasme, et nous nous mourons par là ; tâchons donc au moins de donner à nos enfants ces deux forces qui font la vie supérieure de l'âme.

Je n'ai pas grand chose à ajouter à ces règles générales de l'éducation gymnastique : la nécessité d'une alimentation substantielle se comprend ; quant au costume qui convient le mieux pour ces exercices, la simplicité, la légèreté et la liberté sont les trois termes du programme qu'il doit réaliser. L'usage de la ceinture dite de gymnase est très répandu. Sans doute il est très utile que les muscles de l'abdomen et des lombes, appelés à entrer en jeu dans tous les exercices, trouvent un point d'appui extérieur, mais la ceinture gymnastique est généralement mal faite ; elle est inextensible, dure, et si l'on serre également la boucle d'en haut et celle d'en bas, on tend à refouler vers le bassin les organes du ventre et par suite à favoriser la formation des hernies. Une large ceinture extensible de tissu de coton et de caoutchouc remplirait beaucoup mieux le but et il est à désirer que l'usage s'en généralise dans les gymnases scolaires.

VINGT-UNIÈME LEÇON

Exercices et jeux gymnastiques.

Sommaire. Les exercices dans l'éducation physique. — Les jeux gymnastiques. — L'éducation de la marche. — Vitesse et durée de la marche.
— Les divers pas. — L'art de marcher. — La course libre. — Saut. —
Natation et sa technique. — Avantages de la natation. — Procédés pour
apprendre à nager. — Les bassins d'hiver. — Le *rowing* ou l'exercice de
l'aviron. — Exercice de l'escrime. — Ses avantages et ses inconvénients.
— L'exercice du fusil dans les lycées. — L'institution des cadets suisses
et le patriotisme scolaire. — L'équitation. — La danse comme exercice
de maintien et d'attitude.

La gymnastique se présente avec les allures austères d'une
leçon et n'attire, par suite, que médiocrement les enfants.
Les exercices et les jeux gymnastiques ont un tout autre
caractère : le plaisir en est le mobile et l'émulation en est
l'âme. Sans les jeux, pas d'effort de travail d'esprit qui soit
inoffensif et fructueux. L'idéal d'une éducation rationnelle
est de dériver habilement la fatigue cérébrale sur les muscles. Ainsi faisait Ponocrates pour son élève en lui appliquant son plan d'éducation, chef-d'œuvre d'ingéniosité et de
logique, qui permettait à Gargantua de résister à une culture de l'esprit bien plus intensive encore que celle à laquelle sont pliés, sans compensation, nos malheureux
lycéens. Si Gargantua, levé à quatre heures du matin, pouvait, sans en être fatigué, entendre parler le même jour,
d'astronomie, de géométrie, de musique, de lettres « antic-
ques et romaines » et de bien d'autres choses encore, c'est
que Rabelais avait eu soin de placer auprès de lui, par une

fiction ingénieuse, « un jeune gentilhomme de Touraine nommé l'Escuyer Gymnaste » qui savait, dans cette éducation, réserver la part des muscles, et avait bien soin de placer une récréation animée et joyeuse entre chaque devoir. Et Dieu sait si Gymnaste ménageait son élève ! Jugez-en par ce passage dans lequel sont énumérées les prouesses physiques qu'il accomplissait : « Luictoyt, couroyt, saultoyt, non à troys pas ung sault, non au sault d'alemant (car disoyt Gymnaste, tels saults sont inutiles et de nul bien en guerre) mais d'ung sault persoit ung foussé, volloit sus une haye, montoyt six pas encontre une muraille et rampoyt en ceste façon à une fenestre de la hauteur d'une lance... On luy attachoyt ung cable en quelque haulte tour pendent en terre ; par icelluy auecques deux mains montoyt puis deualoyt si roidement et si asseurement, que plus ne pourriez parmy ung pré bien égualle. Et pour gualentir les nerfs on lui auoit faict deux grosses saumones de plomb. Ycelles prenoyt de terre en chascune main et le eleuoyt en l'aer au dessus la teste ; les tenoyt ainsi, sans soy remuer, troys quarts d'heure et d'aduantaige, que estoit une force inimitable. »

Dégagez ce programme d'éducation physique de l'exagération plaisante qu'y a mise Rabelais, et ce qui en restera fera encore contraste avec la part exiguë et morose que nous réservons aujourd'hui aux exercices et aux jeux dans l'éducation des enfants. Chez les Romains, le maître d'école s'appelait aussi le maître des jeux, *magister ludendi*. Il y avait un sentiment profond du problème éducatif caché sous cette synonymie. Nos maîtres d'école sont-ils cela ? J'en appelle à vos souvenirs , car les miens sont trop lointains pour avoir autorité, mais je puis affirmer au moins que « l'escuyer Gymnaste » était absent du collège dans lequel mes muscles se sont atrophiés... sans compensation.

Mais fermons là cette digression littéraire et entrons dans le cœur même du sujet.

Les jeux gymnastiques sont le pivot de l'éducation des muscles. Ils réalisent l'utopie fourriériste du *travail attrayant*, sont « libres quoique surveillés » suivant le programme très juste tracé par un des maîtres de l'éducation, Mᵍʳ Dupanloup; ils placent les écoliers sur la pente de leurs goûts et ne rencontrent par suite jamais d'opposition ; l'émulation est le garant de leur accomplissement et elle en exclut la fatigue et l'ennui.

Nous ne saurions aborder ici l'étude complète des jeux gymnastiques dans leurs rapports avec l'éducation et nous nous bornerons à ceux qui sont d'une application usuelle dans la vie ordinaire et qui constituent non seulement une école d'invigoration, de souplesse et d'agilité pour les muscles, mais aussi quelquefois une garantie contre les accidents fortuits dont l'existence est semée.

La marche, la course, le saut, la natation, l'escrime, l'équitation, la danse, sont les plus usuels des exercices gymnastiques.

La progression, avec ses modes divers de marche, de course, de sauts, constitue la forme la plus usuelle des exercices gymnastiques, et si la pétulance et l'impatience musculaire des enfants les incitent naturellement à la locomotion, encore est-il bon que l'art intervienne ici pour formuler des règles et déterminer la mesure utile et inoffensive. Occupons-nous tout d'abord de la marche.

L'enfant destiné à la station et à la progression verticales ne prend que laborieusement possession de ce privilège que lui assigne Ovide, et en ses débuts, son corps formant une masse molle et sans résistance et ne disposant que de muscles et d'os incomplètement développés, réclame la sustentation fixe que lui offre son berceau ou la sustentation mobile qu'il trouve sur les bras de sa nourrice.

Le petit enfant n'a pas besoin qu'on lui apprenne à marcher et toute éducation hâtive de ses muscles a des inconvénients. Cette précocité qui fait la gloire des mères n'est

pas sans danger et l'incurvation vicieuse des jambes, inhabiles encore à soutenir le poids de l'édifice, est la conséquence la plus ordinaire d'une hâte trop grande à faire marcher les enfants. A plus forte raison, a-t-on à redouter ce
danger pour les enfants délicats et surtout pour ceux qui
sont entachés de rachitisme. Il faut les abandonner à eux-
mêmes et les laisser libres dans cette gymnastique de tâton-
nement à laquelle suffisent un tapis et des barreaux de
chaises, et dont maintes chutes font les frais. Quant aux
lisières et aux divers moyens de suspension, aux paniers, aux
charriots roulants, ce sont autant de dangers pour la rectitude de la taille et des jambes. Le coussin mobile employé
dans le midi pour la promenade des nouveau-nés leur offre
un plan de sustentation large et régulier et, si l'on a soin
d'abriter leurs yeux contre l'action offensive du soleil, il
leur fournit un excellent mode de promenade passive.
Les petites voitures à propulsion, qui entrent de plus en
plus dans nos habitudes, méritent à tous les points de vue,
la faveur de l'hygiène, et il n'y a certainement rien à reprocher à ce mode de vectation. Je sais bien qu'on a accusé récemment la capote et le tablier de ces petites voitures ver-
nies au plomb, de donner en s'éraillant des poussières dangereuses pour les enfants; mais ce danger est facile à écarter autant qu'il est improbable.

Quand l'enfant a pris spontanément possession de son
attitude définitive, la marche doit être surveillée sous le rapport de la correction de l'attitude des jambes et des pieds,
Il est bien peu d'enfants dont la pose du pied soit absolument correcte; ils prennent à chaque instant des attitudes
vicieuses dont la plus habituelle est de porter l'un des
pieds en dedans, de marcher sur le bord externe du soulier,
etc. Qu'on laisse durer ces fausses positions, et l'habitude
les transformera vite en faits accomplis : les articulations
perdront leurs rapports normaux; des muscles tiraillés ten-
dront à l'atrophie, et des déformations regrettables finiront

par en résulter. L'examen attentif de la chaussure révèlera, plus sûrement encore que l'examen de l'enfant, ces attitudes vicieuses en montrant l'inégalité d'usure des divers points de la semelle. J'ai été souvent consulté pour des attitudes de ce genre qui éveillaient au plus haut degré la sollicitude maternelle; un peu de surveillance et le renforcement des semelles au point où se produit l'usure, ramènent d'ordinaire, quand on s'y prend à temps, les choses dans l'état normal.

Mais cette marche surveillée et dirigée fait bientôt place à la marche indépendante dont l'hygiène a cependant le droit de s'occuper.

Il y a à observer dans la marche une mesure qui est d'autant plus nécessaire que les enfants sont plus jeunes. Et cette mesure a deux objets : la vitesse de la marche et la longueur de la carrière à parcourir.

Marcher vite est quelque chose, marcher longtemps est encore mieux. L'art militaire a formulé les règles de la marche pour les soldats ; il a déterminé l'amplitude du pas, sa durée, la vitesse du déplacement, le chemin parcouru en une heure. L'hygiène pédagogique ne s'est guère préoccupée, jusqu'ici de ces détails et c'est pitié de voir, dans les promenades des lycées, des jambes de différents âges soumises au même rhythme de vitesse, de telle sorte que ce qui est marche posée pour un groupe devient marche accélérée pour un autre et course pour le troisième. Quand on étudiera scientifiquement cette question et quand on évaluera à la fin d'une promenade faite d'un même pas, l'accélération différente qu'auront pris les battements du cœur chez les enfants de divers âges, on aura la mesure de l'intérêt qu'il y a à faire des groupes homogènes quant à l'âge et à donner à la marche des collégiens un rhythme moins pressé. Le *pas de route* adopté dans l'armée française est de 66 centimètres ; il assure une vitesse de 3 kilomètres 56 à l'heure et donne 90 pas à la minute chez un adulte de taille

ordinaire. Si on admet que le pas d'un enfant de treize à quatorze ans ne mesure que 50 centimètres, il lui faudra faire
par minute 112 pas, pour atteindre la même vitesse, d'où une
dépense de forces trop considérable. Ces promenades scolaires sont généralement mal conduites, et il n'est pas rare
de leur voir atteindre un rhythme tel que l'on arrive, si on
ne dépasse cette vitesse, à faire 6 kilomètres à l'heure, c'est-
à-dire 1 kilomètre par 10 minutes. Les adultes supportent
aisément cette marche pendant un certain temps, les enfants y trouvent une cause de fatigue et d'épuisement et
d'autant plus qu'ils sont plus éloignés de l'adolescence. On
ne saura jamais, mais on le pressent, ce que ces promenades trop rapides ont produit d'hypertrophies du cœur chez
les collégiens.

Les inconvénients d'une carrière trop longue ne sont pas
moindres. On a signalé, chez les animaux surmenés par de
trop longues marches, l'apparition de phénomènes typhiques
dus vraisemblablement à une intoxication de l'économie par
ces produits qu'engendre l'usure trop active des muscles
sous l'influence de leur fonctionnement excessif, et l'on ne
saurait regarder comme inoffensives pour des lycéens des
promenades qui excèdent quelquefois dix ou quinze kilomètres et qui sont à peine coupées par quelques haltes. L'état
du sommeil après une promenade scolaire est la mesure de
son utilité. Si elle est restée dans les limites raisonnables, le
sommeil est plus profond ; si elle les a dépassées, il y a insomnie par suite de la tension exagérée du système nerveux.
L'appétit est dans le même cas : il est stimulé ou éteint suivant que l'enfant a fait un exercice modéré ou exagéré.

L'art de marcher, c'est-à-dire de donner de la régularité
à son pas, d'utiliser complètement par la progression la force
dépensée et de prendre les attitudes qui économisent celle-
ci, est une partie importante de l'éducation militaire. Doit-
on l'introduire également dans les lycées ? Le rapport de
P. Bérard, qui ne s'était pas montré très enthousiaste de

l'exercice du fusil, a fait ressortir justement l'avantage de ces exercices de peloton. Je ne leur adresse qu'un reproche, mais il est grave, c'est d'être mortellement ennuyeux pour les enfants, quand ils sont séparés du maniement des armes qui les anime et surtout quand ils se font dans l'intérieur des établissements scolaires. Jouer au soldat est un attrait; remuer les jambes en cadence et faire des conversions a toutes les allures moroses d'un pensum. Le cadre des exercices physiques dans lequel peuvent tourner les collégiens est assez vaste pour qu'on puisse sans regret sacrifier celui-ci.

Le port du sac militaire a des avantages non douteux quand la charge qu'il représente est modérée ; il porte en effet les épaules en dehors et tend à évaser la poitrine. Il a en hygiène scolaire, son analogue dans la *capsa* ou sac à livres et à cahiers que beaucoup d'externes de nos collèges, imitant leurs collégues de l'ancienne Rome, mais n'ayant pas comme eux de *capsarius* pour leur éviter ce fardeau, portent sur leurs épaules à l'aide de bretelles entrecroisées sur la poitrine. C'est une habitude excellente, mais trop peu répandue. Rappelez-vous les attitudes forcées que vous étiez obligés de prendre quand il vous fallait loger sous un bras une demi-douzaine de livres dont quelques-uns avaient le volume du *Gradus* et vous comprendrez l'utilité de cette petite réforme. J'ai rencontré à Neuchâtel bon nombre de petites filles, portant bravement leur *capsa* sur le dos ; leur attitude était correcte et ne perdait rien de sa grâce. Il n'y a pas en hygiène, ne l'oubliez pas, de petite chose, quand elle se répète journellement.

Je suis très partisan, pour les enfants, de la course libre qui sent la mesure des forces et ne la dépasse pas ; je le suis très peu de la course commandée, à raison de la fatigue qu'elle entraîne et de l'excitation du cœur qui en est la conséquence. Les collégiens, très enclins à mettre cet exercice dans leurs jeux, n'ont pas besoin qu'on leur en enseigne les règles méthodiques, le régiment devant s'en charger plus tard.

Le *saut*, qui détache complètement le corps par une extension brusque des membres inférieurs succédant à une flexion exagérée et le pousse en avant à une plus ou moins grande distance après lui avoir fait décrire une trajectoire parabolique, est certainement, sous ses formes variées de saut en avant, saut latéral, saut rétrograde, saut au bâton, l'un des exercices qui ont le plus d'attrait pour les enfants, et il paraît de luxe de le leur enseigner, un bon nombre de leurs jeux de prédilection se chargeant de cette besogne. Toutefois cet exercice, qui avait sa place aux jeux olympiques, a ses règles, et comme il répond à certaines nécessités accidentelles, il doit continuer à figurer dans le programme des gymnases. Il contribue surtout à développer les muscles des membres inférieurs qu'il transforme en ressorts vigoureux, et n'imprime un ébranlement préjudiciable qu'aux novices, dont l'émulation fait bientôt des maîtres. Mais nous sommes ici sur la limite de la gymnastique éducative et de l'acrobatisme, et nous n'insistons pas davantage.

Dire que la *natation* est un art indispensable et qui doit entrer dans le plan de toute éducation physique se piquant d'être complète, c'est énoncer une sorte de truisme, et cependant si on pouvait faire dans un groupe de population, habitât-il au bord de la mer, le dénombrement des adolescents qui savent nager on serait effrayé du résultat de cette statistique. Que nous sommes loin de l'éducation des anciens qui mettaient sur le même niveau de discrédit l'homme qui ne savait pas lire et celui qui ne savait pas nager : « *neque litteras didiscit nec natare!* » Trop de gens chez nous cumulent cette double lacune, et ce ne serait pas assez d'en faire disparaître une en multipliant les écoles. Les marins de profession sont loin de faire exception sous ce rapport, et, dans le cours de ma carrière maritime, j'ai été effrayé autant qu'étonné de constater combien est grand le nombre de ceux qui sont étrangers aux plus simples éléments de cet art, si nécessaire cependant à leur conservation. J'ai, pour mon compte, couru les mers pendant six ans, avec la perspective assurée de me noyer à la première immersion, et j'ai touché du doigt les inconvénients de cette lacune (qui malheureusement n'a pas été la seule) dans mon éducation physique. J'en ai rapporté au moins la ferme intention de plaider la bonne cause de la natation toutes les fois que l'occasion m'en sera offerte et je n'aurai garde de négliger celle-ci.

Ne pas apprendre à nager aux enfants est un double sévice à leur égard : d'abord parce que c'est mettre leur vie à la merci d'un hasard et les condamner plus d'une fois peut-être à la plus cruelle des souffrances : au sentiment douloureux de leur impuissance aux prises avec l'impulsion qui les porte à secourir les autres ; en second lieu parce que c'est leur fermer, de gaîté de cœur, une source de vigueur et de santé. Chose singulière, on exige des élèves qui entrent à Saint-Cyr, une épreuve pratique d'équitation et l'on admet les jeunes gens aux examens de l'École Navale sans qu'ils aient à faire la preuve qu'ils ont une expérience suffisante de la natation. Il y a là une anomalie qu'il faudrait faire disparaître au plus tôt. En grossissant le programme de cette exigence on montrerait utilement le prix que doivent attacher à savoir nager ceux qui abordent les professions maritimes. On ne peut invoquer cette raison : que l'art qu'ils ignorent l'expérience le leur enseignera bientôt ; une catastrophe peut ne pas attendre cette initiation qui est d'ailleurs d'autant plus facile et plus complète qu'on s'y est pris plus tôt.

Il faut donc apprendre à nager aux enfants. Quant à la crainte des dangers que la natation peut leur faire courir elle est simplement puérile, et J.-J. Rousseau en a fait pleine justice dans ce mot que vous ferez bien de répéter aux familles qui allégueraient cette excuse devant vous : « On craint qu'un enfant ne se noie en apprenant à nager : qu'il se noie en apprenant ou pour n'avoir pas appris, ce sera toujours votre faute. »

Les animaux, mieux partagés que nous comme facultés

natives de conservation, pour cette bonne raison que nous attendons tout de l'éducation qui ne fait rien pour eux, ont ce qu'il faut pour échapper aux premiers périls de l'immersion. C'est sans doute affaire de conformation, mais ce privilège est dû certainement aussi à une moindre émotivité cérébrale qui laisse l'animal, le plus mal construit pour la natation, en pleine possession de ses facultés et lui permet de coordonner ses mouvements en vue du résultat que son instinct lui assigne. L'homme qui n'a pas appris à nager et qu'un danger émeut précipite ses mouvements et s'épuise en efforts désordonnés et inutiles qui préparent la catastrophe. Il est en effet reconnu, que, en dehors d'une fatigue excessive qui a épuisé ses forces, l'homme *n'est pas noyé* mais *se noie*, et la locution usuelle a ici, comme presque toujours, trouvé le sens juste. Son corps, en effet, grâce à l'air qui distend sa poitrine et aux gaz qui existent dans son tube digestif, a une pesanteur spécifique moindre que celle de l'eau et perd par suite, en vertu du principe d'Archimède, un poids qui excède celui du volume d'eau qu'il déplace. Il devrait donc toujours surnager, et la submersion est la conséquence des mouvements désordonnés auxquels il se livre pour l'éviter. Le meilleur nageur est, à égalité de puissance musculaire, celui qui a le plus de sang-froid et qui, coordonnant le mieux ses mouvements utiles, ne dépense de sa force que celle qui est nécessaire pour lui maintenir la tête hors de l'eau et le faire progresser, celui par conséquent qui, se reposant de temps en temps par la nage en supination, laquelle exige le minimum d'efforts, économise sa vigueur et peut lui faire, par suite, parcourir une plus longue carrière.

Je n'ai pas, messieurs, à vous exposer ici la technique de la natation. Pettigrew a savamment démontré que les procédés divers de la natation humaine ne sont que la reproduction successive des types isolés de natation que l'on constate chez les divers animaux : que nous avons pris au pingouin la nage les bras collés au corps et les mains exécutant, comme l'aile courte de ce palmipède, des boucles en forme de ∞ ; que la nage ordinaire en pronation, avec alternatives de flexions et d'extensions successives des membres supérieurs et inférieurs, n'est que la natation de la grenouille ; que certains procédés de nage imitent celle des mammifères, etc. La natation en pronation, le plan antérieur du corps regardant l'eau ; la natation en supination dans laquelle le corps repose sur le dos, la face postérieure de la tête étant immergée, les bras croisés sur la poitrine qui exécute de profondes inspirations et la progression s'effectuant par la seule extension brusque des membres inférieurs ; la natation dite *en planche* qui n'est que la première, sans mouvement des membres, par suite sans progression, et qui est une attitude de repos ; la natation à l'amble qui utilise alternativement les deux membres supérieurs et inférieurs de chaque côté et qu'on appelle vulgairement la nage à la brasse, soit qu'elle s'effectue le corps reposant sur le plan antérieur ou sur l'un des côtés, tels sont les principaux procédés de natation. Il est utile de savoir les pratiquer tous pour ne pas exercer constamment le même ordre de muscles qui arriveraient promptement à la fatigue. Quelle que soit la méthode employée, elle ne s'exécute qu'au prix d'efforts musculaires considérables dont la répétition ne peut que produire une singulière invigoration des muscles qui entrent en jeu.

Si l'homme a, innées, les aptitudes virtuelles à la natation, il a besoin, en réalité, qu'on lui apprenne à nager et deux éducateurs lui offrent leurs leçons : le maître de natation et l'expérience. Beaucoup d'enfants apprennent eux-mêmes à nager ; mais outre que cette initiation n'est pas sans périls, comme l'affirment tragiquement des accidents de tous les jours, la natation méthodique a ses règles et ses procédés et l'on arrive lentement et incomplètement à en prendre possession si l'on n'a pas les leçons d'un maître. La natation doit donc s'apprendre, comme on apprend la danse et l'escrime.

On ne devient guère bon nageur, passée l'adolescence, et c'est une raison, entre beaucoup d'autres, pour inaugurer de bonne heure cet exercice. On a cru que certaines races avaient le privilège de nager mieux que d'autres, et les voyageurs se sont extasiés sur les prouesses de natation des nègres, des Polynésiens et des Indiens qui leur ont paru exceptionnellement doués sous ce rapport. En y regardant d'un peu plus près, on reconnaît qu'il y a là bien moins un privilège ethnique que le résultat d'une initiation commencée de très bonne heure, étendue par une pratique de tous les jours, favorisée par le climat, et absolument affranchie des entraves que les exigences de l'école opposent chez nous aux exercices physiques. Ces enfants vivent littéralement dans l'eau ; ils sont rompus de bonne heure aux pratiques d'une navigation aventureuse qui les met à même de sentir, à chaque instant, le prix de la natation ; ils prennent l'habitude, qu'ils ne perdront plus ensuite, de coordonner leurs mouvements et de leur donner toute l'ampleur désirable ; et d'ailleurs leur émotivité est émoussée en présence de dangers auxquels ils ne pensent plus. J'ai pu plus d'une fois comparer, par le souvenir, ces petits nègres du Sénégal qui plongent sur un sou jeté à la mer et le ramènent invariablement entre leurs dents, avec ces petits Parisiens qu'on envoie chercher de l'appétit et de l'incarnat sur nos plages maritimes et qui, inhabiles à nager, craignent les éclaboussures de la lame et montrent, à prendre un bain, l'entrain qu'ils mettent à avaler un médicament désagréable. C'est affaire d'habitude, et non pas bénéfice d'organisation.

L'enfant qui apprend à nager a à faire l'éducation de ses muscles en vue de cet exercice spécial ; à s'aguerrir contre l'impression du froid ; à prolonger enfin, par l'habitude de plonger, le temps pendant lequel il peut, sans le renouveler, conserver l'air qu'il a emmagasiné dans ses poumons. Plus tôt il commencera à nager, plus loin il ira dans la conquête de cette triple assuétude. Tout le monde, il est vrai, ne peut prétendre à renouveler les tours de force de Léandre, de Byron et du Capitaine Web, mais on peut, tout en se tenant loin de ces héros du sport maritime, prétendre à arriver, en natation, à une force suffisante pour se tirer d'un mauvais pas et, au besoin, en tirer les autres.

En cette matière, comme en fait d'autres exercices, la force native des muscles importe moins que leur agilité, acquise par l'éducation, et leur adaptation économique et précise au but à atteindre. D'ailleurs la natation développe les muscles et devient ainsi un des éléments les plus utiles de la gymnastique éducative. L'aguerrissement au froid est affaire d'habitude et de pratique. Quant à l'aptitude à retenir long-temps son haleine, elle s'acquiert, jusqu'à la limite étroite qu'elle ne peut dépasser, par l'exercice et l'habitude, comme le montrent les tours de force des pêcheurs d'éponges, de perles ou de corail. Vous rappellerai-je, à ce propos, l'idée plus que singulière, qui a été produite (quelle idée absurde n'a pas eu ou n'aura pas son heure?) que l'on pourrait, en tenant la tête des nouveau-nés tour à tour plongée et émergée, leur procurer les bénéfices d'une organisation apte à résister à l'asphyxie et réaliser à leur profit l'avantage d'une vie pouvant s'exercer à la fois dans l'air et dans l'eau? Je ne sache pas que cet art de créer la vie amphibie soit sorti du domaine de la pure spéculation ou de la pure plaisanterie. Prenons l'enfant tel qu'il est, c'est-à-dire tel qu'il sera tou-jours, et apprenons-lui à nager, ce qui n'est pas toujours facile.

Il faut commencer d'abord, et dès les premiers jours de la vie, à l'habituer à l'eau par la pratique assidue du *nursery-bath*. C'est une initiation en quelque sorte nécessaire à l'emploi des bains de mer de très bonne heure. L'enfant a instinctivement la frayeur d'un milieu qui n'est pas fait pour lui, et si on n'émousse cette crainte par l'habitude elle peut atteindre chez lui à un tel degré que le bénéfice des bains soit complètement perdu. Il vous arrivera sans doute de voir

des enfants auxquels un bain est prescrit dans un but thérapeutique tomber, à la vue de la baignoire, dans un état de
frayeur qui s'accuse par des cris, de l'agitation, des mouvements comme convulsifs ; il faut parlementer, user de sub-
terfuges ou d'intimidation, et vous jugez ce que sont ces bains
auxquels on demande d'ordinaire un effet sédatif. Je considère l'usage du bain quotidien, dès la naissance, comme une
pratique absolument nécessaire, et je ne manque jamais de la
conseiller ; on conduit ainsi par l'habitude les petits enfants
non seulement à accepter le bain mais même à le désirer, si
surtout on le leur présente comme une récompense. L'effet
répulsif de la baignoire n'est rien chez les enfants qui n'y ont
pas été rompus de bonne heure, auprès de la terreur que
leur inspire la mer, avec son étendue, ses mouvements, ses
bruits. Les plages maritimes donnent tous les jours le spectacle d'enfants terrifiés en présence de cette vue inusitée
qui les jette dans un état convulsif. Il faut, dans ces cas, ne
pas procéder par surprise et par violence, mais laisser les
petits enfants jouer au bord de l'eau, les conduire à y
pénétrer peu à peu, à la recherche de jeux flottants ménagés
dans ce dessein, et progressivement éloignés, et l'attrait fait
ce à quoi la contrainte aurait été inhabile.

Un préjugé très enraciné et qui ne repose sur rien n'admet
que les enfants de huit à dix ans au bénéfice des bains de
mer ; le premier âge passé, tous les enfants peuvent en tirer
profit et l'exercice de la natation doit être inauguré en même
temps.

Deux méthodes sont ici en présence : l'une qui emploie la
ceinture de natation ou des appareils analogues, l'autre qui
confie à des mouvements méthodiques, pratiqués en eaux basses, le soin de faire flotter et de faire progresser le corps. Je considère cette dernière pratique comme plus sûre et plus efficace
pour les enfants ; elle les met, en effet, dans les conditions
où la natation d'agrément ou de nécessité doit les placer et
ils arrivent plus facilement à ne compter que sur eux-mêmes.

Je vous signalerai enfin l'exercice de la *natation à sec* qui a été recommandée par divers auteurs, sinon comme un moyen d'apprendre complètement à nager, du moins comme une préparation utile à la natation dans l'eau. Le Dr Tripier a imaginé à ce sujet un appareil constitué par quatre cordes verticales terminées à des bourrelets qui embrassent les aisselles et les aînes ; un fort plastron de toile supporte le tronc par son plan abdominal, et ses deux parties latérales se rattachent à une autre corde verticale. Des ressorts à boudin fixés aux quatre membres leur opposent une résistance qui figure celle de l'eau et opèrent automatiquement les mouvements d'extension, tandis que les mouvements de flexion se font sous l'influence de la volonté. L'enfant exécute ainsi les mouvements coordonnés de la natation, et l'habitude qu'on lui donne de maintenir la tête étendue, fortifie les muscles de la nuque et leur permet de résister à la fatigue d'une nage prolongée. L'idée est juste, mais on peut lui reprocher, dans l'application, de ne pas être frottée de cet attrait qui est le nerf de l'hygiène infantile.

Sans aucun doute, les enfants qui habitent à proximité de la mer ou des grands cours d'eau ont, pour apprendre à nager, des facilités particulières ; mais la natation répond à un si grand intérêt de sécurité et de santé qu'elle doit s'apprendre partout, et en toute saison. Chaque ville soigneuse de ses intérêts doit avoir son école de natation, comme elle doit avoir son école de gymnastique, en attendant son école d'escrime et d'équitation. Un bon nombre de grandes villes ont un bassin de natation d'été et j'ai pu constater par moi-même quel est le bénéfice de cette installation. Mais ce n'est pas assez, et toute cité un peu prévoyante devrait avoir un bassin de natation pour l'hiver. Quand on songe à la quantité de calorique qui, gaspillé follement, se dissipe partout sous forme de vapeur, on comprend combien il serait aisé de conduire cette chaleur, par un tuyautage convenablement disposé, au fond de ce bassin de manière à permettre la pratique de la natation pendant l'hiver. Est-ce trop escompter l'avenir que d'espérer voir un jour l'eau chaude qui abonde sous nos pieds, ramenée à la surface du sol par des procédés perfectionnés de forage artésien, subvenir aux besoins privés et publics des populations des villes? Je ne le pense pas, bien que ces eaux, appelées par l'industrie humaine du sein de la terre ou s'en échappant par des fissures spontanées, existent à portée de maintes populations sans qu'elles songent encore à profiter de cette libéralité de la nature. Mais il faut prévoir le moment où une semblable incurie aura disparu.

Je n'ai pas besoin de vous dire que la natation est regardée, très à tort, comme un art exclusivement masculin; il doit entrer dans le plan de l'éducation physique des deux sexes; les femmes menant une vie moins aventureuse pourraient à la rigueur s'en passer plus que les hommes, mais la submersion ne les épargne pas, et d'ailleurs il serait absurde de les priver des avantages que présente cet exercice comme moyen de développement corporel et d'aguerrissement au froid.

L'exercice de l'aviron, le *rowing* des Anglais, est considéré, de l'autre côté de la Manche, comme une partie essentielle de la gymnastique éducative et donne lieu chaque année, sur la Tamise, entre les élèves des écoles aristocratiques d'Oxford et d'Eton, à des joûtes qui passionnent ces jeunes gens, se passent sous les yeux d'un public curieux et suscitent des paris. Il suffit d'avoir vu des matelots manier leurs avirons pour juger de la puissance avec laquelle cet exercice met en jeu les muscles du bras qui s'attachent sur la poitrine et devient, par suite, susceptible, de donner à celle-ci des proportions heureuses. Les jeunes gens dont l'enfance a été délicate, dont la croissance s'est faite irrégulièrement, et particulièrement ceux qui portent des traces de rachitisme thoracique, ne sauraient être trop assidûment soumis à ce genre d'exercice auquel ne manquent d'ailleurs ni l'animation, ni l'attrait, ce condiment nécessaire de toute gymnastique infantile. Il est en quelque sorte le complément de la natation qui lui garantit d'ailleurs des conditions de sécurité.

La natation est un art de conservation, l'*escrime* est un art de conservation, mais surtout de destruction et, par suite, se place sur un rang inférieur. Aussi bon nombre d'éducateurs ne voyant que les conséquences morales de l'escrime lui ont-ils refusé une place dans les procédés de l'éducation physique. C'est, à mon avis, exagéré. Sans doute, la restauration du duel dans nos mœurs, au nez des lois non abrogées qui le proscrivent, est un fait fâcheux et que l'habitude des armes ne peut manquer de favoriser ; mais l'épée, qui a au moins quelque chose de chevaleresque, est de plus en plus remplacée par le pistolet, au grand chagrin des gardiens des traditions de l'oplomachie, et d'ailleurs il ne faut pas voir seulement dans l'escrime ce qu'y voyait le maître d'armes du Bourgeois Gentilhomme « un secret qui ne consiste qu'en deux choses : à donner et à ne pas recevoir, et à permettre à un homme, sans avoir du cœur, de tuer sûrement son homme ». C'est mieux que cela, c'est un exercice des plus salutaires, qui développe les muscles, évase la poitrine, rectifie les attitudes incorrectes auxquelles les adolescents sont si enclins, forme le coup d'œil et donne à l'esprit une rapidité de décision qui peut, à la faveur des liens étroits que l'âme entretient avec le corps, s'exercer ensuite dans des directions très diverses.

Londe, qui a consacré à la *Gymnastique médicale*, il y a soixante ans, un livre d'un intérêt encore actuel, pour cette double raison, que l'hygiène pratique n'a guère pénétré depuis dans nos habitudes, et que, comme tous les livres bien faits, celui-ci n'a vieilli que lentement, Londe, dis-je, a très judicieusement apprécié dans le passage suivant les avantages que l'éducation physique peut retirer de la pratique de l'escrime : « C'est, dit-il, un des exercices qui agissent le plus énergiquement et le plus simultanément sur l'ensemble des masses musculaires et organiques. Dans l'escrime, comme dans tous les exercices violents, et plus particulièrement dans ceux qui établissent une rivalité directe entre deux individus, le cœur et les muscles reçoivent du cerveau, exalté par le désir du triomphe, un influx nerveux extraordinaire qui centuple les forces de la vie. Tout entre en activité : l'ouïe, la vue, le jugement, la ruse, rien n'est oublié. Certaines parties prennent cependant un accroissement marqué aux dépens de quelques autres. Ainsi, quoique les deux membres thoraciques et abdominaux soient bien manifestement mis en mouvement, celui des membres thoraciques qui fait agir le fleuret, outre la force employée pour serrer cette arme, doit en déployer encore beaucoup pour se porter continuellement de pronation en supination, d'adduction en abduction, etc., tandis que celui du côté opposé, qui n'est en action que pour servir au corps de balancier, n'exécute aucun de ces mouvements partiels si multipliés et n'est soumis qu'au mouvement de totalité qui se passe dans l'articulation scapulo-humérale. Quant aux membres abdominaux, ils paraissent, au premier coup d'œil, autant exercés l'un que l'autre ; puisque si le droit, chez celui qui fait des armes avec ce côté, est fléchi et soutient le poids du corps lorsqu'on est fendu, le gauche a été fortement étendu pour communiquer au corps le mouvement de projection qui l'a lancé en avant ; et lorsqu'on vient à prendre la position dite *en garde*, le membre abdominal gauche, toujours chez celui qui fait des armes à droite, est fléchi et doit, à lui seul, soutenir presque tout le poids du corps, tandis que le droit, à demi fléchi n'éprouve plus de fatigue. Cependant, malgré cette apparente régularité dans la répartition des mouvements, il existe un défaut de proportion bien évident dans le développement des parties. Aussi, soit que souvent on néglige d'étendre, subitement, en se fendant, l'articulation fémoro-tibiale, soit que la partie sur laquelle repose le corps, lorsqu'on est fendu, soit plus tiraillée et fasse des efforts plus considérables lorsqu'on se relève, ce qu'il y a de bien certain c'est que les membres du côté droit, surtout la cuisse et l'avant-bras, prennent chez le droitier un développement bien supérieur aux membres du côté gauche, tandis qu'au contraire, c'est à l'avantage de ces derniers qu'a lieu la nutrition chez le gaucher. »

.C'est sans doute en effet un inconvénient de l'escrime que de rompre l'équilibre de force et de développement qui devrait exister entre les muscles des deux côtés, mais combien il est compensé par l'activité que cet exercice imprime à toutes les fonctions organiques par le développement des muscles et le maintien de cette souplesse articulaire qui est l'un des attributs de la jeunesse ! D'ailleurs l'escrime ne doit pas durer au delà d'une demi-heure, divisée en deux parties par un repos, et, si l'adolescent est rompu aux autres exercices physiques, il y trouvera des occasions de rectifier la prédominance que celui-ci donne aux muscles du côté droit.

L'escrime, chez les enfants, ne doit pas être commencée avant douze à quatorze ans, et il faut en interrompre les exercices quand ils traversent une période de croissance active, car elle s'accompagne toujours d'une excitabilité du cœur qu'il serait inopportun d'accroître.

Il faut rapprocher de l'escrime l'exercice du fusil qui, introduit récemment dans le programme de la gymnastique scolaire, a été jugé très diversement par ce qu'au lieu de l'envisager uniquement au point de vue de l'hygiène, on s'est lancé dans des considérations latérales qui ont dicté l'opinion que l'on s'est faite de cette innovation. Le rapport de Ph. Bérard, en 1854, a conclu à l'inutilité, si ce n'est aux dangers de cet exercice auquel le professeur de physiologie de la Faculté de Paris, reprochait de tendre à trop militariser la jeunesse. C'était le temps où l'on jugeait la guerre à jamais disparue, où l'on croyait l'école destinée à rem-

placer la caserne, et où l'on opposait avec amertume le prix
que coûte à l'État un membre de l'Institut avec les frais
d'entretien d'un cuirassier ou d'un dragon. Le coup de foudre
de 1870 a passé sur cette idéologie creuse et en a montré le
néant. La guerre a été, est et sera ; et rien de ce qui peut
permettre de l'affronter avec succès ne doit être considéré
comme indifférent ou de peu de prix. Tous nos enfants sont
désormais destinés à passer sous les drapeaux et il y a tout
avantage à ce qu'ils y apportent une éducation militaire
ébauchée ; on en fera en moins de temps des soldats accomplis.

Gallard a plaidé en très bons termes, contre les conclusions de Ph. Bérard, la cause de l'exercice du fusil dans les
lycées et les collèges. Il n'a pas eu de peine à démontrer le
plaisir, tout français, avec lequel les collégiens se sentent
une arme sur le bras ; la multiplicité des mouvements
auxquels donne lieu la manœuvre du fusil et leur répartition
entre les deux bras, tandis que l'escrime, comme je vous
le disais tout à l'heure, laisse l'un d'eux dans une inertie à
peu près complète ; les avantages de la rectitude de la taille
pendant cet exercice ; l'utilité du sac pour rejeter les épaules
en arrière et évaser la poitrine ; l'acquisition, de bonne heure,
d'une habitude du fusil pouvant diminuer les chances d'accidents de chasse chez les jeunes gens. Les objections
soulevées par Vernois rapporteur de ce travail devant l'Académie de médecine, me paraissent bien peu fondées, et je
ne vois pas que les bénéfices de cette initiation des collégiens au métier de soldat ait pour contre-poids aucun inconvénient sérieux.

Mais il en est de l'exercice du fusil, comme de la gymnastique ; l'un et l'autre se font sans agrément, comme sans profit, entre les quatre murs d'une cour de collège ; il leur faut
l'attrait de l'air libre et de l'émulation, et j'envie aux Suisses
cette institution des *cadets* qui font, à jours fixés, leurs exercices du fusil à la gauche de la milice ; évoluent sous les

yeux d'une population de parents et d'amis qu'émerveillent leurs allures martiales ; défilent dans les rues, musique en tête ; ont leurs excursions, leurs petites guerres, leurs assauts nocturnes de villes innocemment prévenues de ces agressions ; jouent au soldat, en un mot, et trouvent dans ces exercices autant de profit pour leur développement que pour leur éducation militaire. Le malheur de beaucoup d'idées pratiques est d'être vues à travers les verres, différemment colorés, de l'esprit de parti et de ne pas être jugées en elles-mêmes et par leur seule utilité. Le militarisme scolaire est-il pour les enfants une bonne école d'exercices physiques, de discipline, d'initiation à la vie future qu'ils exercent sous les drapeaux ? Là est la question et elle n'est pas ailleurs. Je ne puis, du reste, que renvoyer ceux d'entre vous qui auriez la curiosité de connaître plus en détail cette organisation des cadets suisses à un autre de mes ouvrages dans lequel je m'en suis occupé longuement (1).

L'*équitation* est un exercice encore plus utile, et elle est le complément nécessaire de l'éducation physique. Indépendamment, en effet, de la sécurité que donne l'art de monter à cheval, l'équitation est un des modificateurs physiologiques les plus puissants, et par suite, un modificateur thérapeutique extrêmement utile. Aussi, quand on en analyse les effets, comprend-on à merveille que l'équitation ait suscité plus de travaux peut-être que n'en a fait naître maint médicament du premier ordre. Ce n'était pas œuvre de subtilité, mais bien plutôt de sagacité médicale. Les noms de Sydenham, de Stahl, de Richter, de Cullen, de Bosquillon, de Grant se rattachent à l'histoire médicale de l'équitation, et dans le seul dix-huitième siècle, plus de dix dissertations saillantes ont été produites sur cette question et ont eu leur retentissement en France. De nos jours,

---

(1) *Dictionnaire de la santé* ou *Répertoire d'hygiène pratique à l'usage des familles et des écoles*, Paris, 1875, art. MILITARISME ET PATRIOTISME SCOLAIRES, p. 535.

Fitz-Patrick et Rider ont donné à cette étude de l'équitation une tournure plus scientifique ; en analysant avec soin les diverses allures du cheval : le pas, l'amble, le trot, le galop, ils ont démontré que des modifications physiologiques particulières, et par suite des indications thérapeutiques diverses s'y rattachent. L'exercice du cheval joint d'ailleurs au bénéfice des contractions musculaires qui ont pour but de se maintenir en selle, de contenir et de diriger sa monture, celui du grand air, fendu avec rapidité, et par suite d'une hématose plus active et plus parfaite, de secousses rhythmiques qui impriment aux fonctions digestives une activité plus grande, sans parler de cet attrait si vif que concourent à donner à l'exercice du cheval l'entraînement corporel, le plaisir de la vitesse et l'orgueil de la domination exercée par l'intelligence et l'adresse sur la force brutale. Noble exercice à coup sûr et si noble, comme l'a remarqué quelque part Chateaubriand, qu'il est devenu, dans notre langue, la personnification du courage.

L'équitation est sans doute un exercice qui convient plus particulièrement à l'adolescence; mais encore les enfants peuvent-ils s'y livrer avec profit, comme on le fait en Angleterre, sur des chevaux de taille appropriée à la leur et y trouvent-ils, avec une animation salutaire, une initiation plus complète à un art gymnastique qui leur sera indispensable plus tard. Notre organisation militaire nouvelle, en astreignant tous les jeunes gens au service, ne peut que favoriser l'habitude de l'équitation dans le personnel des collèges et des lycées. La circulaire du 18 novembre 1871 a eu en vue cet intérêt en établissant dans toutes les villes qui ont une garnison de cavalerie, au profit des jeunes gens, des cours d'équitation et en leur affectant un certain nombre d'instructeurs militaires et de chevaux.

L'équitation, moins nécessaire aux femmes sans aucun doute, n'en a pas moins pour elles tous les avantages d'un moyen de développement des muscles, de régularité des formes et de correction du maintien. Chez les jeunes filles qui approchent de la puberté, l'équitation, comme l'ont reconnu plusieurs hygiénistes et comme je l'ai constaté moi-même, est très propre, si la crise pubère languit, à en précipiter l'échéance, soit en tonifiant tout le système, soit en réveillant l'utérus, par les succussions que produit l'exercice du cheval, de l'atonie qui l'empêche de prendre possession de ses facultés nouvelles. Je ne manque jamais, dans ce cas, de conseiller aux familles riches de recourir à cette ressource.

La *voltige* est, pour les jeunes gens, le complément de l'équitation et la plupart des manèges ont dans leur programme ces exercices d'agilité qui apprennent à monter et à descendre de cheval dans les conditions les plus diverses, exercent utilement les muscles et permettent de se tirer sans danger des incidents plus ou moins dramatiques dont est semée la vie du cavalier de goût ou de profession.

La *danse* est un exercice excellent pour la correction du maintien et le port régulier des membres inférieurs. La danse, comme procédé de gymnastique éducative, a eu ses préconisateurs enthousiastes et ses dépréciateurs passionnés. Ne l'a-t-on pas accusée d'établir au profit des membres une dérivation d'activité qui préjudicie au développement du cerveau et de l'intelligence; d'être un art futile qui porte à la dissipation; d'ouvrir la porte à tous les égarements des sens et de l'imagination? Rien de cela n'est prouvé tant s'en faut, et je me rallie bien volontiers, au contraire, à cette proposition d'Andry : « Il n'y a rien de plus propre que cet exercice pour former le corps des jeunes personnes. » Aussi ai-je plaidé avec conviction la cause de la danse comme procédé d'éducation physique pour les filles : « Elles y trouvent en même temps un moyen utile d'activer la circulation dans les membres inférieurs; d'en développer les muscles; de donner de la grâce et de la souplesse aux mouvements et de rectifier des attitudes ou gauches ou disgracieuses. Cet

exercice est excellent à tous les titres, quand les jeunes
filles s'y livrent dans une bonne atmosphère physique et
morale, en famille ou dans le cercle d'une intimité un peu
élargie, dans de petites soirées pleines de gaîté et d'abandon ; il est détestable quand on le transporte dans la serre
chaude des bals ou des réunions nombreuses (1). » Je suis
encore de cet avis.

Laissez-moi vous faire remarquer, à ce propos, que la
danse, avec l'entraînement et l'animation qui en dérivent,
est de nature à favoriser la menstruation chez les jeunes
filles. Il m'est arrivé plusieurs fois de voir les premières
règles s'établir sous son influence, et de plus, les petites
filles qui offrent quelque symptôme d'une chorée commençante peuvent trouver dans l'enchaînement de leurs mouvements au rhythme de la mesure un moyen de guérison.
D'un autre côté, sans dire avec un classique de la danse,
Cahuzac, que la danse est aussi naturelle à la femme que
le geste et la voix, et sans croire, avec le maître à danser du
Bourgeois Gentilhomme, que tous les malheurs dans un État
peuvent venir de l'oubli dans lequel on laisse tomber cet
art, si en honneur jadis, il faut bien reconnaître que la
jeune fille étant appelée à danser il n'est pas indifférent pour
elle qu'elle le fasse avec correction, avec élégance et avec
mesure, et qu'elle ne laisse pas ses compagnes, si ce n'est
ses émules, prendre cet avantage sur elles.

Je n'ai pas besoin de faire ressortir la supériorité (nous
ne nous plaçons qu'au point de vue de l'hygiène) des danses
de marche et d'attitude sur les danses tournantes et en
particulier la valse, qui entraîne les jeunes filles dans ce
« vol lascif et circulaire » dont parle le poète des *Feuilles
d'automne* et, qui est la source d'un enivrement et d'une
fatigue dont les excès doivent, à tous les points de vue, être
surveillés.

____

(1) *Éducat. phys. des filles.* Paris, 1881, 5ᵉ édit., p. 291.

Beaucoup concéderaient encore la danse à l'éducation des filles qui la refusent nettement à celle des garçons. On sait que J.-J. Rousseau a été de ceux-là : « Si, dit-il, dans le second livre de son *Émile*, j'étais maître à danser... au lieu d'occuper éternellement mon élève à des gambades, je le mènerais au pied d'un rocher, là je lui démontrerais quelle attitude il faut prendre, comment il faut porter le corps et la tête, quel mouvement il faut faire, de quelle manière il faut poser tantôt le pied, tantôt la main, pour suivre légèrement les sentiers escarpés, raboteux et rudes, et s'élancer de pointe en pointe, tant en montant qu'en descendant. J'en ferais l'émule d'un chevreuil plutôt qu'un danseur de l'opéra. » C'est être simplement à côté de la question et confondre deux choses absolument différentes. D'ailleurs il ne s'agit pas de former des Bathylle et des Vestris, mais de mettre les jeunes gens en possession d'un art dont ils peuvent avoir à faire l'application dans les relations du monde et qui sera pour eux, en tout cas, une utile école de maintien. Du reste, et cette observation s'applique aux deux sexes, la danse, singulièrement tombée de sa hauteur aujourd'hui, n'est plus cet art compliqué qu'on enseignait autrefois, et l'on ne saurait invoquer contre elle la dépense d'un temps que l'éducation pourrait plus utilement employer.

VINGT-DEUXIÈME LEÇON

Éradication des germes d'hérédité morbide.

Sommaire: Importance de ce sujet d'hygiène infantile. — Nature du problème. — Hygiène corrective. — Malléabilité de l'enfant aux directions qu'on lui donne. — Éradication de l'hérédité scrofuleuse. — Ses formes, diverses conditions d'une ascendance non scrofuleuse qui peuvent engendrer la scrofule. — Sénilité d'un des conjoints. — Consanguinité. — Alcoolisme. — Métamorphose des autres diathèses en scrofule. — Syphilis, herpétisme. — Tuberculose. — Relations du lymphatisme et de la scrofule. — Les gourmes comme manifestation scrofuleuse. — L'hydrothérapie et les bains de mer comme préservatifs de la scrofule infantile. — L'établissement de Berck-sur-mer. — Sanitaria d'enfants. — Eaux chloruro-sodiques et sulfureuses. — Traitement préventif de la scrofule. — L'hérédité tuberculeuse. — L'hérédité et la prophylaxie de la méningite granuleuse.

Nous abordons aujourd'hui un sujet d'études dont l'importance ressort de son énoncé même, et vous ne vous étonnerez certainement pas que je lui consacre plusieurs leçons. Le problème qu'il pose à l'hygiène infantile est le suivant : rechercher dans les qualités physiques des ascendants les germes de maladies constitutionnelles qu'un enfant reçoit d'eux et les neutraliser par une hygiène éducative en rapport avec leur nature. C'est, dans un autre sens, le programme posé par Job : « *Facere mundum de immundo conceptum semine* ».

Ce n'est plus, vous le voyez, de l'hygiène conservatrice, c'est de l'hygiène *corrective*, si je puis ainsi dire. La prédisposition héréditaire est à mi-chemin de la santé et de la maladie et les moyens de la combattre, participant de sa nature hybride, se trouvent à la fois sur le domaine de l'hygiène et de la thérapeutique.

C'est, à proprement parler, la prophylaxie des *maladies de famille* qui s'offre aujourd'hui à notre étude. Cette médecine du *devenir*, comme parlent les philosophes allemands, est autrement puissante, ai-je besoin de vous le faire remarquer, que la médecine ordinaire qui se heurte à des faits réalisés; et si nous savions la bien faire, si surtout nous ne trouvions pas devant nous ces mille obstacles que l'incurie, la pénurie des ressources, l'ignorance du danger, nous opposent à chaque instant, que ne pourrions-nous pas pour refaire la race et pour amoindrir la mortalité?

L'enfant, alors même qu'il porte une tare héréditaire, est, en effet, une matière malléable, docile aux directions qu'on lui donne, une cire que l'on pétrit à son gré, et il faut que nous ayions, en présence de cette tâche, le sentiment de la puissance transformatrice de notre art. Si nous ne pouvons tout, nous pouvons au moins beaucoup, même dans les cas les plus ingrats, et ce n'est pas exagérer la portée de la puissance de l'hygiène que d'affirmer qu'une mauvaise hérédité peut presque toujours être atténuée par une bonne direction de l'hygiène infantile et qu'il est même possible, quand un concours heureux de circonstances s'y prête, d'en éluder quelquefois complètement les conséquences.

Cette médecine de l'hérédité est l'hygiène élevée à son maximum de prévoyance et d'efficacité.

Ce sujet est vaste et il convient, tout d'abord, de déterminer les limites dans lesquelles nous le renfermerons. Laissant de côté les prédispositions héréditaires qui, de même que le cancer et la goutte, restent d'ordinaire, pendant l'enfance, à l'état de virtualité et n'éclosent que dans les autres périodes de la vie, nous ne nous occuperons ici que des formes suivantes de l'hérédité : hérédité scrofuleuse, tuberculeuse, herpétique, rhumatismale, épileptique, hystérique, éclamptique et vésanique.

Un enfant naît de parents entachés de l'un de ces vices transmissibles par l'hérédité, comment arriver à l'éradication de ce germe morbide ? Tel est le problème dont nous allons poursuivre la solution, sous la diversité des aspects qu'il revêt.

Et tout d'abord, occupons-nous de l'hérédité scrofuleuse, la plus commune de toutes, celle qui évolue le plus hâtivement, celle qui produit le plus grand nombre des maladies constitutionnelles de l'enfance.

La scrofule des parents, ou de l'un d'eux, se transmet aux enfants, d'une manière presque nécessaire; c'est là un fait affirmé par l'expérience universelle et qui serait sans exception si des courants d'une hérédité par atavisme ne venaient se mêler à ceux de l'hérédité directe, la mitiger ou même la neutraliser d'une manière complète. La scrofule épuise sa contagiosité dans la transmission héréditaire, et reste inhabile à se communiquer par une autre voie. Tout enfant qui naît de deux parents présentant un degré accusé de lymphatisme, ce proche parent de la scrofule s'il n'en est le père, est voué vraisemblablement à la scrofule. Si l'un seul est lymphatique et si l'autre est sanguin, ce dernier tempérament, que Fleury a appelé avec raison le *grand correcteur* des autres tempéraments excessifs, neutralise cette influence et l'enfant reste d'ordinaire indemne de scrofule; l'un des parents est-il scrofuleux et l'autre doué d'une bonne constitution, les enfants qui procèdent de cette union sont diversement menacés par la scrofule : les uns y échappent, les autres lui paient un tribut plus ou moins rigoureux. La ressemblance de physionomie, de couleur des cheveux et du teint, de taille, de structure, de caractère de l'enfant avec l'un des parents indiquant, de la part de celui-ci, une prédominance d'action formatrice, permet de juger avec assez de certitude de la ressemblance morbide qu'il a avec lui et d'admettre ou d'écarter les chances de la contamination scrofuleuse.

Mais la scrofule de l'enfant découle-t-elle toujours d'une scrofule réalisée chez les ascendants, et n'y a-t-il pas des conditions particulières, les unes physiologiques, les autres morbides, qui se rencontrant dans l'œuf humain, y déposent le germe d'une scrofule à venir? Beaucoup d'auteurs l'ont affirmé.

C'est ainsi que l'on a attribué à l'âge avancé de l'un des conjoints une influence sur la production de la scrofule chez les enfants. Je crois cette cause peu active, et j'ai vu des enfants, nés dans ces conditions et en portant par ailleurs le cachet accusé, par exemple, par une canitie prématurée qui se montre presque au sortir de l'adolescence, et qui n'offraient aucun des traits de l'habitus scrofuleux.

L'opinion qui voit dans la consanguinité matrimoniale une menace de scrofule pour les enfants est plus plausible. Je vous ai dit plusieurs fois ma pensée sur cette grave question de la consanguinité et je suis arrivé, en la discutant longuement devant vous, à cette conclusion : que si le dossier de la consanguinité a été plus chargé qu'il ne convenait, c'est là cependant un danger très réel, et qui ne peut être évité que par de bonnes conditions individuelles de santé, de vigueur et de constitution des conjoints. Arthur Mittchell étudiant les populations insulaires du nord de l'Écosse qui vivent isolées et chez lesquelles, par conséquent, la consanguinité matrimoniale est un fait très fréquent, a admis que ces mariages produisaient une forte proportion de scrofules qui n'avait pas son explication dans l'hérédité et qui procédait du défaut de croisement du sang. Le Dr Howe ayant analysé 17 mariages consanguins, lesquels avaient produit un ensemble de 95 enfants, a trouvé sur ce chiffre: 44 idiots, 12 scrofuleux, 1 sourd, 1 nain. Si la même proportion existait dans l'ensemble de la population, elle conduirait à admettre 1 scrofuleux sur 8 enfants, ce qui, fort heureusement, est exagéré. Je n'ai pas à vous rappeler que la consanguinité a des conséquences d'autant plus fâcheuses qu'elle est plus rapprochée : qu'il faut la redouter surtout quand il s'agit de mariages entre oncles et nièces ou tantes et neveux ; qu'entre cousins germains, elle peut être contre-balancée par les qualités de la santé des conjoints, mais que le danger est possible quoique improbable, même dans ce cas ; que poursuivre plus loin la consanguinité et interdire les unions entre parents éloignés ce serait embarrasser d'entraves exagérées la liberté du choix dans le mariage. La consanguinité est donc une raison pour se défier de la scrofule chez les enfants qui en procèdent, mais rien de plus.

Si la consanguinité, qui donne ce qu'elle n'a pas, se joint à l'hérédité qui possède effectivement ce qu'elle donne, l'enfant sera certainement scrofuleux ; et il importera de le traiter de bonne heure comme tel.

L'alcoolisme des ascendants peut-il engendrer la scrofule comme on l'a prétendu ? Le fait me paraît douteux ; mais ce qui ne l'est pas, c'est que les conditions de dégénération que l'alcoolisme transmet aux enfants peuvent très bien, en débilitant leur organisme, en abaissant sa vitalité, constituer une prédisposition puissante au développement d'un germe scrofuleux qui, sans elles, n'aurait pas évolué. Vient enfin la grosse question des métamorphoses des diathèses par l'hérédité. L'herpétisme des ascendants peut-il devenir scrofule en passant par l'enfant ? C'est douteux. La syphilis est-elle apte à subir la même transformation ? Beaucoup l'ont cru, mais le fait est loin d'être démontré ; et ici, comme pour l'alcoolisme, il s'agit peut-être simplement d'une débilitation agissant comme cause prédisposante et non pas de la métamorphose d'une diathèse en une autre. Quant à la transformation de la tuberculose des ascendants en scrofulose infantile, j'estime qu'il n'est pas permis de la mettre en doute. Elle s'explique par les analogies des deux diathèses, analogies telles, tant au point de vue histologique qu'étiologique, que certains auteurs les fondent dans une même description. Ce qu'il y a de certain, c'est que le lymphatisme est le terrain commun de la scrofulose et de la tuberculose et qu'il y a entre elles une parenté nosologique assez étroite pour que l'hérédité puisse les transformer aisément l'une dans l'autre.

Existe-t-il entre le lymphatisme et la scrofulose une délimitation bien tranchée? Non sans doute, et je maintiens, à ce propos, l'opinion que j'ai exprimée dans un livre sur la phthisie (1), et suivant laquelle le lymphatisme serait moins un tempérament qu'un degré inférieur de scrofulose, en quelque sorte, l'habitus général de cette diathèse séparé de toute manifestation locale. On serait assez disposé à le croire quand on compare la facilité avec laquelle les sujets lymphatiques, soumis à des conditions débilitantes de séquestration, de froid humide, de mauvaise nourriture, d'insuffisance de l'excitant lumineux, se scrofulisent; quand on songe également à l'aptitude du lymphatisme, lorsqu'il est doublé dans le mariage par le rapprochement de deux constitutions similaires, à produire, des descendants scrofuleux. Le lymphatisme est, si je puis ainsi dire, un vestibule commun à la scrofulose et à la tuberculose, et par lequel il faut nécessairement passer pour aboutir à l'une ou à l'autre. Du reste la ressemblance du lymphatisme et de la scrofule est thérapeutique autant que pathologique, et les moyens par lesquels on les combat sont de même nature.

Un enfant de souche scrofuleuse ne présente, comme signalement, que les caractères exagérés du lymphatisme, jusqu'au moment où se manifeste, du côté de la peau et des muqueuses, l'ensemble de ces faits morbides que les anciens médecins désignaient sous le nom de *gourmes* et que les pathologistes modernes ont groupés sous le titre de *scrofulose primitive*, par analogie avec les accidents qui ouvrent d'ordinaire la série des manifestations syphilitiques.

Ce mot de *gourmes*, très compréhensif dans l'acception

----

(1) *Thérapeutique de la phthisie pulmonaire*, 2ᵉ édit. Paris, 1881.

que lui donnaient les médecins des siècles passés, comprenait un bon nombre de faits morbides qui ne relèvent pas de la scrofulose. Trousseau a porté la lumière d'une analyse clinique très sagace dans ce chaos nosologique et a démontré, dans un travail déjà ancien, mais qui constitue, à mon avis du moins, l'une des parties les plus remarquables de l'œuvre de ce maître éminent, que les manifestations cutanées et muqueuses auxquelles s'applique le nom de gourmes, relèvent de plusieurs diathèses diverses : les unes doivent être rattachées à l'herpétisme ; les autres à la scrofule ; les autres à une diathèse acquise, la diathèse pyogénique, à la faveur de laquelle s'établit une remarquable disposition à la purulence. Dans sa pensée, l'impétigo, l'ecthyma, l'eczéma impétigineux, l'intertrigo, le furoncle, les phlegmons superficiels, les ophthalmies, appartiennent plus spécialement à la diathèse suppurative, et le lichen, le psoriasis, l'*eczema rubrum*, la blépharite chronique, se rattachent à l'herpétisme. C'est, à mon avis, faire une part trop large à la diathèse pyogénique, et j'estime que la plupart des flux puriformes ou muqueux que Trousseau lui rattache, sont bel et bien des manifestations scrofuleuses. Je n'ai pas besoin de dire que chacune de ces maladies n'annonce pas la scrofule par elle-même, mais par sa ténacité ou ses réapparitions fréquentes, qui montrent qu'elles se rattachent à une racine diathésique commune. Je reviendrai bientôt, à propos de l'hérédité de l'herpétisme, sur cette question des gourmes chez les enfants.

La peau est, chez l'enfant comme chez l'adulte, une sorte de *miroir des diathèses*, un champ expressif sur lequel elles se déploient, et c'est là qu'il faut aller surprendre et déchiffrer leurs manifestations. Un enfant qui est blanc et lymphatique, dont la peau est fine et transparente, qu'il soit blond ou brun (car la scrofule brune n'est pas moins commune que l'autre et elle m'a paru toujours plus maligne, comme je vous l'ai déjà dit) ; qui a des intertrigos répétés et tenaces, des oreilles, des cuisses, des plis axillaires ; des écoulements d'oreille ; des conjonctivites sans cause extérieure ; qui accuse, les yeux étant sains, une répugnance marquée pour la lumière (je vous signale cette sorte de photophobie comme un excellent signe de scrofule commençante) ; dont les amygdales sont grosses ; qui est enclin aux engelures, est déjà en puissance de scrofule, et il n'est que temps de recourir aux moyens d'hygiène ou aux médicaments qui peuvent redresser cette direction vicieuse, si l'on ne veut voir la seconde période, celle des scrofulides, apparaître.

Ne vous attendez pas, du reste, messieurs, à constater dans la scrofule infantile cette régularité et cette séparation des périodes qui semblent une conception un peu théorique. Comme l'a fait remarquer avec raison Grancher dans un travail très estimable, la scrofule quaternaire accusée par les lésions viscérales peut ouvrir la scène morbide, qui débute dans d'autres cas par les lésions scrofuleuses des os, et enfin l'observation montre assez souvent une intrication des accidents propres à ces diverses périodes qui manifeste suffisamment combien leur admission est artificielle.

Il ne faut pas, bien entendu, attendre que la scrofule ait pris possession de l'enfant, pour la combattre : il est né de parents scrofuleux ; il est blanc, à chairs molles ; il a des intertrigos fréquents, des gourmes des yeux ou du cuir chevelu ; c'est assez pour savoir à quoi l'on a affaire et pour agir en conséquence.

Une première question se présente à examiner. Comment et jusqu'à quelle époque doivent être nourris les enfants entachés de scrofule héréditaire ?

Si la mère est indemne de cette tare, si elle est bien portante, si elle remplit les conditions complexes du programme que l'on doit exiger d'une nourrice à qui l'on confie un enfant chétif, nulle difficulté : il faut que la mère nourrisse. Mais l'hérédité suspecte vient-elle de ce côté, il faut déconseiller l'allaitement maternel et recourir à une nourrice, brune, vigoureuse et de bonne constitution, de *bon sang*, comme dit le vulgaire, employant une expression qui ne manque pas de valeur clinique. Ce n'est pas que la scrofule qui, je vous le disais tout à l'heure, n'est contagieuse que par voie héréditaire, puisse se transmettre par le lait; mais on peut admettre au moins qu'il ne saurait en être le correctif, et le principe de chercher un lait provenant d'un organisme placé dans des conditions opposées à celui du nourrisson est ici d'application rigoureuse.

Il est une opinion, très généralement acceptée jadis par les pédiàtres et qui s'est infiltrée dans les préjugés du vulgaire, c'est qu'il faut sevrer de bonne heure les enfants très lymphatiques ou menacés de scrofule. Alph. Leroy a défendu cette thèse avec conviction, et il n'hésitait pas à regarder un allaitement trop prolongé comme une cause de scrofule, même pour les enfants primitivement vigoureux et de bonne souche. Je ne connais pas de faits qui justifient cette opinion fondée sur la blancheur de tissus et l'espèce de pléthore séreuse que présentent les *enfants de lait*, attributs qui se modifient quand le sevrage les rend au régime omnivore. On en a même déduit la règle de donner de bonne heure aux enfants qui ont cette livrée physique des aliments additionnels. Les femmes de l'antiquité qui nourrissaient leurs enfants jusqu'à deux et trois ans, les femmes israélites par exemple, n'auraient certainement pas persisté dans cette pratique, qui était générale chez elles, si elle avait eu des inconvénients aussi marqués. Sans accorder beaucoup de valeur à cet argument, je dois dire que j'ai rencontré quelquefois des allaitements très prolongés et que les nourrissons m'ont semblé dans des conditions communes. C'est un point qui appelle de nouvelles observations; mais tant qu'elles feront défaut, il sera prudent de s'en tenir aux règles générales de l'allaitement et du sevrage que j'ai formulées devant vous dans une autre leçon.

Mettre du sang à la place de la lymphe, c'est-à-dire transformer le lymphatisme exagéré des enfants menacés de scrofule et leur faire un tempérament sanguin est le but que l'hygiène doit se proposer : elle le réalise par la vie au grand air, dans une atmosphère vive et oxygénée, à la campagne, sur les plages maritimes, et par l'usage de l'eau froide, aussitôt que l'âge de l'enfant permet d'inaugurer les pratiques de cette hydrothérapie domestique qui n'a fait encore dans nos habitudes que des progrès trop lents.

L'eau froide est, cependant, le moyen le plus puissant dont nous disposions pour combattre le lymphatisme infantile et l'arrêter sur la pente qui le fait aboutir fatalement à la scrofule quand il rencontre un germe héréditaire. Vous pourrez, en lisant les ouvrages consacrés à l'hydrothérapie, acquérir la notion de la puissance préservatrice de ce moyen et je ne saurais trop vous recommander à ce propos, la lecture de l'ouvrage du Dr Fleury qui a écrit, sur cette question, des pages dans lesquelles se reconnaît l'hygiéniste doublé du clinicien, c'est-à-dire le médecin complet. L'hydrothérapie, suivant son expression très heureuse, est, en présence du lymphatisme et de la scrofule, « l'art de créer un tempérament sanguin acquis ». Elle suffit souvent à cette tâche en face de laquelle échouent les moyens purement médicamenteux. Fleury invoque en faveur de cette proposition plus de 50 observations d'enfants lymphatiques transformés par l'eau froide, et il conclut ainsi : « Si, dit-il, l'on considère, d'une part, combien il importe dans la médecine de l'enfance, de modifier le tempérament lymphatique, soit en vue du temps présent, soit, et surtout, en vue de l'avenir, et si, d'autre part, on se rappelle combien sont insuffisants, incertains, inefficaces et d'une application difficile et fort longue les moyens dont le médecin dispose pour obtenir ce résultat, on conviendra que les douches froides ont une puissance qu'on chercherait en vain dans tout autre modificateur. Quel est en effet, l'agent hygiénique ou pharmaceutique à l'aide duquel il soit possible de modifier profondément le tempérament lymphatique le plus prononcé en quelques mois, d'en faire disparaître tous les caractères dans l'espace d'une ou de deux années ? »

Si l'hydrothérapie est une, comme agent mis en œuvre, son application est un art complexe, dont l'expérience et le sens clinique révèlent seuls les secrets. Autre est l'hydrothérapie de l'adulte, autre est l'hydrothérapie infantile, et l'importance de ce sujet pratique est telle que nous devons nous y arrêter quelques instants.

A quel âge peut-on soumettre les enfants lymphatiques et scrofuleux aux pratiques de l'hydrothérapie ? Fleury ne faisait pas difficulté de doucher des enfants de quatre, cinq ans et même de trois ans. Vous trouverez dans son livre l'observation de deux petites filles de trois ans qui prirent des douches pendant plusieurs mois consécutifs et dont la constitution subit, sous l'influence de ce traitement, la transformation la plus heureuse. Il convient, pour les enfants très jeunes, d'employer de l'eau d'une température de 18 à 20°, et d'instituer le traitement hydrothérapique dans la belle saison. Autrement, on se heurterait à une indocilité qui mettrait dans l'alternative ou d'interrompre le traitement, ou d'avoir à lutter contre une exaspération nerveuse dont le retentissement sur la santé ne serait pas sans inconvénients. Beni-Barde estime qu'avant cinq ans au minimum, l'hydrothérapie est contre-indiquée. Le principe me paraît trop absolu. Pour les enfants au sein, l'interdiction est de règle; mais on peut employer des lotions avec de l'eau dont on abaisse progressivement la température. De dix ans à l'adolescence, l'hydrothérapie obéit aux mêmes indications et contre-indications que pour l'âge adulte, et ses procédés sont les mêmes. Le principe de la brièveté des applications froides est de rigueur. Après les ablutions, et entre elles et les douches, se placent les immersions qui, plus actives que les premières, sont moins rigoureuses que les secondes et conviennent à l'hydrothérapie des enfants. Le *drap mouillé* est une autre pratique qui ne suscite guère de résistance de leur part. Quand on soumet un enfant à l'hydrothérapie, il faut ne rien brusquer ni comme pratiques ni comme température, émousser peu à peu la sensibilité au froid et le conduire, par l'assuétude, à ne plus redouter cette impression. Mais l'hydrothérapie des bains de mer est, de toutes, la moins répulsive à cet âge c'est aussi la plus efficace, et quand son application est possible, il ne faut pas hésiter à la préférer à toute autre. L'effroi est bien vite remplacé par l'attrait, et les enfants font, sur la plage, de l'hydrothérapie « sans le savoir », comme M. Jourdain faisait de la prose. Arrêtons-nous un instant sur cette médication marine si puissante, si usuelle et malheureusement si dédaignée.

Un des hygiénistes qui ont signalé avec plus de conviction l'action transformatrice qu'exercent sur les enfants lymphatiques les bains de mer et le séjour sur le littoral, est Brochard, qui a consacré à cette question d'hygiène infantile un excellent petit livre dont je vous recommande la lecture. Il respire, en effet, un sentiment très vif de la puissance de ce moyen chez les enfants lymphatiques ou scrofuleux, et il a particulièrement d'autorité par ce que ce médecin, qui a beaucoup fait pour l'hygiène infantile, exerçait au bord de la mer, à la Tremblade, et avait observé *de visu* les effets de cette médication. S'appuyant sur l'autorité de Lebert, de Guersant, de Trousseau et sur sa propre observation, il établit que le séjour des plages, quand il est suffisamment prolongé, suffit quelquefois à l'éradication de la scrofule et met toujours en valeur les médicaments qu'on dirige contre elle. Cette médication complexe dont on a réuni les éléments divers sous le nom de *thalassothérapie*, embrasse à la fois l'air maritime, vif, stimulant, apéritif, avec ses douches aériennes dont l'action tonique est incontestable, les bains de mer et de sable, et l'usage interne de l'eau de mer. Je n'hésite pas, en me fondant sur une expérience personnelle, à considérer ce médicament, si beau et si dédaigné, comme le moyen le plus puissant pour combattre le lymphatisme et la scrofule.

Par malheur, il est discrédité par son abondance. Vous m'avez entendu vous dire souvent que je ne connais pas d'eau minérale plus puissante, et que si, par impossible, le lit de l'Océan venait à se tarir et si l'eau de mer se réduisait à trois ou quatre griffons, les malades viendraient, de tous les coins du monde, y appliquer leurs lèvres. Ce moyen de rendre à l'eau de mer son rang thérapeutique n'étant pas à notre disposition, nous pouvons au moins faire bénéficier de cette médication si simple les enfants lymphatiques ou scrofuleux qui habitent le littoral ; et les facilités actuelles des communications permettent même de mettre ce grand médicament à la disposition de ceux qui en sont éloignés. Son goût désagréable est sans doute un inconvénient pour les petits enfants, mais je ne rencontre guère d'enfants un peu grands, surtout s'ils appartiennent aux classes pauvres, qui se révoltent contre son emploi. Depuis bien longtemps je ne soigne pas autrement les enfants scrofuleux de cette catégorie et je m'en trouve à merveille. Il est inutile d'ajouter que toutes les fois qu'on peut réunir les éléments de cette médication complexe, il faut s'empresser de le faire.

Les beaux résultats qui ont été obtenus de l'envoi des enfants scrofuleux, relevant de l'Assistance publique, à l'établissement de Berck-sur-Mer, dans le Pas-de-Calais, sont pleinement démonstratifs et jugent cette question en dernier ressort. Bergeron a publié en 1866 un excellent travail statistique au sujet des enfants scrofuleux envoyés dans cette station maritime. Il embrasse une période de quatre années, de 1861 à 1866. Sur 380 enfants dirigés sur l'établissement de Berck pour des engorgements glandulaires, ulcérés ou non ulcérés : 85 ont été guéris; 24 améliorés; 7 sont demeurés stationnaires; 2 ont succombé. Sur 85 tumeurs blanches : 50 ont été guéries ; 18 ont été améliorées, 6 sont restées stationnaires ; 3 se sont terminées par la mort. D'un autre côté, Perrochaud a constaté que, sur 843 enfants sortis de Berck dans le cours des années 1874 et 1875, 655 étaient guéris; 61 améliorés. Allez donc comparer ces magnifiques résultats avec ceux que l'on obtient en donnant de l'iode, du brome, du chlorure de baryum, de la ciguë ou de l'or, entre les quatre murs d'une salle d'hôpital! Et si la médication marine déploie une telle puissance quand la scrofule est implantée dans l'organisme et y a produit ses ravages habituels, que ne peut-on pas en espérer quand la scrofule est simplement imminente ou ébauche à peine ses premières manifestations? Qu'attendent donc les hospices des départements côtiers pour procurer à leur clientèle scrofuleuse de pareils bénéfices? La routine seule les en écarte encore, car l'expérience a démontré que cette installation, en apparence dispendieuse, constitue en réalité une économie. Ceux d'entre vous qui suivez mon service de clinique des enfants avez pu constater combien est avantageuse l'habitude que l'on a d'envoyer chaque année Balaruc, où l'Administration des hospices de Montpellier possède un établissement, les enfants scrofuleux qui encombrent nos salles. Un grand nombre en reviennent remarquablement transformés. C'est là de la grande thérapeutique, auprès de laquelle notre médecine des drogues (dont je ne méconnais pas pour cela la nécessité) paraît bien petite et bien mesquine.

L'Italie est entrée largement dans cette voie de la création de *sanitaria* maritimes pour les enfants scrofuleux, et, il y a dix ans, elle ne possédait pas moins de vingt-deux de ces établissements si utiles. N'est-il pas triste, et j'ajouterai humiliant pour notre pays, qu'assis sur trois mers, il se contente du seul hôpital de Berck et n'utilise pas pour extirper la scrofule ces magnifiques plages de l'Atlantique et de la Méditerranée qui sont si heureusement disposées pour des créations de cette nature?

Les eaux minérales chloruro-sodiques et les eaux sulfureuses déploient contre la scrofule réalisée, et à plus forte raison contre la scrofule imminente, une efficacité attestée par une expérience séculaire, et l'on ne peut que regretter que ces moyens dispendieux ne soient à la portée que du plus petit nombre. Mais parce qu'on ne peut pas donner du musc à un pauvre, ce n'est pas une raison pour s'en interdire l'usage dans la médecine des riches, et il convient de se familiariser avec la connaissance de ces sources qui opèrent quelquefois chez les enfants enclins à la scrofule des métamorphoses véritables.

Je n'hésite pas à attribuer à ce sujet la prééminence aux eaux chloruro-sodiques sur les eaux sulfureuses. Les thermes de Balaruc, Bourbonne-les-Bains, de Bourbon-l'Archambault, de Salins, etc., chez nous ; les eaux de Hombourg, de Soden, de Kreusnach, de Nauheim en Allemagne, sont celles qui conviennent le mieux aux enfants scrofuleux.

Quant aux eaux sulfureuses, s'il est impossible de contester qu'elles puissent rendre à beaucoup d'enfants de cette catégorie les services les plus utiles, j'estime que Durand-Fardel les a bien jugées au point de vue de cette application en les plaçant de beaucoup au-dessous des eaux chloruro-sodiques qui, d'ailleurs, permettent, pour quelques-unes au moins, de joindre à l'usage des eaux celui des eaux-mères, comme on le fait à Nauheim, à Kreusnach, à Salins, etc. Faut-il rapporter cette supériorité des eaux chloruro-sodiques au sel marin lui-même, ou bien à ce fait que toutes les eaux salées sont en même temps des eaux iodo-bromurées? A mon avis, si l'on ne peut abstraire le rôle de l'iode et du brome que contiennent ces eaux, leur efficacité est principalement due à leur principe minéralisateur essentiel.

A mi-chemin environ des eaux sulfureuses et des eaux chloruro-sodiques se trouvent des eaux minéralisées à la fois par le soufre et le chlorure de sodium et qui doivent à cette heureuse combinaison de s'adapter parfaitement aux besoins du valétudinarisme scrofuleux des enfants. Les eaux d'Uriage, celles d'Aix-la-Chapelle, de Weilbach, etc., sont dans ce cas, et je ne saurais trop, après Gerdy, recommander d'envoyer à Uriage les enfants lymphatiques ou scrofuleux. Plusieurs saisons consécutives passées dans cette station modifient souvent leur tempérament d'une manière remarquable. Je n'hésite pas à conseiller cette pratique aux familles qui ont de la liberté et de l'argent, ces deux nerfs de toute hygiène efficace. Quant à celles que pressent à la fois la pénurie des ressources et la maladie, « *res angusta et morbus* » comme disait Sydenham, je les fais bénéficier, quand je le puis, du séjour sur la côte et des bains de mer; et si enfin cette ressource m'est interdite, je leur prescris l'usage du sel marin (de préférence le sel gris) pris dans du lait qui le reçoit directement ou dans lequel il est introduit indirectement par l'alimentation salée d'une femelle laitière. On peut concurremment soumettre ces enfants à l'usage de bains préparés avec 1 à 2 kilogrammes de sel marin suivant l'âge. Je vous ferai remarquer, à ce propos, que la conservation de ce bain étant indéfinie, vous pourrez, dans les familles pauvres, faire servir le même bain plusieurs jours de suite.

Devez-vous, chez un enfant dont l'ascendance scrofuleuse vous est connue et qui, par sa livrée organique, aussi bien que par ses tendances morbides, semble destiné à tomber sous les coups de cette diathèse héréditaire, instituer un traitement médicamenteux préventif? J'y vois tout avantage à la condition que vous vous mainteniez dans ces limites où les médicaments sont inoffensifs et ne suscitent aucun trouble physiologique : l'huile de foie de morue, qui est peut-être le plus puissant des antiscrofuleux, les préparations de noyer, les iodiques même peuvent, repris de temps en temps, et principalement au printemps, saison où la diathèse scrofuleuse accuse plus d'activité, la tenir en bride et prévenir ses localisations sur les yeux, les oreilles, la peau, les bronches, les articulations.

L'exercice, la vie extérieure, la gymnastique de mouvements, instituée dès l'âge de 5 ou 6 ans, sont un complément utile de ce traitement préventif, et il y a là des ressources puissantes qu'il ne faut jamais négliger.

Si je vous rappelle en terminant, la longue et lamentable lignée de la scrofule, c'est pour vous faire bien sentir le prix de cette prophylaxie qui ne saurait être achetée par trop de persévérance et d'efforts. Qui empêche la scrofule héréditaire d'éclore, diminue le nombre des aveugles (car la cécité variolique jadis si fréquente est remplacée aujourd'hui par la cécité scrofuleuse) ; celui des claudications par coxalgie ; celui des tumeurs blanches ; celui des déviations de la colonne vertébrale, et oppose de plus aux ravages, toujours croissants, de la phthisie pulmonaire, la seule digue efficace, c'est-à-dire arrête la race sur la pente de la dégénération physique lui semble l'entraîner rapidement. Vous ne réussirez pas toujours dans cette œuvre de conservation et de préservation, mais ce sera déjà pour vous une satisfaction de l'avoir tentée.

Enlever à la scrofule ses recrues est œuvre pie ; disputer ses victimes à la phthisie pulmonaire est encore plus méritoire ; car enfin, on vit généralement, amoindri, quelquefois difforme, toujours repoussant, quand on est en puissance de la scrofule, tandis que la phthisie pulmonaire, presque toujours implacable dans sa marche, compte pour un quart environ dans la mortalité générale.

La lutte contre la scrofulose est-elle en même temps une lutte contre la tuberculisation ; en d'autres termes, scrofules et tubercules sont-ils les deux manifestations d'une même diathèse ? La question est encore indécise pour beaucoup, et des opinions très diverses sont toujours en conflit : les unes nient, les autres affirment l'identité de nature des deux maladies constitutionnelles, celles-ci faisant absorber la tuberculose par la scrofulose, celles-là au contraire fondant la première de ces diathèses dans la seconde. Mais quand, au lieu de n'envisager les deux maladies qu'à un point de vue exclusif, soit étiologique, soit anatomique, on les compare l'une à l'autre dans leur ensemble, on voit surgir entre elles des dissemblances tout aussi saillantes que celles qui séparent des ma-

ladies dont la distinction nosologique est considérée comme
légitime par tout le monde. On peut être scrofuleux sans être
tuberculeux ; et si la scrofule est un terrain diathésique sur
lequel vient fréquemment s'enter le tubercule, il y a entre les
deux diathèses assez de dissemblance pour que la distinction
doive en être maintenue. C'est la conclusion à laquelle est
arrivé Granger auquel on doit savoir gré de n'avoir pas cédé
à ses préoccupations d'anatomo-pathologiste et de n'avoir
pas confondu la scrofule et la tuberculose parce que l'histo-
logie ne révèle pas dans leurs produits de différences caractéristiques. Beaucoup n'ont pas eu le même esprit clinique
et la même et sage réserve.

L'hérédité de la tuberculose n'est malheureusement pas à
démontrer ; elle est attestée par l'expérience journalière, et
elle n'est certainement pas inférieure en degré à celle de
la scrofule. Elle s'exerce pendant la plus grande partie de la
vie, variant ses localisations suivant l'âge, mais accusant la
permanence de son action. Plus l'enfant de souche tuberculeuse est jeune, plus la tuberculose a de la tendance à se gé-
néraliser ; plus il approche de l'âge adulte, plus elle concentre ses effets dans l'appareil respiratoire. Le fœtus peut,
lui-même, dans des circonstances rares il est vrai, se tuberculiser. Charrin a ouvert le fœtus d'une jeune femme qui succomba pendant le cours de sa grossesse : le foie, la rate,
l'épiploon, étaient criblés de granulations tuberculeuses; la
mère n'avait de tubercules que dans les poumons, exemple
expressif du contraste que je viens de signaler.

A l'inverse de la scrofule qui débute ordinairement (pas
toujours) par l'extérieur, par la peau et par les muqueuses,
la tuberculisation au contraire accomplit son œuvre dans la
profondeur des organes ; les méninges, le péritoine et divers
organes parenchymateux sont ses sièges d'élection, quand
elle se manifeste de bonne heure ; son activité se tournera, au
contraire du côté des poumons si elle apparaît tardivement,
c'est-à-dire vers la puberté. La méningite dite granuleuse

(granulations et tubercules sont, personne ne le conteste aujourd'hui, des produits d'une même diathèse) et la phthisie mésentérique ou le carreau sont les deux expressions redoutables de la tuberculose héréditaire réalisant ses effets dans l'enfance.

La méningite granuleuse ou tuberculeuse est l'une des maladies les plus graves de l'enfance, c'est elle qui tue le plus grand nombre des enfants entre trois et six ans. Ch. West a établi qu'à Londres elle constitue le 10ᵉ environ de la mortalité infantile au-dessous de cinq ans. Je suis disposé à considérer cette évaluation comme plutôt atténuée qu'exagérée. Quand vous entendrez dire que, dans une famille, il est mort plusieurs enfants de quatre à six ans, vous pouvez porter mentalement, et sans risque de vous tromper, le diagnostic rétrospectif de méningite granuleuse. Beaucoup d'affections de cette nature sont réputées n'avoir été que des éclampsies mortelles; il y a lieu encore à rectifier cette confusion. La méningite granuleuse n'accuse pas seulement son caractère héréditaire par ce fait qu'elle frappe habituellement plusieurs enfants d'une même souche, mais bien aussi par la constatation, chez les parents, d'une tare scrofuleuse ou tuberculeuse.

Le danger est plus imminent encore quand, à ces vices diathésiques observés chez l'un ou l'autre des conjoints, si ce n'est chez tous les deux, se joint, dans les anamnestiques d'hérédité directe ou atavique, la constatation d'une prédisposition cérébrale, c'est-à-dire quand la famille compte des apoplectiques, des épileptiques, des aliénés. Les cas où la méningite granuleuse s'implante chez des enfants dont les ascendants sont sains et d'une bonne et vigoureuse constitution sont très rares; mais ici encore l'hérédité ne peut être mise hors de cause, ses voies sont en effet mystérieuses et détournées, et si vous remontez dans le passé morbide de la famille par une enquête poussée assez loin, vous trouverez presque toujours, chez des colatéraux, des faits qui vous interdiront d'admettre la spontanéité de la méningite granuleuse, spontanéité à laquelle je ne crois nullement, pour mon compte. Quand, à ces raisons de défiance, se joindront chez un enfant les attributs du lymphatisme, et à plus forte raison de la scrofule, et quand surtout quelques-uns de ses frères plus âgés auront succombé à des accidents cérébraux, ne doutez plus de la menace terrible qui pèse sur lui et agissez en conséquence.

La méningite granuleuse choisit de préférence les enfants de trois à six ans, mais elle peut, exceptionnellement, se montrer plus tôt. Les auteurs qui se sont consacrés à l'étude des maladies de l'enfance ont vu des méningites de cette nature se développer chez des nouveau-nés. Guersant en a cité des exemples; Bouchut en a observé 6; Archambaut a rencontré 3 méningites hâtives; mais ce sont des cas très rares qui n'infirment en rien la règle générale, et c'est entre trois et six ans qu'elle se montre de préférence. Le dernier de ces auteurs, relatant 414 cas de méningite granuleuse observés à l'Hôpital des Enfants, pendant une période de dix années, en a noté 272 de trois ans à sept ans, et 80 seulement dans les quatre années suivantes. La proportion, dans la première de ces périodes d'âge, serait donc trois fois plus forte que dans la seconde. J'ai cru remarquer une coïncidence fréquente entre la méningite granuleuse et la poussée des quatre molaires qui constituent la dentition intermédiaire des enfants, dentition souvent laborieuse comme je vous l'ai dit dans une autre leçon, fertile en troubles morbides, et qui se fait de la quatrième année à la sixième.

Quand un enfant ne donne d'autres raisons de craindre la méningite que celles qui sont tirées de la santé de ses parents et de sa propre santé, on ne peut que s'en tenir à la prophylaxie générale de la scrofule; mais s'il y a déjà eu des méningites granuleuses chez quelques-uns des enfants qui l'ont précédé, cette prophylaxie doit dépouiller son caractère banal et se spécialiser davantage. Il faut admettre pratiquement qu'il est voué à la méningite et régler sa conduite sur cette appréhension, trop souvent justifiée par l'événement. La préservation gît dans une combinaison persévérante des moyens qui s'adressent à la scrofule et de ceux qui ont pour but de combattre une excitabilité cérébrale laquelle, dépassant une certaine limite, constituerait un appel redoutable à la méningite. Il y a donc deux séries d'indications dont les unes dérivent de la prédisposition diathésique, les autres de ce l'on a appelé la *prédisposition d'organe*.

Je n'hésite pas à vous conseiller, dans ces cas, d'instituer de temps en temps un traitement préservatif par l'iode. Et ici vous me permettrez une digression qui nous entraîne un peu sur le domaine réservé de la thérapeutique, mais qui a trait à une question pratique si importante qu'elle justifie, à mes yeux, cet empiètement d'un enseignement sur l'autre. Je veux parler de l'emploi de l'iodure de potassium par la méthode de Coldstream pour combattre la méningite granuleuse. Je l'appelle *méthode de Coldstream* parce que, bien que l'iodure de potassium, dans ce cas, ait été conseillé antérieurement par Willshire, West, Copland, etc., le premier de ces praticiens a fait plus que les autres pour appeler la sérieuse attention des médecins sur la valeur de cette médication. Je dois à ses écrits de l'avoir connue, et elle m'a donné des succès nombreux, alors que, réduit auparavant aux ressources ordinaires, je perdais invariablement tous les enfants atteints de méningite granuleuse auprès desquels j'étais appelé. Cette léthalité est telle du reste qu'elle est devenue l'un des termes de la définition de cette cruelle maladie. Voilà vingt ans que je l'emploie, j'en ai signalé les avantages dans la première édition de mon livre sur la *Thérapeutique de la phthisie*, et dans mes leçons de clinique; j'en ai répandu l'usage autour de moi, et j'ai eu la satisfaction de recueillir sur l'efficacité *relative* de ce moyen les témoignages les plus favorables. Tout récemment Rodet (de Lyon) a fait ressortir également ses avantages, et je vous signale avec une pleine confiance ce mode de traitement qui, à mon avis, ne permet plus de se décourager en présence de cette affection, surtout quand on est appelé à une époque rapprochée de son début. Je vous conseille donc de recourir à l'iodure de potassium dans ce cas, et je ne doute pas que vous n'en deveniez ensuite les partisans convaincus. Vous ne guérirez pas ainsi toutes les méningites que vous aurez à soigner, mais vous ne les perdrez pas toutes, et ce sera déjà un grand et beau résultat. Ce que fait l'iodure de potassium à titre curatif, ne le peut-il pas à titre prophylactique, et n'est-il pas rationnel de soumettre, de temps en temps, les enfants menacés de cette affection par l'hérédité et par des précédents de famille observés chez leurs aînés, à l'action d'un traitement iodique modéré? Je le crois, et j'estime que le moindre trouble prodromique qui ressemble par sa forme et sa durée à celui, si caractéristique, qui annonce la méningite granuleuse indique l'emploi préventif de ce moyen. Si l'on s'est alarmé en pure perte, l'inconvénient est nul, ce n'est que de l'iode ou de l'iodure de potassium perdus; si l'on voit ses appréhensions se réaliser, on a gagné du temps, et le temps, en ce cas, ce n'est pas de l'argent, suivant la formule réaliste des Américains (*time is money*), c'est plus et mieux que cela : c'est de la vie.

La tuberculisation du péritoine, de ses replis et des ganglions mésentériques est le résultat composé d'une diathèse antécédente et d'un processus irritatif qui dérive presque toujours d'une entérite. Chez un enfant en puissance de diathèse tuberculeuse, le siège de ses localisations dépendra des appels que lui feront les divers organes. Celui qui est entraîné au delà du degré de son activité normale, ou qui est le siège d'une irritation quelconque appellera à lui les efforts de la diathèse et la fixera à ses dépens. Les enfants mal nourris, enclins à l'entéro-colite et en subissant de temps en temps les atteintes, verront leur péritoine se tuberculiser; ceux qui ont des bronchites fréquentes et qui ont traversé la coqueluche, seront pris, de préférence de tuberculisation, des bronches ou des poumons (la rougeole a la même action provocatrice et directrice que la coqueluche); ceux qui auront le cerveau surexcité par une éducation hâtive et qui fait vibrer leur émotivité verront, plus ordinairement, la tuberculisation s'établir vers les méninges et beaucoup plus rarement vers le cerveau lui-même; l'éclampsie vermineuse ou dentaire agira dans le même sens. C'est dire le prix d'un allaitement s'opérant dans de bonnes conditions, bien dirigé, d'une durée normale, pour prévenir le développement du carreau chez ces enfants ; c'est dire aussi avec quel soin les moindres diarrhées doivent être soignées chez eux. Les *diarrhées négligées* chez les enfants qui procèdent d'une hérédité suspecte ne sont pas moins à redouter que les *rhumes négligés* et absolument pour la même raison. Les diarrhées du sevrage, qui sont des diarrhées de mauvais régime, doivent surtout, à ce point de vue, éveiller la sollicitude.

VINGT-TROISIÈME LEÇON

Eradication des germes d'hérédité morbide.

(Suite)

Sommaire. — Réalité de l'herpétisme. — Son hérédité. — Ses manifestations. — L'impétigo et l'eczéma chez les enfants. — L'intertrigo humide. — Influence des provocations sur la réalisation des diathèses. — Un diathésimètre de l'herpétisme. — L'urticaire. — Les gourmes chez les enfants. — Cas où il faut les respecter. — Transmissibilité du rhumatisme par l'hérédité. — La chorée et les maladies du cœur dans leurs rapports avec l'hérédité rhumatismale. — Prophylaxie du rhumatisme héréditaire. — Hérédité tardive de la goutte. — L'asthme et la migraine d'origine goutteuse. — Diathèse urique chez les enfants. — Calculs, gravelle et coliques néphrétiques.

Nous avons examiné dans la leçon qui précède les moyens qui sont propres à éteindre, ou du moins à atténuer chez l'enfant, les effets de la transmission héréditaire de la scrofule et de la tuberculose. Au-dessous de ces deux grandes diathèses dont les manifestations multiples embrassent une partie de la pathologie infantile, il en est deux autres moins importantes, moins graves, d'une hérédité moins intense, plus faillible, mais que l'hygiène infantile n'a pas le droit de dédaigner. Je veux parler de l'herpétisme et du rhumatisme.

Ce n'est pas ici le lieu de défendre contre les dermatologistes qui l'on niée, Hébra en particulier, l'existence de l'herpétisme, c'est-à-dire de cette diathèse qui préside chez certains individus à la réapparition de formes dermatologiques déterminées dont ils ont reçu le germe de leurs ascendants et qu'ils transmettent à leurs descendants. C'est là ce que les anciens appelaient le *vice dartreux,* terme vague qui embrassait le plus grand nombre des maladies de la peau, sans en excepter les plus franchement parasitaires, la *psore* par exemple, qu'il a bien fallu plus tard restituer au domaine des causes extérieures duquel elle relève.

L'herpétisme ne borne pas ses manifestations au seul tégument externe, et la migraine, l'asthme, les névralgies ont avec lui des rapports de dépendance qui ont été affirmés par tous les bons observateurs et que démontrerait suffisamment leur alternance avec les éruptions tenant à la même racine diathésique. Cette idée de diathèse, fruit du génie observateur de l'antiquité, a, vous le savez, trouvé un sûr refuge dans cette école, à une époque où elle était contestée partout ; c'est de Montpellier que Paris l'a reçue, et je considère cette notion de la diathèse comme un pont doctrinal jeté entre les deux écoles qui se complètent en quelque sorte : l'une apportant à la science des maladies son esprit traditionnel de généralisation morbide ; l'autre, ses tendances de localisation précise. Vous me permettrez de vous faire remarquer que, placé par mon origine à mi-chemin des deux écoles, je suis dans des conditions particulières de désintéressement doctrinal pour attribuer à chacune ce qui lui revient, et j'accomplis un acte de justice très impartiale en rappelant que les idées de diathèse qui sont courantes aujourd'hui à Paris, ne sont pas nées sur ce sol scientifique qui leur a même été longtemps fort inhospitalier. Cela dit, je reviens à la diathèse qui nous occupe en ce moment, à la diathèse herpétique dont il est plus facile de prouver l'existence, qu'il n'est facile d'en délimiter le domaine dermatologique.

Bazin, qui, comme vous le savez, est le représentant parisien le plus autorisé de la doctrine des maladies cutanées diathésiques (quoique par une singulière erreur de pathologie générale, il donne aux mots *dartre-maladie* et *dartre-affection*

des sens qui sont diamétralement opposés à ceux que leur
attribue le langage médical traditionnel); Bazin, dis-je, met à
la racine des dermatoses à répétition, habituelles, l'arthritis,
l'herpétis et la scrofule. Qu'importe que l'herpétis soit pour
lui une maladie constitutionnelle et non pas une diathèse;
s'il ne parle pas en pathologie générale la même langue que
celle dont nous nous servons ici, il a les mêmes idées cliniques et thérapeutiques, et c'est là l'essentiel. Son groupe des
herpétides comprend l'eczéma, l'impétigo, le pityriasis, le
psoriasis, le prurigo et le lichen. Ajoutons-y l'urticaire chronique, le zona, qui ont, dans leurs manifestations locales,
dans leurs relations avec diverses maladies, en particulier la
migraine, les névralgies et l'asthme, tous les caractères des
dermatoses diathésiques, et nous aurons l'énumération
complète des formes locales de l'herpétisme.

Celui-ci se transmet par hérédité, mais avec une constance bien moindre que celle qui se constate pour la scrofule ; elle s'accuse chez l'enfant, mais se continue dans les
autres âges et paraît même conserver toute son activité
jusqu'à une période avancée de la vie.

Quand nous nous sommes occupés de la scrofule de l'enfant nous avons vu que l'impétigo, sous ses diverses formes :
d'impétigo *figuralis*, *larvalis*, *sparsa*, pouvait, quand il se répète et qu'il est tenace, être plus vraisemblablement rapporté
à la scrofulose qu'à l'herpétisme. Il n'en est pas de même
pour l'eczéma des enfants qui est la forme la plus commune
de la diathèse herpétique. Vous le rencontrerez souvent
chez les enfants soit dans la première, soit dans la seconde
enfance, sous ses divers aspects d'*eczema simple*, d'*eczema
rubrum*, d'eczéma impétigineux, et vous constaterez, comme
je l'ai fait moi-même à mes dépens, la ténacité extrême de
cette maladie de peau et sa résistance aux moyens thérapeutiques que l'on dirige contre elle ; elle se déplace d'un point
sur un autre; manifeste des retours offensifs quand on
croyait s'en être rendu maître; tend à la chronicité, et af-

fecte toutes les allures d'une maladie diathésique. De même que nous avons vu une entérite provoquer chez un enfant en puissance de diathèse un développement de la péritonite tuberculeuse ou du carreau ; une bronchite prolongée ou une coqueluche amener une tuberculisation bronchique ; de même aussi toute irritation de la peau, de cause extérieure, est-elle susceptible de fixer la diathèse herpétique et de produire un eczéma. J'ai vu des vésicatoires au bras, entretenus par une déplorable routine chez des enfants que je savais être de souche herpétique, amener des eczémas qui prenaient la forme invétérée et dont la guérison était des plus difficiles. Je me rappelle, entre autres, un eczéma survenu dans ces conditions qui, parti de la périphérie d'un vésicatoire, s'était étendu d'un côté jusqu'à l'épaule, de l'autre jusqu'aux doigts, avait amené une altération des ongles et que je ne pus guérir qu'au bout de plus d'un an de soins méthodiques.

Les diathèses peuvent aboutir d'elles-mêmes ; mais le plus habituellement elles ont besoin d'une provocation extérieure et qui est souvent en disproportion manifeste avec l'incendie qu'elles allument. Et, à ce propos, je vous citerai la facilité avec laquelle les intertrigos humides, qui épargnent souvent des enfants malpropres et fort incomplètement soignés, s'établissent et persistent, dans divers sièges, chez d'autres enfants qu'entoure une culture corporelle assidue. C'est que les souillures de l'urine ou des évacuations, le contact prolongé de la peau avec elle-même, un pli dur des langes, ont trouvé, pour devenir offensifs, cette disposition diathésique à l'herpétisme sans laquelle ils n'auraient rien produit de semblable. Laissez-moi, à ce sujet, vous communiquer une observation que j'ai faite bien souvent : c'est que la façon dont la peau supporte les agressions parasitiques est, par rapport à l'herpétisme, une sorte de *diathésimètre* aux indications duquel l'expérience m'a conduit à attacher une extrême importance. Vous verrez des enfants chez les-

quels les migrations d'une puce ou d'un *pediculus* déterminent des efflorescences cutanées, participant du prurigo, du
lichen et de l'urticaire, qui embarrassent le diagnostic, et
d'autres chez lesquels les traces de ces parasites sont insi-
gnifiantes et se réduisent à la seule morsure. Cette impressionnabilité, si différente, se continue de l'enfance dans les
autres périodes de la vie, comme je l'ai constaté. Étudiez
l'hérédité de ces enfants; faites-vous rendre compte de leur
passé pathologique; suivez-les dans les autres périodes de
la vie, et presque toujours vous constaterez que ce sont des
herpétisants. La remarque est petite et ses allures sont
vulgaires, quasi-risibles, mais qu'importe si elle a son utilité?

L'urticaire relève tellement, en apparence, des conditions
extérieures, elle paraît si bien liée aux qualités du régime
et manifeste de si singulières prédilections pour telle ou
telle localité (le bord de la mer est favorable à son apparition, en dehors même de tout aliment incriminable; je l'ai
constaté maintes fois), que l'on est disposé à lui contester
une origine diathésique et à voir dans ses récidives fréquentes,
en dehors de la cause occasionnelle qui l'a produite une
première fois, une simple vérification de cette loi qui veut
que l'organisme ait de la tendance à reproduire et à perpétuer par l'habitude des actes morbides qu'il a réalisés une ou
plusieurs fois. Et de là la théorie d'une diathèse herpétique,
acquise. Je me hâte de vous dire que je n'y crois nullement.
L'aliment suspect (moules, huîtres, crabes, miel, fraises, etc)
a été l'agent provocateur auquel rien n'eût répondu, s'il ne
s'était adressé à un organisme diathésiquement préparé. Et
ce qui donne un haut degré de vraisemblance à cette manière
de voir, c'est que les mêmes aliments font naître l'urticaire
chez l'un et ne produisent rien chez l'autre.

Nous pourrions faire les mêmes remarques à propos du
lichen, du prurigo, de l'impetigo et des formes locales diverses
de l'herpétisme.

On les réunissait autrefois par le nom de *gourmes*, et l'opinion commune était que ces maladies sont du nombre de celles qui ont fourni à Raymond, de Marseille, le sujet de son livre et « qu'il est dangereux de guérir ». Il y aurait là une sorte de satisfaction inoffensive donnée à un *besoin morbide*, suivant une expression très usitée dans cette école, et il paraîtrait dangereux de la lui refuser. Trousseau a traité de main de maître cette question de clinique et il l'a ramenée, dans ses conclusions, à des termes que je résume ainsi et qui peuvent, je le crois, vous servir de règle dans votre pratique :

1° Les gourmes, même sécrétantes (les plus respectables de toutes), peuvent être combattues de bonne heure sans inconvénient quand elles se sont produites lorsque l'enfant était dans de bonnes conditions de santé, et, à plus forte raison, quand il paraît en souffrir à raison des démangeaisons qu'elles lui causent, de l'insomnie qui en est la suite ou de la suppuration affaiblissante qu'elles entraînent. Les soins de propreté sont, en tout cas, quoi qu'en pensent les mères inexpérimentées et les nourrices, de nécessité impérieuse. Quant à la pullulation des parasites, accompagnement dégoûtant des dermatoses du cuir chevelu, il n'y a nul avantage, tant s'en faut, à la favoriser et tout bénéfice à en débarrasser les enfants.

2° Si les manifestations cutanées ont été précédées d'une période de malaise et qu'un mieux être sensible a succédé à leur apparition, il faut les respecter provisoirement et s'en tenir à la simple expectation.

3° Quand les gourmes se déplacent (expression ontologique et très impropre, mais que les nécessités du langage obligent à employer) et que ce déplacement se fait de la peau vers les muqueuses, que l'œil ou l'oreille se prennent, comme cela se voit très souvent, il faut non seulement ne rien faire pour favoriser cette migration, mais la combattre même par des irritants de la peau et par les purgatifs.

4° La guérison des gourmes anciennes doit être menée

lentement, pour ne pas violemment supprimer une *fonction adventitielle* et qui est entrée en quelque sorte dans le concert des fonctions normales.

Chez les enfants en puissance d'herpétisme, vous n'avez pas, pour vous presser, les mêmes raisons que chez ceux qui sont, de par l'hérédité, une proie vraisemblablement promise à la scrofule ou à la tuberculose. Les manifestations herpétiques sont, en effet, généralement assez bénignes et peuvent attendre. Il n'y a donc pas péril en la demeure, et le traitement correctif de cette diathèse doit être ajourné à l'époque où elle se sera réalisée par ses lésions habituelles. On a alors à juger du choix à faire, suivant leur nature, entre l'expectation ou une médication active dont les sulfureux et l'arsenic sont les instruments habituels. Je vous rappellerai seulement à ce propos, combien l'eczéma invétéré des jeunes enfants est grave chez eux, au point de compromettre quelquefois leur vie, quand il s'étend, comme vous en verrez des exemples, à la presque totalité du corps. Dans ce cas, il faut agir avec une énergie que commande la gravité de cette affection. Vous n'avez peut-être pas oublié que je vous ai cité dans ma leçon sur les complications et les difficultés de l'allaitement, un exemple de la rapidité, quelquefois merveilleuse, avec laquelle le changement de nourrice, alors même que celle qui allaitait l'enfant offre les conditions les plus favorables, peut produire sur le nourrisson envahi par un eczéma généralisé ; c'est inexplicable, mais c'est certain et cela suffit.

Quel rôle joue l'hérédité dans la transmission du *rhumatisme*, en d'autres termes, quelles sont les chances d'un enfant dont l'ascendance est entachée de rhumatisme, de devenir rhumatisant à son tour ? Si l'on ne peut contester que le rhumatisme soit héréditaire, il faut reconnaître cependant qu'il l'est beaucoup moins que la scrofule, la tuberculose et même l'herpétisme, et que le plus grand nombre des enfants sortis d'une souche rhumatismale échappent aux atteintes de cette diathèse. La *goutte*, si rapprochée du rhumatisme et qui en diffère moins par ses formes symptomatiques que par ses allures comme diathèse, est d'une hérédité bien autrement accusée que le rhumatisme et l'on ne constate dans celui-ci rien d'analogue à cette transmission alternée de la goutte qui saute habituellement une génération; qu'on rapproche cette particularité de cet autre fait que la diathèse rhumatismale et la diathèse goutteuse n'affirment pas leur caractère héréditaire, aux mêmes périodes de la vie; qu'on oppose à l'influence étiologique du froid, dominante pour le rhumatisme, l'influence dominante du régime pour la goutte, et l'on a des raisons bien suffisantes pour séparer la goutte du rhumatisme et en faire deux maladies que rapproche sans doute une parenté étroite, mais qui ont leur individualité propre. Ajoutons que la goutte et le rhumatisme la conservent dans la transmission héréditaire et qu'il n'est nullement certain que ces deux diathèses puissent se transformer l'une dans l'autre, c'est-à-dire que des enfants goutteux puissent procéder de parents rhumatisants, et *vice versa*.

Mais le rhumatisme se transmet-il toujours dans son ensemble et ne peut-il pas se faire qu'il ne s'accuse chez les enfants que par des maladies qui ont avec lui des rapports étroits — je veux parler de la chorée et des maladies du cœur?

Vous savez combien est fréquente la danse de Saint-Guy chez les enfants rhumatisants. Ce fait signalé primitivement par Hughes, développé par G. Sée, H. Roger, etc., est aujourd'hui l'un des mieux établis. Ch. West a constaté, sur 93 observations de chorée, que celle-ci avait été précédée 35 fois de rhumatisme. G. Sée a noté ce rapport 61 fois sur 109. C'est donc une relation nettement établie. Ce que le rhumatisme *personnel* des enfants peut faire, la diathèse héréditaire peut-elle le produire sans cet intermédiaire; en d'autres termes, un enfant né de parents rhumatisants peut-il devoir sa chorée à cette condition sans être rhumatisé lui-même? C'est là l'opinion de H. Roger, et je la crois très défendable, à la faveur de l'analogie. Ne voyons-nous pas un fait du même ordre à propos de l'herpétisme qui produit quelquefois, par hérédité, un asthme vraiment herpétique, en l'absence de toute manifestation cutanée antécédente? On croit cet asthme indépendant de toute diathèse, et plus tard l'herpétisme, s'accusant par ses produits ordinaires, le rattache à sa cause réelle. Quant à la nature de cette chorée rhumatismale des enfants, les explications qu'on a voulu en donner jusqu'ici n'ont pas été heureuses; mais quand on voit le rhumatisme produire, en modifiant *spécifiquement* le cerveau, ici du délire, là du coma, il n'y a pas lieu de s'étonner que, portant son action sur le cervelet ou sur la moelle, il produise cette incoordination musculaire qui est le caractère de la chorée.

En ce qui concerne les maladies du cœur, même observation. Rien n'est mieux établi, depuis les recherches de Bouillaud, que la fréquence des complications cardiaques du rhumatisme, et les enfants sont soumis, comme les adultes, à la loi qu'il a formulée à ce sujet; mais l'hérédité rhumatismale peut-elle s'accuser chez les enfants par des maladies du cœur que des symptômes de rhumatisme n'ont pas précédées? H. Roger admet positivement que les choses peuvent se passer ainsi, et Ch. West ne semble pas répugner à cette théorie. Elle est aussi vraisemblable, pour ces maladies rhumatismales du cœur sans rhumatisme antécédant, que pour les chorées rhumatismales d'origine exclusivement héréditaire. Vous devez tirer de ces faits si curieux cette conclusion pratique : que toutes les fois que vous serez en présence d'une chorée ou d'une cardiopathie infantiles que n'ont pas précédées des accidents rhumatismaux, vous devez soigneusement interroger les antécédents héréditaires de l'enfant.

Et ici se place naturellement une remarque. Bien avant que la relation de la chorée et du rhumatisme fût affirmée par l'observation, l'expérience avait consacré l'utilité des

bains sulfureux, mais n'avait pas théorisé ce moyen ; il me
paraît n'agir qu'en s'adressant à la cause rhumatismale de
la chorée, et il démontre la nature de celle-ci en vertu de
l'adage : « *Naturam morborum demonstrant curationes.* » Cette
sorte de divination de l'empirisme est au moins très remarquable, et je m'étonne que les auteurs qui ont formulé la
loi de relation du rhumatisme et de la chorée n'en aient pas
été frappés.

Quelle sera votre ligne de conduite en présence d'un
enfant de souche rhumatismale? Évidemment vous n'irez
pas instituer tout d'abord et d'emblée, un traitement anti-
rhumatismal et recourir primitivement aux sulfureux, au
colchique, etc. La transmission est trop incertaine, pour qu'il
soit permis de déployer contre une simple menace un semblable appareil défensif. Vous n'aurez qu'une chose à faire :
aguerrir cet enfant contre le froid et lui procurer les bénéfices de cet endurcissement aux variations de la température extérieure qui est la clef de la prophylaxie du rhumatisme. Guéneau de Mussy, niant la diathèse rhumatismale,
explique l'hérédité apparente du rhumatisme par la transmission, des ascendants aux enfants, d'une sensibilité
frigorifique particulière qui rend plus impressionnable aux
vicissitudes thermologiques, et il préconise les bains sulfureux. L'un de ces moyens n'exclut pas l'autre, et l'hydrothérapie et les bains sulfureux artificiels, ou mieux la fréquen-
tation des stations sulfureuses, conviennent très bien aux
enfants de cette catégorie. Ces deux sortes de moyens ont
une utilité qui s'explique : l'hydrothérapie, en même temps
qu'elle est favorable au développement, émousse la sensibilité au froid ; les bains sulfureux, à cette action en ajoutent
une autre qui s'adresse directement à la diathèse rhumatismale.

Le premier indice d'une affection cardiaque ou d'une
chorée, chez des enfants qui ont des rhumatisants dans
leur famille, doit être le signal de l'emploi des médicaments

du rhumatisme; grâce à eux on peut espérer, s'adressant à la cause de ces maladies, les arrêter dès le début, ou au moins les modifier d'une manière favorable.

La *goutte* est héréditaire, mais son retentissement chez les descendants est tardif, et le mot d'Hippocrate : « *Puer non podagra laborat ante Veneris usum* », rapproche même, au delà de la réalité, l'échéance de la goutte héréditaire. La goutte est une maladie de l'âge mûr et je ne me rappelle qu'un seul cas de goutte ayant débuté chez un jeune homme. La distinction que l'on a voulu établir entre la goutte héréditaire et la goutte acquise, la première étant précoce, la seconde étant tardive, ne me paraît pas fondée. Je n'admets pas d'ailleurs de goutte acquise. Une goutte à laquelle on applique cette épithète, est une goutte héréditaire à laquelle ont manqué longtemps les conditions de milieu qui étaient propres à faire apparaître ses manifestations. La fréquence des infarctus uriques dans les tubes urinifères de nouveau-nés, notée par Schlossberger, et celle des calculs d'acide urique et d'urates chez les enfants pourraient bien être une manifestation précoce de la diathèse goutteuse chez eux; mais ils échappent à la goutte réelle, constituée. L'asthme, beaucoup plus fréquent chez les enfants qu'on ne se l'imagine d'ordinaire, peut aussi avoir une origine goutteuse et vous ferez bien d'interroger soigneusement l'hérédité quand vous vous trouverez en présence d'un cas d'asthme infantile. La détermination de la diathèse à laquelle se rattache l'asthme chez les enfants importe beaucoup en effet pour l'institution d'un traitement efficace; autres sont en effet les indications thérapeutiques dans l'asthme goutteux et dans l'asthme herpétique.

La même question se représente à propos de la migraine. Cette névrose si douloureuse et qui crée souvent une servitude morbide des plus pénibles est manifestement héréditaire. On la considère alors comme appartenant exclusivement à l'âge adulte. Vous aurez l'occasion de la rencontrer quelquefois chez les enfants, mais seulement dans la seconde enfance. L'herpétisme, le rhumatisme et la goutte sont les trois diathèses qui, directement, ou par la voie détournée de l'hérédité, sont susceptibles de produire la migraine. Quand vous la trouverez chez des enfants, vous aurez à examiner jusqu'à quel point, ils sont indemnes de l'une ou l'autre de ces tares diathésiques. Ce n'est pas à dire que toutes les migraines en relèvent; il y a une migraine que j'appellerais volontiers *névropathique*, que l'on trouve quelquefois aux confins de la seconde enfance et de la puberté, qui se montre de préférence chez les petites filles, et semble une sorte d'avant-coureur de l'hystérie ; l'éréthisme nerveux préside à sa production et en est la condition essentielle ; les migraines herpétiques, rhumatismales ou goutteuses des enfants peuvent apparaître au contraire dans des conditions satisfaisantes d'équilibre nerveux, et les sujets des deux sexes y paraissent également disposés.

On croyait jadis, sur la foi des anciens médecins grecs, que la gravelle et les calculs étaient des maladies très rares chez les enfants; les recherches des modernes ont complètement renversé cette opinion et Civiale, en particulier, réunissant 5376 cas d'affection calculeuse, a constaté que 1946 de ces malades étaient des enfants de un an à dix ans, et que la moitié des calculeux avaient moins de quatorze ans. Remarquons que la gravelle est beaucoup moins commune que les calculs vésicaux chez les enfants, mais encore faut-il lui faire une certaine part dans ces chiffres. Rien n'est plus commun, je le répète, que de trouver de l'acide urique dans les tubuli des enfants, et ces dépôts sont d'autant plus communs que les enfants sont plus jeunes. Cette surabondance de l'acide urique et de ses sels semble donc liée chez les enfants à l'activité que présentent à cet âge les phénomènes de nutrition et de dénutrition. Ch. West admet positivement l'existence des coliques néphrétiques chez les enfants de trois ou quatre ans et il érige en principe qu'il convient de songer à cette affection quand les enfants présentent des coliques violentes et soudaines, et que leur urine offre des caractères anormaux de concentration ; le doute se change en certitude si elles charrient du sable urique.

Que les sédiments soient désagrégés ou qu'ils soient réunis en graviers ou en calculs, ce sont de simples accidents de forme et leur genèse est la même. Elle les rattache, dans le plus grand nombre des cas, à une diathèse dite *calculeuse* et qui se lie à la diathèse goutteuse par la parenté la plus étroite ; c'est une des manifestations de ce que l'on a appelé dans ces derniers temps la *diathèse urique*.

Au cas où on pourrait la supposer chez l'enfant, son éradication ne comporterait pas d'autres règles que celles qui déterminent le régime et le traitement de la diathèse goutteuse elle-même, c'est-à-dire la prédominance du régime végétal sur le régime animal, les exercices, la diète dite *délayante* et enfin l'emploi des eaux alcalines naturelles. Mais, je le répète, la prédisposition échappe presque toujours, et quand elle se révèle par des manifestations, l'acte a remplacé la virtualité morbide et la maladie à laquelle aboutit la prédisposition héréditaire est déjà constituée.

VINGT-QUATRIÈME LEÇON

Éradication des germes d'hérédité morbide.

(Suite.)

Sommaire. — L'hérédité vésanique. — Hérédité par transformation. — Métamorphose des formes des vésanies par l'hérédité. — Stabilité des deux types : déprimé et exalté, de la folie. — Folie de cause psychique, folie de cause somatique. — Influence de l'onanisme et de l'alcoolisme. — Folie chez les enfants. — Traitement préservatif de l'hérédité vésanique. — Éducation intellectuelle et morale des enfants ainsi menacés. — Importance du choix d'une carrière. — Hérédité de l'hystérie. — Hérédité directe, hérédité transformée. — Age de l'éclosion de l'hystérie. — Habitus hystérique chez les petites filles. — Influence de l'imitation. — L'éducation musicale dans la prédisposition hystérique. — Aménorrhée primitive. — Prophylaxie de la prédisposition épileptique.

La forme la plus douloureuse de l'hérédité est sans contredit, l'hérédité vésanique ou la transmission des diverses formes de l'aliénation des ascendants aux enfants. Nous allons étudier ce sujet avec un intérêt d'autant plus grand que le danger qu'il vise est des plus graves, et que l'éducation physique et morale des enfants sur lesquels est suspendue cette menace est armée d'une incontestable puissance pour l'écarter.

L'hérédité s'exerce ici de deux façons : ou bien les enfants ont des aliénés dans leur ascendance ; ou bien ils reçoivent d'elle, par le fait d'une transformation de l'épilepsie, de l'hystérie, de l'alcoolisme, etc., le germe de la vésanie qui peut se développer chez eux. Il est bien établi que la transmission d'un genre déterminé d'aliénation, sans altération de son caractère, est l'exception ; que les parents maniaques peuvent procréer des monomaniaques, des déments, des mélancoliques, et que chaque forme de l'aliénation, au lieu de se transmettre avec son caractère spécifique, peut en dévier par l'hérédité et aller revêtir, successivement et par métamorphose, tous les types de l'aliénation. La monomanie est la forme de la vésanie qui résiste le mieux à ces altérations, et il n'est pas rare de la voir passer des ascendants aux enfants, sans avoir subi de modifications de forme ; c'est ainsi que la monomanie suicide et la lypémanie s'établissent quelquefois dans une famille et y font, à chaque génération, une série de victimes. L'hérédité ne respecte guère que les deux grands types fondamentaux de l'aliénation, dont la dépression et l'exaltation sont les caractères, et il est rare que l'on constate la transformation héréditaire de l'un dans l'autre. Quelles sont les causes de ces modifications des vésanies par l'hérédité ? Il faut, à mon avis, les chercher dans cette double circonstance : que les dispositions mentales que l'enfant reçoit de celui ou de ceux de ses ascendants qui sont ou ont été aliénés, trouvent dans les autres courants d'hérédité qui arrivent jusqu'à lui des conditions perturbatrices de la forme d'aliénation dont il a hérité ; mais surtout que son éducation, son genre de vie affective, morale, intellectuelle, lui ont créé une vie cérébrale qui l'incline plus particulièrement vers telle forme de folie que vers telle autre. Et les conditions du milieu ont une telle puissance que des formes d'aliénation incomplètes, à peine ébauchées chez les parents : l'originalité excessive et la bizarrerie de caractère, l'hypochondrie par exemple, vont quelquefois se compléter chez l'enfant, quand il leur offre un milieu cérébral favorable à leur achèvement, et elles aboutissent à telle ou telle forme de l'aliénation.

Ce n'est pas seulement la folie de cause psychique qui a le funeste privilège de se transmettre ainsi des parents aux enfants ; celle qu'engendrent des causes extérieures, comme l'alcoolisme par exemple, est également transmissible, et la triste génération des ivrognes compte souvent des idiots, des épileptiques et des fous. On sait que Demeaux, Dehaut et Vousgier ont cité des faits tendant à prouver que la conception pendant l'état d'ivresse d'un des parents (l'ébriété aiguë est une sorte de manie passagère) pouvait aboutir à des résultats semblables. Il paraît impossible, en tout cas, de dénier à la démence alcoolique l'aptitude fatale à engendrer des maladies diverses du système nerveux, et l'idiotisme. On ne saurait innocenter davantage l'onanisme d'un pareil reproche quand on songe qu'il conduit les malheureux qui succombent sous ses atteintes à un véritable état de vésanie dont J.-J. Rousseau nous a décrit, en quelque sorte, le premier degré dans une auto-observation qui a et gardera une triste célébrité. Que de perversions des sentiments et des instincts, que de désordres de l'intelligence remontent, sans qu'on le soupçonne, à une hérédité de cette nature et démontrent cette loi mystérieuse de réversibilité qui est inscrite partout!

Si l'aliénation (et je donne à ce mot son sens le plus général, celui d'altération des facultés intellectuelles et morales) ne retentissait sur la descendance que quand elle est arrivée à l'âge adulte, ainsi qu'on le croyait et qu'on l'affirmait il y a quelques années encore, nous n'aurions pas à nous en occuper ici. Mais il n'en est rien : une observation plus attentive, une analyse plus délicate ont permis (en dehors de l'idiotie que je laisse intentionnellement de côté) de reconnaître que l'aliénation n'est pas extrêmement rare chez les enfants et qu'elle peut revêtir chez eux les principales formes par lesquelles elle se révèle chez l'adulte.

Brierre de Boismont a publié, il y a une vingtaine d'années, un très intéressant mémoire sur l'aliénation mentale chez les enfants, et il a établi que la manie et la perversion des instincts, avec exaltation, sont les formes les plus fréquentes chez eux. Remontant à l'hérédité de ces malheureux enfants, il a reconnu que dans 30 cas où l'on a pu avoir des renseignements sur les ascendants, 18 fois on a constaté une prédisposition héréditaire. Dans les 12 autres cas, on avait trouvé chez les parents de la bizarrerie à un degré marqué.

Conolly a également signalé la folie chez les enfants et en a décrit les principales formes.

Ch. West a relaté de son côté, quelques observations d'aliénation infantile. Dans l'une d'elles, il s'agissait d'un enfant de treize ans, qui avait dans son hérédité trois faits de mort par maladie cérébrale. Une analyse attentive permettait d'éloigner l'idée d'une maladie organique des centres nerveux. Il accusait de la céphalalgie, une dermalgie du cuir chevelu qui s'exaspérait par le contact du peigne; il y avait de la morosité, de la tristesse, une expression de découragement; la parole était hésitante, mais nette; il paraissait exagérer, de bonne foi, ses souffrances, et leur réalité sembla même plusieurs fois contestable; cet état qui accusait en lui un nosomane finit par guérir. Dans un autre cas fourni à son observation par une petite fille de dix ans et demi, née d'une mère exaltée et bizarre, il y avait eu des convulsions à dix-huit mois et à trois ans. Cette enfant offrait tous les traits du tableau que déroule l'hypochondrie. Permettez-moi de vous en lire la description dans le texte même du médecin anglais traduit par Archambault : « La première fois que je la vis, dit-il, sa physionomie était anxieuse et exprimait une souffrance considérable. Elle était assise, la tête appuyée sur sa main, criant violemment et assurant qu'elle était incapable de passer d'une pièce à l'autre; et pourtant, aussitôt qu'on lui eut dit d'une manière formelle qu'elle devait marcher, elle se leva aussitôt de la chaise où elle s'était accroupie et passa dans une autre pièce, avec facilité et d'un pas ferme. Quelquefois elle se plaignait de la tête pendant toute la nuit; d'autres fois elle dormait bien et son sommeil était en général plus profond si, au moment du coucher, elle prenait quelque stimulant. En même temps que les maux de tête, existait un manque d'intérêt pour tout ce qui charme les enfants, une sauvagerie et une irritabilité tout à fait insolites pour une petite fille de son âge et si, de temps à autre, une circonstance qui l'intéressait venait la tirer de son état habituel, elle y retombait peu après. Quelquefois elle se levait à six heures du matin et faisait une promenade avec sa femme de chambre, tandis que d'autres fois elle restait au lit jusqu'à une heure avancée. Son appétit n'était jamais très considérable; mais il y avait des moments où elle mangeait passablement bien, tandis que dans d'autres, elle repoussait les aliments et refusait absolument de manger elle-même, de sorte qu'on était obligé de la faire manger comme un petit enfant. Elle s'attachait à sa mère pendant tout ce temps avec les protestations de tendresse les plus exagérées; mais il était évident que ses plaintes étaient toujours plus accentuées et plus constantes lorsque sa mère était présente; et quand une circonstance fortuite éloignait celle-ci de la maison pendant quelques jours, il y avait dans l'état de l'enfant une amélioration marquée. Si j'entrais à l'improviste dans la chambre, je trouvais cette fillette en train de jouer gaîment, mais aussitôt qu'elle m'apercevait, elle portait la main à sa tête et recommençait ses plaintes. Cet état qui dura plusieurs années et qui finit du reste par guérir complètement, offrait les traits mélangés de la nosomanie et de l'hystérie, et l'intervention de ce dernier élément s'accusa par des convulsions et de la dysphagie hystérique, des troubles bizarres simulant ceux de l'hydrophobie rabiforme. »

Steiner, qui a également bien étudié l'aliénation mentale des enfants, en a distingué trois formes caractérisées par l'exaltation, la dépression, la faiblesse psychique. Dans le premier groupe, il place la manie aiguë, le délire des persécutions. Il a cité dans son livre le fait d'un enfant de douze ans qui était persuadé que son père voulait le tuer; quand il le voyait, il tombait dans une agitation extrême et voulait s'échapper ; sa tête était chaude, son regard anxieux. Les formes déprimées se rapportent à l'hypochondrie et à la lypémanie. Steiner a traité un enfant de six ans qui, en dehors de sa sœur, n'avait pas de compagnons de jeux. Celle-ci étant morte d'une méningite tuberculeuse, il tomba dans une mélancolie profonde, maigrit, et s'abandonna à la pensée qu'il était réservé au même sort que sa sœur, se palpant au moindre malaise, attribuant une signification lugubre aux faits les plus insignifiants, à une rougeur accidentelle de la peau, à un bouton. Il guérit au bout de deux ans. Peu après sa mère dut être séquestrée dans un asile d'aliénés. Quant à la faiblesse psychique, liée dans la plupart des cas à une imperfection organique du cerveau, elle comprend la catégorie des enfants arriérés, des imbéciles, des idiots, des crétins.

La folie transitoire peut être également représentée dans l'aliénation infantile. Hubert Reich a observé récemment trois enfants qui, ayant subi l'impression d'un froid très vif et joué plusieurs heures sur la glace, et s'étant réchauffés trop brusquement sans doute, présentèrent un appareil symptomatique inquiétant : de l'angoisse, de l'égarement, des hallucinations, se livrèrent à des actes de violence ; le pouls était dur, la tête chaude. Après quelques heures de sommeil, tout était rentré dans l'ordre.

Sans doute, l'aliénation est rare chez les enfants si on la compare à celle de l'adulte, puisque Thurnmann n'a trouvé que 8 enfants sur 21333 aliénés ou 1 sur 2666 cas, mais il est permis de supposer que la folie, à cet âge, échappe plus aisément à l'observation ; il n'est pas de praticien qui n'en ait observé des exemples, j'en ai constaté quelques-uns et j'appelle votre attention sur ce point. Le problème est en effet très délicat, et les troubles psychiques que l'on constate pouvant, quand ils sont soudains, se rattacher à une maladie aiguë du cerveau ou des méninges, et quand ils sont lents, annoncer le début insidieux d'une méningite tuberculeuse, pouvant enfin se rattacher à des habitudes d'onanisme, le diagnostic de leur nature est épineux et les plus habiles cliniciens peuvent s'y tromper, pour un temps au moins.

Mais, nous avons à nous occuper ici de la prédisposition vésanique et non pas de la folie héréditaire réalisée. On comprend que la prophylaxie, dans ce cas, est purement éducative et que les médicaments n'ont rien à y voir. L'hérédité de l'aliénation peut sans doute produire ses effets de très bonne heure; mais, dans la grande majorité des cas, ce n'est que dans la seconde enfance, et surtout aux approches de la puberté, que le danger est à craindre. Ce n'est pas à dire pour cela qu'il faille attendre ce moment pour instituer une hygiène préventive. Chaque période de l'enfance, comme chaque période de la vie dans son ensemble, hérite de l'hygiène de celle qui l'a précédée et reçoit une prédisposition, amoindrie ou accrue, à un vice héréditaire. Et ici cette prédisposition obéit, dans ses degrés, à des conditions de deux ordres qui l'atténuent ou qui l'aggravent : à des conditions somatiques et à des conditions morales.

Le spiritualisme le plus ombrageux ne peut méconnaître l'intimité des rapports qui lient le physique et le moral et le retentissement de l'un sur l'autre. L'indépendance est sans doute assez réelle pour que s'affirme la liberté; mais dans le voyage de la vie, le corps et l'âme ne vont pas seulement côte à côte, l'un auprès de l'autre, réunis fortuitement pour s'acheminer vers le même but; ils se pénètrent, s'influencent réciproquement, compâtissent l'un à l'autre et affirment à chaque pas l'étroitesse de la solidarité qui les réunit. Bien peu philosophes seraient le médecin ou l'éducateur qui ne s'inspireraient pas de cette connexion d'intérêts que l'expérience affirme à chaque pas. Un enfant menacé par la prédisposition vésanique ne l'éludera certainement pas par ce seul fait que son éducation corporelle bien dirigée lui aura assuré les privilèges du maximum de santé auquel il peut prétendre par sa constitution personnelle et son origine, mais elle lui aura donné un corps qui laissera, autant que possible, son âme tranquille, ne la forcera pas à « ahanner après lui », comme dit Montaigne, et ne la tiendra pas dans cette servitude journalière qui est une source d'impuissance irritée et d'émotivité dangereuse. Bien diriger l'éducation physique de ces enfants, et faire autant que possible dominer chez eux la plasticité sur la nervosité est donc une règle impérieuse et qui n'a de la banalité que l'apparence.

Mais c'est l'éducation morale et intellectuelle qui décidera surtout de leur sort, et ici il s'agit d'une éducation commençant dès les premiers temps de la vie, et non pas instituée tardivement. L'être moral, a dit J. de Maistre, se forme de bonne heure, il se développe sur les genoux de la mère et ses linéaments principaux sont arrêtés à un âge où l'on suppose qu'ils s'ébauchent à peine. Cette première éducation maternelle est plus décisive qu'on ne le croit, et sa valeur préservatrice dépend étroitement de la valeur morale et intellectuelle de la mère à qui en est confié le soin. Une mère nerveuse, livrée elle-même à tous les orages d'une émotivité maladive, n'a rien de ce qu'il faut pour s'acquitter de cette tâche : elle mettra en effet le caprice à la place de la règle, une tendresse irréfléchie et passionnée à la place de la raison ; elle exaltera la sensibilité de l'enfant, tendra outre mesure ses nerfs, accroîtra sa faculté de sentir, admirera en lui une précocité de sentiment et d'intelligence dans laquelle une observation plus froide verrait une menace, modèlera en un mot ce petit être d'après les inspirations de sa nature passionnée, ardente, irréfléchie. Ce n'est pas dans une atmosphère pareille que l'âme d'un enfant qui porte la menace d'une hérédité suspecte peut prendre cette stabilité qu'il faut lui donner à tout prix. Mieux vaudrait certainement que des soins étrangers y pourvussent. L'allaitement maternel, auquel j'attache cependant le prix que vous savez, devient, dans ce cas, très inférieur à un allaitement par une nourrice choisie dans des conditions heureuses de plasticité physique et de placidité morale. De même aussi la vie de la campagne, plus calme, dans laquelle il y a moins de bruit, plus de liberté, des occasions moins fréquentes d'ébranlement nerveux, et qui est si favorable au développement de l'activité musculaire, convient-elle plus particulièrement aux enfants de cette catégorie.

Quand on leur a fait ainsi une bonne assise de santé et que les nécessités de l'instruction surgissent avec un certain caractère d'urgence (car il importe, autant que les circonstances le permettent, de ne pas faire de ces enfants des fruits hâtifs), on a à faire son choix entre le système familial et celui de l'internat. Ce choix, qui est si embarrassant dans beaucoup de circonstances, ne l'est pas ici, et le simple bon sens indique qu'il faut enlever ces enfants aux conditions morales d'un milieu qui peut avoir, par le caractère des parents, leurs allures d'esprit, une certaine similitude avec la prédisposition qu'ils ont apportée en naissant. Exciter ces enfants ou les gâter est plus qu'une faute, c'est un péril. J'ai cherché à montrer dans mon livre sur l'*Éducation physique des garçons*, que plusieurs d'entre vous avez lu sans doute, tout ce qu'il y a de menaces pour l'avenir dans cette synthèse déplorable qu'enveloppe le mot d'*enfant gâté*, et dont J.-J. Rousseau, si clairvoyant et si judicieux quand la passion du paradoxe ne l'emportait pas, a esquissé de main de maître le portrait. Un enfant gâté est un enfant irrité, violent, passionné, reculant la limite de ses exigences à proportion de la satisfaction imprudente qu'on leur donne, voulant et ne voulant plus dix fois dans la même heure, vivant entre deux scènes, s'irritant de tout et ne se contentant de rien ; c'est la chrysalide d'un homme impérieux, blasé, mécontent de lui et des autres, destiné à passer sa vie au milieu des orages de mille passions entre-choquées. C'est un danger pour tous les enfants que cette éducation à courte vue, molle, sensuelle qui éloigne l'importunité du moment sans songer au danger de l'avenir ; vous jugez si le péril n'en est pas plus grand encore pour des cerveaux qui gardent dans quelqu'un de leurs replis le germe d'une prédisposition qui n'attend qu'un prétexte pour aboutir à la folie.

Une éducation attentive de la sensibilité physique et morale de ses enfants s'impose donc comme une nécessité de salut pour eux. Elle a pour principes : l'endurcissement à la douleur et au malaise ; la limitation des besoins, et, par elle, l'éloignement des habitudes de bien-être et de sensualité ; le soin de ne pas développer leur sensibilité physique par une sympathie tumultueuse quand ils se heurtent à une douleur. Si je voulais développer tous ces points, une leçon suffirait à peine à chacun d'eux, mais je n'en ai pas le loisir et je dois me borner, en cette matière, à des aperçus généraux.

Quant à la sensibilité morale, elle n'exige pas moins de soins. Trop caresser les enfants est un péril, et d'autant plus que, leur affectivité naturelle est plus développée ; les trop plaindre en est un autre, et il y a particulièrement à l'écarter quand il s'agit d'enfants que l'on suppose, par leurs antécédents et leurs allures personnelles, être sur la pente de l'hypochondrie. Vous rencontrerez, comme je l'ai fait souvent, de ces petits êtres vieillots, vivant au dedans d'eux-mêmes, eux qui sont faits pour se répandre et se dépenser au dehors ; s'absorbant dans un égoïsme précoce ; se tâtant au moindre malaise ; calculant les conséquences d'un courant d'air ou d'une fatigue ; n'attendant en un mot qu'une occasion (elle ne leur fera jamais défaut plus tard) pour devenir la proie d'une hypochondrie douloureuse et abjecte. Faire vibrer les nerfs des enfants par des récits émouvants, des évocations comminatoires, comme les nourrices et les mères inintelligentes ont l'habitude de le faire ; plus tard ébranler leur cerveau par des histoires terrifiantes, des lectures, ou des représentations scéniques dont le pivot est une émotion fausse et malsaine : c'est aller follement au devant du péril.

Tout est difficile quand on veut conjurer une prédisposition de cette nature ; l'éducation intellectuelle ne l'est pas moins.

que l'éducation morale et que l'éducation physique. La culture de l'esprit, quand elle est bien dirigée, est une sauvegarde, elle est un péril quand elle est conduite sans discernement. Le désœuvrement et l'ennui qu'il engendre sont une menace ; la fatigue cérébrale en est une autre. On verse bien plus aisément dans cet inconvénient que dans l'autre et l'on y est incité par la vivacité d'esprit qui est habituelle à ces enfants et dans laquelle l'orgueil intéressé des familles voit le présage d'une supériorité future dont l'essor doit être favorisé.

J'ai ramené, dans un autre livre, à trois propositions les vices habituels de notre système éducatif en ce qui concerne le développement de l'esprit chez les enfants, principalement chez les garçons : — L'enfant travaille trop tôt ; il travaille trop ; il travaille mal. — Je ne saurais ici développer chacun de ces termes, et je me bornerai à vous faire remarquer que, si les inconvénients d'un travail mal dirigé sont généraux, ils sont plus particuliers encore pour les enfants qui présentent une prédisposition vésanique.

Faire dominer l'activité des muscles sur celle de l'esprit, ou du moins tempérer celle-ci par celle-là, doit être la base de l'éducation qui leur convient ; c'est dire que la gymnastique, les exercices libres, les jeux, doivent y tenir une grande place.

Il convient aussi, dans ces cas, de surveiller attentivement les enfants au point de vue des habitudes vicieuses ; alors même qu'elles ne sont pas poussées chez eux au point de produire, à ses degrés divers, la *folie onanique*, elle les plonge dans un état de dépression morale qui ne peut que les pousser sur la pente fatale où l'hérédité les a mis. Je n'insiste pas davantage et je vous renvoie à la leçon qui a été consacrée à l'onanisme.

Si l'enfant, ainsi menacé, a pu être acheminé par une éducation prudente, sans que sa raison en ait souffert, jusqu'au delà de la puberté, et que le moment soit venu de lui choisir une carrière, il faut tenir grand compte de ses prédispositions héréditaires et chercher, dans l'activité professionnelle à laquelle on le destine, des conditions de régularité, d'ordre, de calme qui le garantiront contre les dangers d'une vie surexcitée, tiraillée par l'ambition, et dans laquelle l'imagination jouerait le rôle principal. Que de jeunes gens en puissance d'hérédité vésanique ont dû au choix heureux d'une profession, de conserver leur raison intacte toute leur vie; combien, au contraire, sont devenus aliénés parce que la direction donnée à leur carrière avait été moins judicieuse! Tout cela peut paraître subtil au premier abord; mais tout cela est du strict domaine de la réalité.

Vous verrez, plus tard, combien dans les familles on se préoccupe peu de ces intérêts si graves et combien est minime le nombre de celles qui songent à se confier à la direction compétente d'un médecin. Et de là des catastrophes qu'on eût pu éviter et qui s'appesantissent sur les familles. Avertir est au moins notre devoir, dussent nos avertissements avoir (ce qui arrive le plus souvent) le sort de ceux de Cassandre.

L'hystérie est héréditaire et cette hérédité s'exerce avec une telle puissance que l'on évalue cette transmission à la moitié des cas environ; en d'autres termes, les mères hystériques procréent des filles hystériques environ 1 fois sur 2. Sans doute il y a à faire, dans ce résultat, une part à l'influence de l'imitation s'exerçant par l'intermédiaire d'une éducation nerveuse, bizarre, passionnée; mais, cette condition écartée, l'hérédité hystérique s'affirme encore. Tous les enfants d'une même famille ne l'accusent pas sans doute : le cas le plus commun est qu'un seul subisse cette tare; mais les exemples ne sont pas rares de deux, trois, quelquefois quatre filles d'une mère hystérique être hystériques elles-mêmes. Bernutz a vu, dans un cas unique peut-être, six enfants, nés dans ces conditions, présenter des accidents hystériques, à des degrés divers. La mère est-elle seule à transmettre l'hystérie? On ne saurait le croire, le fait de l'existence de l'hystérie masculine étant aujourd'hui bien établi ; mais cette hystérie est rare et c'est l'hérédité maternelle qu'il faut incriminer dans le plus grand nombre des cas. L'hypochondrie du père peut d'ailleurs vraisemblablement (quoique la preuve directe n'en ait pas été donnée, que je sache) engendrer l'hystérie par hérédité. Georget a étendu au delà du réel peut-être, les sources de l'hystérie héréditaire. C'est ainsi qu'il a admis avec raison que les épileptiques, les aliénés, les hypochondriaques, pouvaient engendrer des hystériques, et avec exagération, que les sourds et les aveugles de naissance étaient dans le même cas. C'est principalement par l'intermédiaire de l'épilepsie, de l'aliénation, de l'hypochondrie, métamorphosées par l'hérédité, que s'affirme l'influence paternelle ; l'influence de la mère est, dans l'immense majorité des cas, le résultat de l'hystérie elle-même.

Une opinion très accréditée jadis parmi les médecins et qui est encore enracinée dans les croyances vulgaires, est que l'hystérie est inconnue à l'enfance, et ne se manifeste qu'à partir de la puberté. Elle dérive de l'importance exagérée que l'on attribuait et que l'on attribue encore à la théorie qui fait du système utéro-ovarien le foyer des troubles hystériques. Cette théorie est contredite par l'existence de l'hystérie chez l'homme ; par sa constatation chez des enfants à un âge où l'appareil génital est encore inachevé et silencieux ; par des faits qui ont démontré que des femmes chez lesquelles manquent l'utérus et les ovaires peuvent parfaitement devenir hystériques.

Des statistiques nombreuses dressées par les classiques de l'hystérie : Georget, Landouzy, Briquet, etc., établissent le fait de la précocité de l'hystérie chez les petites filles. Bernutz, réunissant les chiffres invoqués par ces divers auteurs, a constaté que, sur 820 cas d'hystérie, celle-ci s'est manifestée 71 fois avant dix ans, et 157 fois de 10 à 15 ans, et que le maximum (259 fois) s'est montré de 15 à 20 ans; ce qui accuse l'influence prédominante de l'évolution pubère. Georget, étudiant aussi cette répartition de l'hystérie suivant l'âge, est arrivé à ce résultat que, sur vingt-deux cas : 1 s'est manifesté à neuf ans; 1 à douze; 1 à quatorze; 3 à quinze; 3 à seize; 2 à dix-huit; 2 à dix-neuf; 1 à vingt et un; 2 à vingt-deux; 1 à vingt-cinq; 1 à vingt-six et 2 à vingt-huit. En d'autres termes, si nous fixons arbitrairement à dix-huit ans la puberté, nous trouvons que, sur 22 cas d'hystérie, 11 ont été pré-pubères. Il serait très intéressant de rechercher si l'hystérie héréditaire est plus hâtive que l'hystérie acquise, mais je ne connais pas de statistiques dressées spécialement en vue d'élucider cette question.

La petite fille qui naît avec le germe de l'hystérie a généralement une livrée organique spéciale, caractérisée par la gracilité des formes; elle présente tous les attributs du tempérament nerveux; son caractère est mobile, fantasque, passionné, et la réflectivité domine chez elle la volonté; les premières manifestations de son intelligence ont déjà le caractère de la bizarrerie, de l'étrangeté, d'une originalité excessive; la mobilité est l'attribut dominant de tous ses actes, et, là où les familles voient les préludes d'un esprit primesautier et plein de promesses pour l'avenir, le médecin surprend les indices d'une mobilité vaporeuse qui n'a qu'à franchir un degré pour devenir de l'hystérie. Est-ce à dire, messieurs, que vous rencontrerez toujours l'hystérie héréditaire enveloppée de ces formes? Non, sans doute, il vous arrivera souvent de voir des enfants d'une certaine plasticité et d'une certaine apathie physique et intellectuelle accuser, vers l'âge de huit ou dix ans, les premiers signes d'une hystérie qu'elles tiennent de l'hérédité, mais c'est l'exception, et le tableau que je viens de vous tracer répond au plus grand nombre des cas.

L'hystérie, comme plusieurs autres névroses, se transmet par imitation. On l'a vue, ainsi qu'Armaingaud en a cité un exemple, se développer avec les apparences d'une épidémie, dans des pensions de jeunes filles. C'est dire qu'une mère hystérique est parfaitement incapable de diriger fructueusement l'éducation de ses filles, y mît-elle un esprit de suite et de méthode qu'on ne peut, en rien, attendre d'elle. C'est bien assez qu'elle leur ait donné le germe héréditaire, sans qu'elle y ajoute le péril de la contagion imitative. Vous devez donc, dans ces cas, conseiller d'éloigner ces enfants de la direction maternelle. Ce n'est pas cependant que la vie de pensionnat soit un milieu très favorable à l'établissement de la menstruation, ni à la régularité de cette fonction. Sans qu'on puisse s'en rendre compte d'une manière suffisante, la puberté y est laborieuse, l'aménorrhée fréquente, et l'hystérie y trouve par conséquent des conditions qui favorisent son apparition. Mais entre deux maux, l'un certain, l'autre possible, le choix ne saurait hésiter et vous devrez éloigner ces enfants d'une éducation familiale qui serait pleine de dangers pour eux.

Les règles de l'hygiène préservatrice de l'hystérie se confondent avec celles de l'hygiène de la prédisposition vésanique que je vous ai indiquées tout à l'heure. Elles se résument substantiellement à ces termes :

1º Faire prédominer, autant qu'on le peut, la plasticité organique sur la nervosité, et s'opposer surtout à l'amaigrissement ; tout enfant qui maigrit devient nerveux ; et de là la nécessité d'un régime analeptique, de l'huile de foie de morue pendant l'hiver ;

2º Dériver l'activité nerveuse vers les muscles par la vie en plein air, les exercices, les jeux ;

3º Invoquer assidument, à titre de régulateurs de l'innervation, les pratiques de l'hydrothérapie et la gymnastique méthodique ;

4º Ne faire vibrer le système nerveux ni par les émotions, ni par les lectures, ni par la musique ;

5º Veiller au choix des amies et des camarades de jeux et

chercher dans les relations de l'enfant des conditinos natives de caractère en contraste avec les siennes propres ;

6° Se garder de développer hâtivement son intelligence ;

7° Surveiller l'établissement possible des habitudes vicieuses ;

8° Redoubler de sollicitude et de soins vers l'âge de douze ans, époque où l'hystérie a le plus de disposition à se montrer sous l'influence des approches de la puberté.

Je vous parlais tout à l'heure de la discrétion avec laquelle il convient de conduire l'éducation musicale des petites filles menacées d'hystérie. Permettez-moi d'emprunter à mon livre sur l'*Éducation physique des filles* le passage dans lequel j'ai traité cette question ; je n'ai, en effet, à quelques années de distance, rien à y ajouter ou à en retrancher. « L'éducation musicale des filles, ai-je dit, doit être conduite avec prudence. Raciborski, réagissant, à ce propos, contre l'opinion évidemment exagérée de J.-J. Rousseau, accorde néanmoins que la musique peut être, chez quelques jeunes filles, une cause d'ébranlement nerveux et de précipitation de la transformation pubère. » « Toutes les fois, dit-il, qu'il s'agit de jeunes personnes dont les mères étaient hystériques, nerveuses, extravagantes, le médecin de la famille, étant consulté sur la direction à donner à l'éducation, agira prudemment en engageant les parents à ne pas pousser trop loin l'éducation musicale. » Oui sans doute, mais encore faudrait-il que le médecin fût consulté. A plus forte raison cette réserve sera-t-elle de rigueur si les jeunes filles sont en proie à des troubles nerveux ou si la musique les impressionne outre mesure. Je connais une jeune femme qui a été obligée de renoncer au piano, la musique faisant vibrer douloureusement ses nerfs et excitant chez elle des palpitations de cœur auxquelles elle était, du reste, sujette. La mère surveillant elle-même de près l'influence de la musique sur sa fille, n'aura pas de peine à reconnaître si elle est inoffensive ou si elle a des inconvénients.

Un critérium certain pour le médecin, c'est la dose d'attrait que les petites filles accusent pour la musique. Se mettent-elles au piano sans entrain, le laissent-elles sans regret et sans fatigue, la musique est sans inconvénient pour elles, et elle leur procure les avantages d'un utile exercice d'ambidextrie et d'attitude correcte; leur âme vibre-t-elle au contraire au gré de leur instrument, c'est une épreuve pour leur système nerveux. Disons bien vite que sur dix jeunes filles qui se mettent au piano, neuf sont sur un tabouret et une à peine sur un trépied, et que les inconvénients sont moindres que la théorie ne le ferait supposer. La musique de chant, dans laquelle à l'impression musicale s'ajoute l'entraînement de l'expression parlée, est autrement dangereuse pour les organisations nerveuses et chez lesquelles la passion s'éveille de bonne heure, et il y a là une mesure et un choix qui s'imposent à la prudence.

L'aménorrhée et la dysménorrhée primitives, c'est-à-dire celles qui se manifestent à l'époque de la puberté, dans cette période où cette fonction s'essaye et a, par suite, une fragilité particulière, sont plutôt l'effet que la cause de l'hystérie; mais on comprend que l'état de chlorose qui accompagne si souvent une évolution difficile de la puberté devienne une provocation à l'hystérie pour les jeunes filles qui y sont disposées par leur hérédité. Et de là découle la nécessité d'une direction attentive de la menstruation dans ces cas. Il ne faut pas espérer, en effet, que les choses iront d'elles-mêmes, simplement, et qu'il n'y a qu'à attendre. Les emménagogues et les ferrugineux, combinés ou isolés, seront presque toujours nécessaires et vous aurez trop souvent aussi à constater leur insuccès. C'est dans ces cas que le séjour dans le Midi déploie une efficacité que je ne saurais vous signaler avec trop d'insistance. Dès mon arrivée dans ce pays, j'ai été frappé de la facilité avec laquelle s'opère ici la crise pubère, et qui contraste avec le caractère laborieux qu'elle revêt dans le nord de la France, en particulier en

34*

Bretagne et en Normandie. Ce n'est pas affaire de race, puisque cette influence favorable se constate également chez des jeunes filles venant des départements septentrionaux et transportées dans le Midi. Aussi je n'hésite pas à donner le conseil de procurer aux jeunes filles délicates, nerveuses, dont la puberté s'établit mal, le bénéfice de ce changement de climat. Le conseil me semble encore mieux justifié quand il s'agit de jeunes filles qui joignent à une prédisposition hystérique un état strumeux qui est, par lui-même, une cause de dysménorrhée. Elles voient ainsi leur menstruation se régulariser et elles trouvent de plus dans l'atmosphère chaude et lumineuse du Midi une condition de stimulation dont profite leur santé générale. On se déplace souvent pour un moindre intérêt.

Nous en arrivons maintenant à la prédisposition épileptique, et nous ne nous occuperons bien entendu que de l'épilepsie idiopathique, *du morbus sacer* et non pas des fausses épilepsies qui sont symptomatiques, relèvent de lésions et de maladies constitutionnelles diverses et n'ont de commun avec l'épilepsie vraie que le caractère banal de la convulsibilité par accès.

L'hérédité de l'épilepsie est un des faits les mieux établis de son histoire, et elle possède ce mode de transmission à un degré tel que l'épilepsie produite expérimentalement chez des animaux se transmet assez souvent à leurs petits, comme l'a démontré Brown-Séquard par d'ingénieuses expériences de laboratoire sur des cobayes. Herpin a admis que les enfants d'épileptiques ont quatre ou cinq fois plus de chances que les autres d'être épileptiques eux-mêmes. Mais, si l'épilepsie donne l'épilepsie, celle-ci procède également, par voie héréditaire, d'autres maladies constatées chez les ascendants. Aug. Voisin, interrogeant à ce point de vue les conditions de santé des parents de 95 épileptiques, a trouvé, dans 12 cas, de la scrofule ou de la tuberculose ; dans 12, de l'alcoolisme ; dans 41, de l'hystérie, de la chorée. Quant à la sûreté de la transmission de l'épilepsie elle-même, une statistique du même auteur est tristement démonstrative sur ce point : 17 ménages dans lesquels l'un des conjoints était épileptique ayant produit 35 enfants, 16 ont été épileptiques ou éclamptiques.

L'alcoolisme est, quoi qu'on en ait dit, une condition productrice de l'épilepsie chez l'ivrogne et chez ses descendants ; mais sa forme la plus grave, l'*absinthisme,* crée une prédisposition héréditaire à l'épilepsie, qui est bien autrement redoutable. Le propre caractère de cet alcoolisme particulier est, comme l'ont démontré Magnan et Lancereaux, de mettre en jeu la convulsibilité. L'épilepsie absinthique a plus de gravité que celle qui est engendrée par l'alcool ; elle revêt parfois une forme aiguë et on l'a vue, dans quelques cas, produire plus de cent accès par vingt-quatre heures. Se transmet-elle par hérédité avec cet attribut de gravité? La question n'a pas été étudiée jusqu'ici ; mais personne ne doute des prédispositions redoutables que l'alcoolisant transmet à ses descendants. Gendrau les a, dans une thèse récente, rapportés aux chefs suivants : dipsomanie, éclampsies à l'occasion des plus légères émotions, perversité et cruauté précoces ; tendances à la folie, à la manie ; tremblements, troubles hyperesthésiques analogues à ceux qu'éprouvent les ivrognes, vertiges, épilepsie, etc. Quelle lignée !

A quel âge cette prédisposition se réalise-t-elle surtout par des attaques? Un fait indéniable c'est que la prédisposition épileptique s'accuse avec le plus d'énergie dans l'enfance, se continue, quoique affaiblie, chez les adolescents ; et qu'elle ne dépasse guère l'âge de stabilité organique. Une épilepsie qui débute après trente ans est en effet une sorte de rareté clinique.

Nous devons à Ch. West des recherches intéressantes sur la fréquence proportionnelle de l'apparition de l'épilepsie aux diverses périodes de l'enfance, de la naissance à douze ans. Elles ont porté sur 83 enfants épileptiques ; l'épilepsie a débuté 8 fois au-dessous de six mois ; 11 fois entre six mois et un an; 15 fois entre un an et deux ans; 10 fois entre deux et trois ans; 5 fois entre trois et quatre ans; 6 fois entre quatre et cinq; 22 fois entre cinq et dix; 6 fois entre deux et douze. Dans cette statistique, les épilepsies acquises et héréditaires ont été confondues, mais il est permis de penser que les périodes où les causes provocatrices extérieures ont agi avec le plus de facilité sont aussi celles qui ont été le plus sensibles à l'influence de l'hérédité. L'éclampsie n'est sans doute pas l'épilepsie, mais elle accuse ou exagère une tendance à la convulsibilité et l'on ne saurait douter que l'éclampsie dentaire, vermineuse, gastro-intestinale, rencontrant chez un enfant une hérédité épileptique ne soit une provocation puissante à sa réalisation.

L'épilepsie est une maladie grave, non pas par les dangers directs qu'elle entraîne, mais par le dégoût et la réprobation qui s'y attachent et qui pèsent lourdement sur le sort de ceux qui en sont atteints. Elle a d'ailleurs une gravité particulière par l'atteinte qu'elle porte à l'intelligence des enfants, atteinte d'autant plus sérieuse que ses accès sont plus nombreux et plus rapprochés. Les enfants épileptiques sont généralement d'esprit borné, arriérés, enclins à l'idiotie, et leur moral même accuse cette tendance aux perversions des instincts et des sentiments qui ne laissent à l'épileptique adulte qu'une responsabilité relative. La fréquence des habitudes d'onanisme chez ces malheureux enfants aggrave encore leur situation.

La relation fréquente qui se constate entre l'apparition de l'épilepsie chez un enfant prédisposé et le travail de la dentition pendant lequel la convulsibilité entre si aisément en jeu, montre le prix qu'il faut attacher à une bonne direction de son hygiène pendant les périodes critiques des poussées dentaires. J'estime que c'est dans ces conditions que l'incision des gencives a le plus d'avantages et que ce débridement pratiqué de bonne heure peut prévenir les convulsions et par suite enlever, pour le moment, à l'épilepsie l'occasion de se déclarer.

L'état vermineux appelle aussi, d'urgence, chez ces enfants l'emploi de moyens appropriés, et il ne faut pas
attacher moins d'importance à combattre de bonne heure
chez eux les troubles des fonctions intestinales, l'expérience ayant appris que le tube digestif, malade ou brutalisé
par une mauvaise hygiène alimentaire, est très souvent le
foyer d'où part l'incitation épileptique.

Il ne faut pas éviter avec moins de soin d'effrayer les enfants enclins à l'épilepsie; les statistiques indiquent en effet
que la peur est très souvent chez eux la cause provocatrice
de la première attaque; l'éducation doit s'inspirer de cette
donnée et renoncer à ce ressort dont les nourrices et les
mères à courte vue font un usage si inintelligent.

Si nous disposions d'un médicament pour combattre efficacement l'épilepsie quand elle s'est déclarée, serait-il licite
d'y recourir chez les enfants prédisposés à l'épilepsie, à titre
préventif? Oui, sans doute, sous la réserve que ce médicament
fût absolument inoffensif. Vous savez, messieurs, si la thérapeutique médicamenteuse de l'épilepsie est encombrée, et si
sous ce faste apparent, elle ne cache pas en réalité une affligeante pénurie de ressources. J'ai essayé le plus grand
nombre des traitements, j'y ai renoncé pour m'en tenir à
l'emploi d'un seul d'entre eux, du *cotyledon umbilicus* que
vous me voyez employer journellement à l'Hôpital-Général
et qui m'a fourni des résultats relativement très beaux. Ce
n'est pas ici le lieu d'entrer dans les détails de l'emploi de ce
moyen, qui jouit dans certains pays, en Espagne et en Portugal, d'un crédit mérité, qui a reçu chez nous les éloges des
médecins qui l'ont employé et dont j'ai tenté la restauration,
sans y avoir réussi complètement. Recourez-y quand l'occasion s'en présentera et je suis convaincu que vous en obtiendrez, vous aussi, des résultats excellents. Tout enfant qui
procède de parents épileptiques et qui a eu de l'éclampsie à
l'époque de la dentition ou du sevrage; tout enfant qui, de
souche suspecte sous ce rapport, comptera des épileptiques

parmi ses aînés, sera, je vous le disais tout à l'heure, fortement menacé d'épilepsie, et l'emploi préventif du *cotyledon
umbilicus* me semble absolument indiqué dans ces deux cas.
Plus la prophylaxie est hâtive, plus elle est fructueuse; c'est
une règle générale, son application en matière d'épilepsie est
des plus légitimes. Herpin, de Genève, dans son livre sur le
Pronostic et le traitement de l'épilepsie, a surabondamment démontré que les chances de guérir l'épilepsie sont en raison
inverse du nombre d'attaques qu'ont eues les enfants au moment où on commence à les traiter. C'est dire que l'incura-
bilité proverbiale (exagérée à mon avis) que l'on attribue à
l'épilepsie, ne peut s'entendre que de l'épilepsie de l'adulte;
celle de l'enfant est autrement curable, et comme l'épilepsie
débute, dans la grande majorité des cas, dans l'enfance, le
pronostie du mal comitial perd, par ce fait, une partie de sa
gravité.

VINGT-CINQUIÈME LEÇON

Prophylaxie morbilleuse, scarlatineuse et diphthérique

SOMMAIRE : Fréquence comparée de la rougeole et de la scarlatine. — Fréquence de la rougeole aux divers âges. — Rareté de la rougeole chez les nouveau-nés. — Périodes de plus facile transmission de la rougeole. — Durée de l'incubation rubéolique. — L'isolement des enfants d'un foyer de rougeole est-il indiqué ? — Degré de gravité de la rougeole. — Son inoculabilité. — La scarlatine chez les enfants. — Dangers que fait courir cette fièvre éruptive. — La scarlatine en Angleterre. — Époque de plus grande contagiosité de la scarlatine. — Modes divers par lesquels elle se propage. — Prophylaxie de la scarlatine. — La belladone comme moyen de préservation. — Durée de la séquestration des scarlatineux. — Fréquence et gravité de la diphthérie infantile. — Ses modes de transmission. — Prophylaxie diphthérique.

Nous réunirons dans une même leçon l'étude des moyens de préservation de trois maladies contagieuses qui ne sont certainement pas spéciales aux enfants, mais qui se manifestent avec une sorte de prédilection à cette période de la vie, et qui jouent, à des degrés divers, un rôle important dans la mortalité infantile.

Occupons-nous en premier lieu de la *rougeole* la plus bénigne des éruptives, et mettons à part la roséole qui n'en est peut-être qu'une forme atténuée et qui pourrait bien être à la rougeole ce que la varicelle est à la variole.

Quelques auteurs, Niemeyer en particulier, ont cru que l'enfance était particulièrement disposée à la rougeole et ont expliqué la rareté relative de cette éruption chez l'adulte par ce fait qu'un grand nombre d'enfants contractent de bonne heure, par la rougeole, une immunité qui les protège dans les autres périodes de la vie. C'est là une explication dont la valeur ne me frappe pas ; elle importe peu du reste, et le fait de la fréquence extrême de la rougeole chez les enfants est très suffisamment établi.

En faisant abstraction de l'âge, si l'on compare la fréquence de la rougeole à celle de la scarlatine, la première de ces deux fièvres éruptives semble être trois fois au moins plus fréquente que la seconde. Il résulte en effet d'un relevé de E. Besnier, embrassant une période de six années, qu'il y a eu, année moyenne, dans les hôpitaux de Paris, 498 rougeoles et 141 scarlatines seulement. Et il est heureux qu'il en soit ainsi ; la rougeole, malgré le caractère sérieux de ses conséquences possibles, étant beaucoup moins grave que la scarlatine.

Un fait d'étiologie sur lequel je dois appeler votre attention est l'immunité relative des nouveau-nés par rapport au contage morbilleux. Une rougeole chez un enfant de moins d'un an est une sorte de rareté clinique. Le summum de proclivité à la rougeole s'étend de deux à dix ans. Et le fait est si bien établi qu'on n'a pas hésité à conseiller la continuation de l'allaitement quand la mère est prise de la rougeole. Gaide, Maillot, Géry, Depaul, etc., ont cité des cas de cette nature, et l'immunité du nourrisson a été complète. La ligne de conduite à suivre dans ces cas est de faire abstraction du caractère contagieux de la rougeole, et de se guider, pour permettre ou interdire l'allaitement, sur les considérations que je vous ai exposées dans une autre leçon à propos de l'état fébrile des nourrices. Chose remarquable, les cas de rougeole congénitale contractée dans l'utérus par le fait de l'existence chez la mère d'une éruption de même nature ne sont pas très rares. Qu'en conclure ? si ce n'est que le sang est le véhicule le plus sûr du contage morbilleux et que c'est à ce liquide qu'il convient de recourir quand on veut communiquer la rougeole par inoculation, les autres liquides inoculables : les larmes, le mucus nasal, par exemple, ayant reçu ce contage du sang dont ils se sont

formés. Je vous ferai remarquer aussi combien l'immunité
dont jouissent les nouveau-nés qui reçoivent un lait rubéolique rend improbable la transmision de la rougeole par le lait.
Est-ce absence du contage dans ce liquide ? est-ce défaut de
cette pénétration par effraction qui est la condition d'activité
des virus, auxquels la muqueuse digestive saine oppose une
barrière infranchissable ? Le virus rubéolique s'y arrête, mais
la muqueuse respiratoire est organisée de façon à lui livrer
passage, et l'air chargé du contage de la rougeole réalise tous
les jours ce que le lait contaminé de la même façon est
inhabile à produire. Mais encore ici, la pénétration respiratoire du contage s'opérant chez l'enfant allaité, il faut bien
admettre, pour expliquer cette singulière immunité, qu'un
défaut de réceptivité pour le poison rubéolique existe chez
l'enfant très jeune.

Il est d'un réel intérêt, en pratique, de savoir à quelle
époque de l'évolution de la rougeole son contage a le plus
de facilité à se disséminer. Une opinion, assez accréditée,
considère, pour la rougeole comme pour la scarlatine, la
période de desquamation comme étant la plus contagieuse.
Girard (de Marseille) et Ad. Dumas (de Cette) se sont livrés,
à ce sujet, à des recherches qui ont eu pour résultat de
démontrer que la période d'invasion est, au contraire, celle
qui est le plus à craindre sous le rapport de la transmissibilité. Girard est allé jusqu'à admettre que, la période
d'invasion franchie, la contamination n'est plus possible et
qu'on peut se dispenser de toute précaution. Ad. Dumas a
été moins affirmatif ; mais il a retiré de faits analysés avec
une sagacité réelle cette conclusion : que si l'on ne peut
nier absolument la transmissibilité de la rougeole arrivée à
la période d'éruption, et à plus forte raison de desquamation, elle n'est pas démontrée par des faits, et ne peut
pas l'être, les germes déposés pendant la période d'invasion
pouvant très bien conserver leur vitalité un certain temps.
Dans 12 cas réunis par cet observateur distingué, le contact

des enfants contaminés avec les sujets rubéoliques s'est produit dans la période d'invasion et n'a été que momentané ; malgré cette précaution, la rougeole s'est développée et a suivi ses phases ordinaires. Il fait remarquer, avec raison, combien cette contagiosité de la période de début, dont le signalement est toujours vague et incertain, est favorable à la propagation de la rougeole dans les familles, et à plus forte raison dans les écoles, puisque l'isolement n'est pratiqué d'habitude qu'à une époque où l'imprégnation existe déjà.

Une autre question, qui est aussi d'un grand intérêt pour la préservation rubéolique, est celle qui a trait à la durée de l'incubation, c'est-à-dire du temps qui sépare l'imprégnation du début des accidents. Gérard a admis que cette incubation est de 13 jours pour la rougeole ; Ad. Dumas affirme qu'elle dure de 10 à 14 jours. Douze enfants ont été observés par lui à ce point de vue ; leur âge moyen était de 8 ans 3 mois ; la durée moyenne de l'incubation a été de 12 jours. Si l'on réunit ces enfants en deux groupes, l'un ayant moins, l'autre plus de dix ans, on constate que, pour le premier, l'incubation a duré 11 jours 1/6 ; et pour le second, 13 jours. L'incubation, autant qu'on peut en juger par ces chiffres, aurait donc, chez les enfants, une durée proportionnelle à l'âge. Cette durée moyenne de 13 à 14 jours est, du reste, celle qui a été admise par le médecin danois Panum, historiographe de la mémorable épidémie des îles Féroë. Tout enfant qui provient d'un foyer rubéolique ne peut donc être déclaré inoffensif pour son entourage avant qu'une période de quinze jours se soit écoulée depuis qu'il a couru les risques de l'imprégnation morbilleuse. Ce fait a de l'importance pour déterminer le moment où la réadmission, dans une école, d'un enfant qui vient d'avoir la rougeole peut être autorisée sans danger pour ses camarades.

La rougeole est contagieuse au premier chef et elle implique les précautions d'isolement qu'il convient d'observer dans toutes les maladies transmissibles. Mais une question

se présente à examiner ici. Ces précautions ont-elles réellement leur prix dans une maladie habituellement bénigne, et
leur rigueur a-t-elle pour contre-poids des avantages positifs?
Vous trouverez dans les familles une sorte de fatalisme à
l'endroit de la rougeole, et il a pour base ce raisonnement :
la rougeole est plus bénigne dans l'enfance, et comme on ne
l'a généralement qu'une fois, mieux vaut que, survenant à cet
âge, elle procure une immunité pour plus tard. Et l'on part
de là pour négliger les précautions d'isolement. Il n'y aurait
rien à y répondre, si le contage rubéolique était inévitable ;
mais il n'en est rien ; beaucoup y échappent, à la faveur de
conditions favorables ou d'une résistance idiosyncrasique à
ses atteintes, et cette *vaccination* est loin d'être toujours
inoffensive. Elle tue bel et bien, les statistiques le démontrent,
3 rubéoliques sur 100 et il y a là, par suite, une mauvaise
chance à courir sur trente-trois. C'est rassurant pour les
rougeoles *nécessaires*, c'est effrayant pour les rougeoles
recherchées. Je n'ai jamais, pour mon compte, favorisé cette
doctrine du « laissons faire » que nos paysans poussent à sa
dernière limite en accumulant dans le lit d'un enfant rubéolique, un ou plusieurs de ses frères, comme j'en ai eu plusieurs fois le spectacle affligeant sous les yeux, et j'ai toujours
recommandé l'isolement et la dissémination quand ils sont
possibles. On ne sait, en effet, jamais, quand une rougeole se déclare, quelles proportions elle doit avoir, si elle
doit être simple ou compliquée. La broncho-pneumonie est
un danger possible, et un autre danger est de voir la rougeole
remuer les germes d'une tuberculose héréditaire, sans parler
de l'entérite consécutive à la rougeole, des ophthalmies et
de l'otorrhée qu'elle entraîne quelquefois à sa suite. Il n'est
que prudent de ne pas aller au devant de ces chances mauvaises.

D'ailleurs, les exemples de récidive de la rougeole sont loin
d'être rares. Sans doute, on exagère ces faits de rougeole
récidivée, qui ont un caractère exceptionnel, quoiqu'on en

dise. Vous entendrez à chaque instant dans les familles affirmer qu'un enfant a eu deux ou trois fois la rougeole. Dans le plus grand nombre des cas, cette croyance est fondée sur une erreur de diagnostic, et l'on a confondu avec la roséole la rougeole qui ne récidive presque jamais. Mais en réalité, on peut, à la rigueur, avoir deux fois la rougeole, et ce fait seul implique l'utilité des mesures de précautions pendant l'enfance.

Le pronostic de la rougeole, quoiqu'on ait affirmé le contraire, est plus sérieux chez les enfants que chez les adultes. Colin a évalué à 1 décès sur 32 la mortalité rubéolique chez les jeunes soldats. Gassot et Hecquet ont produit des chiffres qui démontrent tragiquement que la rougeole est bien autrement grave chez les enfants et d'autant plus qu'ils sont plus jeunes ; la mortalité des enfants de moins d'un an qui ont, il est vrai, très rarement la rougeole, comme je vous le disais tout à l'heure, est exprimée dans la statistique de Gassot par la proportion de 1 sur 5 ; à partir de cet âge, elle diminue progressivement, arrive vers dix ans à 1 sur 10, mais je maintiens que la mortalité est le double au moins que chez l'adulte. C'est là un préjugé qu'il est bon de combattre, et vous devez avertir les familles, afin qu'elles sentent le prix des précautions, que la rougeole, loin d'être plus bénigne dans l'enfance, comme elles le croient généralement, est, au contraire, beaucoup plus grave et qu'il faut tout faire pour l'éviter aux enfants.

Cette prudence est encore plus nécessaire dans deux conditions : 1° quand l'épidémie revêt un caractère particulier de gravité ; 2° quand il s'agit d'enfants faibles, de souche suspecte, et que l'on suppose enclins à se tuberculiser.

La rougeole est contagieuse et inoculable ; c'est un fait que l'on peut considérer comme absolument démontré, et il est étonnant que, depuis plus d'un siècle que Home a démontré expérimentalement que la rougeole pouvait être inoculée comme la variole, on n'ait pas songé à généra liser la pratique de l'insertion rubéolique à titre de moyen de préservation. Les essais de Home, de Michaël de Catona, de Monro sont cependant pleinement démonstratifs quant à la possibilité d'inoculer la rougeole, et j'ajouterai, quant à la bénignité de cette rougeole provoquée artificiellement. Dans les essais de Michaël, l'inoculation a réussi 93 fois sur 100 et a constamment produit des rougeoles bénignes. Cet expérimentateur s'est servi des larmes ou du sang des papules. Le mucus nasal est également contagifère. On ne saurait véritablement invoquer contre la signification de ces essais qu'ils ont été faits dans un milieu rubéolique et que ces inoculés ont dû leur rougeole à l'influence du milieu épidémique. Que cela soit admissible pour un petit nombre de cas, on ne saurait le nier; mais une pleine évidence se dégage néanmoins de l'ensemble de l'expérience.

Le fait scientifique est démontré : la rougeole est inoculable comme la variole, et l'éruption qui provient de cette inoculation préserve de la rougeole ordinaire. Quelle est sa portée pratique? L'inoculation rubéolique, en temps d'épidémie, est certainement aussi légitime que l'inoculation variolique avant la découverte du vaccin; mais on ne saurait, à mon avis, y recourir préventivement en temps ordinaire, de crainte de créer des épidémies morbilleuses.

Quant à l'emploi prophylactique du soufre conseillé par Tortual, du camphre préconisé par Trott, on ne saurait y attacher une grande importance. La belladone, dont nous parlerons bientôt comme préservatif de la scarlatine, n'a pas encore fait ses preuves pour la rougeole, comme elle les a faites pour la scarlatine, et c'est un moyen à mettre à l'étude.

La *scarlatine* est une maladie bien autrement grave que la rougeole; elle est plus disposée que celle-ci à revêtir la forme maligne; moins régulière dans ses allures, elle prépare souvent au clinicien de douloureuses surprises; elle s'accompagne d'une angine dont la gravité domine quelquefois celle de la fièvre éruptive elle-même; sa marche, habituellement assez rapide, est quelquefois foudroyante, et son pronostic est toujours sérieux. L'Angleterre est la terre classique de la scarlatine, elle y sévit presque en permanence et les relevés obituaires des grandes villes la comptent au nombre des éléments permanents de leur mortalité. Tandis que la rougeole ne cause la mort que 1 fois sur 33, la scarlatine enlève dans certaines épidémies 1 malade sur 10. De plus la néphrite albuminurique complique souvent la convalescence des scarlatineux et les expose à des dangers consécutifs. Enfin la fréquence des complications rhumatismales, cardiaques, gangréneuses de la scarlatine, donne à cette maladie un cachet de gravité particulier et l'on s'explique l'émoi que son apparition cause dans les familles.

Comme la rougeole, la scarlatine est une maladie de tous les âges ; mais elle est particulièrement fréquente chez les enfants, sans doute à raison de l'activité de l'absorption qui ouvre au contage une porte plus facile. Ici encore, comme pour la rougeole, nous constatons une immunité relative pour la première année de la vie, et l'on voit très souvent des enfants nourris par des femmes scarlatineuses échapper à la contagion ; toutefois cette résistance des nouveau-nés à la scarlatine est peut-être moins marquée que celle qu'ils accusent pour la rougeole. Une particularité étiologique assez curieuse a été notée par divers auteurs : c'est que les épidémies de scarlatine ne diffèrent pas seulement par leur intensité, leur forme symptomatique et leur gravité, mais aussi par l'élection qu'elles font de tel ou tel âge sur lequel elles s'appesantissent plus volontiers. C'est ainsi que les unes séviront principalement chez les adultes ; les autres frapperont spécialement les adolescents ; d'autres enfin, les enfants de divers groupes d'âges. Il n'y a là, vous le comprenez, qu'une question de prédominance, toute épidémie de scarlatine embrassant l'ensemble des individus placés dans sa sphère d'action et se recrutant dans les différents âges. Si l'on s'en rapportait aux statistiques anglaises, il faudrait considérer

l'âge de trois ans comme plus particulièrement éprouvé par
la scarlatine.

. Les questions d'étiologie que nous avons rencontrées tout
à l'heure à propos de la rougeole se présentent également
pour la scarlatine. Elle se propage aussi par un contage que
l'organisme malade élabore et répand autour de lui à toutes
les périodes de l'éruption, et non pas seulement à la période
de desquamation, comme on le croit très généralement. Le
voisinage d'un scarlatineux n'est inoffensif à aucune époque
de l'évolution de sa maladie, et si l'opinion de Girard (de
Marseille) : que la période d'invasion est la plus contagieuse
ne peut être admise dans ce qu'elle a d'absolu, elle doit, en
pratique, être prise en sérieuse considération pour prescrire
un isolement efficace. Il y a des exemples avérés de transmission à toutes les périodes de la scarlatine. Les faits de
contagion médiate ne se comptent plus. L'histoire de l'habit
d'Hildenbrand est classique ; je l'ai renouvelée pour mon
compte, en transportant chez moi dans quelque pli de mes
vêtements un germe scarlatineux puisé dans mes salles
d'hôpital et qui évolua chez mes quatre enfants à la fois. On
a relaté un fait singulier de transmission de la scarlatine, par
une lettre qu'écrivait d'Allemagne à une famille bretonne
une malade qui se trouvait en pleine période de desquamation
et qui était obligée de secouer le papier sur lequel elle
écrivait pour qu'il ne fût pas couvert de furfures. Tout récemment enfin on a signalé la transmission de la scarlatine
à distance par des livres qu'avaient feuilletés des convalescents de cette maladie.

Il est impossible de déterminer la durée de l'action contagifère d'un scarlatineux. La limite de quarante jours au
bout de laquelle on le rend à la vie commune peut, dans
certains cas, être insuffisante. Le contage scarlatineux est
extrêmement vivace, et il ne faut pas hésiter à rapporter
à la réviviscence de ce germe déposé sur divers objets et
demeuré inerte pendant longtemps, comme restent inertes

les graines végétales qui attendent l'ensemble des conditions de milieu dont elles ont besoin pour germer, ces apparitions de scarlatine en dehors de toute transmission apparente. L'hypothèse d'une génération spontanée n'est pas plus admissible pour les ovules morbides que pour les autres. Chaque graine contagieuse ensemencée dans l'organisme s'y comporte suivant sa nature, et met plus ou moins de temps à évoluer. La germination du contage scarlatineux paraît plus rapide que celle du contage rubéolique; tandis que nous avons vu l'incubation de ce dernier durer de 10 à 14 jours, elle n'est ordinairement que de 6 à 7 jours pour la scarlatine; les faits d'incubation de 20, 30, 40 jours, et plus, manquent de rigueur; on n'est jamais sûr, en effet, dans ces cas, que le malade qui avait échappé à une contamination de date éloignée n'en a pas subi une nouvelle de date plus récente.

La peau, et peut-être aussi la muqueuse pulmonaire des scarlatineux, sont les foyers d'élaboration, ou du moins de diffusion du contage; il semble que cet *hétérogène*, comme l'appelait Sydenham, soit porté à ces surfaces par un effort d'élimination et qu'il s'en détache pour contaminer les organismes sains qui sont dans sa sphère d'influence. Ce contage, qui est *un* par son origine, est probablement *multiple* par ses qualités, comme semble l'annoncer la diversité de ses productions, dénoncée par ce fait : qu'il aboutit, ici à une scarlatine bénigne, aussi insignifiante que la rougeole la plus légère; là à une scarlatine angineuse grave; ailleurs à une scarlatine ataxo-adynamique marquée au coin de la malignité la plus redoutable. L'hypothèse que ces modifications de forme et de gravité dépendent des diversités de nature des terrains organiques dans lesquels tombent ces contages n'est guère probable. Ch. West a relaté toutefois l'histoire lamentable d'une famille qui perdit en cinq ans quatre enfants d'une scarlatine maligne et dans des localités différentes; ce fait, je l'avoue, plaide plus en faveur de l'hypothèse d'une réceptivité idiosyncrasique de ces enfants que de l'action d'un contage particulièrement virulent. Tout est obscur dans ces questions d'étiologie des maladies contagieuses et particulièrement de fièvres éruptives.

Quant à la *rötheln*, cette éruption composite qui tient à la fois de la rougeole et de la scarlatine et qui en mélange les traits au point qu'on est obligé d'en faire une espèce éruptive distincte, il faut bien y voir, sinon le produit d'un contage distinct, au moins celui d'une hybridation des contages rubéolique et scarlatineux.

Comment préserver les enfants contre les atteintes de la scarlatine en temps d'épidémie? Si l'inoculation rubéolique n'a pas prévalu, il faut se l'expliquer par la bénignité habituelle de cette maladie et la crainte de la voir créer des foyers épidémiques. La question se présente-t-elle absolument de la même façon pour la scarlatine? Je ne le crois pas, et dans les pays où la scarlatine sévit en quelque sorte en permanence et enlève chaque année un grand nombre d'individus (l'holocauste de l'Angleterre à la scarlatine n'est pas, dans certaines années, moindre de 17 à 18 000 victimes) l'inoculation de la scarlatine, à titre de moyen préservatif, serait, si son efficacité était démontrée, aussi légitime que l'était l'inoculation de la variole avant la découverte de Jenner. Malheureusement, là transmissibilité de la scarlatine soit par l'inoculation du sang des scarlatineux, soit par l'introduction sous l'épiderme de la sérosité des vésicules miliaires qui accompagnent si souvent cette éruption, tentée en Allemagne par Lehmann, Berndt, etc., et en France par Miguël, d'Amboise, n'a donné que des résultats équivoques. Il ne suffit pas, en effet, pour prouver l'inoculabilité, d'affirmer que des sujets ainsi *vaccinés* sont restés réfractaires dans un milieu scarlatineux (la contagiosité de cette maladie, comme de toutes les autres, étant toujours contingente), mais il faudrait démontrer de plus que l'inoculation, dans le plus grand nombre des cas, développe, sous une forme bénigne, une maladie analogue à celle que présente le sujet auquel on a emprunté la matière de l'inoculation. Or, la preuve en est tout entière à donner ; il faut donc se tourner d'un autre côté.

La belladone confère-t-elle l'immunité que l'on a inutilement demandée jusqu'ici à l'inoculation? Ici encore nous nous trouvons en présence d'une question très incomplètement résolue. L'emploi de la belladone, comme moyen de préserver de la scarlatine, a une origine homœopathique. C'est en effet à Hahnemann lui-même que l'on doit, nous le croyons du moins, la première indication de cette pratique. Cette origine a été, pour l'emploi de la belladone à ce titre, une cause de défiance d'un côté, d'affirmations enthousiastes de l'autre. Hahnemann observant la rougeur et la sécheresse de la gorge et l'éruption scarlatiniforme qui se manifestent sous l'influence de la belladone, en avait conclu que ce médicament produit une scarlatine vraie, et en vertu du principe « *similia similibus* » il vit dans la belladone un moyen préservatif et curatif de la scarlatine. Le principe et l'induction étaient certainement reprochables ; mais le moyen fit fortune, là même où il avait pris naissance et Hufeland, Behr, Velsen, Murbeck, Dustenberg, exaltèrent à l'envi les vertus préservatrices de la belladone. Hufeland, soumettant 525 sujets placés dans un foyer scarlatineux à l'action de ce médicament, ne l'a trouvé en défaut que 1 fois sur 175 cas. Si les autres médecins allemands dont je viens de citer les noms ont eu des résultats moins beaux, il ne se dégage pas moins de leurs travaux une présomption très favorable à la réalité de cette vertu de la belladone.

En 1843, Stiévenart, de Valenciennes, adressa sur cette question à l'Académie de médecine un travail intéressant dont Martin-Solon fut le rapporteur. Dans une localité, dont la population était de 8 à 900 âmes, 96 individus avaient été frappés de scarlatine et 30 avaient succombé. Stiévenart commença à se servir de la belladone : 250 individus en prirent et furent préservés; 50 de la même localité refusèrent ce moyen, 14 eurent la scarlatine, 4 moururent. Une expérience analogue, instituée dans une école communale envahie par la scarlatine, eut les mêmes résultats. Dustenberg ayant donné, dans les familles, de la belladone à tous les enfants, sauf un, vit celui-là payer son tribut à l'épidémie tandis que les autres étaient préservés. J'ai moi-même, dans un cas, maintenu la cohabitation d'un jeune enfant, auquel je donnais de la belladone, avec son frère atteint de scarlatine; et il resta indemne de la contagion. A ces faits positifs, on a opposé des faits nombreux d'insuccès, tels que celui de Debourge, par exemple, qui n'est pas pleinement démonstratif, l'administration de la belladone ayant été confiée aux soins des parents et n'ayant sans doute pas été très régulière. Mais que valent des faits négatifs en présence de faits positifs qu'on ne saurait croire avoir tous été mal observés?

Ce moyen glisse néanmoins vers le discrédit, même en Allemagne. Niemeyer en parle avec un certain scepticisme, bien que, cependant, il indique dans son livre une formule pour son emploi. Ch. West ne semble pas croire davantage à l'efficacité prophylactique de la belladone et il invoque, à l'appui de sa défiance, le fait suivant observé à Royal Asylum Chelsea par Belfour. Choisissant 151 enfants, il les divisa en deux groupes, donna de la belladone à 75 d'entre eux, abandonna les 76 autres aux chances de la contagion; il y eut 2 cas de scarlatine dans chaque camp. Ici la belladone a été évidemment faillible, mais on ne saurait croire qu'il en a été toujours de même, et je ne puis soustraire mon esprit à une impression qui est en faveur de ce moyen.

Je vous conseille donc formellement de l'essayer quand vous serez en présence d'une scarlatine entrant dans une famille composée de plusieurs enfants, et à plus forte raison dans une école, une pension ou un collège. Nul inconvénient n'en peut résulter, à coup sûr, si vous ne renoncez pas, pour cela, aux bénéfices de l'isolement, et vous aurez mis de votre côté des chances que je persiste à croire réelles.

Si vous partagiez cet avis, vous pourriez utilement recourir à la formule allemande ou de Velsen qui faisait dissoudre 10 centigrammes d'extrait de belladone dans 60 grammes d'eau distillée additionnée de 8 grammes d'alcool et donnait 5, 10, 15 et même 20 gouttes de ce mélange suivant l'âge. Niemeyer conseille une solution de 15 centigrammes d'extrait de belladone pour 30 grammes d'eau. On donne autant de fois 2 gouttes par jour que l'enfant a d'années. Ces doses, vous le voyez, sont minimes, et d'ailleurs, la tolérance des enfants pour la belladone est un fait bien établi. Quant à croire que la scarlatine qui se déclare chez les enfants réactionnés par la belladone est plus régulière et plus bénigne, c'est là une opinion dont je ne me porte nullement garant. Le moyen est inoffensif, il a des chances de réussite; c'est assez sans l'enfler davantage.

L'isolement est, malgré tout, le plus sûr moyen d'arrêter la propagation de la scarlatine, et il doit être conseillé alors même qu'on donne de la belladone; d'abord parce que celle-ci n'est pas infaillible, et puis aussi parce que le virus de la scarlatine, en temps d'épidémie, est un peu partout et que l'on ne doit pas se croire à l'abri parce qu'on a éludé le danger le plus pressant, c'est-à-dire le voisinage d'un scarlatineux. La durée de cet isolement n'est pas aisée à fixer, tant est prolongée l'aptitude de la scarlatine à se communiquer; et les quarante jours sacramentels ne constituent certainement pas une limite exagérée pour le retour des enfants dans un foyer de scarlatine. La méthode des frictions grasses, qui a l'avantage d'abréger la séquestration des convalescents et de diminuer pour eux les chances d'albuminurie, est aussi favorable à ceux qui cohabitent avec eux, en ce sens qu'elle rend moins amovibles les écailles épidermiques et diminue les chances de contagion. Le passage à l'étuve sèche des vêtements que l'on peut supposer contaminés est aussi une précaution utile, et qu'il ne faut jamais omettre. La désinfection et l'aération des salles ou dortoirs qui ont eu des scarlatineux n'est pas moins indispensable.

Nous en arrivons maintenant aux moyens de préserver les enfants contre les atteintes de la *diphthérie*, qui a pour expression locale la production de fausses membranes siégeant sur la peau ou les muqueuses, et pour expression générale les signes d'une intoxication plus ou moins profonde. Devons-nous rattacher, à ce point de vue, l'étude du croup à celle de la diphthérie? Sans doute, il y a entre la première de ces deux maladies et l'angine pseudo-membraneuse maligne, autre chose que des différences de siège anatomique : le croup est moins contagieux que l'angine; de plus, il n'offre pas, après lui, ces paralysies consécutives qui sont l'accompagnement fréquent de la diphthérie de l'arrière-gorge; il a pour l'enfance une prédilection marquée, tandis que l'angine maligne diphthéritique se montre à tous les âges; les deux sexes sont également justiciables de la diphthérie, tandis que les garçons sont, plus souvent que les filles, atteints du croup. Ce sont là des différences sensibles, on ne peut le nier; mais la coexistence très habituelle du croup avec des diphthéries, le passage fréquent du croup laryngien local à la diphthérie généralisée, montrent que les deux maladies, malgré leurs caractères propres, ont une ressemblance étroite et doivent relever d'un même virus dont les effets sont modifiés par les conditions du terrain dans lequel il s'implante. Les considérations dans lesquelles nous allons entrer embrassent donc à la fois la préservation du croup et celle de la diphthérie.

Les maladies diphthéritiques sont une des causes les plus actives de la mortalité infantile. En une seule année, elles ont enlevé en Angleterre près de 9,000 enfants. L'*Hôpital Sainte-Eugénie* et l'*Hôpital des Enfants malades* de Paris ont reçu en douze ans 4,241 enfants atteints de croup; 901 ont guéri; 3340 ont succombé; c'est une moyenne de 350 croups environ par an, et ce chiffre ne représente qu'une faible partie des croups qui se produisent à Paris, le plus grand nombre des enfants atteints recevant les soins de leur famille. Que serait-ce si on ajoutait à ce chiffre des croups celui des diphthéries non laryngiennes? Il faudrait au moins le doubler et arriver à cette conclusion : que, si on suppose les maladies diphthéritiques également fréquentes en Angleterre et en France, la mortalité qu'elles causent chez nous, année moyenne, doit être supérieure à 10,000. Et elle s'accroît progressivement chaque année. Il résulte de recherches faites par Archambault à l'Hôpital Sainte-Eugénie et à l'Hôpital des Enfants, que le chiffre de l'admission des croups, qui a été en 1866 de 260 pour ces deux établissements, a atteint, en 1878, à travers des oscillations qui laissent persister le fait d'une progression croissante, le chiffre de 410. Cet accroissement est hors de toute proportion avec celui de la population; il constitue un fait affligeant et qui se constate dans les autres pays de l'Europe comme chez nous, malgré les progrès qu'a réalisés l'hygiène publique dans nos grandes villes. Les États-Unis offrent également un accroissement de la diphthérie. J'ai relevé du *National Board of Health Bulletin*, pour une seule semaine, le chiffre de 122 morts de diphthérie dans la seule population urbaine, ce qui formerait, à ce taux, 6,490 diphthéries par an si la diphthérie était permanente.

La remarque que nous avons faite au sujet de l'immunité habituelle dont jouissent les enfants de moins d'un an par rapport à la rougeole et à la scarlatine s'applique également au croup; il est rare de voir des nouveau-nés succomber à ces affections. L'âge de trois à six ans est celui où les affections diphthéritiques se montrent de préférence, ce qui implique la nécessité d'un redoublement de précautions pendant cette période. La diphthérie est de tous les climats et de toutes les saisons; mais on ne saurait cependant contester l'influence qu'exerce l'humidité froide sur son développement. Un des maîtres de cette École, le professeur Courty, a fait ressortir le rôle que joue, à ce sujet, cette condition atmosphérique. Les relevés des hôpitaux de Paris consacrés aux enfants donnent pour l'hiver (novembre, décembre et janvier) 94 admissions annuelles de croup, d'urgence : pour le printemps, 175; pour l'été, 68; et pour l'automne, 69. Le printemps est donc la saison qui fournit le plus de croups, l'hiver vient ensuite, puis l'été, puis l'automne qui se classent presque sur la même ligne. La prédominance des croups au printemps tient à ce qu'à l'humidité froide se joint un autre élément : l'inconstance de la température. La diphthérie s'affranchit peut-être plus que le croup de cette influence saisonnière, mais encore l'accuse-t-elle d'une manière sensible.

La diphthérie est contagieuse au plus haut degré, et les faits surabondent malheureusement pour démontrer la réalité de ce mode de transmission. Notre profession l'affirme tous les jours par le sacrifice de notre vie au devoir professionnel et les noms de Gillette, de Valleix, pour n'en citer que deux, montrent quels dangers nous courons quand nous donnons des soins à des enfants atteints de diphthérie et avec quelle générosité nous les oublions. C'est pour les médecins un champ de bataille permanent et nous pouvons compter avec orgueil les morts que nous y laissons tous les jours.

L'angine diphthéritique paraît plus contagieuse que le croup, et il suffit souvent du contact d'une fausse membrane avec la muqueuse du nez ou de la bouche pour que la diphthérie apparaisse. Les fausses membranes du croup semblent beaucoup moins malignes; on a pu impunément plusieurs fois aspirer avec la bouche le sang et les fausses membranes de la trachée au moment de l'introduction de la canule; j'ai pu moi-même, sans en rien éprouver de fâcheux, recevoir à la figure et sur les lèvres des débris pseudo-membraneux projetés avec force par une toux convulsive résultant de l'afflux de sang dans la trachée pendant une opération de trachéotomie que mon ami Jules Rochard et moi pratiquions à Brest sur une petite fille de dix ans.

Les enfants contractent rarement la diphthérie par contagion directe, c'est-à-dire par le contact de la muqueuse envahie avec un produit diphthéritique, mais cependant le cas n'est pas sans exemple. Tel est le fait observé par G. Sée, et reproduit partout, de cet enfant qui, prenant un mamelon sain que venait de laisser un enfant atteint de diphthérie labiale, fut contagionné et contagionna ensuite sa mère qui l'embrassa sur les lèvres. Il n'est pas besoin d'ajouter que le biberon, s'il sert à plusieurs enfants (ce qu'il faut toujours éviter), peut transporter la diphthérie de l'un à l'autre. Mais ces faits sont rares et le mode de transmission le plus général s'opère par l'entremise de l'air; c'est ce qu'on appelle, bien à tort, à mon avis, la contagion indirecte ou médiate. Qu'importe, en doctrine, que ce soit un corps solide ou une colonne aérienne qui servent de pont au contage pour passer du contagifère au contaminé? Cela est contingent et ne change rien à la nature des choses. Un diphthéritique rend diphthéritique l'atmosphère qui l'entoure en la chargeant d'un virus ou de spores contagieux qui s'en vont flottant au hasard jusqu'à ce qu'ils rencontrent fortuitement une surface vivante qui les fixe ou les absorbe. C'est ainsi que se créent et se propagent les épidémies. Et si c'était ici le lieu, je vous démontrerais qu'il n'y a d'épidémiques que les maladies contagieuses, et que l'intensité des épidémies est dans la mesure de l'activité de transmission du contage qui les produit; les prétendues épidémies de maladies réputées non contagieuses sont de *fausses épidémies*, des réunions de cas accumulés, obéissant à l'action d'une même cause spécifique, non contagieuse, comme sont le saturnisme, l'ergotisme, la trichinose, etc. Les termes *infection* et *épidémies* montrent la puissance qu'ont les mots mal formés et mal compris pour perpétuer le trouble des idées. Mais laissons de côté cette digression et revenons à la diphthérie.

Il y a un virus diphthéritique, comme il y a un virus syphilitique, un virus rubéolique, un virus charbonneux ; l'un

n'est pas plus douteux que les autres; mais le virus diphthéritique offre, comme le virus syphilitique, la propriété
fâcheuse de ne pas laisser après lui d'immunité comme compensation. Les récidives du croup, de l'angine couenneuse, ne
sont pas plus rares que celles de la syphilis, tandis que
la variole, la scarlatine, le charbon confèrent une immunité
qui ne se trouve qu'exceptionnellement en défaut. C'est vous
dire que l'on ne peut jusqu'ici compter sur le bénéfice d'une
inoculation préservatrice, en supposant même, ce que les
belles expériences de Pasteur laissent entrevoir comme possible, qu'on puisse arriver à cultiver ce virus et à l'amener
à un état d'atténuation qui lui permette de développer sans
danger son action préservatrice.

Nous n'en sommes pas encore là, et la prophylaxie de la
diphthérie ne sort pas des données banales de l'isolement
et de la désinfection aérienne. Dans les hôpitaux d'enfants
un local spécial doit être consacré au traitement de la
diphthérie; il doit avoir son personnel spécial de médecins et
d'infirmiers, et il exige des conditions particulières d'espace,
d'isolement et de désinfection de l'air. Les enfants malades
qui y sont conduits contaminent les voitures à l'aide
desquelles on les y a amenés (la mort de l'infortuné Gillette
l'a démontré surabondamment) et les travaux récents publiés
sur la nécessité de créer des voitures spéciales pour le transport des maladies contagieuses de la ville à l'hôpital, et de
les désinfecter chaque fois qu'elles ont servi, ont visé la
diphthérie au même titre que la variole. Ce n'est pas là de
l'hygiène raffinée, mais tout simplement de la prudence
élémentaire.

Je dois, en terminant, vous signaler la possibilité de la
transmission de la diphthérie des animaux à l'homme. Vicati
a récemment appelé l'attention sur une épidémie de
diphthérie qui a décimé un poulailler de l'avenue de Long-
champ, à Marseille. Quelques-unes des poules ont succombé
très rapidement en deux ou trois jours; plusieurs après

avoir pondu la veille. En examinant l'intérieur du bec, le pharynx et l'arbre aérien, on constatait la présence de fausses
membranes épaisses, de couleur jaunâtre, assez analogues à
celles du croup. Chez quelques-uns de ces animaux, ces
membranes avaient envahi l'œil. En les inoculant à des
poules et à des lapins, on provoquait localement leur reproduction. Or, pendant que sévissait cette épizootie, les cas
de mort par diphthérie humaine accusaient à Marseille une
augmentation sensible. Y avait-il là une simple coïncidence,
un foyer commun d'infection, ou bien la diphthérie était-elle
communiquée soit des volatiles à l'homme, soit de l'homme aux
volatiles ? La coïncidence est improbable ; le foyer commun
d'infection est possible, mais peu vraisemblable. Ce qu'il y a de
certain, c'est que la diphthérie est communicable de l'homme
aux animaux et des animaux à l'homme, et que les épizooties
de cette nature doivent être éteintes sur place par le sacrifice
des animaux et la désinfection des poulaillers. Ces mesures
de précautions sont autrement indiquées encore quand
l'épizootie est à proximité d'enfants. On sait, en effet, combien
est énergique leur réceptivité à la diphthérie. Nous ne connaissons encore que le plus gros des rapports morbides que nous
entretenons avec les animaux domestiques au milieu desquels nous vivons, et les allures de plus en plus scientifiques
que prend la médecine vétérinaire à notre époque sont de
nature à nous révéler plus d'un danger de ce genre que
nous ne soupçonnions pas.

VINGT-SIXIÈME LEÇON.

La préservation variolique.

Sommaire : La réceptivité des enfants pour la variole. — L'inoculation et la vaccination. — Vicissitudes de la vaccine. — Faillibilité du vaccin ; ce qu'il faut entendre par ce mot. — Dégénération prétendue de ce virus. — Façon dont se comportent les vaccinés et les non-vaccinés dans les épidémies de variole. — L'*anti-vaccination League*. — Accusations dirigées contre le vaccin. — Rapports du vaccin avec le *horse-pox* et la variole humaine. — Le cow-pox spontané. — Le vaccin jennérien et le vaccin animal. — La vaccine obligatoire.

La variole n'est sans doute pas, tant s'en faut, une maladie propre à l'enfance, mais encore faut-il reconnaître, et toutes les statistiques sont d'accord sur ce point, que l'enfant a pour le virus variolique une impressionnabilité particulière. Les relevés de Herpin, de Rilliet et Barthez ne laissent pas de doute à ce sujet. Si on a pu dire le contraire, c'est qu'on a englobé dans les statistiques les enfants vaccinés et les non-vaccinés. La première catégorie, imprégnée d'un vaccin récent et ayant encore toute sa force de préservation, est nécessairement moins accessible que l'âge adulte à l'action du poison variolique ; il faut évidemment comparer des enfants non vaccinés à des adultes également indemnes de vaccine. Toutefois la remarque que je vous ai faite à propos de la rougeole et de la scarlatine s'applique aussi à la petite vérole, les petits enfants de moins d'un an y sont peu disposés et cependant les faits ne sont pas très rares de fœtus ayant reçu pendant la grossesse, et du fait de leur mère, l'imprégnation variolique. Lebert et Depaul ont entretenu, en

1849, la Société de Biologie de deux faits de cette nature. Bartholin, au dire de van Swieten, avait observé un cas analogue, et l'on sait que l'accoucheur Mauriceau était venu au monde présentant des stigmates de variole. Cette éruption a d'ailleurs d'autant plus de gravité que les enfants sont plus jeunes. Hopword a fourni à ce sujet des faits qui montrent que la mortalité des enfants, de la naissance à dix ans, ayant été de $57\,^0/_0$ des cas de variole, s'est montrée de $19\,^0/_0$ au-dessous d'un an ; de 8,5 de un à deux ans ; de 17,7 de deux à cinq ans et de 12,1 de cinq à dix ans. En résumé, de la naissance à dix ans, la variole tue plus de la moitié des enfants qu'elle atteint, c'est dire le prix qu'il faut attacher à les préserver par une vaccination méthodique.

Je n'ai nullement l'intention, messieurs, vous le comprendrez aisément, de vous faire l'histoire complète de la vaccination ; dix leçons y suffiraient à peine et cette étude trouvera plus naturellement sa place dans une autre partie de ce cours, d'autant plus que si l'enfance bénéficie de la préservation vaccinale, le profit s'en étend à une bonne partie de la vie et la question des revaccinations ne l'intéresse guère. Je dois nécessairement me borner, et je ne veux ici qu'examiner rapidement avec vous les questions actuelles qui s'agitent encore à propos de la vaccine et dont les échos arrivent tous les jours jusqu'à vous, à savoir : la nature du virus vaccin et ses rapports avec le virus variolique ; la faillibilité prétendue de la vaccine ; le choix à faire entre le vaccin jennérien et le vaccin animal.

La vaccine depuis le mois de juin 1798 où Edward Jenner, de Berkley, publia son mémorable mémoire sur le cow-pox ou variole de la vache (*An Inquiry into the causes and effects of the cow-pox or* variolæ vaccinæ), jusqu'au 13 prairial an VIII (mai 1800), époque où fut pratiquée en France la première vaccination, était restée confinée dans son berceau même. Cette découverte pénétra sur le continent par Genève d'abord, puis par plusieurs points à la fois, et deux années ne s'étaient pas écoulées, qu'elle avait fait la conquête de tous les esprits sérieux et leur était apparue comme l'un des bienfaits les plus incontestables que l'humanité ait jamais tenus du génie de l'observation. L'enthousiasme fut universel. Tous les médecins instruits se mirent avec émulation à la tâche et les personnages les plus haut placés tinrent à honneur de rendre hommage à la découverte de Jenner et de détruire les dépréciations qui s'essayaient déjà contre elle, en se soumettant et en soumettant leurs proches à la pratique de la vaccination. Le duc d'York en Angleterre, Lord Elgin à Constantinople, le roi Frédéric en Prusse, l'impératrice Catherine en Russie, etc., donnèrent l'exemple, et cette dernière, comme on sait, s'empressa de faire vacciner le czarewitch. Les médecins n'entrèrent pas avec moins de courage dans cette voie. Gregory et Spence en Écosse, Waterhouse aux États-Unis, Colon en France, n'hésitèrent pas à faire vacciner leurs propres enfants et à démontrer ainsi, par le plus fort des arguments, la confiance que leur inspirait le vaccin. On peut dire qu'en moins de quatre ans le monde civilisé tout entier était gagné à cette pratique, et, comme l'a fait remarquer Valentin, jamais conquête pacifique ne fut ni plus rapide ni plus universelle. Chez nous, l'inoculation variolique avait régné 56 ans, de 1754 à 1800 ; elle avait eu sans doute son mérite, mais force lui était bien d'abdiquer devant la pratique nouvelle qui démontra, dès les premiers essais, sa supériorité incontestable comme sûreté, et surtout comme innocuité.

Mais il n'est pas dans la nature des choses que le triomphe d'un homme ou d'une idée suive paisiblement son cours, et la vaccine devait avoir le sort d'Aristide. On s'est lassé de l'entendre déclarer efficace et les sceptiques, comme toujours, ont tiré parti des exagérations des enthousiastes pour déclarer que les savants avaient été jusqu'ici dupes d'une illusion ; que la vaccine n'a pas toutes les vertus qu'on lui prête ; qu'elle n'est rien moins qu'inoffensive, et que la pratique en doit être abandonnée. Sans aucun doute la découverte de Jenner n'a pas à redouter cette crise, mais les discussions scientifiques, avec la diffusion que leur donne la presse, émeuvent aisément l'opinion et il appartient aux savants de la redresser dans ses écarts ou ses entraînements. Cette *médecine de l'esprit*, en ce qui concerne les erreurs et les préjugés, est strictement obligatoire pour nous et vous n'y manquerez pas en servant la cause de la vaccine.

La faillibilité de la vaccine peut s'entendre de deux façons : faillibilité native ; faillibilité acquise par dégénération progressive du virus. Ce sont là, on le conçoit, deux choses absolument différentes.

Que le vaccin, alors même qu'il est bien choisi, et méthodiquement inoculé, ne préserve pas dans tous les cas de la variole, c'est ce qu'on ne saurait contester et ce que ses admirateurs les plus enthousiastes ne peuvent nier. Peut-on, en toute bonne foi, exiger du virus vaccin ce qu'on n'exige pas du virus variolique se transmettant spontanément, ou passant par inoculation d'un individu contaminé à un individu sain, et qui ignore que des individus antérieurement variolés peuvent exceptionnellement voir fléchir l'immunité qui leur a été conférée par cette contamination et prendre une petite-vérole? Cela se voit, mais ces faits ne sont tapageurs et n'impressionnent l'esprit que parce qu'ils sont très rares. Jenner n'avait pas été si exigeant pour le vaccin ; il savait très bien que des sujets qui avaient pris la vaccine au contact des vaches pouvaient, dans des cas très rares, la prendre une seconde fois et que la garantie qu'ils avaient contre la variole était très réelle mais non pas absolue. La quinine guérit les fièvres intermittentes, mais les guérit-elle toujours? et cependant, irons-nous contester sa puissance curative parce qu'elle se trouve quelquefois en défaut? Ce ne serait ni juste ni rationnel. Nous sommes ici sur le terrain de faits contingents et non pas de faits mathématiques. Qu'on déduise d'ailleurs du bilan des défaillances de la vaccine ce qui

revient légitimement à l'incurie ou à la négligence des vaccinateurs et il ne reste certainement pas grand'chose des
incriminations dont on fait porter complaisamment le poids
à la découverte de Jenner.

Mais le pouvoir préservateur de la vaccine étant indéniable,
on s'est tourné d'un autre côté : on ne nie pas ses vertus
passées, mais on affirme que ce virus a vieilli, qu'il est en
pleine voie de dégénération et qu'il n'est plus possible de
faire fond sur lui, comme on le faisait à ses débuts. Ce
reproche est-il fondé, et ici encore n'accuse-t-on pas le
vaccin alors qu'il faudrait incriminer le peu de soin avec
lequel on le choisit?

Le docteur Anstie, qui a publié, il y a quelques années,
sur cette question de la dégénérescence de la lymphe vaccinale un travail très judicieux, fait remarquer que le vaccin
descendu des premières inoculations jennériennes et qui est
conservé et choisi avec un soin extrême à l'*Institution na-
tionale* échappe complètement à ce reproche. Et en voici la
preuve : 446 piqûres ont été faites récemment avec ce vaccin
et ont donné 443 boutons absolument types et offrant tous les
caractères que les vaccinateurs exercés considèrent comme
promettant une préservation absolue. Un autre argument en
faveur de la perennité des qualités du vaccin est tiré de l'immunité dont jouissent les infirmières du *Small-pox Hospital*
qui, inoculées méthodiquement avec ce vaccin, n'ont pas
fourni un cas de variole depuis trente ans, bien qu'elles
vivent constamment dans un foyer de contagion.

Une autre pierre de touche de la valeur persistante de la
vaccine est la façon différente dont se comportent, dans les
épidémies de variole, les vaccinés et les non vaccinés. Tous
les relevés indiquent chez les premiers une mortalité incontestablement moindre.

Un document récent dû au docteur Buchanan et déposé
sur le bureau de la Chambre des Communes, est de nature
à singulièrement embarrasser les membres de l'*Anti-vac-*

cination League et les partisans de l'insénescence du vaccin. C'est une statistique qui embrasse la période comprise entre le mois de mai 1880 et le mois de juin 1881. Vous savez que la variole, qui manifeste, en maints pays, des velléités de retour offensif a sévi à Londres, dans ces derniers temps, d'une manière permanente. On a constaté, en un an, 1332 décès de cette nature ; sur ce nombre, 325 sujets avaient été vaccinés ; 637 ne l'avaient pas été ; et les renseignements faisaient défaut pour 570. Il résulte de la proportion des varioleux vaccinés aux non vaccinés que sur 1 million de vaccinés on a enregistré 90 décès par variole et qu'on en a compté 3350 sur un même groupe d'habitants non vaccinés ; en d'autres termes, la variole a tué 37 individus qui n'avaient pas été vaccinés contre 1 qui avait été soumis à cette pratique préservatrice. Mais un autre enseignement, et d'une aussi grande importance, découle de ces relevés : c'est la nécessité des revaccinations. En effet, 1 million de vaccinés au-dessous de cinq ans ayant fourni 40 décès, on en a constaté 59 pour le même nombre d'individus au-dessus de cet âge. Qu'en conclure, si ce n'est que plus on est rapproché de l'époque où l'on a été vacciné, mieux on est préservé et qu'il faut par conséquent revenir, au bout d'un certain temps, à cette pratique si l'on veut en conserver le bénéfice.

Ce sont là des faits fondamentaux et qui s'imposent aux esprits que le parti pris n'aveugle pas. Attendons une statistique bien faite du tribut payé à la variole par les membres de la Ligue contre la vaccine, leurs enfants et leurs adhérents, et je doute que leur conviction résiste à cette épreuve décisive. Ils feraient mieux, dans leur intérêt, de ne pas attendre et de se reconnaître abusés.

Mais ils n'y songent pas et voilà que les accusations qui ont accueilli les premiers essais de la vaccine sont rééditées de temps en temps et jettent dans les esprits une frayeur, sans fondement il est vrai, mais qui n'en fait pas moins son œuvre malsaine en éloignant de cette pratique salutaire.

La levée de boucliers la plus ardente qui ait été faite contre la vaccine date de trente ans environ. Elle eut pour point de départ un travail d'un mathématicien, du capitaine Carnot, qui partit en guerre contre la vaccine à la tête d'un bataillon de chiffres et prétendit démontrer que l'humanité n'avait rien gagné à l'acquisition de la vaccine ; que si la variole a reculé, la fièvre typhoïde l'a remplacée ; que la phthisie a accru ses ravages ; que la mortalité s'est déplacée de l'enfance sur la virilité et qu'il y a lieu d'abandonner la vaccination et de revenir à l'inoculation variolique. Un mémoire adressé à l'Académie de médecine en 1853 par Ancelon (de Dieuze), sur la transformation que le vaccin avait fait subir aux fièvres essentielles, porta devant ce corps savant ces inculpations qui avaient déjà fait leur chemin dans le public, et Roche dut, dans son rapport judicieux, prendre un à un ces chefs d'accusation et en démontrer l'inanité. En ce qui concerne la fièvre typhoïde, il ne lui fut pas difficile de démontrer que les évolutions des doctrines pyrétologiques qui ont (abusivement, à mon sens) englobé toutes les fièvres essentielles dans le groupe des typhoïdes ont, par ce fait, prêté à celles-ci un accroissement de fréquence qui n'est qu'apparent ; on mourait de la fièvre typhoïde du temps de Stoll comme on en meurt aujourd'hui, mais sous un autre nom ; et d'ailleurs en supposant que cette fièvre fût plus commune maintenant, les conditions de la vie actuelle sont-elles semblables à celles de la vie des siècles précédents, et l'encombrement qui résulte de la désertion des campagnes au profit des villes n'est-il pas un des facteurs étiologiques les plus importants de la fièvre typhoïde, et n'intervient-il pas, de nos jours, avec une activité dont il n'est pas permis de ne pas tenir compte ?

Quant à admettre que le vaccin, s'il n'accroît pas la réceptivité de l'organisme pour la fièvre typhoïde, affaiblit au moins sa résistance et rend cette maladie plus grave, c'est encore là une affirmation toute gratuite ; les faits et les chiffres font défaut pour en prouver la justesse, et l'induction se fondant sur les théories étiologiques les plus vraisemblables qui admettent que le principe générateur de la fièvre typhoïde n'est pas élaboré par l'organisme malade, mais lui vient du dehors, n'est nullement en sa faveur. Pour que cette thèse fût admissible, il faudrait que la variole qui aurait préservé jadis de la fièvre typhoïde jouât encore par rapport à celle-ci le même office de préservation. Or il n'en est rien, et au moment même où se produisait cette assertion, Barth observait quatre sujets non vaccinés et portant des stigmates de petite vérole, qui avaient des fièvres typhoïdes nettement caractérisées, et l'un d'eux succombait à cette affection. La fièvre typhoïde existait avant qu'il fût question de vaccine, elle lui survivrait au cas où, pour le malheur de l'humanité, le vaccin viendrait à disparaître; il n'y a rien de commun entre ce virus et la cause qui produit cette maladie et il faudrait renoncer une fois pour toutes à une accusation aussi peu fondée et aussi invraisemblable.

Il faut en dire autant du reproche qui a été adressé au vaccin de propager la phthisie pulmonaire et de la rendre plus fréquente. « Il n'est que juste de reconnaître, ai-je dit ailleurs à ce propos, que l'accusation était bien choisie. La phthisie appauvrit l'humanité dans son élément jeune et productif, elle atteint l'adolescent au moment où l'on va recueillir le prix d'une éducation laborieuse; elle est, à juste titre, l'effroi des familles : on ne pouvait rien évoquer qui les impressionnât davantage, on ne pouvait non plus rien imaginer de plus hypothétique et de plus invraisemblable. Et ici on alléguait deux modes d'influence du vaccin : ou bien il affaiblissait l'économie et la plaçait dans des conditions favorables à l'éclosion d'un germe héréditaire de phthisie ; ou bien le vaccin pris sur un individu tuberculeux devenait le véhicule de ce germe. Des deux côtés, l'opinion est insoutenable. Il n'y a qu'un fait de vrai dans cette allégation aussi gratuite qu'imprudente : c'est l'accroissement réel du nombre des phthisiques à notre époque; mais quand on examine cette question sans parti-pris, on ne voit pas en quoi ce fait pourrait être imputé, même partiellement, à l'influence de la vaccine. N'y a-t-il pas dans les conditions fiévreuses, surexcitées, anormales de la vie actuelle, dans l'encombrement des villes, dans l'entraînement abusif du cerveau et des sens, dans les conditions où se font trop souvent les mariages, des raisons plus plausibles de la fréquence croissante de la phthisie, sans qu'on ait à faire intervenir la vaccine qui n'en peut mais ? » (1)

Si je ne parlais pas devant un auditoire de médecins, je me croirais obligé de disculper le vaccin du reproche qui lui a été adressé de transmettre la scrofule et l'herpétisme. C'est tout au plus si l'on peut considérer l'irritation cutanée produite par la vaccination comme une provocation banale susceptible de faire éclore chez des sujets en puissance de scrofulose ou d'herpétisme des manifestations locales de l'une ou l'autre de ces deux diathèses, mais on ne saurait, en vérité, aller au delà.

Quant aux chances d'érysipèle, de pyohémie, etc., elles sont tellement improbables que l'on ne doit en tenir nul compte en présence du bénéfice préservatif que le vaccin confère. Il faudrait, autrement, renoncer à toute action instrumentale parce que des risques de ce genre peuvent succéder à la plus insignifiante.

Reste la possibilité de voir l'inoculation vaccinale introduire par effraction le virus syphilitique. Ici, le danger n'a rien d'illusoire, mais il peut être écarté avec toute certitude quand on y met un soin suffisant et qu'on se conforme aux règles méthodiques que reconnaît une vaccination bien faite. Je ne vous dirai rien de plus en ce moment sur ce grave sujet, ayant l'intention d'y revenir dans la leçon qui sera consacrée à l'étude des voies par lesquelles la syphilis infantile peut se réaliser et dans laquelle cette question de

____

(1) *La Vaccine devant les familles.* Paris, 1870.

la syphilis vaccinale trouvera, par suite, sa place naturelle.

Si je vous signale, messieurs, l'inanité des accusations dirigées contre la vaccine, ce n'est pas que je croie sa justification nécessaire, mais elles ont pénétré profondément dans l'opinion du vulgaire et vous aurez souvent à lutter contre elles et à en démontrer la fausseté à des esprits incompétents, légers ou prévenus. Et le nombre en est malheureusement grand, sans parler de ces esprits nativement faux qui vont droit à l'erreur quand elle passe à leur portée, de ces cerveaux « de fausse équerre » comme les appelait le vieux poète Malherbe, et qui sont enclins naturellement au paradoxe.

Les travaux récents qu'ont suscités les belles recherches de Pasteur sur la nature des virus et sur leur culture pour en faire des agents inoffensifs de préservation, ont naturellement appelé l'attention sur le virus vaccin, le plus abondant et le plus facile à étudier de tous les virus.

Nous l'avons pris à la vache, mais était-il autochthone chez elle ou lui venait-il du dehors par voie de contagion? Jenner avait soupçonné que le vaccin n'était autre chose que la transformation, par l'organisme de la génisse, du virus d'une maladie des Solipèdes, le *grease*, ou *horse-pox*, appelé aussi vulgairement *eaux aux jambes* et dont le germe contagieux serait transporté mécaniquement par les mains des individus qui partagent leurs soins entre l'écurie et l'étable. Jenner avait admis du reste que l'homme pouvait contracter directement le horse-pox en soignant des chevaux malades, et que cette inoculation pouvait s'accompagner chez lui d'accidents assez graves. Cette assertion du promoteur de la vaccine a été infirmée depuis par l'expérimentation, et Pingaud a démontré que le horse-pox pouvait, inoculé à des individus vierges de toute insertion vaccinale antérieure, fournir une pustulation aussi efficace qu'inoffensive, mais à la condition de n'employer que le virus des pustules de la bouche, celui du pâturon étant mélangé d'autres produits qui lui communiquent des propriétés septiques. Dans ces conditions, le horse-pox produit chez l'homme des pustules régulières 64 fois sur 100. Transporté par inoculation sur la génisse, le horse-pox réussit moins souvent : 48 fois sur 100 ; d'où la conclusion que l'organisme humain lui fournit un terrain plus favorable. Des sujets inoculés avec le horse-pox ont servi à vacciner 64 personnes et 40 fois avec succès. Il y a donc là une source possible de vaccin ; malheureusement, les pustules vaccinogènes de la bouche font quelquefois défaut chez le cheval.

La parenté du horse-pox et du cow-pox est donc démontrée ; du reste ce dernier est parfaitement transmissible aux solipèdes, et il en est de même du cow-pox humanisé, c'est-à-dire du vaccin ordinaire. Chauveau a en effet inoculé avec succès celui-ci à un cheval, mais il a été conduit à reconnaître que le passage du cow-pox à travers l'organisme humain, même à la première génération, affaiblit singulièrement son aptitude à produire, par inoculation, le horse-pox chez le cheval. Si donc, comme l'ont pensé Auzias-Turenne et Leblanc, le horse-pox spontané et le cow-pox spontané ne sont pas absolument identiques, il faut bien admettre qu'il existe entre eux une étroite parenté.

La vache et le cheval (sans qu'on puisse dire s'il y a élaboration indépendante chez eux d'un vaccin et, dans le cas contraire, lequel en est la source unique) sont les deux seuls animaux *vaccinogènes*, mais ce ne sont pas les seuls qui soient *vaccinables*. Dès 1802, Valentin avait inoculé avec succès la vaccine au chien (comme l'avait déjà fait Jenner), à la chèvre, à l'ânesse, au mouton, et avait développé chez ces animaux des pustules, moins belles et moins régulières sans doute que celles de la génisse, mais dont la lymphe lui parut avoir les mêmes propriétés. Chauveau a repris en 1865 ces essais, il a échoué sur le chien et n'a réussi que très incomplètement sur le mouton et le porc. Auzias-Turenne et Mathieu ont au contraire pleinement réussi sur la chèvre, comme l'avait fait Valentin qui a pu vacciner et préserver trente-six individus à l'aide de vaccin recueilli sur cet animal.

Quoi qu'il en soit, la génisse est le terrain de prédilection sur lequel germe et se reproduit le vaccin, et c'est là qu'il faut, toutes les fois qu'il apparaît spontanément, aller puiser ce précieux virus pour le transporter sur l'homme. Ce *cow-pox* est-il *spontané*, ainsi qu'on le dit habituellement, c'est-à-dire le résultat d'une élaboration de l'organisme de cet animal n'ayant subi du dehors aucune imprégnation virulente? On peut le supposer, mais cela n'est pas démontré. Les rapports qui peuvent exister entre le virus de la clavelée et le cow-pox sont bien moins démontrés que ceux qui lient le horse-pox au cow-pox.

Une conception ingénieuse, mais que les faits démentent, a voulu ne voir dans la clavelée, le horse-pox, la variole humaine, le cow-pox, qu'une même maladie virulente empruntant ses formes spéciales aux conditions du sol organique dans lequel elle germe. Depaul s'en est constitué principalement le défenseur à notre époque.

En ce qui concerne l'identité originelle du virus variolique et du virus vaccin, des arguments nombreux se pressent pour la faire repousser. Des faits, qui ne sont pas très rares, démontrent que le développement simultané de la variole et de la vaccine est possible, les deux éruptions conservant en grande partie leurs caractères spécifiques de pustulation. Legendre a publié jadis un excellent mémoire sur le développement spontané de la vaccine et de la variole sur le même individu. Chauveau inoculant en même temps trois génisses : sur l'un des côtés de la vulve avec du virus variolique, sur l'autre avec du vaccin, a obtenu ici des pustules de variole, là des pustules de vaccine. Si les deux virus avaient été de même nature, celui de la variole, retrouvant le sol qui est apte à le métamorphoser, s'y serait modifié et aurait produit des pustules de cow-pox. Ceely et Thiele inoculant la variole à des génisses et transportant la

lymphe des pustules varioliques à des enfants non vaccinés leur ont sans doute assuré le privilège d'être réfractaires à la variole, mais, comme Chauveau l'a très bien
dit, ces enfants n'avaient pas été inoculés avec du cow-
pox, mais bien avec du virus de la variole; en d'autres
termes, ils avaient été *variolisés et non vaccinés*, et le fait de
l'immunité dont ils ont joui n'a rien d'étonnant, l'*inoculation* ayant, mais à moins bon marché, une action préservatrice au moins égale à celle de la vaccination. En résumé,
la variole est une espèce exanthématique, la vaccine en est
une autre, et leur virus est spécifiquement distinct.

D'où que vienne le cow-pox, dit spontané, il n'en est pas
moins utile, quand il apparaît quelque part, de s'empresser
de le recueillir et de le faire servir à des vaccinations ; ses
apparitions sont assez rares, ou du moins il passe trop souvent inaperçu. Dubreuilh, de Bordeaux, informait récemment
l'Académie de médecine, qu'un praticien de la Gironde ayant
été consulté par un paysan au sujet d'une éruption pustu-
leuse qui lui était survenue à la main, à la face et au cou, éruption qui offrait l'aspect caractéristique de la vaccine, l'in-
terrogea et apprit de lui qu'une des vaches qu'il avait
l'habitude de traire présentait aux pis de très gros boutons.
En examinant l'animal, il constata que l'éruption était à son
déclin. Les croûtes qui remplaçaient les pustules furent
détachées avec soin ; on s'en servit pour inoculer une génisse
en diluant ces croûtes dans une petite quantité de glycérine ;
au bout de cinq jours des pustules se développèrent sur les
points inoculés. Une commission médicale formée à cet
effet constata ces résultats et, tout en établissant que l'inoculation n'avait produit que des boutons peu développés, elle
n'hésita pas à reconnaître qu'il s'agissait bien manifestement
d'un cas de cow-pox spontané; d'ailleurs, de nouvelles
génisses furent inoculées et le résultat de chacun de ces
essais fut le développement d'une éruption caractéristique.
Une génisse de trois mois fut inoculée avec ce vaccin par

33 piqûres et adressée à la commission de vaccine de l'Académie qui put constater le développement régulier des pustules. Une petite fille, inoculée avec le cow-pox fourni par cette génisse, a offert, aux points d'inoculation, de très belles pustules vaccinales, et quatre autres enfants ont été également inoculés avec ce vaccin. Il y a dix-huit ans, Depaul, informé qu'un cas de cow-pox avait été observé à Beaugency, se rendit dans cette localité, constata la réalité du fait, acheta une génisse inoculée et put, par ce moyen, régénérer le vaccin que l'Académie de médecine distribue partout avec une salutaire libéralité. Antérieurement, en 1836, une génisse de Passy avait fourni du cow-pox. C'est donc la troisième fois en cinquante-six ans, que l'on a pu, chez nous, vacciner avec du cow-pox spontané. Beaucoup de médecins croient à l'affaiblissement préservatif du vaccin, à la faveur de son éloignement progressif de sa source originelle sous l'influence d'une sorte de sénilité due à ce qu'il a traversé un grand nombre d'organismes humains ; il importe donc beaucoup, ne fût-ce que pour rassurer l'opinion, d'aller le retremper, aussi souvent qu'on le peut, dans le cow-pox spontané ; malheureusement celui-ci est rare. Il faut espérer que, la notion de son existence se répandant de plus en plus dans les populations agricoles, on ne laissera plus désormais se perdre sans profit qu'un petit nombre de ces occasions précieuses.

Si le *cow-pox spontané* offre des garanties qu'on peut, à la rigueur, considérer comme supérieures à celles du vaccin jennérien, en est-il de même du *cow-pox artificiel*, c'est-à-dire du vaccin humain transporté par inoculation sur le pis de la vache et servant à la pratique de la vaccination dite *animale?*

Vous avez eu certainement les échos du bruit qui, depuis 1867, s'est fait autour de cette question et qui n'est pas encore apaisé. On a attribué au vaccin de génisse toutes les vertus qu'on refusait au vaccin jennérien, et la prétention n'a pas été moindre que de renverser complètement celui-ci et

de lui substituer le vaccin animal. On l'a déclaré naturellement moins faillible et plus innocent.

La mémorable discussion qui a occupé, en 1867, de nombreuses séances de l'Académie de médecine, a mis aux prises
les partisans de la vaccination animale et de la vaccination
jennérienne, mais les passes de ce tournoi brillant n'ont
abouti à aucun résultat. Après les discours de J. Guérin, de
Depaul, de Blot, de Vernois, de Ricord, etc., la docte assemblée
est restée divisée sur la double question de l'efficacité et de
l'innocuité de la vaccination animale ; mais tout en réservant
son jugement définitif et en s'en remettant aux enseignements d'une expérience plus longue, le gros de l'Académie se
montrait fidèle au vaccin jennérien et n'admettait le secours
du vaccin de génisse que comme un renfort utile pour les
moments nécessiteux. L'épidémie de variole de 1870 trouva
les esprits dans cet état d'incertitude, et l'on sait l'ardeur avec
laquelle la population parisienne alla demander au vaccin
animal une préservation qu'elle ne croyait pas trouver, au
même degré, dans le vaccin humain. Ce fut un engouement
véritable, et la direction de la vaccine à l'Académie de médecine sembla le justifier en faisant aux deux vaccines une
part inégale et tout à l'avantage du vaccin de génisse. De
là une nouvelle levée de boucliers des défenseurs du vaccin
humain à la tête desquels se trouvait J. Guérin, et une nouvelle discussion sur la prééminence réciproque des deux virus.
Cette discussion mit à néant la supériorité que beaucoup attribuaient au vaccin de génisse au point de vue de la sûreté
d'action. Il se montra faillible dans un bon nombre de cas et
des plaintes furent formulées devant l'Académie et la Société
médicale des hôpitaux. Lanoix avait vu des vaccinations
échouer à Beaujon ; Constantin Paul avait constaté 12 insuccès sur 13 insertions vaccinales ; Laboulbène avait affirmé
que le vaccin de génisse était bien moins sûr que le vaccin
humain ; enfin des inoculations avec les deux vaccins, pratiquées à l'Académie même, avaient fourni ce résultat : que le

nombre des succès quand on employait du vaccin ordinaire était double de celui des succès obtenus avec le vaccin de génisse. Sans doute , et Dechambre l'a fait remarquer avec raison dans un excellent article critique, il ne faut pas partir de ces faits pour décréter d'inertie le vaccin animal, beaucoup d'insuccès ont tenu sans doute à ce qu'on a voulu extraire des pustules des génisses les dernières parcelles de virus et qu'on n'a très souvent inoculé que du sérum inactif ; mais encore est-il légitime, si, à la grande rigueur, on peut placer sur le même rang les deux vaccinations *méthodiquement pratiquées*, de ne pas attribuer au vaccin de génisse une supériorité qui ne ressort pas des faits invoqués jusqu'ici.

On a argué, en faveur du vaccin animal, de sa plus grande virulence accusée par une inflammation plus vive, une étendue plus grande de l'aréole inflammatoire ; mais la vivacité de la réaction locale est si loin de juger la valeur préservatrice d'une vaccination, que tous les vaccinateurs exercés font précisément du caractère modéré et bénin de cette réaction l'un des caractères des pustules vaccinales de bonne nature. Ce n'est pas la *pustule* mais la *préservation* qui juge, en dernier ressort, la valeur d'un vaccin, et jusqu'ici le vaccin animal n'a pas fait la preuve d'une préservation plus efficace contre la variole.

Le seul avantage que l'on puisse attribuer au vaccin de génisse qui, dans certaines villes, à Naples par exemple, est plus usité aujourd'hui que le vaccin humain, c'est son abondance ; mais encore tout n'est pas profit à ce point de vue, on sait en effet que les pustules de la génisse sont plus dures, contiennent, à volume égal, moins de fluide vaccin et que celui-ci est plus concret, moins liquide, ce qui est une condition défavorable pour la vaccination.

Les partisans du vaccin de génisse ont surtout invoqué en sa faveur les garanties absolues qu'il donnerait contre l'infection syphilitique. Ricord lui accorde volontiers cette supériorité, se fondant sur ce que la génisse est complètement réfractaire à l'inoculation de la syphilis. C'est sans doute une présomption d'innocuité pour les enfants inoculés de cette façon, mais ce n'est pas une garantie absolue. Rien ne dit en effet que des pustules développées sur le pis d'une vache par du vaccin syphilitique ne contiennent que du vaccin et que le virus syphilitique meure *in situ*. Il peut très bien être inapte à infecter cet herbivore et se trouver mêlé au vaccin qu'on recueille sur ses pustules pour les besoins de la vaccination humaine. Et d'ailleurs, est-on sûr que les pustules de la génisse, en les supposant constamment inaptes à donner la syphilis, ne soient pas susceptibles de donner autre chose? Les rapports morbides des animaux et de l'homme sont-ils donc si bien connus qu'on puisse se tenir, à ce propos, dans une sécurité absolue?

En résumé, le vaccin animal n'est pas à écarter; il constitue pour la vaccination une réserve auxiliaire à laquelle il serait injuste de dénier toute valeur et qu'il faut utiliser dans les cas nécessiteux, car, pour me servir du mot de Ricord, « *abondance de vaccin ne nuit pas* »; mais ce serait une faute de s'en tenir au seul vaccin de génisse en se basant sur l'hypothèse, plus que hasardée, d'une prétendue dégénérescence du vaccin jennérien. Qu'on choisisse bien, c'est-à-dire *médicalement*, le sujet vaccinifère; qu'on ne vaccine plus avec du vaccin anonyme, et toute crainte est écartée.

Si donc j'avais à classer, sous le rapport de leur valeur, les vaccins de différentes sources, je vous proposerais volontiers la hiérarchie décroissante qui suit : 1° le cow-pox spontané ; 2° le cow-pox inoculé à des génisses ; 3° le vaccin humain transmis de bras à bras ; 4° le vaccin animal, c'est-à-dire le vaccin transplanté de l'homme sur les génisses ; 5° le vaccin conservé, récent et de source sûre.

Les sévices cruels de la variole; les velléités de retour agressif de cette maladie depuis plusieurs années; l'efficacité prophylactique d'une vaccination bien faite et renouvelée en temps opportun; l'exemple de nations voisines telles que la

Suède, la Norwège, la Hongrie, l'Angleterre et l'Allemagne qui ont, depuis un certain nombre d'années, décrété la vaccination obligatoire, ont fait germer cette idée chez nous et, le 20 mars 1880, M. Liouville a déposé sur le bureau de la Chambre des députés un projet de loi tendant au même but. Les dispositions principales de cette loi sont : de rendre la vaccination obligatoire dans les six premiers mois de la vie, — d'imposer la nécessité de se faire revacciner à chaque période décennale séparant la dixième de la cinquantième année. Il est complété par une série de mesures réglant le mode de constatation de la vaccine et édictant des pénalités contre les parents, les tuteurs ou les individus majeurs qui auraient éludé l'obligation de la vaccination ou de la revaccination.

L'Académie de médecine, officiellement consultée par le Ministre de l'Instruction publique sur l'utilité et la convenance de rendre obligatoires la vaccination et la revaccination, a discuté cette question avec toute l'ampleur désirable à propos d'un rapport de M. Blot — qui concluait en faveur de l'obligation de la vaccination seule, la revaccination en demeurant affranchie. A l'argument qu'il fallait pourvoir par l'obligation à un grave intérêt public et que cette considération dominait toutes les autres, les adversaires de l'obligation, dont Depaul, Larrey, Hardy, etc., ont résumé avec talent l'opinion, ont objecté des raisons d'ordre supérieur basées sur le respect que commande la liberté s'exerçant ici sur quelque chose de très intime et devant être écoutée, même dans ses répugnances irraisonnables. — La question de l'innocuité de la vaccine est-elle donc assez solidement résolue dans l'esprit de tous pour que cette pratique puisse, sans une intolérable vexation, être imposée par une loi ? — Celle-ci d'ailleurs ne saurait, une fois le premier pas franchi, être limitée dans ses conséquences. — Pourquoi, lorsque l'inoculation de la scarlatine et de la rougeole, admise dès à présent, aura passé dans nos habitudes pratiques, n'imposerait-on pas cette obligation

comme celle de la vaccine? Et si la syphilisation, oubliée
aujourd'hui, venait à être restaurée, quelles raisons aurait-
on pour repousser une loi qui la rendrait obligatoire? — Dans
quelle voie tyrannique ne se voit-on pas conduit, en face de
l'éludation de l'obligation vaccinale, rendue certainement
fréquente par l'incurie, les préjugés vaccinophobes et aussi
par cette résistance inévitable qu'une obligation ne manquera
jamais de surexciter? — Cette loi n'aura pas de sanction pratique, ou elle ne trouvera son effet qu'au prix de mesures vexa-
toires et inquisitoriales qui la rendront odieuse.

L'expérience des pays où la vaccination obligatoire a été
établie plaide plutôt contre la *practicability* de cette mesure,
puisque, presque partout, la loi est, sinon tombée en désué-
tude, au moins appliquée avec une mollesse qui semble indiquer un mouvement de retraite, si bien que l'on peut dire
que son action est purement morale et nullement effective.

Tels sont les arguments, dont on ne saurait contester la
valeur, qui ont été successivement invoqués contre la vaccination obligatoire.

L'Académie de médecine, après une longue et brillante discussion, a finalement, comme vous le savez, adopté par 46 voix
contre 19 et 2 bulletins blancs, sur 67 votants, le principe de
l'obligation, et le rapporteur du projet de loi pourra, quand
celle-ci viendra en discussion devant la Chambre, s'appuyer
sur ce vote pour la faire prévaloir, si la commission parlementaire lui donne mission de parler en sa faveur. Ce
vote est un appoint dans la question, mais il ne l'a pas
résolue nettement et, dans l'Académie comme au dehors,
on demeure divisé sur l'opportunité d'édicter l'obligation
vaccinale.

Vers quelle solution vais-je donc incliner votre esprit dans
ce débat? Vers la légitimité de l'obligation sans doute et l'approbation du projet de loi qui la consacre? N'ai-je pas écrit
à ce propos : « Malgré mon respect absolu pour tout ce qui
touche à la liberté individuelle et malgré ma conviction pro-

fonde que le peuple est mieux protégé par l'instruction que par des règlements, je ne répugnerais nullement, pour mon compte, au principe de l'obligation et de la gratuité vaccinales, si on pouvait l'appliquer sérieusement chez nous. Ici, comme en une foule de points, la liberté de chacun est limitée naturellement et légitimement par le respect des intérêts d'autrui, et parce qu'il plaît à mon voisin du premier ou du second étage de méconnaître les avantages de la vaccine et d'ouvrir son esprit à des préventions absurdes, je ne vois pas qu'il soit bien légitime qu'il m'expose, moi ou les miens, aux chances d'une contagion dont il sera, dans sa personne ou dans celle de ses enfants, l'origine volontaire ou préméditée » (1). Me voilà, penserez-vous, bien et dûment lié par cette profession de foi écrite en 1870, et qui me place pour toujours dans les rangs des partisans de l'obligation vaccinale. Eh bien non ! Toute évolution de l'esprit qui n'a pas pour but la satisfaction de l'amour-propre ou un intérêt personnel est légitime et l'aveu n'en doit pas coûter. J'ai eu naguère à signer une capitulation de ce genre, après une dizaine d'années de lutte convaincue, et je ne reculerai pas davantage devant celle-ci. *Amica vaccina sed magis amica libertas.* On m'a dégoûté de l'obligation en la mettant partout ; et du moment qu'elle devient une doctrine générale et que, sous le couvert de l'intérêt public, elle se fait tracassière, inquisitoriale, vexatoire et prétend, comme aux temps trop vantés de Lycurgue, nous emmailloter de contraintes humiliantes et de servitudes qui ne sont plus de notre âge, je lui préfère la liberté et le respect de l'initiative personnelle, éclairée par un complément de lumière que j'appelle de tous mes vœux. Je demande, en un mot, qu'on *se fasse* vacciner, et non pas qu'on *soit* vacciné par édit. C'est assez que, là où des enfants ou des hommes sont placés sous le joug d'un même lien disciplinaire, on les astreigne à la vaccine. Que la

____

(1) *La vaccine devant les familles.* Paris, 1870.

preuve qu'on a été vacciné soit demandée à l'entrée des carrières publiques ; il y a une sorte de contrat tacite entre l'individu et l'État, et ce que l'obligation a de vexatoire s'atténue
par ce fait.

En résumé, et dussé-je encourir le reproche de versatilité
(celui d'entêtement obstiné dans une idée me toucherait davantage), j'estime, mieux informé, que l'obligation vaccinale
n'est pas une nécessité, mais qu'il faut au plus tôt organiser
le service de la vaccine sur de meilleures bases, de façon à ce
qu'il puisse répandre partout, en abondance, un vaccin sûr et
éprouvé, et qu'on doit vulgariser par des tracts, des conféren-
ces, etc., la notion des bienfaits de la vaccination et de son
innocuité absolue, quand elle est bien pratiquée. Que l'on
déclare, comme l'a fait l'Académie de médecine de Belgique,
la vaccination « moralement obligatoire », c'est un hommage
rendu à l'utilité de cette pratique, mais il ne nous semble
pas possible de faire plus. Au reste, il y a loin de la coupe aux
lèvres, et la loi Liouville n'est encore qu'un projet.

Remplacez-la, messieurs, par une propagande active en
faveur de la vaccine. Dites autour de vous : que ne pas faire
vacciner ses enfants est un des plus graves sévices que l'on
puisse exercer envers eux ; — que si la vaccination bien faite
n'est pas toujours infaillible elle met *toujours* à l'abri des dangers possibles, mais d'une rareté rassurante, qu'on lui a attribués ; — qu'il faut faire vacciner ses enfants le plus tôt possible ;
— qu'on peut vacciner avec des chances égales de succès
dans toutes les saisons ; — que les périodes de dentition ne
doivent pas empêcher de vacciner s'il y a urgence à le faire ; —
qu'il n'y a nul inconvénient et tout avantage à vacciner en
temps d'épidémie ; — que le vaccin bien choisi ne fait courir
aucune chance de transmission syphilitique ; — que le vaccin
vivant, inoculé de bras à bras, doit toujours être préféré au vaccin en tubes ou en plaques ; — que tout vaccin conservé qui
est anonyme, n'a pas été recueilli par un médecin ayant constaté directement l'état du sujet vaccinifère, doit être résolu-

ment écarté ; — que la vaccination est dans le cas de toutes les choses faciles, lesquelles sont malaisées à bien faire, et qu'elle réclame l'intervention du médecin : pour le choix du vaccin, la pratique régulière de l'inoculation et la constatation de ses suites. Ce sont là autant de faits certains, acquis à l'expérience, et dont la vulgarisation servira utilement les intérêts de la vaccine.

Insistez surtout sur la nécessité de vacciner les enfants de très bonne heure, de façon que la variole n'ait pas le temps de se glisser entre la naissance et la vaccination. L'utilité de retarder la vaccine est en effet un préjugé très enraciné et très fâcheux. Bousquet, dressant un tableau des décès par variole à Paris en 1830, 1840 et 1842, groupés par catégories d'âge, a constaté que 91 de ces décès sur 1621 se rapportent à des enfants de moins d'un an, ce qui représente 1 mort par variole dans la première année sur 18. En 1853, cette proportion a été évaluée à Paris à 1 sur 14, enfin le Dr Seaton a fixé, pour l'Angleterre, au quart de la mortalité d'ensemble par la variole les décès par cette maladie constatés chez les enfants de moins d'un an. On peut donc admettre, en prenant la moyenne de ces statistiques, que sur 12 décès par variole, il y en a 1 avant la première année. Ce résultat fâcheux a son explication dans le retard injustifiable que l'on met à vacciner les enfants. Le rapporteur de la commission de l'obligation vaccinale relevant 2453 vaccinations faites par la direction du service de vaccine à l'Académie, a trouvé que plus du quart des enfants vaccinés en 1877 avaient de 6 mois à 1 an ; un cinquième environ avaient de 1 à 2 ans ; 91 avaient plus de 5 ans. Bernard (de Grenoble), se livrant aux mêmes recherches, a trouvé sur 218 vaccinations : 27 enfants ayant plus de deux ans ; 15 enfants ayant plus de trois ans ; 11 enfants ayant plus de quatre ans ; 7 enfants ayant plus de cinq ans. Autant d'échappés de la variole qui n'avaient dû leur immunité qu'à un hasard heureux.

Tout moment est bon pour vacciner les enfants, et le

meilleur est celui qui est le plus rapproché de la naissance. Husson, qui a tant fait pour la propagation de la vaccine, a soumis ses deux enfants à cette pratique, l'un à douze heures, l'autre à quatorze heures de leur naissance, et n'ayant eu qu'à s'applaudir de cette pratique, il l'avait définitivement adoptée. Barthez a témoigné dans le même sens. La crainte d'une réaction inflammatoire trop vive, de la production d'un érysipèle paraît complètement théorique. Si toutefois l'on croit devoir attendre jusqu'à la fin du premier mois, il faut se tenir prêt à devancer cette limite quand le voisinage d'un foyer variolique expose l'enfant à des chances de contamination.

Je n'ai rien à vous dire ici des revaccinations dont la nécessité est aujourd'hui universellement admise ; elles intéressent moins l'enfant que l'adulte, quoique cependant la fixation de la première revaccination à l'âge de dix ans ne place pas complètement cette question en dehors de l'hygiène infantile. Le projet de loi Liouville admet l'obligation d'une revaccination décennale de 10 à 50 ans. L'Académie de médecine s'est arrêtée à mi-chemin, et approuvant l'obligation de la vaccination primitive, elle a reculé devant celle des revaccinations. Cette transaction n'est de nature à satisfaire personne. La nécessité des revaccinations étant, pour le plus grand nombre, aussi stricte que celle de la vaccination, il fallait aller jusqu'au bout dans la voie de l'obligation ou, ce qui eût mieux valu, n'y pas entrer.

VINGT-SEPTIÈME LEÇON.

Prophylaxie de la syphilis des nouveau-nés.

SOMMAIRE. — Importance de cette question. — Léthalité de la syphilis infantile. — Syphilis séminale. — Syphilis ovulaire. — Syphilis sémino-ovulaire. — Syphilis obstétricale. — Syphilis mammaire. — Syphilis vaccinale. — Syphilis accidentelle. — Modes d'action de la syphilis dans la production de la mort du fœtus. — Traitement préventif de la syphilis infantile pendant la grossesse. — Conduite à tenir quand le nouveau-né paraît entaché de syphilis. — Mode d'allaitement qui convient dans ce cas. — L'infection des nourrices. — La syphilis vaccinale. — Voies accidenteiles et anomales d'infection syphilitique.

Nous abordons aujourd'hui un sujet d'étude dont il n'est pas besoin de vous signaler l'importance. Le poison syphilitique est particulièrement redoutable pour l'enfant. Tandis qu'à notre époque, et sous la forme heureusement atténuée qu'il a revêtue, il ne détermine plus la mort chez l'adulte que dans des circonstances absolument exceptionnelles, il a conservé pour les jeunes enfants toute sa toxicité et il pèse plus lourdement qu'on ne se l'imagine sur la mortalité infantile. Un bon nombre de nouveau-nés succombent, sous son influence, dans les premiers mois de leur vie, et beaucoup d'avortements ne reconnaissent pas d'autre cause. Il semble bien établi, en effet, que la gravité de ses atteintes est en raison inverse de l'âge, et cette loi est constante, depuis la formation de l'œuf humain jusqu'à une période avancée de la vie. C'est vous dire l'importance de cette question d'hygiène infantile dans laquelle d'ailleurs l'intérêt scientifique se double d'un sentiment de commisération pour ces pauvres créatures qui deviennent les victimes inconscientes d'un empoisonnement qui, à un autre âge, est le fruit habituel de la débauche.

Nous distinguerons la syphilis infantile suivant sa source en : 1° syphilis séminale; 2° syphilis ovulaire; 3° syphilis obstétricale; 4° syphilis mammaire; 5° syphilis vaccinale; 6° syphilis accidentelle ou par voies anomales.

Définissons chacun de ces termes : la syphilis *séminale* est celle qui est transmise par un père en puissance de syphilis constitutionnelle, la mère étant saine; — la syphilis *ovulaire* reconnaît des termes étiologiques inverses : le père est sain, la mère est infectée (on peut admettre une syphilis complexe dans laquelle les deux facteurs sont syphilitiques et je vous proposerai de l'appeler syphilis *sémino-ovulaire*); — la syphilis *obstétricale* est celle qui est contractée au passage, dans le canal vulvo-vaginal; — la syphilis *mammaire* a sa cause dans un allaitement suspect; — la syphilis *vaccinale* est le résultat de l'inoculation d'un vaccin provenant d'un sujet syphilitique; — la syphilis *accidentelle* a pour cause le contact de la peau ou des muqueuses de l'enfant, en état d'érosion épidermique ou épithéliale, avec des organes infectés ou avec des objets sur lesquels le virus a été accidentellement déposé.

Cette classification, que je vous propose, contient, je le crois, toutes les formes, si diverses, que revêt l'introduction du virus syphilitique chez l'enfant.

L'hygiène n'étant, au fond, que de l'étiologie appliquée, nous devons étudier l'un après l'autre ces divers modes de syphilisation des enfants (je donne à ce mot le sens d'imprégnation syphilitique).

C'est un « monstre » sans doute, comme le disait Montaigne, que « cette goutte de semence » contienne à la fois toutes les aptitudes anatomiques, physiologiques, morbides, morales même que l'être procréateur transmet à l'être procréé; mais, quelque monde de choses qu'elle renferme, il y a place encore en elle pour le poison syphilitique et l'on peut affirmer que le plus grand nombre des syphilis infantiles sont d'origine séminale. Le sperme tire cette aptitude redoutable du sang d'où il provient et qui, chez un sujet syphilitique (c'est une opinion qui n'a pas été sérieusement infirmée), est manifestement contagieux. La transmission séminale le prouve suffisamment, et cette *inoculation* est aussi démonstrative que l'inoculation réelle du sang d'un sujet atteint de syphilis constitutionnelle à un sujet sain.

De même aussi l'ovule, qui vient du sang comme le sperme en vient, est-il un ovule syphilitique si la mère a une syphilis constitutionnelle, et l'enfant qui en procède sera, non pas certainement (car tout germe n'éclot pas), mais très probablement syphilitique. Les deux facteurs fournissant à la génération un apport virulent, l'infection du fœtus paraît inévitable.

Elle aboutit ou à sa mort pendant la vie intra-utérine ou à la réalisation de la syphilis quelques semaines après la naissance.

L'état syphilitique, soit de l'un des parents, soit à plus forte raison des deux, au moment de la conception, est une cause fréquente d'avortement, et l'on a cité des cas où un traitement spécifique du parent contaminé a interrompu une série d'avortements dont la cause est devenue, par cela même, évidente.

Comment agit la syphilis dans ce cas pour provoquer la mort du fœtus ? Ici le champ des interprétations est ouvert. Serait-ce que la syphilis affaiblissant l'économie des parents ne leur permet de transmettre au produit qui en procède que des conditions de vitalité amoindrie ? Mais c'est là une étiologie banale et l'on ne saurait y attacher grande importance quand on voit, dans des conditions de débilitation d'autre nature, et bien plus apparentes, la grossesse continuer sans encombre. S'agit-il d'une maladie syphilitique du placenta, changeant la nature des relations vasculaires de la mère et de son fruit, ainsi que quelques faits ont porté à le penser? Mais si c'était là le mode d'agir du germe syphilitique, les lésions du placenta seraient la règle générale dans les avortements de cette nature et comme leur signature anatomo-pathologique, et ce fait serait établi. La mort du fœtus est-elle le résultat d'une syphilis viscérale se localisant dans le foie, le thymus ou les poumons? Cette explication est passible de la même objection et elle n'embrasse pas la généralité des cas. S'agit-il d'une intoxication générale du fœtus par le poison antisyphilitique agissant spécifiquement comme agissent le mercure, le plomb et l'alcool pour produire des avortements? De ces diverses explications, vous ne devez, à mon avis, écarter que la première, et admettre que les autres peuvent jouer un rôle inégal, mais réel, isolé ou concomitant, dans la production de la mortalité fœtale par syphilis.

Quant à la question de déterminer la part qui revient aux deux conjoints dans la production de la syphilis infantile, la contamination étant supposée au même degré d'intensité chez les deux, elle est à peu près insoluble. Toutefois on peut, à priori, supposer que la syphilis maternelle est plus particulièrement à redouter pour le fœtus ; il ne procède pas en effet seulement, dans ce cas, d'un ovule contaminé, il se nourrit pendant toute la vie intra-utérine d'un sang syphilitique et ce commerce virulent prolongé accroît, cela est vraisemblable, ses chances d'infection. Et cet échange d'influences pernicieuses pourrait bien être réciproque puisqu'il est assez généralement admis aujourd'hui qu'une mère, saine au moment de la conception, peut être contaminée par son fruit syphilisé par voie séminale, et cela à la faveur de sa solidarité circulatoire avec lui. Au reste, n'oubliez pas, messieurs, la complexité de ces questions d'influences héréditaires dans lesquelles on voit, tantôt le père, tantôt la mère, imprimer d'une manière prédominante sur toute une série d'enfants le cachet de leur originalité et de leur personnalité formatrices, accusé par la ressemblance de la structure, de la physionomie, de la constitution, de la voix, des aptitudes morbides, morales, etc. La pensée conçoit que cette prédominance peut être aggravatrice, ou correctrice de la tare syphilitique, suivant qu'elle se trouve du même côté ou qu'elle existe chez celui des parents qui est sain. L'imagination peut se donner carrière pour se représenter toutes ces combinaisons possibles de l'hérédité. Laissons-la faire et revenons au plus tôt sur le terrain concret des faits.

L'existence d'une syphilis constitutionnelle étant constatée chez une femme enceinte, quelle est la ligne de conduite que vous aurez à suivre pour mettre, autant que possible, son fruit à l'abri des chances d'avortement et de syphilis congénitale, si la grossesse arrive à son terme ? Elle me paraît nettement tracée. La question se réduit en effet à ceci : la syphilis est-elle plus ou moins abortive que le mercure ? La réponse ne saurait être difficile. Sans doute la mercurialisation *toxique* peut provoquer la mort du fœtus, mais la mercurialisation *médicamenteuse*, sagement et méthodiquement conduite, ne peut rien produire de semblable. Ce qui est autrement abortif, c'est le poison syphilitique, et de deux maux il faut choisir le moindre. Bertin a noté expressément que les femmes syphilitiques avortaient plus souvent quand on abandonnait leur affection à elle-même que quand on leur donnait du mercure, et un bon nombre d'accoucheurs ont fait la même observation. Si des femmes syphilitiques ont avorté pendant qu'elles prenaient du mercure, il faut, dans ce résultat, incriminer le défaut d'infaillibilité de ce médicament et non pas le rendre responsable du résultat.

Etant admise l'utilité d'un traitement, curatif pour la mère et prophylactique pour l'enfant, à quelle époque de la grossesse convient-il de l'instituer ? Ici deux méthodes sont en présence : l'une, qui consiste à donner le mercure aussitôt que la grossesse est reconnue chez une femme syphilitique ; l'autre qui ajourne ce traitement au cinquième mois. Cette dernière pratique s'appuie d'une part : sur ce que le fœtus est d'autant plus impressionnable au mercure, qu'il est plus jeune, et sur cet autre fait que les avortements syphilitiques se font, en général, à cette époque de la grossesse. A quoi l'on peut objecter que si l'avortement se fait aussi tard, c'est qu'il a fallu ce temps au virus syphilitique pour évoluer; en s'y prenant plus tôt on eût peut-être arrêté, dès ses débuts, la syphilis fœtale. Une autre raison qui a été alléguée pour justifier l'intervention tardive, c'est que les premiers mois de la grossesse sont signalés d'habitude par des perturbations digestives qui sont une mauvaise condition de tolérance pour le mercure. Cette crainte n'est-elle pas théorique ? D'ailleurs les moyens de *dulcifier* le mercure, comme disaient les anciens, c'est-à-dire de faciliter sa tolérance sans nuire à ses effets curatifs, ne sont-ils pas à la disposition du praticien ? Tout au plus, peut-on admettre que, dans les grossesses dont les débuts sont très orageux, l'expectation temporaire est indiquée ; mais quand tout se passe physiologiquement, il est plus prudent d'intervenir de bonne heure.

D'ailleurs, si l'estomac se révolte, on a la ressource des frictions mercurielles, cette pratique que Massa a recommandée, il y a plus de trois cents ans, dans ce cas et dont Devilliers et Gibert se sont déclarés les partisans, et l'on peut d'ailleurs recourir aux injections de sublimé.

Si le traitement antisyphilitique a été commencé tard, et si au moment de l'accouchement les accidents syphilitiques ne se sont pas dissipés, il convient, suivant le conseil de Gibert, d'interrompre l'emploi du mercure pendant une dizaine de jours et de le reprendre ensuite. Si la femme nourrit, cette reprise du mercure est encore plus indiquée, puisqu'elle constitue une garantie de plus pour l'enfant, qui peut, au bout de quelques semaines, manifester un état syphilitique.

La mère ayant été soumise pendant sa grossesse à un traitement spécifique, convient-il, quand l'enfant est né et en cas d'absence de tout accident vénérien chez lui, de le soumettre préventivement à un traitement mercuriel?

Cazeaux a porté en 1855 cette délicate question devant la Société de médecine, à la suite d'une consultation dans laquelle Cullerier et Clerq avaient jugé qu'il était prudent de s'abstenir pour deux raisons : d'abord, parce que l'aptitude du mercure à prévenir l'éclosion de la syphilis chez un enfant né dans ces conditions n'avait pas force de chose démontrée ; en second lieu, parce que ce traitement pourrait influer défavorablement sur la santé de l'enfant. La Société de médecine de Paris, consultée à ce propos, s'est rangée complètement à ce dernier avis. Il faut du moins, dans ces cas suspects, observer une *expectation armée*, et quelque prospère que soit le nourrisson à sa naissance, l'observer attentivement pendant les quatre ou cinq premières semaines, et se tenir prêt à agir si un coryza tenace ou une teinte douteuse de la peau font craindre que la syphilis n'évolue chez lui ; mais, je me hâte de vous le dire, quand ces signes apparaissent, la syphilis est déjà évidente et les hésitations sur l'opportunité du traitement ne sont plus permises.

Le fœtus peut-il être contaminé par la syphilis maternelle quand celle-ci est contractée pendant la gestation? On ne saurait véritablement en douter ; mais il ne peut s'agir ici que d'une syphilis constitutionnelle de la mère et non pas de simples accidents primitifs qui n'ont, pendant un certain temps, aucun retentissement sur sa santé et restent, durant cette période, indifférents pour le fœtus. Mais comme ils peuvent développer, d'un moment à l'autre, leurs effets infectants et se faire sentir au fœtus, j'estime qu'un traitement préventif est encore nettement indiqué dans ce cas qui rentre, au point de vue pratique, dans le précédent.

L'enfant qui n'a été infecté ni par le sperme, ni par l'ovule, ni par le sang de sa mère devenue syphilitique au cours de la gestation, peut-il le devenir pendant l'accouchement, en traversant le canal vulvo-vaginal ; en d'autres termes, la syphilis que je vous ai proposé d'appeler *obstétricale* est-elle possible? Jadis on croyait que c'était le seul mode de contamination syphilitique pour le nouveau-né ; actuellement on est revenu de cette opinion et on considère la syphilis contractée au passage comme un fait très exceptionnel, si tant est qu'il ait jamais été observé. Les liquides qui abreuvent le canal vaginal, le smegma caséeux dont le corps de l'enfant est recouvert, sont sans doute des conditions très défavorables pour que l'enfant soit inoculé au passage ; toutefois, comme des érosions de la peau sont souvent le résultat des manœuvres obstétricales, en particulier de l'application du forceps, il ne faudrait pas nier absolument ce mode de contamination. Quant à la nature gonorrhéique de certaines ophthalmies purulentes du nouveau-né, je vous ai déjà dit ce que j'en pensais et je vous renvoie aux souvenirs de la leçon que j'ai consacrée à l'étude de l'hygiène de la vue dans l'enfance.

La *syphilis mammaire,* c'est-à-dire celle qui est contractée par le fait de l'allaitement, nous arrêtera plus longtemps. Un enfant né sain et confié à une nourrice syphilitique peut prendre la syphilis par voie d'allaitement. Des faits nombreux l'attestent. Cette contamination ne peut se produire que de deux façons : ou bien les lèvres de l'enfant trouvent le virus sur le mamelon et il pénètre dans leur organisme à l'aide d'une érosion, souvent inaperçue, de la muqueuse des lèvres ou de la bouche ; ou bien le sein ne présente aucune lésion, l'enfant est infecté par le lait lui-même. Ce dernier mode de contamination, très généralement accepté jadis, est nié aujourd'hui par l'immense majorité des cliniciens qui considèrent le lait d'une syphilitique comme pouvant présenter des conditions défectueuses de composition, mais comme n'étendant pas ses sévices au-delà. Dans la pensée commune, là où l'infection s'est produite, en l'absence de tout accident local mammaire, celui-ci existait et n'a pas été recherché avec assez de soin. Je crois fermement, pour mon compte, qu'un enfant, dont la muqueuse buccale est intacte, qui tette une nourrice atteinte de syphilis constitutionnelle, ne deviendra pas syphilitique, mais je ne serais pas aussi affirmatif dans le cas d'une érosion épithéliale de la muqueuse. Le sperme et l'ovule, produits du sang syphilitique, sont bien syphilitiques, pourquoi le lait (comme peut-être d'autres humeurs) procédant également du sang ne charrierait-il pas ce virus qui, s'il peut pénétrer par effraction, sa seule porte d'entrée, réalisera ses effets de contamination habituelle? Il n'y a là rien que de vraisemblable, et j'estime qu'une nourrice syphilitique, eût-elle les mamelons absolument intacts, est une nourrice suspecte au premier chef et qu'il faut éviter. D'ailleurs cette intégrité du mamelon est une garantie fragile et précaire qui peut exister aujourd'hui et faire défaut demain, trompant une confiance véritablement exagérée. Sans doute Cullerier a cité des exemples de nourrices bien et dûment syphilitiques, avec roséole, céphalée, alopécie, ulcération des amygdales, mais dont les mamelons étaient sains, qui ont gardé leurs nourrissons intacts. Mais que prouvent cinq faits négatifs, et qui appellent bruyamment l'attention par leur caractère exceptionnel et comme paradoxal, contre de nombreux faits positifs, et comment s'exposer à courir de pareilles aventures? N'eût-on pas la possibilité de changer de nourrice et fallût-il recourir à l'allaitement artificiel par le biberon, il n'y aurait pas à hésiter, il faudrait épargner au nouveau-né des chances pareilles, quelque improbables qu'elles paraissent.

La solution de cette question est la même quand la nourrice entachée de syphilis est la mère. Le changement de sein est obligatoire, et s'il n'est pas possible, l'allaitement artificiel est la seule ressource licite, d'autant plus que, sauf le cas où la syphilis maternelle est survenue *post partum*, l'enfant peut devenir syphilitique et infecter la nourrice mercenaire qui s'en sera chargée.

Le Dr Drow a indiqué comme assez fréquent le mode

suivant d'infection syphilitique du nouveau-né par sa nourrice. Primitivement saine, elle allaite un nourrisson syphilitique; celui-ci lui est enlevé ou meurt; sa santé ne laisse encore à ce moment rien à désirer; elle prend un autre nourrisson sain, au bout d'un certain temps un chancre, héritage du premier, se développe sur le mamelon et le second enfant est infecté. Dans douze cas, le chancre mammaire s'est manifesté chez des nourrices qui, si d'autres enfants leur avaient été confiés, les auraient certainement infectés; dans cinq cas, l'infection avait été réalisée.

Une question connexe, ou plutôt inverse de celle-ci, a déjà été portée plusieurs fois devant les tribunaux : c'est la contamination d'une nourrice saine par un enfant infecté. Elle a été diversement jugée au point de vue de la responsabilité de conscience du médecin appelé à conseiller les familles dans ces cas. Elle me paraît cependant susceptible d'une solution bien simple et bien naturelle. Toutes santés et toutes vies se valent, et je n'admets pas que les familles puissent spéculer sur l'avidité d'une nourrice, avertie d'ailleurs des risques qu'elle va courir, et les affrontant volontairement. Où est la limite de sa notion précise des dangers auxquels elle s'expose? Un médecin doit à sa conscience et à sa dignité professionnelle de ne pas sanctionner un marché pareil, qui est réellement immoral, et de se retirer, si ses observations ne sont pas écoutées. La substitution du biberon au sein s'impose en pareil cas. Je n'insiste pas davantage sur ce point que j'ai eu l'occasion de traiter devant vous quand je me suis occupé des difficultés et des complications de l'allaitement.

Vient enfin la grave question de la syphilis vaccinale. Quand la vaccine fut accusée de ce méfait, il n'y eut qu'une voix pour la défendre, et Cullerier, en 1855, s'empressa d'affirmer qu'il avait vacciné des enfants et des adultes sains avec du vaccin pris sur des enfants syphilitiques et qu'il n'avait jamais eu à le regretter; tout s'était passé normale-

ment et le vaccin avait évolué avec sa régularité et sa béni-
gnité habituelles. Ricord n'innocenta pas moins formellement le vaccin de ce reproche. Dès 1824 cependant, on
avait vu 40 enfants, sur 46, être infectés par du vaccin
syphilitique, transmettre leur maladie à un certain nombre
de nourrices; 19 de ces enfants avaient succombé. Le fait
observé à Crémone, en 1841, de 64 enfants infectés par le
vaccin, n'était pas moins démonstratif. Des accidents de
même nature avaient été constatés en Angleterre. En 1861,
J. Lecoq avait observé dans mon service de l'hôpital de
Cherbourg deux cas de syphilis vaccinale ; Pacchiotti, Trousseau, Chassaignac avaient constaté des faits analogues. La
mémorable épidémie de Sainte-Anne observée en 1866 par les
docteurs de Closmadeuc, Mauricet fils, Thomeuf, Bodelio, etc.,
malgré les discussions passionnées qu'elle a soulevées,
reste, au témoignage de ces honorables praticiens et des
délégués de l'Académie, MM. Depaul et Roger, une preuve
irréfragable de la possibilité de l'infection syphilitique par le
vaccin et complète enfin cet ensemble de faits dont la force
démonstrative est indéniable.

Le dossier de la syphilis vaccinale était donc préparé quand
cette question vint devant l'Académie de médecine et la
Société de chirurgie. Les défenseurs imprudents de la vaccine
servirent médiocrement ses intérêts, et deux conclusions
ressortirent de ces débats pour tout esprit impartial : à savoir
que, dans des cas heureusement rares, la syphilis peut entrer par la vaccination ; et que nous disposons de moyens
très suffisants pour nous mettre à l'abri de ce danger et
maintenir à la vaccine son caractère inoffensif. Si Depaul a
pu déclarer devant l'Académie de médecine que les vaccinations faites par la Commission de vaccine n'ont jamais été
suivies de syphilis, il faut en conclure, non pas que la
syphilis vaccinale est un mythe, mais que des vaccinations
bien faites sont, à ce point de vue, dénuées de tout danger.
Il n'est donc que de prudence de ne pas vacciner, autant

que possible, avec du vaccin anonyme, sur plaques, recueilli dans des conditions que l'on ignore; d'examiner avec
un soin minutieux le sujet vaccinifère, et de ne demander de
vaccin qu'aux enfants de trois mois au moins, c'est-à-dire ayant
dépassé la durée de la période qui sépare la naissance du
développement des signes de la syphilis congénitale. Ce n'est
pas cependant qu'on soit à l'abri de tout danger en exigeant
que le sujet vaccinifère ait cet âge, puisque Diday, observant
sur 158 enfants l'éclosion de la syphilis congénitale, l'a vue
apparaître avant le troisième mois chez 146 et après le troisième mois chez 12; mais ce minimum de trois mois n'en
donne pas moins des garanties très réelles, si elles sont relatives.
Viennois croyait que le sang inoculé peut seul transmettre la
syphilis et que la lymphe vaccinale, pure de tout mélange et
puisée sur un sujet syphilitique, n'est que du vaccin et ne
peut donner que la vaccine. Il n'y a pas à s'y fier : d'abord
parce qu'il est presque impossible qu'un peu de sang ne se
mêle pas au vaccin quand on le recueille, et que d'ailleurs
quelques globules peuvent y exister sans changer sa couleur;
mais surtout parce que cette innocuité du vaccin pur prise
chez un sujet syphilitique est loin d'être démontrée.

Quant aux garanties qu'offre la substitution du vaccin
animal au vaccin humain pour prévenir les chances d'infection syphilitique, c'est une question dont nous nous sommes déjà occupés quand nous avons étudié les moyens de
préservation de la variole et que je réserve intentionnellement.

En résumant cette grave question de pratique, nous voyons
que la transmission de la syphilis par le vaccin n'incrimine
en rien la vaccination régulière, mais seulement la vaccination mal faite; qu'il est très dangereux de se servir d'un
vaccin d'origine inconnue, et qui n'a pas été recueilli par un
médecin attentif (la syphilis vaccinale de Sainte-Anne, en
1866, a été développée par du vaccin provenant de la Préfec-
ture du Morbihan et employé par une sage-femme); que

c'est une raison à ajouter à la nécessité de dominer la variole dont les retours agressifs commencent à devenir inquiétants, pour créer des institutions de vaccine, solidement organisées, dotées largement, qui assurent la diffusion et l'intégrité du vaccin. Au moment où la vaccine tend à devenir obligatoire, c'est bien le moins que l'État prenne des mesures et s'impose des sacrifices pour procurer au public du vaccin irréprochable et le mettre à l'abri des chances de contamination syphilitique.

En attendant que le service de la vaccine soit institué comme il devait l'être et comme il mérite de l'être, la prophylaxie de la syphilis vaccinale se réduit aux deux termes de cette proposition formulée par Auzias-Turenne : « Il suffit de connaître la syphilis pour l'éviter et la vaccine pour choisir un bon vaccin. » Un médecin peut seul remplir les conditions de ce programme et les sages-femmes devraient être dépossédées du droit de vacciner. La pensée que l'on a eu de favoriser la diffusion de la vaccine en se servant de ces auxiliaires était sans doute bonne en elle-même, mais c'était un expédient d'économie. Qu'on rémunère convenablement les vaccinateurs publics, au lieu des honoraires dérisoires qui leur sont attribués et qui souvent ne couvrent pas leurs frais de déplacement, et la vaccination pourra se passer des sages-femmes.

Le fluide vaccin est habituellement seul incriminé quand on invoque les faits de syphilis vaccinale; mais il faut songer à la complicité possible de la lancette qui peut avoir servi auparavant à des usages suspects. Une règle de prudence dont il ne faudrait jamais s'écarter, c'est de laver soigneusement la lancette avant la première insertion et entre les vaccinations successives. Je regrette beaucoup que l'on ait cru devoir abandonner la lancette à fer de lance et à rigole médiane qui servait jadis pour vacciner. Je vous engage à ne pas en employer d'autres, vous éviterez ainsi une confusion dont les conséquences peuvent être lamentables.

Vient enfin une dernière porte ouverte à l'infection syphilitique des enfants, c'est la mise au contact de leurs tissus, *favorablement disposés pour l'absorber*, d'un virus syphilitique déposé par une surface sécrétante ou imprégnant divers objets. Des faits nombreux ont démontré la transmission possible de la syphilis par le contact de la bouche d'une personne infectée avec les lèvres d'une personne saine. Cette infection par le baiser est plus commune qu'on ne se le figure chez les enfants qui vont, ainsi que l'a dit gracieusement un poète, offrant de toutes parts « leur jeune âme à la vie et leur bouche aux baisers ». La banalité de ces caresses a quelque chose de menaçant, et d'autant plus que beaucoup de nourrices et de femmes du peuple ont l'habitude d'embrasser les enfants sur la bouche, à la romaine; la vigilante sollicitude des mères ne saurait être trop éveillée sur ce péril, pour l'écarter. On a cité des exemples d'enfants contaminés par un contact fortuit, par cohabitation, avec des parties du corps de domestiques infectées; de transmission de la syphilis par l'emploi d'une éponge ayant déjà servi à la toilette d'enfants vénériens porteurs de pustules plates à la marge de l'anus; d'infection par l'usage de cuillers, de biberons contaminés. C'est dire toute la surveillance qu'il faut opposer à ces causes possibles d'infection.

Nous arrêterons là, messieurs, ces leçons qui ne vous ont sans doute pas tout appris sur le sujet d'hygiène auquel elles ont été consacrées, mais qui vous auront peut-être inspiré, avec le goût de cette étude, le sentiment de son importance décisive pour la famille et pour la race. Vos propres méditations, vos lectures et votre expérience personnelle feront le reste.

TABLE DES LEÇONS

PREMIÈRE LEÇON

PHYSIOLOGIE ET SPÉCIALISATION SEXUELLE DE L'ENFANCE

Importance de l'hygiène infantile. — La puissance de son action. —
Le tempérament des enfants. — Ressemblance de l'enfant et de
la femme. — Le poids du cœur, l'activité circulatoire et la composition du sang dans l'enfance. — La respiration et la température
organique. — Énergie des actes nutritifs. — Inaptitude à supporter
l'abstinence. — Développement du cerveau et de la moelle. —
Degrés et formes de la proclivité morbide. — Morbidité et mortalité infantiles. — Fréquence des maladies des divers appareils :
maladies de l'appareil digestif, du système nerveux, de la peau,
des organes respiratoires, maladies miasmatiques. — Existence, dès
l'enfance, d'un type physiologique, hygide et morbide propre à chaque sexe. — Poids, force musculaire, modalité respiratoire, mortalité comparative chez les garçons et chez les filles. — Fréquence
proportionnelle, dans les deux sexes, de la chorée, du rachitisme,
de l'hydrocéphalie, de la scrofule, de la coqueluche, du croup, des
convulsions..   1

DEUXIÈME LEÇON

LE BUDGET DE LA VIE INFANTILE

Le budget de la vie infantile. — La clientèle de l'hygiène du jeune
âge. — Son importance numérique. — Proportion des enfants
dans les diverses populations de l'Europe. — Natalité absolue et
natalité proportionnelle. — Mouvement de la natalité. — Proportion des deux sexes dans la naissance. — Prédominance masculine
absolue. — Conditions qui modifient cette prédominance. — Répar-

tition de la population infantile entre le milieu rural et le milieu urbain. — Comparaison de ces deux milieux dans leurs rapports avec la vie infantile. — Répartition des enfants de notre pays dans les diverses catégories sociales. — L'affaiblissement actuel de la natalité en France et conséquences de ce fait. — La mortalité infantile aux diverses périodes d'âge. — Possibilité de réduire considérablement le tribut excessif que l'enfance paye à la mort. — Les espérances permises à l'hygiène infantile.................. 26

TROISIÈME LEÇON

FRAGILITÉ ET CONSERVATION DU NOUVEAU-NÉ

Passage critique de la vie fœtale à la vie indépendante. — Mortalité des nouveau-nés dans le premier et le second jour de la vie. — Mortalité néo-infantile du premier mois. — Causes de l'extrême fragilité du nouveau-né. — Complexité de la révolution physiologique qui s'accomplit en lui. — Son impressionnabilité au froid. — Mortalité des enfants naissants, dans ses rapports avec le climat et avec la saison. — Mécanisme de l'action délétère du froid. — Maladies du froid : bronchites, sclérème, trismus *neo-natorum*. — Son rôle dans la production de l'ictère des nouveau-nés. — Procédés d'incubation infantile. — L'obligation de présenter le nouveau-né à l'état civil et les conditions du baptême. — L'inanition comme cause de mortalité infantile. — Le traumatisme ombilical et ses conséquences. — Privation prématurée des soins maternels chez les enfants des ouvrières. — Moyens de restreindre l'absentéisme maternel.. 49

QUATRIÈME LEÇON

L'ILLÉGITIMITÉ ET L'ABANDON

Entrave apportée à l'essor numérique des populations par l'illégitimité. — Elle est un mal physique autant qu'un mal moral. — Proportion des enfants naturels dans les divers pays de l'Europe. — Relation des enfants naturels aux enfants légitimes en France. — Influence du milieu rural et du milieu urbain. — Rapport de l'intensité de la natalité illégitime avec la natalité infantile et la vigueur de la race. — Causes de déchéance physique pour les enfants de cette catégorie. — Charges qu'ils imposent à la société et dangers dont ils la menacent. — La recherche de la paternité hors le mariage. — Relation étroite entre l'intensité du célibat et celle de l'illégitimité. — La question des tours. — Conditions misérables de l'allaitement dans les crèches des hospices. — Les sévices

de l'industrie nourricière. — Insuffisance de la protection accordée
aujourd'hui aux nouveau-nés. — Urgence de pourvoir à cet intérêt.   73

CINQUIÈME LEÇON

LA NOURRITURE DU PREMIER AGE

Importance de ce sujet d'hygiène.— Ses divisions. — La cause de
l'allaitement maternel devant les médecins et les philosophes. —
Ce que valent les formules absolues en hygiène. — Avantages que
la mère retire de l'allaitement, au point de vue de sa propre santé.
— Avantages qu'il offre au nouveau-né. — Sévices exercés sur les
enfants par les nourrices mercenaires. — Croisade à entreprendre
en faveur de l'allaitement maternel. — Les trois catégories de
nourrices, suivant qu'elles sont au domicile des parents, dans la
même ville, ou à la campagne. — L'allaitement artificiel au biberon.
— Le biberon comme en-cas et comme système. — Difficultés de ce
mode de nourriture. — Ses résultats exprimés par la statistique.
— L'allaitement animal. — Les allaitements mixtes : mixte féminin, mixte animal, mixte artificiel.................................   94

SIXIÈME LEÇON

LA NOURRITURE DU PREMIER AGE (*suite*)

La technique de l'allaitement. — Elle ne s'improvise pas et n'est pas
affaire d'inspiration et d'instinct, mais de savoir. — Technique de l'allaitement maternel. — Au bout de combien de temps faut-il donner
le sein? — Rôle du colostrum. — Intervalles des tétées. — Modes de
présentation du sein. — Régime et genre de vie de la nourrice-mère.
— Interdictions alimentaires. — Continence. — Vêtements. — Aliments additionnels. — Leur nature. — Technique de l'allaitement
mercenaire. — Choix d'une nourrice. — Programme des conditions à rechercher. — Régime des nourrices. — Examen personnel
et examen du lait. — Pesées du nourrisson. — Examen des selles. —
Signes d'un allaitement qui ne réussit pas. — Diarrhée, aphthes,
muguet. — Technique de l'allaitement artificiel. — Choix du lait
de biberon. — Lait de femme, de vache, d'ânesse, de jument. —
Choix du biberon. — Accidents produits par les biberons mal
tenus..   111

SEPTIÈME LEÇON

LA NOURRITURE DU PREMIER AGE (*suite*)

Complications et difficultés de l'allaitement. — Influence du tempérament de la nourrice, de sa concordance ou de sa discordance

avec celui du nourrisson. — La menstruation pendant l'allaitement.
— Grossesse survenant dans le cours de l'allaitement. — Son
influence sur le fœtus et sur le nourrisson. — Action passionnelle
de la nourrice sur l'enfant. — Ce qu'il faut penser de la transmissibilité des dispositions morales. — Maladies du sein (poil, gerçures,
abcès) comme entraves à l'allaitement. — Maladies aiguës, fébriles
de la nourrice. — Maladies contagieuses.— Fièvres éruptives. —
Gale. — Phthisie pulmonaire. — Passage du médicament et des
poisons de la nourrice au nourrisson. — Influence du plomb et de
l'alcool. — Transmission de la syphilis. — Agalaxie. Incompatibilité
de certains laits et de certains nourrissons. — Succion difficile... 142

HUITIÈME LEÇON

MALADIES DE L'ALLAITEMENT ET ATHREPSIE

Fragilité de l'appareil digestif chez le nouveau-né. — Proportion centésimale des décès par les maladies de cet ordre. — Rôle étiologique prépondérant d'une mauvaise alimentation. — Fréquence
des vomissements. — Erreur populaire qui y voit un présage de
prospérité nutritive. — Rapport des vomissements avec la constipation. — Causes des vomissements. — La constipation chez les
petits-enfants. — La flatulence et les *anti-venteux*. — Les aigreurs. — Causes de l'acescence gastrique. — Relations de cette
acescence avec le ramollissement de la muqueuse de l'estomac. —
Les diverses sortes de diarrhée chez les nouveau-nés. — Les
diacrises intestinales, et les entérites. — La dysenterie. — Caractères des selles. — Rapports du carreau tuberculeux ou non tuberculeux avec les inflammations chroniques de la muqueuse intestinale. — L'athrepsie et ses diverses périodes. — Identité de ses
symptômes avec ceux de l'inanition. —Le muguet, signe d'athrepsie. 171

NEUVIÈME LEÇON

SEVRAGE ET ALIMENTATION DE LA SECONDE ENFANCE

Caractère critique du sevrage. — Age où le sevrage est opportun. —
Fixation numérique, fixation physiologique. — Intervention des
conditions accessoires de saison, de climat. — Sevrage dans ses
rapports avec la dentition. — Reprise de l'allaitement en cas d'accident de sevrage. — Méthodes de sevrage brusque et de sevrage
lent. — Technique du sevrage. — Rapports du sevrage avec les
maladies intestinales et le rachitisme. — Enfants auxquels le
sevrage prompt peut être utile. — Nécessité du lait pour les
enfants sevrés. — Régime alimentaire de la seconde enfance. —

Abus des viandes et du dessert, déchéance de la soupe. — Les pâtisseries. — Le pain sec. — Le vin, le café et le thé chez les enfants. — Le besoin de réparation suivant l'âge. — Rapports du sommeil et des repas. — La règle dans le régime des enfants.....   194

DIXIÈME LEÇON

LA CROISSANCE ET SES DÉVIATIONS

Durée de la croissance. — Indice annuel d'élongation de la taille. — Périodes de plus grande activité de la croissance. — Ses diversités sexuelles. — Croissance générale et croissance partielle des diverses parties du corps. — Croissance de la tête, du torse, des membres. — Poids moyen du corps aux divers âges. — Poids et croissance des divers organes. — Importance des mensurations et des pesées dans l'éducation physique des enfants. — Irrégularités de la croissance. — Croissance prématurée et tardive. — Croissance exagérée. — Influence des maladies sur la croissance. — Influence des conditions de milieu et d'hygiène. — Rachitisme et croissance. — Croissance inharmonique. — La fièvre de croissance. — Régime des enfants qui grandissent rapidement........................   216

ONZIÈME LEÇON

DENTITION ET ODONTAXIE

La dentition et la croissance. — Périodes d'évolution dentaire. — Ordre d'apparition des groupes de dents. — Importance de cette étude pour le médecin. — Époque d'apparition de la première dent. — Dentition précoce, dentition retardée. — Intervalle de répit entre les divers groupes de la première dentition. — Anomalies qui en troublent l'évolution. — Dentition intermédiaire de quatre à cinq ans. — Dentition de renouvellement. — Complications et accidents de l'évolution dentaire. — Troubles digestifs, acescence, toux, dyspnée, éclampsie dentaire. — Hochets, dentifrices, sirops de dentition. — Incision des gencives dans le cas de dentition laborieuse. — Évolution des dents de sagesse. — Arrangement irrégulier des dents et soins relatifs à l'odontaxie. — La carie dentaire chez les enfants...   233

DOUZIÈME LEÇON

SOMMEIL ET INSOMNIE DANS L'ENFANCE

La nature du sommeil. — Théories diverses qui ont été invoquées pour l'expliquer. — Insuffisance de chacune d'elles. — Le berceau. —

602   TABLE DES LEÇONS.

Forme et dispositions diverses qu'il présente. — Berceaux pleins, berceaux fixes, berceaux oscillants. — Disposition de la literie du berceau. — Les rideaux de berceau. — Le petit lit des enfants. — La pratique du berçage. — Les attitudes pendant le sommeil. — Quantité de sommeil nécessaire à l'enfant. — Sommeil diurne. Sommeil nocturne. — Rapports du sommeil avec la digestion. — Le régime somnifère. — Les rêves des enfants. — Terreur nocturne. — L'insomnie comme signe, cause et effet de maladie. — L'incontinence nocturne d'urine ou énurésie. — Son étiologie complexe. — Moyens cohibitifs, méthodes curatives............ 258

TREIZIÈME LEÇON

HYGIÈNE DE LA VUE CHEZ LES ENFANTS

Fragilité morbide de l'œil. — La cécité suivant les âges. — L'ophthalmie purulente des nouveau-nés. — L'ophthalmie gonorrhéique. — L'ophthalmie granuleuse. — Nature de la conjonctivite catarrhale contagieuse. — Les manifestations oculaires de la scrofule. — La photophobie scrofuleuse. — Rareté de la cataracte chez les enfants. — L'amaurose infantile. — Vices de l'accommodation dans l'enfance. — Fréquence de la myopie chez les enfants. — Causes de la myopie scolaire : abus des devoirs écrits ; lisibilité imparfaite des livres ; éclairage défectueux et insuffisant. — Réforme du mobilier et des livres scolaires dans ses rapports avec la myopie. — Le strabisme. — Strabisme éclamptique, strabisme cérébral, strabisme par mauvaise hygiène oculaire. — Degré de curabilité du strabisme. — Éducation de la vue. — Liaison étroite de l'intégrité de la vue avec les conditions de la santé générale.. 293

QUATORZIÈME LEÇON

ORTHOMORPHOSE ET BEAUTÉ

La fonction de la beauté dans la destinée humaine. — Puissance limitée, mais réelle, de l'hygiène en ce qui regarde cet intérêt. — La préservation du rachitisme au point de vue de l'orthomorphose. — Son rôle dans la production des difformités. — Déviations rachidiennes et mauvaise conformation du bassin. — Dystocie et angusties pelviennes. — Influence du rachitisme sur la carie dentaire. — Les malformations scrofuleuses. — L'herpétisme en fonction de la beauté. — Dyschromatoses cutanées et maladies parasitaires du cuir chevelu. — Déformation du visage par les érysipèles et par la variole................................. 313

QUINZIÈME LEÇON

MAINTIEN INCORRECT ET ATTITUDES VICIEUSES

Le maintien considéré comme élément de la beauté. — Maintien
natif; maintien acquis par l'éducation. — Maintien général et
partiel. — Le port de la tête et du cou. — Incurvation du cou en
avant. — Goître scolaire. — Flexions latérales du cou. — Torticolis
du nouveau-né. — Le maintien des épaules. — Dos voûté. — Cambrure exagérée ou ensellure. — Scolioses. — De l'ambidextrie
comme moyen de prévenir les scolioses. — Attitudes vicieuses des
membres inférieurs. — La question des tables et des bancs d'école
dans ses rapports avec la rectitude de la taille. — Nécessité d'une
réforme du mobilier scolaire. — Les attitudes de l'écriture. — Influence de la longueur des lignes. — Attitudes pendant les travaux
manuels. — Nécessité de surveiller les attitudes aux approches de
l'adolescence.. 339

SEIZIÈME LEÇON

VICES DE LA VOIX ET ORTHOPHONIE

Afférences de l'orthophonie et de l'orthomorphose. — Qualités de la
voix parlée. — Justesse et fausseté. — Intonations. — L'art orthophonique. — Vices de la voix et de la parole articulée. — Voix
eunuchoïde. — Voix voilée. — Voix nasonnée. — Nasillement,
pharyngophonie et rhinophonie. — Nasillement par hypertrophie
des amygdales. — Surdité amygdalienne. — Nasonnement par
coryza chronique. — Des accents régionaux. — La contagion des
accents dialectiques pour les enfants. — L'accent des sourds-
parlants. — Le bégaiement chez les enfants. — Sa curabilité par
l'éducation. — Balbutiement, bredouillement, grasseyement, blésité, lambdacisme, zézayement et séseyement. — Correction de ces
défectuosités de la voix articulée............................. 365

DIX-SEPTIÈME LEÇON

ONANISME DANS L'ENFANCE

L'onanisme comme cause de dégénérescence de l'espèce. — L'onanisme est-il plus fréquent à notre époque? — L'onanisme dans
l'éducation de famille et dans l'éducation collective. — Hérédité
de l'onanisme. — L'onanisme des petits enfants. — Sa fréquence
dans les deux sexes. — Influence étiologique des stimulations de

604 TABLE DES LEÇONS.

voisinage, de l'éréthisme nerveux, des oxyures. — Signes et symptômes de l'onanisme chez les enfants. — Habitus onanique. — Timidité et amnésie. — Enquête sur la réalité des habitudes d'onanisme. — Méthode de persuasion et d'intimidation. — Conséquences physiques, morales et intellectuelles de l'onanisme. — Régime des onaniques. — Moyens de coercition physique. — L'opération du phimosis, la nymphotomie et la clitoridectomie chez les onanistes...   384

DIX-HUITIÈME LEÇON

ACCIDENTS CHEZ LES ENFANTS

Fréquence des accidents chez les enfants. — Accidents nécessaires, accidents évitables. — Chute, avec ou sans commotion cérébrale. — Fractures, luxations, décollements épiphysaires. — Pincement des muscles interosseux de l'avant-bras. — Plaies diverses. — Brûlures. — Corps étrangers : du conduit auriculaire, des fosses nasales, de l'œil, de l'arrière-gorge, de l'œsophage. — Épingles et aiguilles et leurs migrations. — Déglutition de pièces de monnaie. — Empoisonnements accidentels par des substances servant aux usages domestiques, par les plantes vénéneuses des haies ou des jardins, par des médicaments. — Intoxication par le plomb et l'arsenic des jouets...   401

DIX-NEUVIÈME LEÇON

PRINCIPES DE GYMNASTIQUE ÉDUCATIVE

L'éducation des muscles. — Ce qu'elle était chez les anciens, et ce qu'elle est chez nous. — L'éducation française comparée sous ce rapport à celle des autres pays. — Nécessité de l'exercice musculaire au point de vue du développement et de la santé. — Inconvénients de la vie sédentaire. — Nécessité de la gymnastique pour prévenir les difformités. — Le rôle de la gymnastique dans l'éducation des filles. — Forme spéciale qu'elle doit revêtir. — La gymnastique obligatoire. — Gymnase dans l'école et hors l'école. — Heures et durée des exercices gymnastiques. — Institutions de gymnastique scolaire...   425

VINGTIÈME LEÇON

MÉTHODES ET PROCÉDÉS GYMNASTIQUES

La gymnastique libre et la gymnastique à appareils. — Reproches adressés à celle-ci. — Avantages de la gymnastique libre pour les

enfants. — Appareils fixes, appareils mobiles. — Gymnastique chez
les enfants des deux sexes. — Influence de l'exercice musculaire
sur le développement, la régularité des formes et la santé. —
Gymnastique des muscles du cou, de l'épaule, des bras. — Gymnastique respiratoire. — Influence sur les dimensions de la poitrine.
— Appareils mobiles : canne, haltères, mills, corde. — Les
appareils cubistiques. — Age où ils interviennent utilement. — Posologie gymnastique. — Contre-indication tirée d'une croissance
rapide. — Indices d'intolérance : battements du cœur, fatigue
prolongée, insomnie, amaigrissement. — Graduation des exercices.
— Gymnase en plein air, gymnase couvert. — Le chant dans les
exercices gymnastiques. — Alimentation et vêtements dans leurs
rapports avec les exercices du gymnase...................... 441

VINGT-UNIÈME LEÇON

EXERCICES ET JEUX GYMNASTIQUES

Les exercices dans l'éducation physique. — Les jeux gymnastiques.
— L'éducation de la marche. — Vitesse et durée de la marche.
— Les divers pas. — L'art de marcher. — La course libre. — Saut.
— Natation et sa technique. — Avantages de la natation. — Procédés pour apprendre à nager. — Les bassins d'hiver. — Le *rowing*
ou exercice de l'aviron. — Exercice de l'escrime ; ses avantages
et ses inconvénients — L'exercice du fusil dans les lycées. — L'institution des cadets suisses et le patriotisme scolaire. — L'équitation. — La danse comme exercice de maintien et d'attitude....... 456

VINGT-DEUXIÈME LEÇON

ÉRADICATION DES GERMES D'HÉRÉDITÉ MORBIDE

Importance de ce sujet d'hygiène infantile. — Nature du problème.
— Hygiène corrective. — Malléabilité de l'enfant aux directions
qu'on lui donne. — Éradication de l'hérédité scrofuleuse. — Ses
formes diverses ; conditions d'une ascendance non scrofuleuse qui
peuvent engendrer la scrofule. — Sénilité d'un des conjoints. —
Consanguinité. — Alcoolisme. — Métamorphose des autres diathèses
en scrofule. — Syphilis, herpétisme. — Tuberculose. — Relations
du lymphatisme et de la scrofule. — Les gourmes comme manifestation scrofuleuse. — L'hydrothérapie et les bains de mer
comme préservatifs de la scrofule infantile. — L'établissement de
Berck-sur-Mer. — Sanitaria d'enfants. — Eaux chloruro-sodiques
et sulfureuses. — Traitement préventif de la scrofule. — L'hérédité
tuberculeuse. — L'hérédité et la prophylaxie de la méningite granuleuse.. 481

VINGT-TROISIÈME LEÇON

ÉRADICATION DES GERMES D'HÉRÉDITÉ MORBIDE (*Suite*)

Réalité de l'herpétisme. — Son hérédité. — Ses manifestations. — L'impétigo et l'eczéma chez les enfants. — L'intertrigo humide. — Influence des provocations sur la réalisation des diathèses. — Un diathésimètre de l'herpétisme. — L'urticaire. — Les gourmes chez les enfants. — Cas où il faut les respecter. — Transmissibilité du rhumatisme par l'hérédité. — La chorée et les maladies du cœur dans leurs rapports avec l'hérédité rhumatismale. — Prophylaxie du rhumatisme héréditaire. — Hérédité tardive de la goutte. — L'asthme et la migraine, d'origine goutteuse. — Diathèse urique chez les enfants. — Calculs, gravelle et coliques néphrétiques.. 504

VINGT-QUATRIÈME LEÇON

ÉRADICATION DES GERMES D'HÉRÉDITÉ MORBIDE (*Suite*)

L'hérédité vésanique. — Hérédité par transformation. — Métamorphose des formes des vésanies par l'hérédité. — Stabilité des deux types de la folie : déprimé et exalté. — Folie de cause psychique, folie de cause somatique. — Influence de l'onanisme, de l'alcoolisme. — Folie chez les enfants. — Traitement préservatif de l'hérédité vésanique. — Éducation intellectuelle et morale des enfants ainsi menacés. — Importance du choix d'une carrière. — Hérédité de l'hystérie. — Hérédité directe, hérédité transformée. — Age de l'éclosion de l'hystérie. — Habitus hystérique chez les petites filles. — Influence de l'imitation. — L'éducation musicale dans la prédisposition hystérique. — Aménorrhée primitive. — Prophylaxie de la prédisposition épileptique....,.............. 517

VINGT-CINQUIÈME LEÇON

PROPHYLAXIE MORBILLEUSE, SCARLATINEUSE ET DIPHTHÉRIQUE

Fréquence comparée de la rougeole et de la scarlatine. — Fréquence de la rougeole aux divers âges. — Rareté de la rougeole chez les nouveau-nés. — Période de plus facile transmission de la rougeole. — Durée de l'incubation rubéolique. — L'isolement des enfants d'un foyer de rougeole est-il indiqué? — Degré de gravité de la rougeole. — Son inoculabilité. — La scarlatine chez les enfants. — Dangers que fait courir cette fièvre éruptive. — La scarlatine en

Angleterre. — Époque de plus grande contagiosité de la scarlatine.
— Modes divers par lesquels elle se propage. — Prophylaxie de la
scarlatine. — La belladone comme moyen de préservation. —
Durée de la séquestration des scarlatineux. — Fréquence et gravité
de la diphthérie infantile. — Ses modes de transmission. — Prophylaxie diphthéritique..................................... 539

VINGT-SIXIÈME LEÇON

LA PRÉSERVATION VARIOLIQUE

La réceptivité des enfants pour la variole. — L'inoculation et la vaccination. — Vicissitudes de la vaccine. — Faillibilité du vaccin ; ce
qu'il faut entendre par ce mot. — Dégénération prétendue de ce
virus. — Façon dont se comportent les vaccinés et les non-vaccinés dans les épidémies de variole. — L'*anti-vaccination League*.
— Accusations dirigées contre le vaccin. — Rapports du vaccin avec
le *horse-pox* et la variole humaine. — Le cow-pox spontané. — Le
vaccin jennérien et le vaccin animal. — La vaccine obligatoire... 559

VINGT-SEPTIÈME LEÇON

PROPHYLAXIE DE LA SYPHILIS DES NOUVEAU-NÉS

Importance de cette question. — Léthalité de la syphilis infantile. — Syphilis séminale. — Syphilis ovulaire. — Syphilis sémino-
ovulaire. — Syphilis obstétricale. — Syphilis mammaire. —
Syphilis vaccinale. — Syphilis accidentelle. — Mode d'action de la
syphilis dans la production de la mort du fœtus. — Traitement préservatif de la syphilis infantile pendant la grossesse. — Conduite à
tenir quand le nouveau-né paraît entaché de syphilis. — Mode d'allaitement qui convient dans ce cas. — L'injection des nourrices.
— La syphilis vaccinale. — Voies accidentelles et anomales d'infection syphilitique..................................... 582

FIN DE LA TABLE DES LEÇONS.

TABLE ALPHABETIQUE

A

Abandon, 73.
Aberrations du lait (Doctrine des),98.
Absentéisme maternel, 69.
Abstinence (Inaptitude des enfants à supporter l'), 9, 213.
Accent dialectique, 374; — des sourds-parlants, 375. Influence de l'imitation sur l' —, 375.
Acescence gastrique, 179.
Accidents chez les enfants, 401. Fréquence et variété des —, 401; — nécessaires, 403; — évitables, 403. Moyens de préservation contre les —, 423.
Accroissement des populations, 38. Indice annuel d' —, 38; — dans les différents pays, 38; — en France, 38.
Aconit napel (Empoisonnement par l'), 420.
Actée (Empoisonnement par l'), 421.
Agalaxie, 165; — primitive, 165; — consécutive, 166.
Ages infantiles, 20. Pathologie spéciale aux divers —, 20.
Aiguës (Maladies), 154 ; — pendant l'allaitement, 154.
Aiguilles, 412. Migration des —, 413.
Alcoolisme (Influence sur le nourrisson), 162; — sur la scrofule, 485; — sur l'épilepsie, 535.
Aliénation infantile, 519.

Alimentation de la seconde enfance, 194, 205.
Allaitement, 95. Types d' —, 108; — maternel, 95; — mixte féminin, 108; — mixte animal, 108; — artificiel, 104; — mixte artificiel, 108; — mixte maternel, 109. Utilité physiologique de l' —, 99. Allaitement maternel, 95. Désertion de l' —, 95. Double utilité de l' —, 96. Conséquences du défaut d' —, 97. Arguments physiques et moraux en faveur de l' —, 98. Avantages de l', — 101; — obligatoire, 102. Inaptitude à l' —, 103 ; Technique de l' —, 112. Complications et difficultés de l' —, 142 ; — chez les phthisiques, 159. Aptitudes à l' —, 167; — Maladies de l' —, 171; — prolongé, 487.
Allaitement artificiel, 104.
Allaitement mercenaire, 100. Inconvénients pour l'enfant de la nourrice, 102.
Allumettes (Dangers des), 407.
Amaigrissement, 185. — aigu, 186. — chronique, 186.
Ambidextrie, 349 ; — scolaire, 351.
Amnésie (signe d'onanisme), 390.
Amygdales (Hypertrophie des), 372. Influence de l' — sur le nasounement, 372; — sur la conformation de la poitrine, 372; — la surdité, 373.

Anesse (lait d'), 135.

Appareil digestif (Maladies de l'), 171. Fréquence des — , 171, 172.

Appétit, 214 ; — de la nutrition, 214 ; — du palais, 214. Énergie de l' — chez les enfants, 9.

Artériel (Système). Son développement comparé à celui du système veineux chez l'enfant, 6.

Association de femmes en couches de Mulhouse, 70. Son influence sur la mortalité des enfants, 70. —

Astygmatisme, 308.

Athrepsie, 131, 171, 186. Tableau de l' —, 187.

Atrophie infantile, 185.

Attention (Capacité d'), 391.

B

Baguenaudier, 421.

Bains froids chez les nouveau-nés, 62.

Bains de mer, 492.

Balance (Utilité des données de la), 128.

Balbutiement, 380.

Bancs d'école, 353.

Baptême, 64.

Barre à sphères, 451.

Bassin (Déformations rachitiques du), 393.

Beauté, 313. Valeur et fonction de la —, 313. Hérédité de la —, 314. Conservation de la —, 314. Influence du rachitisme sur la —, 315. Influence de la scrofule sur la —, 321. Solidarité de la santé et de la —, 337.

Bégaiement, 377. Fréquence du —, 377 ; — dans les deux sexes, 378 ; — dans ses rapports avec l'âge, 378. Méthodes de traitement du —, 378.

Berçage, 264. Inconvénients du —, 265.

Berceau, 260. Formes du —, 261. Li-terie du —, 262. Rideaux du —, 262 ; — incubateur, 63.

Biberon, 92. Sévices du —, 92. Inconvénients et difficultés de l'élevage au —, 105, 106. Influence du — sur la mortalité, 106. Technique du —, 130, 140. Choix du lait pour le —, 185. Types de —, 139.

Blésité, 382.

Bouillies, 121. Valeur hygiénique des —, 121.

Bredouillement, 380.

Brûlures chez les enfants, 406.

Budget de la vie infantile, 26.

C

Café (Interdiction chez les enfants), 212.

Calculs chez les enfants, 514.

Cambrure, 347.

Caractère moral (Transmission par les nourrices), 151.

Carie dentaire chez les enfants, 256.

Carreau, 184. Influence des diarrhées d'entérite sur la production du —, 184.

Carrière (choix d'une), 528.

Cartes de visite glacées (Intoxication par les), 414.

Caséum des différents laits, 175.

Catarrhales (affections), 17.

Catégories sociales (Proportion des enfants appartenant aux diverses), 46 ; — suivant les pays, 37.

Cécité dans l'enfance, 294 ; — d'origine strumeuse, 301 ; — d'origine variolique.

Ceinture gymnastique, 455.

Célibat, 76 ; — Rapports du — avec l'illégitimité, 76 ; — religieux, 77. Influence du — religieux, sur le mouvement de la population, 78.

Cerisette, 422.

Chant (Accompagnement de la gymnastique), 455.

Cerveau (Tubercules du), 24 : — dans les deux sexes, 24.

Cheveux (Conservation et soins des), — 384. Section des —, 335.

Choléra infantile, 183.

Chorée dans les deux sexes, 23.

Chutes, 403.

Chyme (Asphyxie par régurgitation du), 410.

Circoncision dans l'onanisme, 398.

Circulation chez l'enfant, 4. Activité de la —, 5.

Clavicule (Fractures de la), 405.

Clitoridectomie, 399 ; — contre l'onanisme, 399.

Cœur (son poids absolu et proportionnel chez l'enfant), 5. Maladies du —, 512.

Coiffure, 336. Promiscuité de la —, 336.

Colchique d'automne, 421.

Commotion cérébrale, 404.

Conjonctivites épidémiques, 298.

Consanguinité, 484.

Conservation du nouveau-né, 49.

Constipation des enfants, 175.

Coqueluche, 18. Fréquence de la — dans les deux sexes, 24.

Corde (Exercice de la), 452.

Cordon (Séparation du), 68.

Corps étrangers, 408 ; — animés, 409 ; — de l'oreille, 409 ; — de l'œil, 409 ; — des fosses nasales, 410 ; — de l'arrière-gorge, 411 ; — du larynx, 411 ; — de l'œsophage, 411.

Coryza des nouveau-nés, 65, 169 ; — chronique, 374.

Couchage des enfants, 260.

Coup-d'œil (Formation du), 311.

Course, 462.

Cow-pox, 568. Rapports du — et du *horse-pox*, 569 ; — spontané, 571 ; — artificiel, 572.

Crèches des hospices, 89.

Croissance, 216. Déviations de la —, 217. Évolution de la —, 217. Indice de —, 217. Périodes de plus grande —, 218 ; — dans les deux sexes, 22, 219 ; — partielle, 220 ; — régulière, 221 ; — irrégulière, 224 ; — précoce, 224 ; — tardive, 224. Influence des maladies aiguës sur la —, 225 ; — de la coqueluche, 225 ; — de la méningite, 225 ; — de l'éclampsie 225 ; — de la fièvre typhoïde, 225. Arrêts de — par rachitisme, 226. Insymétrie de la —, 227. Désharmonie de la —, 227. Fièvre aiguë de —, 229. — Fièvre hectique de —, 229. Influence de la —, sur les facultés intellectuelles, 230. Déviations de la taille pendant la —, 231. Hygiène de la —, 231.

Croup (sa fréquence dans les deux sexes), 25. Contagion du —, 556.

Cubistiques (Appareils), 452.

Cuir chevelu (Maladies parasitaires du), 158, 331.

D

Danse, 470.

Danse de Saint-Guy, 511.

Dartres, 505.

Débilité des nouveau-nés, 169.

Déclamation (Art de la), 368.

Déclaration des naissances, 64.

Demi-temps d'école, 31.

Dentition, 22. Évolution de la — dans les deux sexes, 22. Rapports du sevrage avec la —, 197, 248 ; — avec la santé, 248. Ataxie de la —, 199, 238. Influence de la saison sur la —, 240. Influence du rachitisme sur la —, 325. Marche de la —, 234. Phases de la —, 234 ; — précoce, 235 ; — retardée, 236. Répits de la —, 236. Anomalies de la —, 237. Troubles de la —, 237. Régularité de la —, 237. Première —, 234 ; — de cinq ans, 238. Troisième —, 236 ; — définitive, 239. Quatrième —, 240. Caractère critique de la —, 241.

Signes de —, 242. Complications de la —, 243. Stomatites de la —, 245. — Troubles digestifs de la —, 244. Pseudo-méningite de la —, 244. Toux de —, 244. Efflorescences cutanées de la —, 245. Ophthalmies de la —, 245.

Dents, 252 ; — de lait, 252 ; avulsion des —, 252 ; — de remplacement, 239 ; — mal placées, 254. Défaut de concordance des —, 255 ; — de sagesse, 251. Accidents produits par les — de sagesse, 251.

Déviations rachidiennes, 347, 352 ; — dues à une croissance exagérée, 230.

Diacrise intestinale, 182.

Diarrhées des enfants, 181 ; — aiguës, 182 ; — chroniques, 182 ; — d'indigestion, 182 ; — d'entérite, 183 ; — négligées, 502 ; — Provocation des —, 507.

Diathèses (Transmission par le lait), 159. Transformation héréditaire des —, 485.

Digitale pourprée (Empoisonnement par la), 421.

Diphthérie, 353. Fréquence et sévices de la —, 553. Contagiosité de la —, 557. Transmission de la — des animaux à l'homme, 557. Fréquence de la — dans les deux sexes, 25.

Dos rond, 347.

Dysenterie (Influence sur le lait de la nourrice), 156.

Dyspepsie des enfants, 172 ; — laiteuse, 131 ; — acide, 179.

E

Eaux insecticides mercurielles, 417.

Eaux minérales (dans la prophylaxie infantile), 494.

Ebénier (faux), 421.

Éclairage scolaire, 304 ; — comme cause de myopie, 304 ; — bilatéral, 305 ; — unilatéral, 305 ; — naturel, 305 ; — artificiel, 305.

Eclampsie, 203 ; — de sevrage, 203 ; — de dentition, 245.

Écriture (Exercices d'), 361.

Eczéma, 17. Influence de l' — anogénital sur l'onanisme, 38.

Éducation physique (dans les prédispositions héréditaires), 525.

Émotions (Influence sur le lait), 149.

Encéphale (Poids absolu et relatif chez les enfants), 10.

Encre, 307. Couleur de l' —, 307.

Enfants (Proportion numérique dans les divers pays), 27 ; — assistés, 92. Surveillance des — assistés, 92 ; — naturels, 80. Mortalité des — naturels, 81 ; — trouvés, 90.

Engourdissement des nouveau-nés, 268.

Ensellure, 347.

Entéro-colite, 183. Influence de l' —, sur la production du carreau, 184.

Enurésie nocturne (Voy. *Incontinence d'urine*).

Épaules, 345 ; — port des —, 345 ; — hautes, 345 ; — en avant, 345.

Éphélides lentiformes, 332.

Epilepsie (Hérédité de l'), 534 ; — Préservation de l' —, 538.

Epileptique (Prédisposition), 534.

Équitation, 476.

Éruptives (Fièvres). Influence des — sur l'allaitement, 154.

Érysipèle, 337 ; — de la face, 337 ; — des nouveau-nés, 67. Rapport avec la fièvre puerpérale, 66.

Escrime, 474.

Exercices d'ordre tactique, 450.

Exercices gymnastiques, 452, 456. Heures des —, 452. Mesure des —, 452. Règles générales des —, 455.

Exposition des enfants, 88.

F

Favus, 331.

Fébrile (Etat). Influence de l' — sur le lait, 155.

Fécondité, 28 ; — des divers pays, 28 ; — de la France, 39. Influence de la — sur l'avenir d'un pays, 39. Causes de la faiblesse de la —, 40. Rapport de la — avec le bien-être et la richesse, 41.

Femelle laitière (Nourriture par une), 109.

Femme (Lait de), 135.

Fièvre de croissance, 246.

Fièvre dentaire, 246.

Fièvres éruptives (Marques consécutives aux), 336.

Flatulence, 177.

Fœtus, 49. Transformation du — en enfant, 51. Poids du — dans les deux sexes, 21. Taille du — dans les deux sexes, 21. Rapidité de la circulation du —, 6.

Folie (Hérédité de la), 519 ; — Types de l' —, 518 ; — par transformation, 519 ; — des enfants, 519 ; — transitoire, 522. Éducation des enfants menacés de —, 524.

Force musculaire chez les enfants des deux sexes, 22.

Forficule auriculaire, 409.

Fossé sautoir, 451.

Fractures chez les enfants, 404 ; — incomplètes, 404.

Froid, 53. Influence du — sur le nouveau-né, 54. Explication de l'action délétère du —, 55. Influence du — sur la longévité, 55. Maladies produites par le —, 56. Asphyxie par le —, 56. Influence du — sur le sclérème, 58 ; — sur le trismus, 59 ; — sur l'ictère des nouveau-nés, 61. Moyens de soustraire l'enfant au —, 62.

Fusil (Exercice du), 474.

G

Galactogènes (Aliments et boissons), 118.

Gale des nouveau-nés, 157.

Gaze verte (Poussières toxiques de la), 417.

Gencives (Incision des), 248.

Génisse (Vaccin de), 574.

Germes d'hérédité morbide (Éradication des), 481.

Glycine de Chine (Empoisonnement par la), 422.

Goitre scolaire, 342.

Gouet pied de veau, 420.

Gourmes, 17, 158. Guérison des —, 158.

Goutte (Hérédité de la), 511.

Granules médicamenteux (Intoxication par les), 417.

Grasseyement, 381 ; — par roulement, 381 ; — labial, 381 ; — par association, 381 ; — par substitution, 381 ; — anglais, 381. Correction du —, 381.

Gravelle dans l'enfance, 514.

Grossesse pendant l'allaitement, 147. Influence de la — sur le nourrisson, 148 ; — sur le fœtus, 148. Influence de la — sur la marche de la phthisie, 160.

Grossesses rapprochées (Influence sur les maladies de l'utérus) 99.

Gymnases, 436.

Gymnastique éducative, 124. Principes de —, 124. Importance de la —, 427 ; — dans l'éducation ancienne et moderne, 427. Etat de la — dans les pays étrangers, 429 ; — dans nos lycées, 430 ; — dans nos écoles primaires, 430. Influence de la — sur la santé, 430 ; — sur les formes, 433 ; — sur l'âme, 433 ; — sans appareils, 448 ; — de chambre, 449, 454 ; — d'appareils mobiles, 451 ; — à appareils cubistiques, 452.

H

Half-time (Système du), 261.
Haltères (Maniement des), 451.
Hectique de croissance, 230.
Hérédité morbide, 483.
Herpétisme, 330. — Hérédité de l'—, 504.
Hochets, 247.
Houx (Baies de), 421.
Horse-pox, 569.
Hottentotisme, 382.
Hydrosclérème, 57.
Hydrothérapie chez les enfants, 491.
Hygiène infantile, 1. Caractère et importance de l'—, 2. Clientèle de l'—, 27.
Hystérie, 528; — masculine, 528; — de l'enfance, 529. Livrée organique de l'—, 531; — par imitation, 531. Préservation de l'—, 531.

I

Ictère des nouveau-nés, 61.
If (Empoisonnement par l'), 421.
Illégitimité, 73. Influence de l'— sur le mouvement de la population 74. Intensité de l'—, 74; — dans les différents pays, 75. Influence des milieux sur l'—, 75. Rapports de l'— et du célibat, 76. Sévices de l'—, 79. Influence de l'— sur la mortinatalité, 80; — sur le mouvement de la population, 80.
Impetigo, 506.
Inanition, 65, 188, 193.
Indigestion chez les enfants, 173. Influence des mouvements brusques sur l'—, 175.
Incontinence d'urine, 281. Catégories diverses d'—, 282, 285. Relation de l'éclampsie dentaire et de l'—, 283. Oxyures comme causes d'—, 284; — diurne, 284. Influence de la puberté sur l'—, 285. Régime alimentaire dans l'—, 286. Direction du sommeil dans l'—, 287. Attitudes dans l'—, 287. Surveillance de l'exonération vésicale dans l'—, 287. Belladone dans l'—, 288. Bains froids dans l'—, 289. Occlusion du méat urinaire, 289; cathétérisme, 293. Circoncision, 294. Inconvénients de l'—, 294.
Infantile (Population), 28. Mouvement de la —, 28.
Insomnie, 258. Causes d'—, 277. Dangers de l'— chez les enfants, 177. Traitement de l'— infantile, 279. Opium dans l'—, 279.
Interosseux (Pincement des muscles), 406.
Intertrigo, 17, 133.

J

Jeux gymnastiques, 452.
Jouets, 417, 418. Coloration inoffensive des —, 418.
Jument (Lait de).

L

Lait, 135; — gras, 135; — caséeux, 135; — maigres et sucrés, 135; — de femme, 135; — d'ânesse, 135; — de jument, 136; — de chèvre, 137; — de vache, 137. Passage des médicaments et des poisons dans le —, 101; — trop gras, 175; — trop fort, 175.
Lallation, 382.
Lambdacisme, 382.
Lauréole, 421.
Laurier-cerise, 422.
Lecture à haute voix, 368.
Livret maternel, 224.
Liposclérème, 57.
Lombrics (Influence sur l'onanisme), 388.
Luxations chez les enfants, 405; — intracapsulaire, sous-sygmoïdienne, 406.

Lymphatisme, 202. Influence du sevrage sur le —, 202. Rapports du — et de la scrofule, 486.

M

Maintien, 339; — incorrect, 339; — général, 340; — partiel, 340; — de la tête, 341; — des épaules, 345.

Maladies infantiles, 13; — de l'appareil digestif, 13; — du système nerveux, 14; — du cerveau, 16; — de la moelle, 16; — de la peau, 17; — de l'appareil respiratoire, 17.

Maladies de famille, 482.

Mal des mâchoires, 59.

Maladies utérines, 99. Influence du défaut d'allaitement sur les —, 99.

Mamelon (Gerçures du), 152.

Marche, 352; — prématurée, 353, 458. Mesure de la —, 460. Vitesse de la —, 461; — exagérée, 461. Art de la —, 461.

Mariages, 39. Diminution numérique des —, 39. Diminution de la fécondité des —, 39.

Méconium, 176. Composition du —, 176. Rétention du —, 176.

Médicaments (Accidents par l'emploi empirique des), 234.

Méningite granuleuse, 225. Influence de la croissance sur la —, 225. Traitement préservatif de la —, 225. 449.

Menstruation des nourrices, 145. Influence de la — sur le rachitisme, 145. Qualités du lait pendant la —, 146.

Menton de galoche, 255.

Mercure (Intoxication par le), 417.

Masculinité, 32. Proportion de la — dans une population, 32; — dans le milieu rural et le milieu urbain, 32.

Miasmes (Impressionnabilité des enfants aux), 18; — paludéens, 19. Influence des — sur la mortalité infantile, 19. Formes des manifestations des — paludéens, 19.

Migraine chez les enfants, 514.

Militarisme scolaire, 476.

Mills (Maniement des), 451.

Misère (Influence sur la mortalité infantile), 38.

Moelle (Poids absolu et proportionnel de la), 10.

Moleskine (Intoxication par la — des voitures d'enfants), 415.

Morbidité infantile, 18.

Mortalité infantile, 46; — dans les divers pays, 46. Maladies qui produisent surtout la —, 46. Economies à réaliser sur la —, 47; — par maladies de divers appareils, 13; — par périodes d'âge, 13; — par maladie du système digestif, 13; — du système nerveux, 14; — du cerveau, 16; — de la moelle, 16.

Morts-nés, 451. Vrais et faux —, 49.

Mortinatalité, 54. Influence des saisons sur la —, 54; — de l'illégitimité sur la —, 80.

Muguet, 133, 190. Nature du —, 190. Gravité du —, 191. Rapport du — et de l'entérite, 192.

Musique (dans l'éducation), 502.

Myopie infantile, 301. Hérédité de la —, 301; — scolaire, 302. Fréquence de la —, 303. Causes de la —, 304. Acuité visuelle dans la —, 307.

N

Nasonnement, 370. Production du —, 372. Hérédité du —, 372; — par hypertrophie des amygdales, 372.

Natalité, 28; — absolue, 28; — relative, 28; — dans les divers pays, 28. Moyennes de —, 29; — masculine, 22.

Natation, 463. Nécessité de la —, 463. Art de la —, 464. Avantages de la —, 467. Méthodes de —, 469. Bassins de —, 470.

Nerveux (Système). Précocité de développement du —, 9.
Night-terror, 274.
Nœvi-materni, 331.
Nourrices, 104 ; — à domicile, 104 ; — en ville, 104 ; — à la campagne, 104. Régime des —, 116. Aliments interdits aux —, 117. Boissons des —, 117. — Continence des —, 118. Portrait idéal des —, 143. Tempérament des —, 142. Menstruation des —, 145. Grossesse des —, 147. Retentissement des passions des — sur les enfants, 149. Passions et caractère des —, 150. Maladies des —, 152. Gale des —, 157. Examen des, 124, 158 ; — mercenaires, 90. Choix des —, 122. Qualités à exiger des —, 123 ; — filles, 124. Genre de vie des —, 125. Surveillance des —, 127.
Nourrissons, 90 ; — transportés, 91. Mortalité des —, 91.
Nourriture du premier âge, 94, 111, 142.
Nourriture de la seconde enfance, 190.
Nouveau-né, 4. Pouls du —, 4. Respiration du —, 7. Composition du sang du —, 7. Température du sang du —, 7, 51. Fragilité du —, 171. Conservation du —, 171. Modifications organiques que subit le —, 52. Impressionnabilité du — au froid, 53. Influence de la privation des soins maternels sur le —, 70.
Nutrilité chez les enfants, 9.
Nutrition, 9. Activité de la —, 9.
Nyctophobie, 276.
Nymphotomie, 399.

O

Odontaxie, 233, 252.
Œil (Fragilité morbide de l'), 293.
Ombilical (Traumatisme), 66. Erysipèle consécutif au —, 67. Phlébite consécutive au —, 67.

Onanisme dans l'enfance, 384. Fréquence actuelle de l'—, 385 ; — chez les petites filles, 386. Influence de l'éducation en commun sur l' —, 386. Influence de l'eczéma, de l'intertrigo, du prurigo, des lombrics et des oxyures sur l'—, 387, 388 ; — influence de l'éréthisme nerveux sur l'—, 389 ; — furieux, 389. Signes et tableau de l' —, 390, 391. Timidité, amnésie et défaut de capacité d'attention dans l'—, 391. Caractère moral dans l'—, 393. Rapports de la spermatorrhée avec l' —, 394. Conséquences de l' —, 394. Régime préservatif de l' —, 395. Influence de la malpropreté sur l' —, 396. Régime prophylactique de l' —, 397. Sommeil dans l' —, 396. Traitement moral de l' —, 397.
Ophthalmie purulente, 295 ; — gonorrhéique, 296. Lavage préventif des yeux dans l'—, 296 ; — granuleuse, 297 ; — scrofuleuse, 299.
Opium chez les enfants, 280.
Orthomorphose infantile, 313.
Orthophonie, 365.
Oxyures, 389. Influence des — sur l'onanisme, 389.

P

Pains à cacheter (Intoxication par les), 415.
Pain sec, 209.
Papiers tue-mouches, 416 ; — arsenicaux, 417.
Parisette à quatre feuilles (Empoisonnement par la), 42.
Parler (Art de), 368.
Pas, 461 ; — de route, 461.
Paternité (Recherche de la), 83.
Pâtisseries, 210, Abus des —, 210 ; — jaunies au chromate de plomb, 415.
Peau. Activité des fonctions de la —, 17. Maladies de la —, 17. Maladies sécrétantes de la —, 17.

Pelade, 331.

Perniciosité paludéenne, 19.

Pesées du nourrisson, 128, 140.

Pharyngophonie, 374.

Phimosis, 387 ; — comme prédisposition à l'onanisme, 387. Opération du —, 398.

Phthisiques (Allaitement chez les femmes), 159.

Physiologie de l'enfance, 1.

Pièces de monnaie (Déglutition de), 413.

Pityriasis, 331.

Plèvre (Tuberculisation de la), 18.

Plomb (Sources d'intoxication par le), 414.

Poids (Lois de l'accroissement du), 129 ; — moyen à la naissance, 222.

Phlébite ombilicale, 66.

Phthisie (Rapports avec la vaccine), 567.

Plomb (Influence sur l'œuf humain), 163.

Plumes à écrire, 312.

Pneumatose gastro-intestinale, 179.

Poil, 152.

Poitrine (Déformations rachitiques de la), 321. Exiguité de la —, 346. Moyens d'évaser la —, 346.

Pouls dans l'enfance, 5 ; — chez le fœtus, 5 ; — chez les filles et les garçons, 22. Fréquence morbide du —, 5. Irrégularité habituelle du —, 5.

Prophylaxie scrofuleuse, 488 ; — tuberculeuse, 497 ; — rhumatismale, 511 ; — goutteuse, 511 ; — herpétique, 413 ; — morbilleuse, 539.

R

Rachitisme, 203, 315. Rapports du — avec le sevrage, 203 ; — dans les deux sexes, 24. Influence du — sur la beauté, 315. Influence de la syphilis sur la production du —, 315 ; — congénial, 316. Age auquel se montre de préférence le —, 315. Rapports de la dentition et du —, 316. Étiologie du —, 317. L'allaitement défectueux comme cause de —, 317. Influence d'un allaitement prolongé sur la production du —, 318. Difformités du —, 227, 320 ; rapports du — et du sevrage, 203.

Ramollissement de la muqueuse de l'estomac, 180.

Régime somnifère, 272.

Règle dans l'éducation physique, 215

Respiration chez l'enfant, 7. Rhythme de la —, 7. Modalités du mécanisme de la —, 7, 22 ; — dans la veille, 7 ; — dans le sommeil, 7. Relation de la — et de la température, 7 ; — dans les deux sexes, 22.

Respiratoire (Appareil), 17. Maladies de l' —, 17. Fréquence des maladies de l' —, 17.

Rêves des enfants, 274.

Rhinophonie, 374.

Rhumatisme (Transmission héréditaire du), 511.

Rhumes des nouveau-nés, 65.

Rötheln, 549.

Rougeole (Prophylaxie de la), 540. Époques de plus facile transmissibilité de la —, 540. Inoculation de la —, 540, 545. Durée de l'incubation de la —, 542. Récidives de la —, 543. Prophylaxie de la —, 544.

S

Saisons (Influence sur la mortalité des nouveau-nés), 54.

Sang (composition chez le nouveau-né), 6.

Sclérème, 57. Symptômes du —, 57. Causes du —, 58. Rareté du — en Angleterre, 58.

Sanitaria maritimes, 494.

Saut, 463.

Sautoir, 451.

Scarlatine, 545. Ages de prédisposition à la —, 547. Durée de l'aptitude de la — à se transmettre, 549. Modes de transmission de la —, 549. Inoculation de la —, 549. — Belladone comme moyen préservatif de la —, 550. Isolement dans la —, 554.

Scolioses, 347.

Scrofule, 326; — dans les deux sexes, 24. Diverses manifestations de la —, 24. Difformités produites par la —, 326. Hérédité de la —, 488. Préservation de la —, 488. Lignée de la —, 497.

Sédentaire (Vie), 432.

Sein, 152. Engorgement du —, 152. Abcès du —, 154. Gerçures du —, 152.

Sel dans le régime des enfants, 211.

Selles (Nature des), 130. Nécessité d'examiner les —, 131; — vertes, 132.

Sens de l'allaitement, 100.

Séseyement, 382.

Sevrage, 194. Caractère critique du —, 194. Age du —, 195; — prématuré, 195; — retardé, 195; — dans ses rapports avec la santé de la nourrice, 196; — l'état de la lactation, 196; — les menstrues, 196; — la saison, 196; — l'état de la dentition, 197; — brusque, 201; — ménagé, 201. Technique du —, 202. Influence du — sur le lymphatisme, 202. Pathologie du —, 202. Rapports du — et de l'éclampsie, 203. Préparation du —, 204.

Sexes, 29. Proportionnalité des —, 29; — dans le mariage, 31; — suivant l'âge absolu et relatif des époux, 31, 32.

Sexualité (Caractères de la — masculine et féminine, 21.

Sirops de dentition, 247.

Soins maternels, 68; — dans leurs rapports avec la mortalité, 69.

Sommeil, 258. Théories du —, 258. Attitudes pendant le —, 266. Doses du —, 267; — diurne, 271. Relations du — et des repas, 271.

Soupe (dans le régime des enfants), 205.

Spécialisation sexuelle de l'enfance, 1.

Spermatorrhée, 395.

Succion, 168. Instinct de la —, 168. Obstacles à la —, 169.

Station assise (Attitudes de la), 353.

Strabisme, 308. Causes du —, 309; — par imitation, 309. Curabilité du — récent, 310.

Sucre dans le régime des enfants, 211.

Surdents, 254.

Syphilis infantile, 163. Transmission de la — de la nourrice à l'enfant, 163; — de l'enfant à la nourrice, 165; — séminale, 583; — ovulaire, 584. Traitement préservatif de la —, 586; — mammaire, 586; — vaccinale, 591; — accidentelle, 595.

T

Tabac (Influence sur les enfants), 272.

Table d'école, 353.

Table à échelons, 451.

Table à la Tronchin, 361.

Taille, 225. Accroissement morbide de la —, 225. Influence de la position couchée ou debout sur la —, 225; — du rachitisme, 226.

Teigne tondante, 331.

Tempérament, 2; — infantile, 2. Caractères du —, 3. Croisement des — dans l'allaitement, 144. Similitude ou contraste du — de la nourrice et de l'enfant, 144.

Température organique, 7. Rapport de la — avec le rhythme respiratoire ou cardiaque, 7; — avec la force du nouveau-né, 8; — avec son âge, 8. Aptitude à conserver la —, 8.

Tétées, 112. Moment des premières, 112. Intervalle entre les —, 113. Nécessité de régler les —, 111. Position de l'enfant pendant les —, 115, 116.

Tête (Port de la), 341 ; — en avant, 341. Flexion latérale de la —, 343. Moyens de corriger les inflexions de la —, 344.

Thalassothérapie, 492.

Thé, 212.

Timidité (signe d'onanisme), 39.

Torticolis des nouveau-nés, 343.

Tours, 84 ; — libres, 84 ; — surveillés, 85, 88. Avantages et inconvénients des —, 86.

Toux périodique nocturne, 279.

Travaux manuels (Attitudes dans les), 363.

Trismus neo-natorum, 59.

Tuberculisation, 18 ; — de la plèvre, 18 ; — du foie, 18 ; — du rein, 18 ; — du cœur, 18 ; — du poumon, 18.

Tuberculose dans les deux sexes, 24. Prophylaxie de la — héréditaire, 497.

Typhoïde (Fièvre). Influence de la vaccine sur la —, 565.

U

Urinaire (Dépuration) — chez les enfants, 9.

V

Vaccination animale, 573.

Vaccine (Rapports avec la beauté), 336. Origines de la —, 570. Vicissitudes de la —, 561. Faillibilité de la —, 562. Dégénérescence de la —, 563. Accusations formulées contre la —, 565. Rapports de la — et de la variole ; — obligatoire, 576.

Variole (Stigmates de), 336. Réceptivité des enfants pour la —, 557. Gravité de la — suivant l'âge, 560.

Vasculaire (Système) chez l'enfant, 6.

Veineux (Système), son développement par rapport au système artériel chez l'enfant, 6.

Vents (Doctrine vulgaire des), 177.

Vert arsenical, 415, 417.

Verrues, 334. Magnésie contre les —, 335.

Vésanique (Prophylaxie), 517.

Viande, 206. Usage prématuré et abusif de la —, 209.

Villes. Population des —, 34. Hygiène des —, 34. Comparaison des — et des campagnes, 35. Séjour des — et de la campagne pour les enfants, 35. Mortalité des nouveau-nés dans les —, 35.

Vin dans le régime des enfants, 211.

Voix, 365. Vices de la —, 365, 369. Qualités de la —, 366 ; — eunuchoïde, 369 ; — voilée, 369. Défectuosités de la —, 374.

Voltige, 478.

Vomissements, 173 ; — de dyspepsie, 174 ; — de régurgitation, 174 ; — d'apepsie, 175.

Vue (Hygiène de la), 292. Éducation de la —, 311. Mémoire de la —, 311.

Z

Zézeyement, 382.

Zymotiques (Maladies), 8.

FIN.

TRAITÉ

DE

THÉRAPEUTIQUE

APPLIQUÉE

BASÉ SUR LES INDICATIONS

SUIVI

d'un précis de thérapeutique et de Posologie infantiles
et de Notions de Pharmacologie usuelle sur les Médicaments
signalés dans le cours de l'ouvrage

PAR

J.-B. FONSSAGRIVES

Professeur de thérapeutique et de matière médicale
à la Faculté de médecine de Montpellier
Médecin en chef de la Marine, en retraite,
Officier de la Légion d'honneur, etc.

Omnis methodus medendi fit per indicationem.
(GALIEN.)

(Ouvrage couronné par l'Académie de Médecine. Prix Desportes.)

DEUXIÈME TIRAGE

AUGMENTÉ D'UN APPENDICE COMPRENANT LES PROGRÈS RÉCENTS
RÉALISÉS EN THÉRAPEUTIQUE APPLIQUÉE

2 vol. gr. in-8 de 800 pages chaque. Prix...................... 24 fr.

Le *Traité de thérapeutique appliquée* de M. le professeur
Fonssagrives est conçu sur un plan nouveau et absolument
pratique. Se proposant beaucoup moins de donner au médecin une connaissance abstraite du médicament que de le lui

faire envisager dans ses rapports avec l'usage qu'il est appelé à en faire au lit du malade, il procède d'après la méthode clinique, c'est-à-dire va de l'indication au médicament, et non du médicament à l'indication, méthode qui est dans le sens du problème incessamment posé au thérapeutiste : Qu'y a-t-il à faire ? Pourquoi faut-il le faire ? Comment le faire ? Elle satisfait le mieux aux besoins de la pratique et aux droits de l'esprit, qui ne se contente pas de constater les faits, mais leur cherche une interprétation rationnelle.

Présenter, d'une manière aussi exacte que possible, l'inventaire de nos ressources en présence d'une indication ; signaler les lacunes qu'un avenir plus ou moins prochain remplira ; se tenir à moitié chemin de la superfluité et de la pauvreté médicamenteuses ; chercher le progrès aussi bien dans la restauration de ce que le passé avait de bon que dans les acquisitions de la science contemporaine, tel a été l'objectif constant de l'auteur.

Le moyen tiré de l'hygiène a sa place à côté du moyen pharmacologique, et il prime même l'importance de celui-ci dans la grande classe des maladies chroniques. L'auteur, obéissant à une préoccupation constante qu'explique la nature de son enseignement passé, n'a jamais séparé ces deux catégories de ressources, et, à côté du médicament, il a toujours placé le *régime du médicament*, c'est-à-dire l'ensemble des conditions d'hygiène qui peuvent le mettre en valeur. Les procédés de l'hydrothérapie, les méthodes diététiques, les climats envisagés comme modificateurs thérapeutiques, les eaux minérales, ont naturellement, et dans ce cours d'idées, leur place dans ce traité.

L'auteur a adopté la disposition suivante : la discussion des indications forme le texte même de l'ouvrage ; les détails de posologie et les formules qui se rapportent à chaque indication sont placés en notes au bas de chaque page ; et, comme la même formule peut être indiquée en divers endroits, ces notes ont reçu des numéros d'ordre qui, reproduits entre crochets dans le texte, constituent autant de renvois facilitant les recherches et permettant d'éviter les répétitions.

La nécessité de répartir chaque médicament entre les groupes divers des indications qu'il peut remplir faisant perdre un peu de vue son individualité pharmacologique, il y a été pourvu par un dictionnaire très abrégé de matière médicale, indiquant la provenance, l'état naturel, les propriétés, la caractérisation physiologique et thérapeutique de chaque substance.

L'addition d'un précis élémentaire de thérapeutique et de posologie infantiles s'est imposée à l'auteur par l'impossibilité, bien démontrée pour lui, d'aborder avec fruit le traitement des maladies des enfants avec les seules données de la thérapeutique des adultes.

L'auteur a suivi la classification, ou plutôt le groupement clinique qu'il a proposé dans un autre ouvrage qui est, à proprement parler, une introduction à celui-ci (*Principes de thérapeutique générale* ou *le Médicament envisagé aux points de vue physiologique, clinique et posologique*. Paris, 1875). Il lui a paru, en effet, se prêter naturellement à une exposition méthodique des ressources dont dispose l'art de guérir, et ramener constamment l'esprit à la notion du rôle dominateur de l'*indication* en thérapeutique.

Trois tables alphabétiques dressées : l'une, d'après l'ordre des médicaments ; la seconde, d'après l'ordre des maladies et des éléments morbides ; la troisième, d'après les formes pharmaceutiques que revêtent les médicaments, constituent en quelque sorte un résumé analytique de l'ouvrage.

Telle est l'économie de ce traité de thérapeutique appliquée, qui, se plaçant constamment au point de vue pratique et donnant toujours le pas à la clinique sur le laboratoire,

s'est efforcé cependant de ne négliger aucun fait de physiologie susceptible d'éclairer l'action d'un médicament et de
lui préparer des applications nouvelles.

DU MÊME AUTEUR

FORMULAIRE THÉRAPEUTIQUE à l'usage des praticiens, contenant
les notions et les formules relatives à l'emploi des médicaments de l'électricité, des eaux minérales, de l'hydrothérapie, des climats et du régime. Paris, MLXXXII, in-18 de
IV-467 pages.

TRAITÉ DE MATIÈRE MÉDICALE ET DE PHYSIOLOGIE MÉDICAMENTEUSE,
*comprenant l'histoire naturelle, physique et chimique des
médicaments principaux; leur posologie, leur action physiologique et toxique.* Ouvrage servant de complément au
Traité de thérapeutique appliquée du même auteur. 1 vol.
in-8 d'environ 800 pages. (*En préparation.*)

CORBEIL. — Typ. et stér. de CRÉTÉ.